HARMS
MEDIZINISCHE STATISTIK

Der Geist der Medizin ist leicht zu fassen.
Ihr durchstudiert die große und kleine Welt,
Um es am Ende gehen zu lassen,
Wie's Gott gefällt.

Mephisto

Johann Wolfgang von Goethe
aus „Faust I", erschienen 1808

Dieses Zitat hat auch heute trotz der enormen Fortschritte, die die Medizin vor allem in den letzten Jahrzehnten gemacht hat, seine Berechtigung nicht verloren. Der Mensch ist im Gegensatz zu einer Maschine ein derartig komplexes Wesen, dass es niemals Gewissheit geben kann bezüglich so wichtiger Fragen wie Diagnose und Prognose.

Jeder Mensch ist anders, jede Krankheit verläuft anders.

Doch diese Variabilität muss nicht bedeuten, dass man als Arzt und Wissenschaftler den Kopf in den Sand stecken muss, denn auch die Ungewissheit hat Ihre Regeln und folgt bestimmten Gesetzen. Das ist das Thema dieses Buches.

Medizinische Statistik

Eine leicht verständliche Einführung

von

Volker Harms

Anschrift des Verfassers:
Dr. med. Volker Harms, In't Holt 37, 24214 Lindhöft
Zeichnungen:
Liane Pielke-Harms, In't Holt 37, 24214 Lindhöft

© 2012 HARMS VERLAG
Alle Rechte, insbesondere das Recht der Vervielfältigung sowie der Übersetzung, vorbehalten. Kein Teil des Werkes darf in irgendeiner Form (durch Fotokopie, Mikrofilm oder ein anderes Verfahren) ohne schriftliche Genehmigung des Verlages reproduziert oder unter Verwendung elektronischer Systeme verarbeitet, vervielfältigt oder verbreitet werden.

1. Auflage: November 1976
2., völlig neu bearbeitete Auflage: Oktober 1977
3., überarbeitete Auflage: Oktober 1979
4., völlig neu bearbeitete Auflage: Oktober 1982
5., völlig neu bearbeitete Auflage: April 1988
6., völlig neu bearbeitete Auflage: November 1992
7., überarbeitete Auflage: Juni 1998
8., völlig neu bearbeitete Auflage: Juni 2012

Gesamtherstellung:
AZ Druck und Datentechnik GmbH, Kempten
Printed in Germany
ISBN 978-3-86026-182-8

Aus dem Vorwort zur 1. Auflage

Dieses Buch möchte dem Medizinstudenten helfen, Verständnis für die Grundbegriffe und Methoden der Statistik zu gewinnen.

Es ist didaktisch so aufgebaut, dass es auch ohne Vorkenntnisse zügig durchgearbeitet werden kann. Dabei ist zur Wiederauffrischung mathematischer Schulkenntnisse ein Kapitel mit mathematischen Grundbegriffen vorangestellt. Dieses Kapitel ist jedoch nicht Voraussetzung zum Verständnis der folgenden Kapitel, kann also vom eiligen Leser ausgelassen werden.

Der Leser soll in diesem Buch lernen, Probleme nach statistischen Gesichtspunkten zu betrachten. So soll er die hier dargestellten Formeln nicht auswendig lernen, sondern nur in ihrer Anwendung verstehen.

Der Verfasser hofft, mit diesem Buch ein wenig Interesse für die Statistik zu wecken und die Statistik dabei vom Ruf des „Unbegreiflichen" zu befreien, in dem sie leider bei vielen Medizinern steht.

Aus dem Vorwort zur 2. Auflage

Der erfreuliche Anklang, den die erste Auflage gefunden hat, macht schon nach weniger als einem Jahr eine Neuauflage erforderlich.

Die zweite Auflage ist durch die Aufnahme zahlreicher medizinischer Beispiele stark erweitert worden. Diese Beispiele demonstrieren die Bedeutung und Anwendung statistischer Methoden in der Medizin.

Der Verfasser hofft, dass der Leser die Statistik als Bereicherung und nicht als Belastung seiner medizinischen Ausbildung empfinden wird, und ist für Zuschriften stets dankbar.

Aus dem Vorwort zur 4. Auflage

Die 4. Auflage wurde völlig neu bearbeitet. Hierbei wurde das Kapitel „Mathematische Grundbegriffe" wegen mangelnder Prüfungsrelevanz gestrichen. Die anderen Kapitel wurden im Interesse einer besseren Verständlichkeit und größerer Praxisnähe klarer formuliert und mit zusätzlichen Beispielen versehen.

Für das Korrekturlesen und viele konstruktive Anregungen bin ich Herrn Klaus Bebendorf, Dipl. Math. Klaus Failing, Dipl. Math. Rolf Holle, Dr. rer. nat. Christian Ohmann, Dipl. Math. Peter M. Pittner und Dipl. Stat. Josef Schäfer dankbar.

Aus dem Vorwort zur 5. Auflage

Die 5. Auflage wurde durch die Aufnahme neuer Prüfungsfragen und eines Kapitels über die Anfertigung einer Dissertation stark erweitert.

Die Kapitel 1 bis 5 wurden punktuell ergänzt und mit einem neuen Layout versehen, das für mehr Übersichtlichkeit sorgen soll. Weiterhin befinden sich im Anschluss an jedes Kapitel die Originalprüfungsfragen, die abschnittsweise zusammengestellt und mit Seitenverweisen versehen wurden.

Das Kapitel „Statistische Testverfahren" wurde zum Teil neu formuliert und durch einen Abschnitt zur Analyse von Überlebenszeiten nach der Kaplan-Meier-Methode ergänzt. Im Kapitel „Dokumentation" werden die Möglichkeiten der Literaturrecherche in allen Einzelheiten besprochen, dies ist besonders für Doktoranden sehr wichtig.

Abschließend möchte ich mich für die vielen Zuschriften von Studenten, Professoren und Dozenten bedanken, die viel zur Neubearbeitung beigetragen haben. Dr. Eckehard Hörner aus Kiel hat Teile des Kapitels „Datenverarbeitung" geschrieben, Herr Dipl. Math. Rolf Holle und Frau Dipl. Math. Christine Fischer aus Heidelberg haben mich in Zweifelsfällen mit Ratschlägen und Anregungen unterstützt, Herr Ulf Schiefer aus Hamburg hat die redaktionelle Bearbeitung und Frau Helga Staubitz aus Marburg die typographische Gestaltung auf dem Fotosatzgerät übernommen. Ihnen allen sei herzlich gedankt.

Aus dem Vorwort zur 6. Auflage

Die 6. Auflage wurde völlig neu bearbeitet. Dabei wurden große Teile des Buches neu formuliert und Gliederung und Reihenfolge des Stoffes in vielen Kapiteln umgestellt.

Ich bin insbesondere Herrn Dr. Jan Schlörer aus Ulm und den Herren Dr. Rolf Holle und Dr. Meinhard Kieser aus Heidelberg für zahlreiche Anregungen und konkrete Verbesserungsvorschläge dankbar. Tabelle VIII mit den kritischen Werten für den Binomialtest hat freundlicherweise Dr. Schlörer zur Verfügung gestellt. Im Zuge der Neuauflage wurde der gesamte Text von Petra Südmeyer und Petra Hansen neu erfasst und von Marit Hansen und Kristian Köhntopp mit dem wissenschaftlichen Satzsystem TEX gestaltet. Ihnen allen sei herzlich gedankt.

Wie auch in der letzten Auflage sind die Übungsaufgaben, die den Abschluss jeden Kapitels bilden, nicht nur als Testfragen gedacht, sondern zusammen mit ihrer ausführlichen Erläuterung ein integrierter Bestandteil des Textes. Es wird nicht erwartet, dass der Leser nach dem Durcharbeiten eines Kapitels bereits alle Fragen lösen kann, weil auf viele Detailprobleme erst im Rahmen der Kommentare eingegangen wird.

Vorwort zur 8. Auflage

Das Titelbild zeigt eine einzelne Person umgeben vor einer sich in Bewegung befindlichen Menschenmenge. Dies mag für ein Statikbuch zunächst ungewöhnlich erscheinen, spiegelt aber das Selbstverständnis der medizinischen Statistik in der Ära der Evidence Based Medicine wider: Der einzelne Patient ist Dreh- und Angelpunkt aller medizinischen Bemühungen. Die gesunden und kranken Menschen um ihn herum und vor allem – zeitlich gesehen – vor ihm, haben den Fundus an medizinischem Wissen gelegt, aufgrund dessen der Einzelne behandelt wird, wenn er krank ist.

Dieses Bild entspricht aber auch der epidemiologischen Situation, in der sich der Einzelne befindet. Fast alle Erkrankungen ergeben sich aus der Interaktion mit den Mitmenschen. Bei Infektionskrankheiten ist dies offensichtlich, aber es gilt auch für verhaltensbedingte Erkrankungen, insbesondere für die sog. Zivilisationskrankheiten.

Bei der Neuauflage dieses Buches hat das Thema Epidemiologie eine große Rolle gespielt. Die Epidemiologie ist ebenso wie die medizinische Statistik ein Querschnittsfach, welches für fast alle Bereiche der Medizin von Bedeutung ist.

In den letzten Jahren hat die Evidence Based Medicine Einzug in den klinischen Alltag gehalten und damit den Transfer neuer Erkenntnisse von der Forschung zur Behandlung ganz wesentlich beschleunigt. Die Regeln der ärztlichen Kunst werden heute durch Leitlinien definiert, die kontinuierlich dem medizinischen Fortschritt angepasst werden.

Die Medizin ist unzweifelhaft eine Naturwissenschaft: Die Pathophysiologie beruht auf den Prinzipien der Physiologie und Biochemie und auch die therapeutischen Eingriffe entfalten ihre Wirkungen auf naturwissenschaftlicher Grundlage.

Und dennoch gibt es im Bereich von Diagnostik, Therapie und Prognose niemals eine absolute Gewissheit. Die Variabilität des Patienten führt immer wieder zu Überraschungen. Dies entwertet keinesfalls die Regeln der Schulmedizin, aber es zwingt den behandelnden Arzt zur ständigen Wachsamkeit.

Auf dem Weg von der 7. zur 8. Auflage ist dieses Buch wesentlich umfangreicher geworden. Die Lesbarkeit hat darunter jedoch nicht gelitten, weil jedes Kapitel eine abgeschlossene Einheit bildet und in der Regel auch ohne Kenntnis der vorangegangenen Kapitel verständlich ist.

Ich hoffe, dass der Leser bei der Lektüre zur Erkenntnis kommt, dass medizinische Statistik heute weit mehr ist als die Auswertung medizinischer Datenreihen. Kapitel mit speziellem Bezug zur Medizin sind zum Beispiel *Entscheidungsfindung in der Medizin, Das Risiko, Fehler und ihre Vermeidung, Kausalität, Versuchsplanung, Der klinische Versuch, Epidemiologische Studien, Demographischer Wandel, Grundzüge der Epidemiologie, Systematic Reviews und Metaanalysen, Evidenzbasierte Medizin und Leitlinien* sowie *Literatursuche*. Schon diese Aufzählung zeigt, dass Statistik zu einem tieferen Verständnis medizinischer Zusammenhänge verhilft.

Zum Schluss möchte ich mich bei den engagierten Mitstreitern bedanken, ohne deren Hilfe dieses Buch nicht hätte entstehen können. Meine Frau hat alle Abbildungen neu angefertigt, Bente Blasius hat sich um Satz und Layout gekümmert, Ulf Schiefer um die Orthografie, Prof. Detlev Kraack um Stil und Verständlichkeit, und mein Sohn stand immer dann mit Rat und Tat zur Seite, wenn es Probleme gab, bei Abbildungen, Formeln, Tabellen usw. Für inhaltliche Anregungen bin ich Prof. Gerd Antes, dem Direktor des Deutschen Cochrane Zentrum in Freiburg, für viele Denkanstöße und zum Teil auch Formulierungen dankbar, aber auch seinen Mitarbeiterinnen, Frau Dr. Christine Schmucker und Frau Edith Motschall.

Für Fehler hingegen – sollten doch noch welche vorhanden sein – bin ich selbst verantwortlich.

Ich hoffe auf zahlreiche Rückmeldungen, Anregungen kritische Hinweise und Verbesserungsvorschläge. Auf der Seite 542 haben wir für diesen Zweck eine Leserumfrage vorbereitet.

Volker Harms

Inhaltsverzeichnis

1. Kapitel
Die Bedeutung der Statistik für die Medizin 13

2. Kapitel
Beschreibende Statistik
2.1 Begriffsbestimmungen 24
2.2 Grafische Darstellung 27
2.3 Beschreibung durch Maßzahlen .32
2.3.1 Stichprobe – Grundgesamtheit ...33
2.3.2 Lage- oder Lokalistionsmaße 34
2.3.3 Streuungs- oder Dispersionsmaße 36
2.4 Die empirische Verteilungsfunktion 40
2.5. Übungsaufgaben 48

3. Kapitel
Wahrscheinlichkeitsrechnung
3.1 Grundbegriffe 62
3.2 Die Beziehung zwschen zwei Ereignissen 66
3.2.1 Der Additionssatz 67
3.2.2 Der Multiplikationssatz für unabhängige Ereignisse 71
3.3 Übungsaufgaben 72

4. Kapitel
Die Vierfeldertafel
4.1 Abhängige Ereignisse 80
4.2 Kenngrößen einer Vierfeldertafel 82
4.2.1 Diagnostische Überlegungen 82
4.3 Der Multiplikationssatz 87
4.3.1. Voneinander unabhängige Ereignisse 87
4.3.2 Voneinander abhängige Ereignisse 87
4.4 Übungsaufgaben 90

5. Kapitel
Entscheidungsfindung in der Medizin
5.1 Die Bayessche Formel 94
5.1.1 Bekannte Häufigkeit des Symptoms 95
5.1.2 Unbekannte Häufigkeit des Symptoms 99
5.2 Receiver-Operating-Characteristic 100
5.3 Entscheidungsbäme 107
5.4. Übungsaufgaben 112

6. Kapitel
Das Risiko
6.1 Grundbegriffe 117
6.2 Abstraktion von der Prävalenz ...121
6.3 Übungsaufgaben 128

7. Kapitel
Binomialverteilung
7.1 Die Binomialverteilung 132
7.1.1 Herleitung der Binomialverteilung 132
7.1.2 Eigenschaften von Binomialverteilungen 136
7.2 Binomialverteilung und Differentialblutbild 138
7.3 Die Poissonverteilung 141
7.4 Übungsaufgaben 142

8. Kapitel
Normalverteilung
8.1 Eigenschaften der Normalverteilung 144
8.2 Die Standardnormalverteilung ... 146
8.1.3 Überführung in die Standardnormalverteilung 147
8.1.4 Die Wahrscheinlichkeitsdichte ... 149
8.2. Das Gaußsche Integral 150
8.2.1 Referenzbereich 152
8.2.2 Schwangerschaftsdauer 154
8.2.3 Das Wahrscheinlichkeitsnetz 156
8.3 Die logarithmische Normalverteilung 158
8.4 Übungsaufgaben 160

9. Kapitel
Fehler und ihre Vermeidung
9.1 Systematische Fehler (Bias) 169
9.2 Zufällige Fehler (Play of Chance) 175
9.3 Qualitätsmanagement 177
9.3.1 Grundzüge 177
9.3.2 Qualitätskontrolle im Labor 179
9.4 Übungsaufgaben 182

10. Kapitel
Korrelation und Regression
10.1 Grafische und tabellarische Darstellung 186
10.2 Korrelation 188
10.2.1 Spearmanscher Rangkorrelationskoeffizient 188
10.2.2 Produktmoment-Korrelationskoeffizient nach Pearson 190
10.2.3 Fehlermöglichkeiten bei der Interpretation des Korrelationskoeffizienten 192
10.2.4 Partielle Korrelation 196
10.3 Regression 197
10.3.1 Regressionsgerade von y auf x .. 197
10.3.2 Regressionsgerade von x auf y .. 199
10.4 Die Beziehung zwischen Tabakkonsum und Lungenkrebs 202
10.5 Übungsaufgaben 210

11. Kapitel
Kausalität
11.1 Assoziation 216
11.2 Stufen der Kausalität 218
11.3 Verkettung von Ursachen 221
11.3.1 Technische Sicherheitssysteme . 222
11.3.2 Todesursachen 225
11.4 Nachweis der Kausalität 227
11.5 Übungsaufgaben 232

12. Kapitel
Versuchsplanung
12.1 Grundbegriffe der Versuchsplanung 235
12.2 Unterschiedliche Typen von Studien 241
12.2.1 Erhebungen 241
12.2.2 Epidemiologische Studien 242
12.2.3 Experimente 244
12.2.4 Der klinische Versuch 245
12.2.5 Cross-Over-Design 249
12.2.6 Diagnosestudien 250
12.3 Kindbettfieber und Asepsis 252
12.4 Übungsaufgaben 256

13. Kapitel
Der klinische Versuch
13.1 Grundbegriffe 266
13.2 Der Placeboeffekt 268
13.3 Die Zufallszuteilung 271

13.4	Hämatologie und Orthopädie ...277		
13.5	Übungsaufgaben 280		

17. Kapitel
Demographischer Wandel
17.1 Geburtenrate 370
17.2 Sterbetafeln 376
17.2.1 Einsatzgebiete 376
17.2.2 Längsschnittbetrachtung 378
17.2.3 Querschnittsbetrachtung 378
17.3 Entwicklung der
 Lebenserwartung 383
17.3.1 Blick in die Zukunft 385
17.4 Übungsaufgaben 390

14. Kapitel
Epidemiologische Studien
14.1 Querschnittserhebung 289
14.2 Kohortenstudien 291
14.3 Fall-Kontroll-Studien 296
14.4 Epidemiologische Maßzahlen 302
14.5 Übungsaufgaben 304

18. Kapitel
Grundzüge der Epidemiologie
18.1 Der methodische Ansatz 393
18.1.1 Mensch und Umwelt 393
18.1.2 Pathogene Noxen 396
18.2 Infektionskrankheiten 400
18.2.1 Erreger und ihre Reservoire ... 400
18.2.2 Übertragung
 von Mensch zu Mensch 405
18.2.3 Nosokomiale Infektionen 414
18.2.4 Impfungen 416
18.3 Entstehung einer Epidemie 424
18.3.1 Falldefinition 430
18.3.2 EHEC-Epidemie im
 Frühsommer 2011 431
18.4 Übungsaufgaben 436

15. Kapitel
Schätzen und Testen
15.1 Schätzen 312
15.2 Statistische Testverfahren 317
15.2.1 Das Prinzip eines
 Testverfahrens 317
15.2.2 Hypothese und Fragestellung ...320
15.2.3 Multiples Testen 322
15.3 Übungsaufgaben 324

16. Kapitel
Durchführung
statistischer Testverfahren
16.1 Auswahl des Testverfahrens 328
16.2 Tests auf Lageunterschiede 332
16.2.1 Student-t-Tests 332
16.2.2 Rangsummentests 336
16.2.3 Tests für dichotome Merkmale 340
16.3 Vergleich mehrerer
 Stichproben 345
16.4 Die Unabhängigkeit zweier
 Merkmale 348
16.5 Analyse von Überlebenszeiten 351
16.6 Übungsaufgaben 358

19. Kapitel
Systematic Reviews
und Metaanalysen
19.1 Cochrane Collaboration 439
19.2 Systematic Reviews 442
19.3 Metaanalysen 446
19.3.1 Effektmaß 446
19.3.2 Vergleichende Darstellung 451
19.4 Übungsaufgaben 456

20. Kapitel
Evidenzbasierte Medizin und Leitlinien
20.1 Evidenzbasierte Medizin (EbM) 460
20.2 Leitlinien 462
20.3 Institutionelle Verankerung der EbM 466

21. Kapitel
Literatursuche
21.1 Grundbegriffe 472
21.2 Gütekriterien eines Dokumentationssystems 476
21.3 Literaturrecherche 478
21.3.1 Google Scholar 478
21.3.2 Das wissenschaftliche Publikationswesen 480
21.3.3 Index Medicus, MEDLINE, und PubMed 483
21.3.4 Medical Subjekt Headings 483
21.3.5 DIMDI 484
21.3.6 Ovid Datenbank 485
21.3.7 Weitere Ressourcen 485
21.4 Übungsaufgaben 488

22. Kapitel
Die Dissertation
22.1 Die Suche nach dem Thema ... 492
22.1.1 Das Gespräch mit dem Doktorvater 493
22.2 Die Durchführung der Arbeit 496
22.2.1 Die Vorbereitungsphase 496
22.2.2 Die praktische Durchführung 498
22.4 Auswertung und Gliederung .. 500
22.5 Die Endfassung 503
22.6 Grafische Darstellungen 504

23. Kapitel
Mathematische Grundlagen
23.1 Relative Häufigkeiten 505
22.2 Das Wesen der Information ... 507

24. Anhang
24.1 weiterführende Literatur 512
24.2 Statistische Tabellen 514
24.3 Stichwortverzeichnis 518
24.4 Leserumfrage 542
24.6 Notizen 543

Kapitel 1
Die Bedeutung der Statistik für die Medizin

Viele Leser greifen vermutlich nur gezwungenermaßen zu diesem Buch, weil sie sich für den Biomathematik-Kurs oder auf die Prüfung vorbereiten müssen. Sie betrachten die Statistik als überflüssigen und dazu noch schwer verdaulichen Ballast für ihre medizinische Ausbildung. Diese einführenden Zeilen sollen zeigen, dass die in diesem Buch vermittelten Kenntnisse dazu beitragen, viele medizinische Probleme klarer zu durchdenken.

Im Folgenden soll kurz angedeutet werden, welche Gesichtspunkte in den einzelnen Kapiteln von besonderem Interesse für die Medizin sind.

Beschreibende Statistik

Wegen der Variabilität biologischer Systeme sind wissenschaftlich klinische Untersuchungen an wenigen Patienten wenig aussagekräftig. Das Krankengut muss zahlenmäßig so groß sein, dass sich zufallsbedingte Abweichungen einigermaßen ausgleichen. Im Kapitel „Beschreibende Statistik" wird besprochen, wie die bei umfangreichen Untersuchungen auftretenden großen Datenmengen geordnet, zusammengefasst und übersichtlich dargestellt werden. Hierbei wird insbesondere eingegangen

- auf die verschiedenen Maße zur Charakterisierung eines „Durchschnitts" (arithmetischer Mittelwert, Median, Modalwert),

- auf die Maße zur Kennzeichnung der Streuung (Varianz, Standardabweichung, Spannweite, Quartilsabstand usw.) und

- auf die Möglichkeiten zur grafischen Darstellung.

Als weiteres Thema mit medizinischer Bedeutung sind in diesem Kapitel die Perzentiltabellen bzw. Somatogramme zu nennen, mit deren Hilfe der Arzt beim Kind Wachstumsstörungen diagnostizieren kann.

Wahrscheinlichkeitsrechnung

Die sich in der Technik abspielenden Vorgänge erscheinen uns in ihrem Ablauf vorhersehbar, sie gelten als determiniert, jedenfalls so lange, bis ein „technisches Versagen" uns eines besseren belehrt. Anders ist es in biologischen Systemen, die meist so komplex sind, dass die Variabilität offensichtlich ist.

Betrachten wir z. B. die Wirkung eines Pharmakons: Die Dosis-Wirkungs-Kurve sagt aus, bei wie viel Prozent der Versuchstiere die jeweilige Dosis die untersuchte Wirkung hatte. Ob dieselbe Dosis bei einem anderen, bisher noch nicht behandelten Versuchstier Wirkung hat, lässt sich nicht voraussagen: Nach den Begriffen der Wahrscheinlichkeitsrechnungen handelt es sich um ein „zufälliges Ereignis", für das sich lediglich Wahrscheinlichkeiten angeben lassen.

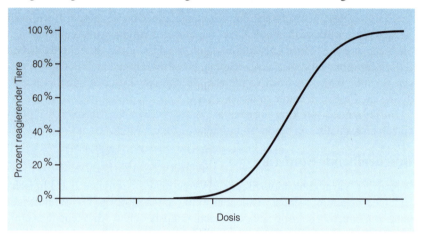

Abbildung 1.1: Beziehung zwischen der Dosis eines verabreichten Medikamentes und der Reaktion von Versuchstieren. Auf der Abszisse ist die Dosis, auf der Ordinate der Prozentsatz der reagierenden Tiere dargestellt.

Wenn es um die Beobachtung mehrerer unvorhersehbarer Ereignisse geht, spielt die Frage eine Rolle, in welcher Beziehung diese Ereignisse stehen, d. h., ob man vom Auftreten eines Ereignisses auf die Wahrscheinlichkeit für das Auftreten des anderen Ereignisses schließen kann.

Vierfeldertafel

Die Wahrscheinlichkeitsrechnung spielt auch in der ärztlichen Diagnostik eine Rolle, denn die Beziehung zwischen Krankheit, Symptom und Diagnose lässt sich nach den Regeln der Wahrscheinlichkeitsrechnung beschreiben. Die dabei verwendeten Begriffe Sensitivität, Spezifität und Prävalenz sind auch dem statistisch nicht interessierten Mediziner geläufig.

Sensitivität und Spezifität sind Eigenschaften des verwendeten Tests. Die Wahrscheinlichkeit, mit der der verwendete Test ein richtiges Ergebnis liefert, der sog. positive und negative Vorhersagewert, hängt jedoch in erster Linie von der Prävalenz ab.

Entscheidungsfindung in der Medizin

Als Arzt ist man dank unzureichender diagnostischer Möglichkeiten häufig gezwungen, in einer Situation der Unsicherheit eine Entscheidung zu treffen.

In diesem Kapitel werden wir eine Formel entwickeln, mit deren Hilfe man errechnen kann, mit welcher Wahrscheinlichkeit ein festgestelltes Symptom für eine Krankheit K spricht. Diese Formel (Satz von Bayes) berücksichtigt die wesentlichen Gesichtspunkte, die jeder Arzt bei seinen differenzialdiagnostischen Überlegungen bedenkt: die Häufigkeit des Symptoms, die Häufigkeit der Krankheit K und die Häufigkeit, mit der das Symptom bei der Krankheit K auftritt.

Bei der zunehmenden Zahl von diagnostischen Tests spielt die Möglichkeit von falsch positiven Befunden eine immer wichtiger werdende Rolle. Mit Hilfe von sog. ROC-Kurven lässt sich erkennen, in welcher Weise die Sensitivität und die Häufigkeit der falsch positiven Befunde davon abhängt, an welcher Stelle der diagnostische „Cut-Off-Point" eines Testes gesetzt wird. Diese Überlegungen spielen insbesondere bei Screeninguntersuchungen eine Rolle. Als Beispiel besprechen wir die röntgenologische Diagnose von Lungentuberkulose und die zytologische Diagnose eines Portioabstrichs.

Bei diagnostischen Entscheidungen spielen nicht nur Diagnosewahrscheinlichkeiten, sondern vor allem auch Risikoüberlegungen eine Rolle und auch die Zeitfenster, zu denen bei den infrage kommenden Krankheiten eine Therapie (noch) möglich ist.

Um diese komplexe Situation graphisch zu verdeutlichen, kann man einen Entscheidungsbaum zeichnen, aus dem hervorgeht, an welcher Stelle der Arzt eine Entscheidung fällen muss, welche Konsequenzen sich daraus ergeben können und an welchen Stellen der Spontanverlauf abgewartet werden kann oder vielleicht auch sollte.

Risikoüberlegungen

In diesem Kapitel wird die Fragestellung, die in einer Vierfeldertafel ihren Ausdruck findet, unter dem Aspekt des Risikos behandelt. Unter diesem Aspekt ergibt sich eine ganz andere Nomenklatur. Das absolute und das relative Risiko werden definiert außerdem das durch einen speziellen Risikofaktor bedingte zuschreibbare Risiko.

Anstelle gesichtsloser Prozentsätze, bei denen oft unklar ist, was als 100 Prozent zugrunde gelegt wurde, werden die Begriffe Number needed to treat (NNT) und Number needed to harm (NNH) verwendet, die angeben, wie viele Patienten man behandeln muss, damit ein einziger von den Vorteilen profitiert (NNT) oder unter den Nebenwirkungen leidet (NNH).

Im Kapitel Risiko werden mit der Likelihood und den Odds zwei weitere Begriffe eingeführt, die zunächst etwas befremdlich erscheinen. Es handelt sich im Ergebnis um eine Abstraktion von der Prävalenz, die ja sonst für differentialdiagnostische Überlegungen so wichtig ist. Als Ergebnis erhält man die Odds Ratio, welches eine Kennzahl ist, die die diagnostische oder therapeutische Bedeutung der in der Vierfeldertafel zusammengetragenen Daten in einer einzigen Zahl zusammenfasst. Die Odds Ratio ist deshalb für die Zusammenfassung mehrerer Studien in einer Metaanalyse bedeutsam.

Binomialverteilung

Bei der wiederholten Durchführung eines Zufallsexperiments mit zwei möglichen Ausgängen, z.b. dem Wurf einer Münze, führt nur der Zufall Regie. Es ergibt sich eine sog. Binomialverteilung. Die Binomialverteilung nimmt bei einer großen Anzahl von Wiederholungen, z.B. Münzwürfen, die Eigenschaften der Normalverteilung. Natürlich gibt es in der Biologie keine Münzen und Würfel, aber die mehrfache Wiederholung eines Vorganges mit konstanter (oder annähernd konstanter) Einzelwahrscheinlichkeit ist bei biologischen Vorgängen gang und gäbe. Dies ist der Grund, warum die Normalverteilung in der Biologie häufig vorkommt.

Als Beispiel für zufallsbedingte Abweichungen bei der Befunderhebung wird das Differenzialblutbild besprochen. Man hat 1000 Ausstriche desselben Blutes untersucht und gefunden, dass die Ergebnisse in einem großen Bereich streuen. Dabei kann die diagnostische Aussagekraft des Differenzialblutbildes nicht größer sein als die Sicherheit, mit der es die wirklichen Verhältnisse im Blut widerspiegelt. Die Streuung der Ergebnisse des Differenzialblutbildes entsteht aber nicht durch ungenaues Arbeiten, sondern wir werden aufgrund mathematischer Überlegungen zeigen, dass sich diese Streuung zwangsläufig ergeben muss.

Normalverteilung

Die Gauß- oder Normalverteilung spielt häufig eine große Rolle, wenn es darum geht, die Streuung von Messwerten oder die normale Variabilität biologischer Systeme zu erfassen. In diesem Kapitel wird die Anwendung der Gaußverteilung am Beispiel einer Erhebung über die Schwangerschaftsdauer bei fast 8000 Frauen aus der Göttinger Universitätsklinik besprochen.

Im ärztlichen Labor werden die Gaußverteilung und die sich aus ihr ableitenden Gesetzmäßigkeiten im Rahmen der Qualitätskontrolle eingesetzt, um die Streuung der Laborwerte auf einen einigermaßen akzeptablen Bereich einzuengen.

Zufallsbedingte Abweichungen aufgrund der natürlichen Variabilität des biologischen Systems „Mensch" spielen in der Medizin eine große Rolle. Diese Abweichungen erschweren die Befunderhebung und Diagnosestellung und versehen prognostische Voraussagen meist mit einem Fragezeichen.

Wenn eine größere Anzahl von zufallsbehafteten Größen additiv aufeinander einwirkt, wie es z. B. bei der Körpergröße mit den diversen genetischen und ernährungsbedingten Faktoren der Fall ist, ergibt sich in der Regel eine Normalverteilung. Es gibt jedoch auch Fälle, bei denen die Faktoren multiplikativ interagieren. Dies ist z. B. in der Biochemie bei der Wirkung von Enzymen der Fall. Hier ergibt sich eine schiefe Normalverteilung, die die übliche Form der Normalverteilung annimmt, wenn man eine halblogarithmische Darstellung wählt. Es handelt sich hierbei nicht um Datenkosmetik, sondern man wählt eine Form der Zahlendarstellung, die der tatsächlichen Interaktion der untersuchten Größen entspricht.

Fehler und ihre Vermeidung

Bei der Durchführung wissenschaftlicher Untersuchungen gibt es vielfältige Möglichkeiten, Fehler zu machen. Es gibt zwei Kategorien von Fehlern, die systematischen Fehler, oft auch als Bias bezeichnet, und die zufälligen. Nur die zufälligen Fehler können in der späteren Auswertung teilweise korrigiert werden. Deshalb ist es wichtig, bereits bei der Planung einer Studie mögliche Fehlerquellen ins Kalkül zu ziehen, um einen Bias gar nicht erst entstehen zu lassen.

Auch als Leser einer wissenschaftlichen Veröffentlichung muss man über methodische Grundkenntnisse verfügen, um eine kritische Wertung der Arbeit vornehmen zu können. In diesem Kapitel werden auch die Grundzüge des Qualitätsmanagements besprochen, als Beispiel dient die Qualitätssicherung im Labor.

Korrelation und Regression

Hierbei handelt es sich um Methoden, um die Abhängigkeit zwischen zwei Merkmalen zu beschreiben und um bei Kenntnis eines Wertes Voraussagen über den anderen Wert zu machen.

Als Beispiel wird auszugsweise aus einer Studie von Doll und Hill an 35 000 britischen Ärzten über den Zusammenhang von Lungenkrebs und Tabakkonsum berichtet. Die letzte Zwischenauswertung im Jahre 2004 zeigte, dass die Gefährlichkeit des Rauchens sogar noch größer ist, als bisher angenommen.

Kausalität

Die Ursächlichkeit ist eine manchmal nicht einfach zu beantwortende Frage, insbesondere, wenn es um ein so komplexes Wesen wie den Menschen geht. Das Spektrum der kausalen Beziehung reicht von der „hinreichenden" Ursache (Schussverletzung) über die „notwendige, aber nicht hinreichende Voraussetzung" (Erreger bei Infektionskrankheiten), über Risikofaktoren (Rauchen und Lungenkrebs) bis hin zu einer bloßen Assoziation, also einem gehäuften gemeinsamen Auftreten.

Ob das gemeinsame Auftreten von zwei Ereignissen ursächlich ist, bedarf genauerer Überlegungen und Untersuchungen. Oft handelt es sich um eine rein zeitliche Koinzidenz oder um eine gemeinsame ursächliche Abhängigkeit zu einem dritten Faktor. Falsche Kausalaussagen ziehen sich wie ein roter Faden durch den gesamten Wissenschaftsbetrieb und sind auch in der Entscheidungsfindung eine der häufigsten Fehlerquellen. Der Mensch hat ein Bedürfnis, Erklärungsmuster zu suchen und steht diesen dann häufig unkritisch gegenüber.

Bei therapeutischen Interventionen spielt der Placeboeffekt eine wichtige Rolle. Der Placeboeffekt kann durchaus ursächlich sein, indem er über psychovegetative Mechanismen die Selbstheilungskräfte aktiviert, er kann aber auch über autosuggestive Effekte die Selbstwahrnehmung beeinflussen und damit eine nicht vorhandene Besserung vortäuschen. Darüber hinaus kann sich hinter dem Placeboeffekt auch nur eine zeitliche Koinzidenz mit einer sowieso stattfindenden Selbstheilung verstecken.

Versuchsplanung

In diesem Kapitel werden die Grundzüge der Versuchsplanung besprochen. Die verschiedenen Formen der Datenerhebung werden erläutert, angefangen bei epidemiologischen Längsschnitt- oder Querschnitterhebungen über den klinischen Versuch bis hin zu Experimenten mit Tieren oder im Labor.

Die Grundbegriffe wie Ziel-, Einfluss- und Störgrößen, die Form der Durchführung als prospektive oder retrospektive Untersuchung, als Blind- oder Doppelblindstudie werden kurz angeschnitten. Details werden in den beiden folgenden Kapiteln erläutert.

Als Beispiel dienen die epidemiologischen Erhebungen, mit denen Semmelweis die Ära der Antisepsis einleitete.

Der klinische Versuch

Der randomisierte klinische Versuch ist das schärfste Instrument, um auch kleine Unterschiede in der Wirksamkeit neuer Pharmaka und anderer, z. B. chirurgischer oder psychotherapeutischer Interventionen zu ermitteln. Die Evaluation von Nutzen und Risiken ist keineswegs trivial, weil die möglichen Einflussfaktoren zahlreich sind und vor allem, weil beim einzelnen Patienten nur darüber spekuliert werden kann, wie der Verlauf ohne die Intervention ausgesehen hätte.

Die Zufallszuteilung ist das zentrale Element einer randomisierten Studie, verträgt sich aber nur schlecht mit dem Rollenverständnis von Arzt und Patient. Als Beispiel wird eine randomisierte Studie beschrieben, bei der eine Knieoperation mit einer Scheinoperation doppelblind verglichen wird und der Placeboeffekt voll zur Geltung kommt.

Epidemiologische Studien

Epidemiologische Studien dienen der Ursachenforschung, um die Bedeutung ätiologischer Faktoren zu ermitteln. Man unterscheidet im Wesentlichen die Querschnittserhebung, die Kohortenstudie und die Fall-Kontroll-Studie. Im Gegensatz zum klinischen Versuch kann der Epidemiologe nur beobachten und nicht intervenierend eingreifen.

Ein prominentes Beispiel für eine Kohortenstudie ist die Framinghamstudie, in der das heutige Wissen über die Ätiologie von Herz-Kreislauf-Erkrankungen gewonnen wurde. Welche Bedeutung Fall-Kontroll-Studien haben können, hat sie Suche nach dem EHEC-Erreger im Sommer 2011 gezeigt.

Schätzen und Testen

Mit statistischen Testverfahren kann man prüfen, ob erhobene Daten für eine Hypothese sprechen oder ob sich die Daten auch durch zufallsbedingte Abweichungen erklären lassen. Dieses Teilgebiet heißt „Schließende Statistik", im englischen Schrifttum „Inference Statistics".

Angenommen, man will eine neue Therapie mit der bisher üblichen vergleichen: Zu diesem Zweck behandelt man zehn Patienten nach der alten und zehn nach der neuen Therapie. Nehmen wir an, die Ergebnisse der neuen Therapie seien geringfügig besser als nach der alten. Die Verfechter der neuen Heilmethode werden behaupten, die neue Therapie habe sich als überlegen gezeigt. Die Anhänger der alten Heilweise werden einwenden, die geringfügige Überlegenheit der neuen Therapie sei auf zufallsbedingte Einflüsse zurückzuführen, im Grunde bestehe kein Unterschied zwischen der Effizienz der alten und der neuen Therapie. Diese Frage kann endlos lange debattiert werden, ohne zu einer Lösung zu gelangen. Um Klarheit zu schaffen, können die Versuchsreihen verlängert werden, um nach weiteren 10, 20 oder 30 Behandlungen neu Bilanz zuziehen. Es ist arbeitsaufwendig und ethisch bedenklich, die Versuchsreihe fortzusetzen, bis alle Anhänger der alten Therapie die besseren Ergebnisse der neuen Heilweise nicht mehr auf zufallsbedingte Einflüsse zurückführen. Ethisch bedenklich deshalb, weil man bis zur Einigung über die Fragestellung vielen Patienten die – möglicherweise bessere – neue Therapie verweigert.

Der Ausweg aus dem oben beschriebenen Dilemma liegt in einem statistischen Testverfahren, mit dem ausgerechnet werden kann, wie hoch die Wahrscheinlichkeit ist, dass sich – um im obigen Beispiel zu bleiben – die neue Therapie lediglich aufgrund des Zufalls als besser erwiesen hat.

Durchführung statistischer Testverfahren

In diesem Kapitel wird erläutert, nach welchen Kriterien man den für vorliegende Daten geeigneten Test auswählt. Darüber hinaus werden einige häufig verwendete Testverfahren durchgerechnet. Der Übersichtlichkeit halber wird mit fiktiven Beispielen gearbeitet, um das Prinzip der Berechnungen zu demonstrieren.

Demographischer Wandel

Im 19. Jahrhundert haben die Fortschritte der Hygiene zu einem drastischen Rückgang der Kindersterblichkeit geführt. Mit der Einführung der Impfungen und später der antibiotischen Behandlungsmöglichkeiten haben die Infektionskrankheiten ihren Schrecken verloren. Dies hat zu einer deutlichen Verlängerungung der Lebenserwartung geführt. Parallel dazu ist die Geburtenrate gefallen, ein Phänomen, das sich weltweit in allen Ländern zeigt, in denen der Wohlstand steigt. Inzwischen werden in Deutschland wie auch in allen Industrieländern nur noch etwa 2/3 der Kinder geboren, die notwendig wären, damit sich die Bevölkerung 1 zu 1 reproduziert. Diese Entwicklung wird anhand der Zahlen des Statistischen Bundesamtes erläutert und in Beziehung gesetzt mit den soziologischen Veränderungen und dem damit einhergehenden Wertewandel.

Grundzüge der Epidemiologie

Die Epidemiologie ist sicherlich das Fachgebiet der Medizin, welches den größten Nutzen für die Menschheit gebracht hat und auch in Zukunft bringen wird. Die Fortschritte der Hygiene und die Bekämpfung der Seuchen basieren auf Erkenntnissen der Epidemiologie. Aber auch heute ist dieses Fachgebiet gefragt, etwa, wenn eine neue Grippewelle im Anmarsch ist oder bei der Bekämpfung der neuen Volkskrankheiten wie Bewegungsmangel, Übergewicht, Hochdruck und Fettstoffwechselstörungen. Die EHEC-Epidemie im Frühsommer 2011 hat gezeigt, wie aktuell dieses Fachgebiet nach wie vor ist. Auch die zunehmende Impfmüdigkeit lässt das Wiederaufflackern längst überwunden geglaubter Infektionskrankheiten wie Masern befürchten.

Während das Schicksal des Einzelnen in der kurativen Medizin das Maß aller Dinge ist und dementsprechend bei therapeutischen Entscheidungen allein der Wille des Patienten ausschlaggebend ist, ist bei epidemiologischen Fragestellungen – und dazu gehören neben Impfungen auch Behandlungen mit Antibiotika, die zur Resistenzbildung führen können – auch immer das Gemeinwohl zu bedenken. Das Fachgebiet der *Public Health* behandelt nicht nur die wissenschaftlichen Aspekte des öffentlichen Gesundheitswesens, sondern auch die ökonomischen, insbesondere den Zugang des Einzelnen zu medizinischen Leistungen und die Fragen der Finanzierbarkeit.

In der kurativen Medizin ist der einzelne Patient sowohl Ausgangspunkt aller Überlegungen als auch der Zweck aller Bemühungen. In der Epidemiologie ist der Einzelne nur potentieller Überträger einer Infektionskette, er ist Datenlieferant und hat damit seine Schuldigkeit getan. Ziel und Nutznießer epidemiologischer Forschung ist die Gemeinschaft. Eine ganz ähnliche Situation gilt für die medizinische Statistik im Allgemeinen.

Systematic Reviews und Metaanalysen

Das in den letzten Jahren entstandene Fachgebiet der evidenzbasierten Medizin geht den umgekehrten Weg und hat Methoden entwickelt, wie der behandelnde Arzt die Flut medizinischer Veröffentlichungen so aufbereiten kann, dass er diese Erkenntnisse bei der Behandlung eines aktuellen Patienten nutzen kann.

Metaanalysen sind Zusammenfassungen mehrerer Untersuchungen zum selben Thema. Seit Jahren macht sich die Cochrane Collaboration, ein weltweit operierender Zusammenschluss von Wissenschaftlern, die sich der evidenzbasierten Medizin verpflichtet fühlen, um die Durchführung von Metaanalysen verdient. Die evidenzbasierte Medizin (EbM) hat sich zum Ziel gesetzt, alles Tun und Lassen in der Medizin auf den Prüfstand zu stellen. Der EbM ist nichts heilig, alles wird hinterfragt, vor allem alles, „was man schon immer so gemacht hat". Diese in der Wissenschaft eigentlich nicht unübliche Methode hat anfänglich für viel Unruhe gesorgt, aber inzwischen ist die EbM fest in die Schulmedizin integriert.

Evidenzbasierte Medizin und Leitlinien

Der besondere Ansatz der EbM besteht darin, dass der Nutzen für den Patienten stets im Mittelpunkt der Überlegungen steht. Es wird – nicht ganz zu Unrecht – unterstellt, dass im medizinischen Schrifttum bisher ein Ungleichgewicht bestand, das sich unter dem Gesichtspunkt wissenschaftlicher Innovation und auch im Interesse der forschenden Pharmafirmen herausgebildet hat, beispielsweise in der Weise, dass Studien mit „negativen" Ergebnissen einfach nicht veröffentlicht wurden und dass auch in der Wissenschaft der Grundsatz gilt, „Wes Brot ich ess, des Lied ich sing".

Nach Kriterien, die im Kapitel *Versuchsplanung* beschrieben sind, ist eine „Rangfolge der Evidenz" erarbeitet worden. Bei sich widersprechenden Veröffentlichungen wird in der Gesamtschau den Daten mit einer höheren Evidenzstufe größeres Gewicht beigemessen.

Außerdem wurden für einzelnen Krankheitsbilder Leitlinien erarbeitet, in denen aufgelistet ist, wie welche Krankheit nach den neusten evidenzbasierten Erkenntnissen zu behandeln ist. Bisher war es eher so, dass es unter dem Dach der Schulmedizin bei vielen Erkrankungen widerstreitende „Schulen" oder „Schulmeinungen" gab, die sich mehr am Renommee ihrer Verfechter orientierten als an der Evidenzlage. Leidtragender eines solchen Expertenstreits ist natürlich der Patient. Die Leitlinien haben für den behandelnden Arzt haftungsrechtliche Konsequenzen, denn trotz der auch weiterhin geltenden Therapiefreiheit befindet sich der behandelnde Arzt im Falle eines Kunstfehlerprozesses in großen Rechtfertigungsnöten, wenn sich ergibt, dass die beanstandete Behandlung nicht im Einklang mit den Leitlinien steht.

Literatursuche

In diesem Kapitel werden zunächst die allgemeinen Gesichtspunkte beschrieben, die für den Aufbau eines Dokumentationssystems wichtig sind.

Den Schwerpunkt dieses Kapitels bilden die medizinischen Literaturdienste. Diese sichten und katalogisieren das gesamte medizinische Schrifttum, vor allem Zeitschriften, und ermöglichen die gezielte Suche nach Veröffentlichungen zu einem speziellen Thema. Auf diese Weise kann man sich auch auf fremden Fachgebieten schnell über den aktuellen Stand des Wissens informieren.

Die Dissertation

Fast jeder Medizinstudent möchte sein Studium mit einer Doktorarbeit abschließen. Spätestens hierbei werden Kenntnisse der medizinischen Statistik benötigt. In diesem Kapitel wird jedoch mehr auf die praktischen Probleme eingegangen, angefangen bei der Suche nach dem Doktorvater bis zur Anfertigung der Abbildungen.

Mathematische Grundlagen

Häufigkeiten und Wahrscheinlichkeiten werden in der Regel als Zahl zwischen Null und Eins oder als Prozentsatz dargestellt. In der Epidemiologie ist die Angabe der Fälle bezogen auf 100 000 Personen üblich, was letztlich nur eine Verschiebung des Kommas bedeutet. Ganz anders ist es bei den in der *evidenzbasierten Medizin* üblichen Begriffen NNT und NNH (Number needed to treat und Number needed to harm), die auch eine Häufigkeit oder Wahrscheinlichkeit meinen, aber die Frage aus der Perspektive des behandelnden Arztes betrachten.

Insbesondere im englischsprachigen Schrifttum werden Risiken und Chancen gelegentlich in Form von Odds statt in Form von Häufigkeiten und Wahrscheinlichkeiten angegeben. Bei dieser Form der Darstellung werden die günstigen Ereignisse in Relation zu den ungünstigen gesetzt. Odds von drei bedeutet z.B., dass drei günstige Fälle auf einen ungünstigen Fall kommen, also auf vier Fälle insgesamt. Damit entspricht die Odds von drei einer 75%igen Wahrscheinlichkeit.

Abschließend wird das Wesen der Information erläutert. Die Information ist einerseits ein virtuelles Gut ohne Masse, Farbe oder sonstige physikalische Eigenschaft, aber andererseits ist das Wissen das Kernstück der menschlichen Kultur. Ohne Information kein Bewusstsein, keine Erinnerung, kein Gut und Böse, kein Wille, keine Hoffnung.

Kapitel 2
Beschreibende Statistik

Die Aufgabe der beschreibenden oder deskriptiven Statistik besteht darin, empirisch gewonnene Daten

- zu **ordnen;**

- tabellarisch und grafisch **darzustellen;**

- durch Kennzahlen wie z. B. Mittelwert, Gesamtsumme, Minimum, Maximum oder den Streubereich **zusammenzufassen.**

Die beschreibende Statistik spielt in vielen Lebensbereichen eine wichtige Rolle, insbesondere in der Wirtschaft und in der Verwaltung, wo statistische Erhebungen Grundlage für Planungen und Entscheidungen sind.

Der überwiegende Teil des medizinischen Wissens gründet sich nicht auf theoretische Überlegungen oder Experimente, sondern auf Erfahrungen am kranken Menschen. Dieser in Jahrhunderten gewachsene ärztliche Erfahrungsschatz lässt sich als statistische Zusammenstellung betrachten über das Auftreten der verschiedenen Erkrankungen, die Bedeutung der Symptome, die Wirksamkeit der Therapien, die Häufigkeit von Komplikationen usw.

Die ärztliche Erfahrung

Jeder Arzt, der durch die Behandlung seiner Patienten ärztliche Erfahrung erwirbt, indem er z. B. auf die Wirkung und Nebenwirkungen seiner Therapie achtet, betreibt Statistik. Dies geschieht zwar nicht in formalisierter Form, sondern in intuitiver Art und Weise: Als Ergebnis der gesammelten Erfahrungen bildet sich nach einiger Zeit eine Meinung über seine therapeutischen Maßnahmen heraus.

Diese Meinung beruht auf dem in der Vergangenheit behandelten Patientenkollektiv. Dieses Patientenkollektiv ist die *Stichprobe*, anhand derer das medizinische Wissen gewonnen wurde. Die Übertragung dieses Wissens auf die *Grundgesamtheit aller Patienten mit der Krankheit XYZ* ist nur mit Einschränkung möglich.

Ebenso unsicher ist die Übertragung dieser Daten auf einen konkreten Einzelfall, etwa einen zukünftig zu behandelnden Patienten. Der Arzt spricht von der *Individualität des einzelnen Patienten,* der Statistiker *von zufallsbedingter Streuung, von Häufigkeiten und Wahrscheinlichkeiten.*

2.1 Begriffsbestimmungen

Merkmal

Eine statistische Untersuchung ist nicht in der Lage, die untersuchten Personen oder Objekte in ihrer „Gesamtheit" zu erfassen, sondern beschränkt sich auf einzelne Merkmale wie beispielsweise die Symptome und Laborwerte eines Patienten.

Beobachtungseinheit – Merkmalsträger

Das Objekt der Untersuchung wird als Beobachtungseinheit oder Merkmalsträger bezeichnet, wobei die Untersuchung darin besteht, bestimmte Merkmale dieser Beobachtungseinheit zu erfassen.

Merkmalsausprägungen

Die Werte, die ein Merkmal annehmen kann, heißen Ausprägungen des Merkmals. Zum Beispiel werden die Therapie und der Heilungsverlauf bei einer bestimmten Krankheit untersucht.
Beobachtungseinheit bzw. **Merkmalsträger** ist jeder Patient, der wegen einer bestimmten Krankheit behandelt wird. Die beobachteten **Merkmale** des Patienten sind die bei ihm angewendete Therapie, sein Heilungsverlauf und weitere in diesem Zusammenhang wichtige Daten wie z.B. Blutuntersuchungen.
Unter **Merkmalsausprägungen** versteht man die beobachteten Werte wie z.B. die Art der Operation, Name und Dosierung der Medikamente, die Höhe der Laborwerte usw. Was umgangssprachlich als Merkmal bezeichnet wird, heißt in der Sprache der Statistik immer dann Merkmalsausprägung, wenn es um die einzelnen Werte geht, die dieses Merkmal annehmen kann. Beispielsweise ist „175 cm" eine Merkmalsausprägung des Merkmals „Körpergröße".

qualitativ – quantitativ

Wir können quantitative und qualitative Merkmale unterscheiden: **Qualitative Merkmale** sind Merkmale, die sich nicht zahlenmäßig erfassen, sondern **nur benennen** lassen: Haarfarbe, Blutgruppe, Medikamente A, B, C, Religionszugehörigkeit. Bei diesen Merkmalen lässt sich die Merkmalsausprägung nur qualitativ beschreiben, aber nicht wiegen, messen, abzählen oder auf andere Weise quantifizieren. Ein Beispiel für ein qualitatives Merkmal ist der Name des verabreichten Medikaments.
Quantitative Merkmale (quantum = Menge) sind **zahlenmäßig erfassbar**. Ein Beispiel für ein quantitatives Merkmal ist die Menge des verabreichten Medikaments.

2.1 Begriffsbestimmungen

diskret – stetig

Quantitative Merkmale lassen sich weiter unterteilen in diskrete und stetige Merkmale. **Diskrete Merkmale können nur bestimmte Werte annehmen.** Beispiele sind die Zahl der Kinder in einer Familie oder die Zahl der im letzten Jahr zugelassenen Personenwagen. Zwischenwerte, etwa 2,71, sind im konkreten Einzelfall nicht möglich, sondern nur als Mittelwert. Ergebnisse von Zählvorgängen führen stets zu diskreten Werten.

Messungen und Wägungen hingegen führen in der Regel zu vielstelligen, sog. krummen Werten. Es handelt sich hierbei um **stetige Merkmale, die in einem bestimmten Bereich jeden Zwischenwert annehmen können.** Das Gewicht eines Menschen beispielsweise kann beliebig genau angegeben werden; die Anzahl der Stellen hängt nur von der Genauigkeit der Waage ab.

Klassenbildung

Weil eine zu große Genauigkeit belanglos ist, wird das Gewicht in der Regel in vollen kg-Beträgen angegeben. Hierbei wird das im Prinzip stetige Merkmal Gewicht **klassiert**, d.h. in Klassen eingeteilt. Die Klasse 71 kg beispielsweise umfasst alle Werte zwischen 70,500 kg und 71,499 kg. Die Klassenbreite ist willkürlich und richtet sich nach dem Zweck der Untersuchung. Klassenbreiten von jeweils 10 kg sind ebenso möglich wie eine ganz grobe Klassierung: 0–49 kg, 50–99 kg und 100 kg und mehr. Eine Vergrößerung der Klassenbreite bedeutet eine Zusammenfassung und damit eine Vereinfachung des Datenmaterials, wodurch die weitere Auswertung rechentechnisch erleichtert wird. Allerdings geht bei einer Vergrößerung der Klassenbreite Information verloren, die in der weiteren Auswertung nicht mehr berücksichtigt werden kann.

Neben stetigen Merkmalen können auch diskrete und qualitative Merkmale in Klassen zusammengefasst werden, wenn dies für die Untersuchung sinnvoll ist. Zusammenfassend ergibt sich das umseitige Diagramm (Abbildung 2.1).

Skalenniveau

Üblicherweise werden Merkmalsausprägungen als Zahlenwerte angegeben, die Temperatur z.B. als 10 °C. Es wird eine Messung, Zählung oder Verschlüsselung vorgenommen, bei der einer bestimmten Merkmalsausprägung ein Wert auf einer Zahlenskala zugeordnet wird. Beispielsweise kann das qualitative Merkmal Geschlecht folgendermaßen verschlüsselt werden:

weiblich = 1
männlich = 2
Geschlecht unbekannt = 3.

2. Kapitel: Beschreibende Statistik

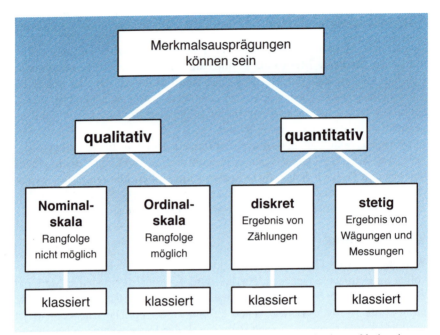

Abbildung 2.1: Darstellung der verschiedenen Skalenniveaus, in denen Merkmalsausprägungen vorliegen können. Diskrete und stetige Merkmale können sowohl auf dem Niveau einer Intervall- als auch auf dem Niveau einer Verhältnisskala vorliegen (siehe unten).

Es ist unsinnig, mit diesen willkürlich zugeordneten Zahlenwerten Rechenoperationen durchzuführen, etwa den Mittelwert zu errechnen. Welche Rechenoperationen sinnvoll sind, hängt vom sog. Skalenniveau der Zahlenwerte ab.

Das geringste Skalenniveau hat die **Nominalskala, die durch willkürliche Verschlüsselung eines qualitativen Merkmals** entsteht.

Eine **Rang- oder Ordinalskala** liegt vor, wenn **zwar die Rangfolge, nicht aber die Differenz** zwischen den Merkmalsausprägungen definiert ist. Ein gutes Beispiel ist der Karnofsky-Index, der in der Krebstherapie als Indikator für den Allgemeinzustand des Patienten dient. Hier bedeuten 100 % völlige Beschwerdefreiheit, 50 % Bettlägerigkeit während der Hälfte des Tages und 0 % Tod. Offensichtlich ist die Differenz zwischen 0 % und 50 % nicht mit der Differenz zwischen 50 % und 100 % identisch.

Eine **Intervallskala** ergibt sich, wenn die Differenzen so definiert sind, dass **gleiche Differenzen einem gleichen Merkmalsunterschied** entsprechen, aber **kein absoluter Nullpunkt vorliegt**. Ein Beispiel hierfür ist Grad Celsius: Der Unterschied zwischen 0 °C und 10 °C ist genau gleich der Differenz zwischen 10 °C und 20 °C, aber 20 °C ist nicht doppelt so warm wie 10 °C.

Eine **Verhältnisskala** liegt bei definierten Differenzen und absolutem **Nullpunkt** vor. Beispiele sind die Kelvinskala, die Anzahl, Längenmessungen oder das Ergebnis von Gewichtsbestimmungen.

Die Tabelle 2.1 zeigt, welche Berechnungen bei welchem Skalenniveau formal erlaubt sind:

Lage- und Streuungsmaße	Skalenniveau			
	Nominalskala z.B. Diagnose	Ordinalskala z.B. Karnofsky	Intervallskala z.B. °Celsius	Verhältnisskala z.B. Kelvin
Häufigkeit (s.S. 29)	+	+	+	+
Modalwert (s.S. 34)	+	+	+	+
Summenhäufigkeit (s.S. 29)	-	+	+	+
Quartilsabstand (s.S. 36)	-	+	+	+
Median (s.S. 35)	-	+	+	+
arith. Mittelwert (s.S. 34)	-	-	+	+
Standardabweichung (s.S. 38)	-	-	+	+
Variationskoeffizient (s.S. 39)	-	-	-	+

Tabelle 2.1: Die unterschiedliche Aussagekraft verschiedener Skalenniveaus. Die Tabelle gibt an, welches Skalenniveau Voraussetzung für die Berechnung der gängigen Lage- und Streuungsmaße ist.

2.2 Grafische Darstellung

Eine Datenanalyse besteht aus der tabellarischen und grafischen Darstellung des erhobenen Datenmaterials sowie der Zusammenfassung der vorhandenen Information durch wenige besonders charakteristische Kennzahlen wie Mittelwert, Varianz oder Standardabweichung.

Am Anfang einer Datenanalyse steht stets die genaue Eingrenzung und Definition des erhobenen Datenmaterials. Im folgenden Beispiel wollen wir untersuchen, am wievielten Tag nach der Schnittentbindung die Patientinnen im Kreiskrankenhaus XYZ entlassen wurden. Hierbei muss zunächst geklärt werden,

- auf welchen Zeitraum sich die Untersuchung beziehen soll;

- ob alle Patientinnen, die in dieser Zeit mit Kaiserschnitt entbunden wurden, in die Untersuchung einbezogen werden sollen oder nur eine Stichprobe. Falls nur eine Stichprobe analysiert werden soll, muss festgelegt werden, wie diese Stichprobe gezogen wird (Vielleicht haben Privatpatientinnen eine längere Liegedauer als Kassenpatientinnen?);

- wie Frauen gezählt werden sollen, die auf eigenen Wunsch entlassen oder die wegen Komplikationen in eine andere Klinik verlegt wurden.

In unserem Beispiel wollen wir uns auf alle Patientinnen beziehen, deren Schnittentbindung zwischen dem 1.1.2011 und dem 30.6.2011 stattgefunden hat. Die letzte Frage erübrigt sich, weil von diesen Frauen niemand auf eigenen Wunsch vorzeitig entlassen oder wegen Komplikationen in eine andere Klinik verlegt wurde.

In einer sog. Urliste sind alle Patientinnen (durch ihre Initialen abgekürzt) mit ihrer Aufenthaltsdauer aufgeführt:

M.K. 10;05	P.J. 14;02	T.E. 13;01	K.L. 11;04	L.K. 14;22
A.B. 9;13	ET. 11;23	R.H. 20;18	K.S. 11;09	L.W. 11;08
U.N. 14;01	V.H. 11;12	A.U. 28;00	E.R. 12;08	S.N. 12;06
B.E. 14;22	Z.N. 10;04	A.L. 10;17	J.W. 12;04	N.A. 13;23
P.A. 15;08	D.E. 17;19	H.T. 13;19	J.K. 8;20	U.C. 12;12
E.N. 12;08	L.B. 13;06	B.E. 15;20	N.N. 14;03	R.S. 11;16

Tabelle 2.2: Urliste aller 30 Patientinnen, die zwischen dem 1.1.2011 und dem 30.6.2011 durch Sectio entbunden wurden. Der Name ist durch die Initialen abgekürzt, die Liegedauer nach der Schnittentbindung ist in Tagen und Stunden angegeben, die durch ein Semikolon getrennt wurden. 10;05 bedeutet demnach 10 Tage und 5 Stunden.

Die Zeitdauer zwischen Kaiserschnitt und Entlassung ist eine stetige Größe, die auf die Minute genau angegeben werden könnte. Weil eine solche Genauigkeit belanglos ist, wurde diese Zeitdauer in vollen Tagen und vollen Stunden angegeben, die zwischen Sectio und Entlassung in der Klinik verbracht wurden.

Zur weiteren Auswertung sortieren wir die Urliste um, indem wir die Beobachtungseinheiten vom kleinsten zum größten Messwert in aufsteigender Rei-

2.2 Grafische Darstellung

henfolge notieren und als sog. **Stamm- und Blattdiagramm** anordnen. Unter dem Stamm werden die vollen Tage und unter dem Blatt die Stunden verstanden. Diese erst vor wenigen Jahren von dem amerikanischen Statistiker **Tukey** entwickelte Form der Tabelle vermittelt auch grafisch einen Eindruck von der Verteilung der Werte:

Stamm	Blatt	absolute Häufigkeit	relative Häufigkeit	Summenhäufigkeit
Tage	Stunden	$H(x)$	$f(x) = H(x)/30$	$F(x) = \sum f(x)$
8	20	1	0,033	0,033
9	13	1	0,033	0,067
10	04, 05, 17	3	0,100	0,167
11	04, 08, 09, 12, 16, 23	6	0,200	0,367
12	04, 06, 08, 08, 12	5	0,167	0,533
13	01, 06, 19, 23	4	0,133	0,667
14	01, 02, 03, 22, 22	5	0,167	0,833
15	08, 20	2	0,067	0,900
16		0	0,000	0,900
17	19	1	0,033	0,933
18		0	0,000	0,933
19		0	0,000	0,933
20	18	1	0,033	0,966
21		0	0,000	0,966
22		0	0,000	0,966
23		0	0,000	0,966
24		0	0,000	0,966
25		0	0,000	0,966
26		0	0,000	0,966
27		0	0,000	0,966
28	00	1	0,033	1,000

Tabelle 2.3: Stamm- und Blattdiagramm der Liegezeiten nach Kaiserschnitt. Aus der zweiten Spalte kann man einen optischen Eindruck von der Verteilung erhalten. Deshalb heißt diese Tabelle auch Diagramm. Die Spalten 3, 4 und 5 gehören nicht notwendigerweise zum Stamm- und Blattdiagramm, vervollständigen jedoch den Informationsgehalt. Die absolute und relative Häufigkeit $H(x)$ und $f(x)$ gibt die Anzahl bzw. den Anteil der Frauen an, die nach x Tagen entlassen wurden. Die Summenhäufigkeit $F(x)$ gibt den Anteil der Frauen an, die bis zum Tage x einschließlich entlassen wurden. (Näheres s. S. 40 ff.)

Stabdiagramm und Histogramm

Das **Stabdiagramm** dient zur grafischen Darstellung einer Häufigkeitsverteilung. Hierbei entspricht die Länge der Stäbe der Häufigkeit und die Position der Stäbe auf der x-Achse dem beobachteten x-Wert. In Abhängigkeit von der zeichnerischen Darstellung spricht man auch vom **Balken- oder Säulendiagramm** bzw. vom **Histogramm**, wobei sich beim Histogramm benachbarte Balken unmittelbar berühren. Wenn man die Enden der Balken miteinander verbindet, erhält man einen **Polygonzug**.

Auf der nächsten Seite sind die Entlassungshäufigkeiten $f(x)$ am Tage x als Stabdiagramm und als Histogramm dargestellt. Hierbei ist auf der x-Achse die Verweildauer in Tagen und auf der y-Achse die absolute Häufigkeit $H(x)$ und die relative Häufigkeit $f(h) = H(x)/30$ der Entlassung am Tag x dargestellt. Die grafische Darstellung berücksichtigt nur die vollen Tage, die Stunden bleiben unberücksichtigt.

Die grafische Darstellung lässt sich weiter vereinfachen, indem die Verweildauer nicht tageweise, sondern zwei- oder dreitageweise klassiert wird. Hierbei geht Information verloren, und die Diagramme erhalten ein anderes Aussehen. Während bei eintägiger Klassierung der 11. Tag am häufigsten auftritt, weist bei dreitägiger Klassierung das Intervall zwischen dem 12. und 14. Tag die größte Häufigkeit auf.

Man beachte, wie sich bei Veränderung der Klassenbreite der Maßstab der $f(x)$-Achse ändert. Pro Flächeneinheit wird stets dieselbe Zahl von Patienten dargestellt.

Das Stamm- und Blattdiagramm aus Tabelle 2.3 und das Stabdiagramm bzw. Histogramm in Abbildung 2.2 entsprechen sich, lediglich die Achsen sind vertauscht. Anhand der grafischen Darstellung kann man beurteilen, welche Form die Häufigkeitsverteilung hat:

- Ist die Verteilung ein- oder mehrgipflig?

- Liegt eventuell eine Gaußverteilung (s. S. 144 ff.) vor?

- Wie weit streuen die Werte? Ist die Streuung symmetrisch?

- Kann man Ausreißer identifizieren?

Abbildung 2.2 bis 2.5: Darstellung der Liegezeiten nach Kaiserschnitt als Stabdiagramm, als Histogramm und als Polygonzug, wobei unterschiedliche Klassenbreiten gewählt wurden. Auf der Abszisse ist die Liegezeit x und auf der Ordinate die absolute Häufigkeit $H(x)$ und die relative Häufigkeit $f(x)$ abgetragen. In allen Diagrammen sind der arithmetische Mittelwert $\bar{x}$ und die Standardabweichung s eingetragen (s. S. 34 u. 36 ff. und Abbildung 2.6–2.8)

2.2 Grafische Darstellung

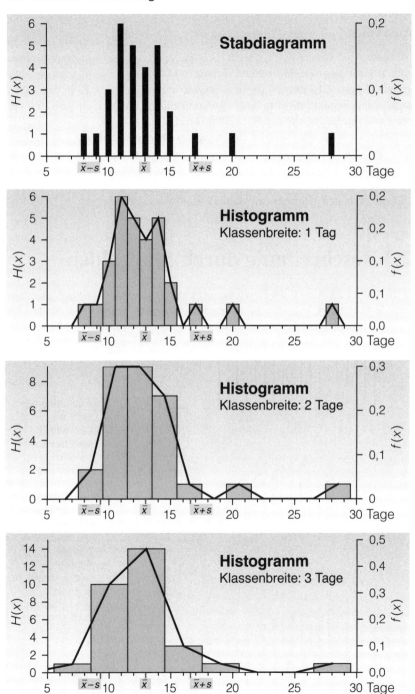

Ausreißer

Ausreißer sind Extremwerte, die oft nicht zum untersuchten Kollektiv gehören oder bei denen grobe Messfehler vorliegen. In unserem Beispiel könnte dies eventuell Frau A.U. mit 28 Tagen Liegezeit sein, falls sich z.b. herausstellen sollte, dass sie nur deshalb so lange im Krankenhaus war, weil sie sich kurz vor der geplanten Entlassung das Bein gebrochen hat.

Normalerweise wird vor der Erhebung des Datenmaterials ein Katalog von Ein- und Ausschlusskriterien aufgestellt, anhand derer festgelegt wird, wie in untypischen Fällen verfahren werden soll. Wenn man Ausreißer nachträglich von der Datenanalyse ausschließen will, muss man dies im Einzelfall begründen, um nicht den Verdacht der Manipulation zu wecken.

2.3 Beschreibung durch Maßzahlen

In diesem Abschnitt soll die Beschreibung eines Datenmaterials durch Maßzahlen wie Mittelwert, Varianz, Standardabweichung usw. besprochen werden. Es

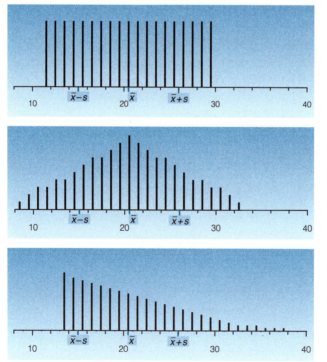

Abbildung 2.6 bis 2.8: Darstellung verschiedener Verteilungen mit identischem Mittelwert $\bar{x} = 20.5$ und identischer Standardabweichung $s = 5,5$. Die Unregelmäßigkeiten in der Abbildung 2.7 sind symmetrisch und wurden eingearbeitet, damit die Standardabweichung wie in den Abb. 2.6 und 2.8 genau $s = 5,5$ beträgt.

2.3 Beschreibung durch Maßzahlen

handelt sich hierbei um eine Zusammenfassung der vorhandenen Information durch wenige besonders charakteristische Kennzahlen.

Ob es sinnvoll ist, diese Maßzahlen zu berechnen und wie groß ihre Aussagekraft ist, kann am besten anhand der grafischen Darstellung beurteilt werden. Beispielsweise ist der Mittelwert wenig aussagekräftig, wenn die Verteilung mehrgipflig oder wenn die Streuung groß ist.

Die Maßzahlen fassen die im Datenmaterial vorhandenen Informationen zusammen. Hierbei gehen jedoch Einzelheiten der Datenstruktur verloren. Messreihen können trotz gleichen Mittelwertes und gleicher Varianz (s. S. 36) eine unterschiedliche Verteilung der Werte aufweisen, wie in den Abbildungen 2.6 bis 2.8 gezeigt wird. Deshalb reicht die Angabe von Mittelwert und Standardabweichung keineswegs aus, um eine Verteilung vollständig zu charakterisieren.

2.3.1 Stichprobe – Grundgesamtheit

Nur in seltenen Fällen wie z. B. bei einer Volkszählung wird die interessierende Grundgesamtheit vollständig erfasst. In der Regel werden die Daten anhand einer Stichprobe erhoben und die Ergebnisse werden dann auf die Grundgesamtheit übertragen. In unserem Beispiel sind wir an den Liegezeiten nach Schnittentbindung im Krankenhaus XYZ interessiert, um Voraussagen über zukünftige Patientinnen machen zu können. Die interessierende Grundgesamtheit aller Patientinnen mit Schnittentbindung liegt demnach zumindest zum Teil in der Zukunft und kann deshalb nicht in die Erhebung einbezogen werden. Die dreißig Patientinnen des ersten Halbjahres 2011 dienen lediglich als Stichprobe. Die Ergebnisse der Stichprobe sind die Grundlage, um die *Werte der Grundgesamtheit zu schätzen.*

Bei der tabellarischen und grafischen Darstellung ist es offensichtlich, dass die Werte aus der Stichprobe stammen. Wenn daraufhin Maßzahlen wie Mittelwert oder Varianz errechnet werden, muss deutlich gemacht werden, ob es sich um

- **Maßzahlen der Stichprobe** handelt oder um

- **Schätzwerte für die Grundgesamtheit**, die aus den Daten einer Stichprobe berechnet wurden, oder um die tatsächlichen (meist unbekannten)

- **Maßzahlen der Grundgesamtheit.**

Es liegt hier eine ähnliche Beziehung vor wie zwischen einer Meinungsumfrage, der Hochrechnung einer Wahl und dem amtlichen Wahlergebnis. Die Beziehung zwischen Stichprobe und Grundgesamtheit hat für die Statistik fundamentale Bedeutung.

2.3.2 Lage- oder Lokalisationsmaße

Die Lokalisationsmaße geben die Lage der Werte auf der Zahlengeraden an. Hierzu gehören Kennzahlen zur Charakterisierung des Durchschnittswertes und die sog. Quantile und Perzentile, wobei wir Letztere im Zusammenhang mit der Verteilungsfunktion besprechen werden (s. S. 40).

Arithmetischer Mittelwert $\bar{x}$

Durch Addition der Verweildauern erfahren wir, dass die Patientinnen zusammen insgesamt 390 Tage im Krankenhaus verbracht haben, im arithmetischen Mittel $\bar{x}$ also $\bar{x} = \frac{390}{30} = 13$ Tage

$$\bar{x} = \frac{\text{Summe aller } x\text{-Werte}}{\text{Anzahl aller } x\text{-Werte}} = \frac{\sum x_i}{n}$$

Hier und im Folgenden lassen wir aus Gründen der Übersichtlichkeit den Summationsindex unter dem Summenzeichen weg und schreiben:

$$\sum x_i \quad \text{statt} \quad \sum_{i=1}^{n} x_i$$

Median $\tilde{x}$ (Zentralwert)

Der Median liegt **in der Mitte aller beobachteten Werte**. Er wird von höchstens der Hälfte aller Werte unterschritten und von höchstens der Hälfte aller Werte überschritten. Nach dieser Definition muss der Median in unserem Beispiel so liegen, dass höchstens 15 Patientinnen einen kürzeren und höchstens 15 Patientinnen einen längeren Krankenhausaufenthalt haben. Dies ist, wie wir im Stamm- und Blattdiagramm leicht abzählen können, der 12. Tag.

Wenn z. B. Frau E.N. am Tag 13 (statt Tag 12) entlassen worden wäre, so läge der Median laut obiger Definition irgendwo zwischen dem 12. und 13. Tag. Aufgrund einer Konvention würde man den Median dann mit 12,5 Tagen beziffern.

Modalwert

Unter Modalwert versteht man den **am häufigsten auftretenden Wert** (leicht zu merken am Wort „Mode"). Wir erkennen aus dem Stamm- und Blattdiagramm, dass der 11. Tag der Tag mit der größten relativen Häufigkeit $f(x)$ ist, also der Tag, an dem die meisten Patientinnen das Krankenhaus verließen.

Vergleich der Lagemaße

Zur Kennzeichnung des „Durchschnitts" gibt es drei Lokalisationsmaße:

- den arithmetischen Mittelwert $\bar{x}$ (in unserem Beispiel 13);

- den Median $\tilde{x}$ (in unserem Beispiel 12);

- den Modalwert (in unserem Beispiel 11).

Am gebräuchlichsten ist der arithmetische **Mittelwert $\bar{x}$**. Sein Nachteil besteht darin, dass er **von Ausreißern stark beeinflusst** wird. In unserem Beispiel könnte Frau A.U. ein Ausreißer sein. Wenn Frau A.U. als Ausreißer eingestuft und von der Berechnung des Mittelwertes ausgeschlossen wird, ergibt sich ein $\bar{x}$ für die übrigen 29 Patientinnen von $\bar{x} = \frac{362}{29} = 12{,}48$.

Der **Median** wird ebenfalls häufig verwendet. Er ist gegen Ausreißer in der Regel unempfindlich. Der Median $\tilde{x}$ hat gegenüber dem arithmetischen Mittelwert $\bar{x}$ gelegentlich noch den Vorteil, früher bestimmbar zu sein. Wenn man z.B. die durchschnittliche Überlebenszeit nach einer neuen Krebstherapie ermitteln will, kann man den arithmetischen Mittelwert $\bar{x}$ erst errechnen, nachdem alle Patienten verstorben sind, während man die mediane Überlebenszeit kennt, sobald 50 % der Patienten nicht mehr leben.

Der **Modalwert** ist nur dann sinnvoll, wenn die Klassenbesetzung groß ist. Wenn in jede Klasse nur wenige Werte fallen, hängt es sonst zu stark vom Zufall ab, in welche Klasse die meisten Beobachtungen fallen.

Unterschiede bestehen auch in Bezug auf das Skalenniveau, das Voraussetzung zur Berechnung der Lokalisationsmaße ist: Der arithmetische Mittelwert setzt eine intervallskalierte Größe voraus, der Median eine ordinalskalierte Größe, während für den Modalwert bereits eine Nominalskala ausreichend ist. Beispielsweise kann man fragen, welches das häufigste in Deutschland gefahrene Auto ist. Die Frage nach dem Median oder arithmetischen Mittelwert der benutzten Kraftfahrzeuge ist jedoch sinnlos.

Bei unsymmetrischen, sog. „schiefen" Verteilungen nehmen Modalwert (1), Median (2) und arithmetischer Mittelwert (3) in der Regel unterschiedliche Werte an, wobei der Median zwischen den beiden anderen Lagemaßen liegt.

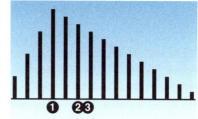

Abbildung 2.9: Die Beziehung zwischen dem Modalwert (1), dem Median (2) und dem arithmetischen Mittelwert (3) bei schiefen Verteilungen. Auf der Abszisse sind die Messwerte und auf der Ordinate die absolute oder relative Häufigkeit der jeweiligen Messwerte abgetragen. Der arithmetische Mittelwert wird von den extremen Werten in besonderem Maße beeinflusst.

2.3.3 Streuungs- oder Dispersionsmaße

Dispersions- oder Streuungsmaße geben die Streuung der Messwerte an. Hierzu gehören Spannweite, Varianz und Standardabweichung, die in diesem Abschnitt besprochen werden, sowie die Perzentile und Quartile, die im Zusammenhang mit der Verteilungsfunktion erläutert werden.

Das einfachste Dispersionsmaß ist die **Spannweite**, auch **Variationsbreite** oder (engl.) range genannt, die sich aus der **Differenz zwischen dem höchsten und dem niedrigsten Wert** ergibt. In unserem Beispiel:

$$28 \text{ Tage} - 8 \text{ Tage} = 20 \text{ Tage}.$$

Der Nachteil dieses Streuungsmaßes besteht darin, dass es von Ausreißern sehr stark beeinflusst wird. Ohne Frau A.U. erhalten wir:

$$19 \text{ Tage} - 8 \text{ Tage} = 11 \text{ Tage}.$$

Quartilsabstand

Der Quartilsabstand umfasst den **Bereich mit den mittleren 50 % der Werte**: Der Quartilsabstand umfaßt die mittleren beiden Quartile (s. S. 43).

Im Box- und Whisker-Diagramm von Tukey (s. S. 43) wird im Bereich vom ersten bis zum dritten Quartil, d.h. zwischen dem 25. und 75. Perzentil, ein Kasten gezeichnet.

Der Quartilsabstand wird häufig verwendet, weil er von Ausreißern praktisch nicht beeinflusst wird und weil die Berechnung einfach ist.

Varianz s^2

Die empirische Varianz ist das am häufigsten verwendete Streuungsmaß. Sie ergibt sich als **durchschnittliches Abweichungsquadrat** nach folgender Formel:

$$\text{Varianz} \quad s^2 = \frac{\text{Summe aller Abweichungsquadrate}}{\text{Zahl aller Messwerte} - 1}$$

$$s^2 = \frac{\sum (x_i - \bar{x})^2}{n-1} \qquad \text{(Rechenschema siehe Tabelle 2.4)}$$

Wenn in der Formel zur Errechnung der Varianz anstelle des Mittelwertes $\bar{x}$ ein anderer Wert, z.B. der Median oder Modalwert, eingesetzt wird, ergibt sich ein höherer Wert. Der arithmetische Mittelwert ist deshalb das Lokalisationsmaß, für das die Summe der Abweichungsquadrate am geringsten ist.

2.3 Beschreibung durch Maßzahlen

Patienten	x_i	$(x_i-\bar{x})$	$(x_i-\bar{x})^2$	$H(x_i)$	$H(x_i) \cdot (x_i-\bar{x})^2$
J.K.	8	−5	+25	1	25
A,B,	9	−4	+16	1	16
Z.N., A.L., M.K.	10	−3	+9	3	27
R.S., L.W, D.S., K.L., VH., F.T.	11	−2	+4	6	24
U.C., S.N., J.W., ER., EN.	12	−1	+1	5	5
N.A., T.E., L.B., H.T.	13	0	0	4	0
U.N., BE., P.J., L.K., N.N.	14	+1	+1	5	5
B.E., P.A.	15	+2	+4	2	8
DE.	17	+4	+16	1	16
R.H.	20	+7	+49	1	49
A.U.	28	+15	+225	1	225
Summe				**30**	**400**

Tabelle 2.4: Berechnungsschema für die Varianz und Standardabweichung: In den Spalten 2, 3, 4, 5 und 6 sind die jeweilige Liegezeit x_i, die jeweilige Abweichung vom Mittelwert $(x_i-\bar{x})$, das Abweichungsquadrat $(x_i-\bar{x})^2$, die absolute Häufigkeit der jeweiligen Liegezeit $H(x_i)$ und schließlich das Produkt aus Häufigkeit und Abweichungsquadrat $H(x_i) \cdot (x_i - \bar{x})^2$ aufgeführt.

Division durch n oder durch $n-1$?

Gelegentlich wird eine geringfügig differierende Formel verwendet, indem im Nenner n statt $n-1$ steht. Die Formel mit n gibt die *Varianz innerhalb der Stichprobe* an, also die Varianz für die Liegezeiten der 30 Frauen, deren Initialen in der Urliste aufgeführt sind. In unserem Beispiel sind wir im Grunde aber nicht an den 30 Frauen interessiert, die im Behandlungszeitraum in der Klinik entbunden haben, sondern an der Behandlungssituation in der Klinik im Allgemeinen. Wie sich durch theoretische Überlegungen zeigen lässt, ist der aus einer Stichprobe (mit n) errechnete Wert in der Regel etwas kleiner als die in der Grundgesamtheit vorliegende Varianz. Deshalb wird zur *Schätzung der Varianz in der Grundgesamtheit* die Formel mit $n - 1$ verwendet. Zusammenfassung:

- Varianz innerhalb der Stichprobe: Nenner n;

- Schätzwert für die Varianz innerhalb der Grundgesamtheit: Nenner $n - 1$.

Der Unterschied zwischen beiden Formeln macht sich hauptsächlich bei kleinen Stichproben bemerkbar, bei unserer Stichprobe von 30 Patienten beträgt die Differenz ca. 3 %.

Standardabweichung s

Die Varianz s^2 ist zwar ein häufig verwendetes Streuungsmaß, sie ist jedoch ohne anschauliche Bedeutung. Im Gegensatz hierzu hat die **Quadratwurzel der Varianz**, die Standardabweichung s, eine konkrete anschauliche Bedeutung: Bei einer Gauß- oder Normalverteilung (s. S. 144) liegen ca. 68 % der Werte im Intervall von $\bar{x} \pm s$, also in der Entfernung von höchstens einer Standardabweichung s vom Mittelwert $\bar{x}$. Etwa 95 % der Messwerte liegen im Bereich $\bar{x} \pm 2s$ und ca. 99,7 % im Intervall von $\bar{x} - 3s$ bis $\bar{x} + 3s$. Die Standardabweichung s besitzt dieselbe Maßeinheit wie die Messwerte.

$$s^2 = \frac{\sum (x_i - \bar{x})^2}{n-1} = \frac{400}{29} = 13,79$$

$$s = \sqrt{s^2} = \sqrt{13,79} = 3,71$$

Die Varianz s^2 ergibt sich als 13,79, die Standardabweichung s als 3,71. Der Bereich $\bar{x} \pm s$ liegt also in den Grenzen von $\bar{x} - s = 13 - 3,71 = 9,29$ und $\bar{x} + s = 13 + 3,71 = 16,71$. 25 Patienten aus unserer Stichprobe, das sind 84,3 %, haben Liegezeiten innerhalb dieses Intervalls.

Alternativer Rechenweg

Die Summe der Abweichungsquadrate beträgt 400, wovon 255 durch den Ausreißer, Frau A.U., bedingt sind.

Wir wollen die Varianz ohne Frau A.U. ausrechnen. Nach obiger Formel müssen wir zunächst den Mittelwert $\bar{x}$ neu berechnen: $\bar{x} = \frac{362}{29} = 12,483$. Als nächster Schritt muss die Differenz zwischen jedem x_i und dem Mittelwert $\bar{x}$ bestimmt und quadriert werden. Hierbei entstehen „krumme" Zahlen, die den Rechenaufwand gegenüber dem oben durchgerechneten Beispiel vergrößern.

Es gibt eine rechentechnisch einfachere Formel, um die Summe der Abweichungsquadrate zu bestimmen:

$$\sum (x_i - \bar{x})^2 = \sum x_i^2 - n\bar{x}^2$$
$$= 4686 - 4518,93$$
$$= 167,07$$
$$s^2 = \frac{167,07}{28} = 5,97$$

Die Varianz ohne Frau A.U. beträgt $s^2 = 5,97$, sodass $s = 2,44$. Der Bereich $\bar{x} \pm s$

2.3 Beschreibung durch Maßzahlen

liegt in den Grenzen von $\bar{x} - s = 12{,}48 - 2{,}44 = 10{,}04$ und $\bar{x} + s = 12{,}48 + 2{,}44 = 14{,}92$ und umfasst 20 von 29 Werten, dies sind ca. 69 %. Dieser Bereich entspricht dem Wert (68 %), den wir bei einer Gaußverteilung erwarten würden.

Falls alle x-Werte sehr groß sind, lässt sich eine weitere rechentechnische Vereinfachung erzielen, indem man von jedem x-Wert einen konstanten Wert a abzieht. Das Ergebnis wird hiervon nicht beeinflusst, weil sich beide Summanden um denselben Betrag verkleinern.

Es gibt heute für ca. 15 Euro Taschenrechner mit statistischen Funktionen, die solche Berechnungen nach Eingabe der Messwerte automatisch durchführen.

Variationskoeffizient

Der Variations- oder Variabilitätskoeffizient gibt an, wie viel Prozent vom arithmetischen Mittelwert die Standardabweichung beträgt:

$$\text{Variabilitätskoeffizient} = \frac{s}{\bar{x}} \cdot 100\,\%$$

In unserem Beispiel beträgt der Variationskoeffizient mit Frau A.U.: $\frac{3{,}71}{13} 100\,\%$ = 28,5 %, ohne Frau A.U.: $\frac{2{,}44}{13{,}48} 100\,\%$ = 19,5 %.

Der Vorteil des Variationskoeffizienten liegt darin, dass er von der gewählten Einheit unabhängig ist. Zum Beispiel können biochemische Messungen in mg, mval, mmol oder I.E. erfolgen, mit jeweils unterschiedlichen Mittelwerten und Standardabweichungen, aber gleichen Variationskoeffizienten.

Voraussetzung für die sinnvolle Verwendung des Variationskoeffizienten ist, dass die Variable rationalskaliert ist, also als Verhältnisskala vorliegt. Beispielsweise ergibt der Variationskoeffizient für Grad Celsius oder Grad Fahrenheit wenig Sinn, denn er würde dort zu unterschiedlichen Ergebnissen führen, je nachdem, in welcher Einheit die Temperatur angegeben wird. Wenn die Temperatur in Kelvin, also in einer rationalskalierten Größe angegeben wird, ist die Berechnung des Variationskoeffizienten sinnvoll.

Die mittlere Abweichung (der Messwerte)

Es handelt sich hierbei um ein sehr anschauliches Streuungsmaß, das allerdings selten verwendet wird.

$$\text{Mittlere Abweichung} = \frac{\sum |x_i - \bar{x}|}{n}$$

Die Betragsstriche sind notwendig, damit sich bei der Summation der Abweichungen $(x_i - \bar{x})$ positive und negative Werte nicht zu Null ergänzen, denn $\sum (x_i - \bar{x}) = 0$. Die mittlere Abweichung darf nicht mit dem mittleren Fehler des Mittelwertes (s. S. 175) verwechselt werden.

Für unser Beispiel erhalten wir mit Frau A.U. eine mittlere Abweichung von $\frac{70}{30}$ = 2,33 und ohne Frau A.U. von $\frac{55}{29}$ = 1,89. Dieses Streuungsmaß ist erheblich weniger ausreißerempfindlich als die Standardabweichung, weil keine Quadratzahlen zu bilden sind.

Vergleich der Streuungsmaße

Am gebräuchlichsten sind der **Quartilsabstand**, weil die Berechnung einfach ist und weil diese Größe von Ausreißern praktisch nicht beeinflusst wird, und die **Varianz** bzw. die **Standardabweichung**. Die zuletzt genannten Größen haben aus mathematischen Gründen eine große praktische Bedeutung, obwohl sie sehr ausreißerempfindlich sind. Im Kapitel 8 wird die Bedeutung der Standardabweichung bei normalverteilten Werten ausführlich besprochen.

Die **mittlere Abweichung** wird in der Praxis kaum verwendet, obwohl sie eine anschauliche Größe ist. Dies gilt auch für den **Variationskoeffizienten**, der nur bei rationalskalierten Größen erlaubt, dann jedoch unabhängig von der Maßeinheit ist.

2.4 Die empirische Verteilungsfunktion

Die empirische Verteilungsfunktion $F(x)$ **gibt an, welcher Anteil aller Werte kleiner oder gleich dem Wert x ist.** Die Verteilungsfunktion wird deshalb auch **kumulative Häufigkeitsfunktion** oder **Summenhäufigkeitsfunktion** genannt. Man spricht in diesem Zusammenhang auch vom Prozentrang eines Wertes. Die Verteilungsfunktion für unser Beispiel mit den Liegezeiten nach Kaiserschnitt ist in der rechten Spalte von Tabelle 2.3 angegeben. In dieser Tabelle sind die Liegezeiten ihrer Größe nach angeordnet. Die zweite Spalte von rechts gibt die relative Häufigkeit $f(x)$ für die einzelnen Entlassungstage x an. Die kumulative Häufigkeit des Tages x_k ergibt sich als Summe der relativen Häufigkeiten $f(x)$ für alle Tage x, die kleiner oder gleich x_k sind:

$$F(x_k) = \sum_{i=0}^{k} f(x_i)$$

Abbildung 2.10: Summenhäufigkeitsfunktion der Liegezeiten nach Kaiserschnitt. Auf der Abszisse ist die Zeit x in Tagen abgetragen, auf der Ordinate die Summenhäufigkeit $F(x)$, deren Werte in Tabelle 2.3 angegeben sind. Die gestrichelten Linien stellen die Perzentile dar.

2.4 Die empirische Verteilungsfunktion

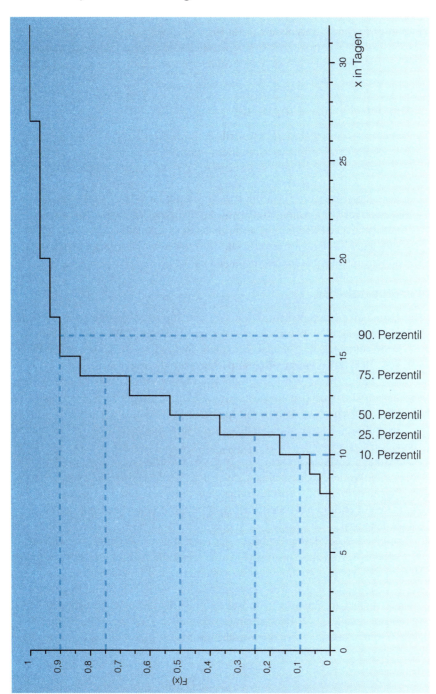

Für unser Beispiel können wir aus Tabelle 2.3 entnehmen:

$$F(7) = 0$$
$$F(8) = \tfrac{1}{30}$$
$$F(9) = \tfrac{2}{30}$$
$$\ldots$$
$$\ldots$$
$$F(28) = \tfrac{30}{30} = 1.$$

Die Verteilungsfunktion $F(x)$ kann stets nur Werte zwischen 0 und 1 annehmen, weil sie den relativen Anteil aller Werte angibt, die kleiner oder gleich x sind.

In der grafischen Darstellung ergibt sich eine Treppenkurve, wobei die Höhe der Stufen der Zahl der am jeweiligen Tag entlassenen Patienten entspricht. Die Darstellung als Polygonzug ist ebenfalls möglich.

Perzentiltabellen

Die kumulative Häufigkeitsfunktion $F(x)$ gibt für einen gegebenen x-Wert an, wie viel Prozent aller Werte kleiner oder gleich diesem x-Wert sind. Häufig ist die Fragestellung jedoch umgekehrt, wenn man wissen will, **welcher x-Wert von z. B. 10 % aller Werte unterschritten oder erreicht wird.**

Diese Frage wird durch Perzentiltabellen beantwortet, die dazu dienen, bei gegebenem $F(x)$-Wert den dazugehörigen x-Wert zu suchen. Dies kann auch anhand der grafischen Darstellung der Verteilungsfunktion geschehen.

Unser Beispiel zeigt, dass mehrere Perzentile auf denselben x-Wert fallen können. Das 40. und das 50. Perzentil fallen z. B. beide auf den 12. Tag. Umgekehrt kann auch ein Perzentil auf mehrere x-Werte fallen: Das 90. Perzentil (90 % aller Werte sind kleiner oder gleich dem 90. Perzentil) liegt zwischen dem 15. Tag, an dem die 27. Patientin entlassen wurde, und dem 17. Tag, an dem die 28. Patientin entlassen wurde. Einer Konvention entsprechend gilt der 16. Tag als 90. Perzentil.

Die oben geschilderten Probleme der eindeutigen Zuordnung zwischen den $F(x)$- und x-Werten sind umso geringer, je höher die Anzahl und je kleiner die Höhe der einzelnen Stufen in der Treppenkurve ist, d. h. je näher die einzelnen Werte beieinander liegen. Bei einer empirischen Verteilungsfunktion einer stetigen Variablen, die auf sehr viele Stellen hinter dem Komma bestimmt worden ist, sodass niemals zwei Beobachtungen denselben Wert ergeben, erhalten wir eine Treppenkurve, bei der die Anzahl der Stufen gleich der Anzahl der Beobachtungen ist.

2.4 Die empirische Verteilungsfunktion

Wahrscheinlichkeitsverteilung

Wenn man eine Verteilungsfunktion ohne Stufen haben will, bei der sich jedem x-Wert genau ein $F(x)$-Wert zuordnen lässt und umgekehrt, benötigt man unendlich viele Beobachtungen, was in der Praxis unmöglich ist.

Anstatt die Summenhäufigkeitsfunktion von unendlich vielen Beobachtungen zu bilden, kann man anhand eines mathematischen Modells die Wahrscheinlichkeiten berechnen, mit der die einzelnen x-Werte bzw. kumulativen $F(x)$-Werte zu erwarten sind. Auf diese Weise erhält man eine glatte Kurve ohne Stufen, die Wahrscheinlichkeitsverteilung heißt. Näheres hierzu wird im Kapitel 7 *Binomialverteilung* erläutert. Für die Wahrscheinlichkeitsfunktion einer stetigen Variablen gilt, dass genau $p\,\%$ aller Werte kleiner und genau $(100 - p)\,\%$ aller Werte größer als das p-te Perzentil sind.

Quartile

Perzentile geben sowohl Auskunft über die Lage als auch über die Streuung der Variablen. Sie werden deshalb von einigen Autoren als Lagemaße und von anderen als Streuungsmaße bezeichnet. Das Perzentil wird deshalb häufig **Quantil** oder **Fraktil** genannt.

Unter **Quartilen** versteht man das 25., 50. und 75. Perzentil, also das Quantil 0,25, 0,5 und 0,75. Der **Median** entspricht dem 50. Perzentil.

Box- und Whisker-Diagramm

Das Kasten- und (Katzen-)Schnurrhaar-Diagramm von Tukey, oft auch abgekürzt als „Boxplot" bezeichnet, stellt schematisch eine Häufigkeitsverteilung dar: Zwischen dem 1. und 3. Quartil wird ein Kasten aufgebaut. In diesen Be-

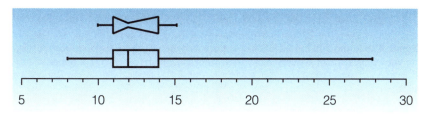

Abbildung 2.11 und 2.12: Das Box- und Whisker-Diagramm von Tukey am Beispiel der tageweise klassierten Daten aus Tabelle 2.4. Beide Abbildungen geben in komprimierter Form die Daten der Abb. 2.2 bis 2.5 wider. Die Whiskers sind in der oberen Abbildung vom 10. bis zum 90. Perzentil, unten bis zu den Extremwerten durchgezogen. Der Median ist oben durch eine Einkerbung und unten durch den senkrechten Strich angedeutet. Die beiden auf *identischen Daten* beruhenden Boxplots sollen deutlich machen, wie unterschiedlich Boxplots dargestellt werden können. Abbildung 2.13 stellt dieselben Daten dar. Dort ist das Boxplot um 90 Grad gedreht, die Darstellung dort ist eine Mischung aus 2.11 und 2.12.

reich fallen 50 % der Beobachtungen. Die seitlich angesetzten Schnurrhaare vermitteln einen Eindruck, wie weit die restlichen Werte streuen.

Wie weit die Schnurrhaare ausgezogen werden, wird unterschiedlich gehandhabt. Einige Autoren gehen bis zu den Extremwerten, andere bis zum 5. und 95. Perzentil oder auch nur bis zum 10. und 90. Perzentil, wodurch das Boxplot weniger ausreißerempfindlich wird.

Vergleich mehrerer Verteilungen

Das Box- und Whisker-Diagramm ist gut geeignet, um mehrere Verteilungen miteinander zu vergleichen. Jedes einzelne Diagramm nimmt weniger Platz in Anspruch als ein Histogramm, sodass man zahlreiche horizontale Diagramme übereinander oder vertikale Diagramme nebeneinander anordnen kann. Auf diese Weise lassen sich die Mediane und Quartile mit einem Blick vergleichen. Wenn der Median nicht an der Mitte des Kastens angeordnet ist, handelt es sich um eine schiefe Verteilung, unregelmäßig lange Schnurrhaare lassen auf Ausreißer schließen. Als Beispiel betrachten wir den Vergleich der Liegezeiten nach

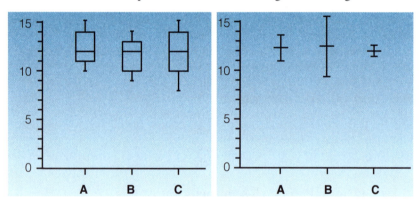

Links: Abbildung 2.13 bis 2.15: Die drei Boxplots geben die **Quartile** tageweise klassierter Verweildauern nach Kaiserschnitt in den Krankenhäusern A, B und C an, wobei die Abb. 2.12 und 2.13 dieselben Daten darstellen wie Abb. 2.11. Lediglich die Art der Darstellung differiert. Die Tatsache, dass in allen Krankenhäusern der 12. Tag der Median ist, hängt auch damit zusammen, dass die Liegezeit tageweise klassiert ist, sodass als Median nur volle Tage infrage kommen. Lediglich für den unwahrscheinlichen Fall, dass der Median genau zwischen zwei Tagen liegt, wäre ein Zwischenwert möglich. Dieselben Überlegungen gelten für das erste und dritte Quartil. Wenn man die *stundenweise* klassierten Daten der Tab. 2.3 verwenden würde, gäbe es dieses Problem nicht.

Rechts: Abbildung 2.16 bis 2.18: In den Abb. 2.16 bis 18 sind der **arithmetische Mittelwert** zusammen mit dem sog. **Fehlerbalken** dargestellt. Der Fehlerbalken umfasst ein Intervall von zwei Standardfehlern zu jeder Seite des Mittelwertes. Im Krankenhaus B wurden nur 10 Patienten untersucht, in Klinik C jedoch 300. Dies erklärt die unterschiedliche Länge der Fehlerbalken. Zum Konzept des Standardfehlers s. S. 175.

2.4 Die empirische Verteilungsfunktion

Sectio in drei verschiedenen Krankenhäusern A, B und C. Zu diesem Zweck ordnen wir in den Abbildungen 2.13 bis 2.15 die Boxplots senkrecht an.

Mittelwert und Fehlerbalken

Die wahrscheinlich häufigste Darstellung wissenschaftlicher Daten ist in den Abbildungen 2.16 bis 2.18 wiedergegeben. Die Darstellung sieht ähnlich aus wie ein Boxplot, stellt aber einen vollkommen anderen Sachverhalt dar: Hier sind die Daten auf den **arithmetischen Mittelwert** $\bar{x}$ und den **mittleren Fehler des Mittelwertes** $s_{\bar{x}}$ komprimiert. Der sog. **Fehlerbalken** umfasst in der Regel den Bereich von zwei Standardfehlern zu beiden Seiten des Mittelwertes $\bar{x}$, in dem der wahre Wert μ mit einer Wahrscheinlichkeit von 95 % liegt. Einzelheiten werden in den Abschnitten 9.2 *Zufällige Fehler* und 15.1 *Schätzen* erläutert. Der mittlere Fehler des Mittelwertes errechnet sich als:

$$\text{Mittlerer Fehler des Mittelwertes } s_{\bar{x}} = \text{Standardfehler } s_{\bar{x}} = \frac{s}{\sqrt{n}}$$

In unserem Fall hatten wir die Standardabweichung als s = 3,71 Tage ausgerechnet, sodass $s_{\bar{x}}$ = 3,71/$\sqrt{30}$ = 0,68 Tage. Dies bedeutet, dass der Mittelwert $\bar{x}$ = 13 Tage den tatsächlichen Mittelwert μ mit einer Genauigkeit von ungefähr ± 2 · 0,68 Tagen schätzt. Doch Vorsicht: Häufig täuscht der Standardfehler eine Genauigkeit vor, die gar nicht vorhanden ist. In unserem Beispiel haben wir in Tab. 2.4 nur mit vollen Tagen gerechnet. Hätten wir die Tab 2.3 mit Angabe der Stunden der Mittelwertsberechnung zugrunde gelegt, wäre $\bar{x}$ um etwa 0,5 Tage größer gewesen. Wenn man bei der Datenerhebung nur an den vollen Tagen interessiert ist und die Stunden ignoriert, aber später die Verweildauer auf zwei Stellen hinter dem Komma angibt, entsteht ein *systematischer Fehler*!

Somatogramme in der Kinderheilkunde

Perzentiltabellen spielen in der Kinderheilkunde eine große Rolle, wenn es darum geht, Wachstumsstörungen zu diagnostizieren. Es werden hauptsächlich Perzentiltabellen der Körpergröße, des Körpergewichts und des Kopfumfangs verwendet. Diese Somatogramm genannten Darstellungen werden erstellt, indem Tausende von Kindern einer jeden Altersstufe untersucht und dann für jeden Jahrgang die Summenhäufigkeiten für die jeweiligen Maße errechnet werden.

Vor der Anwendung eines Somatogramms muss man prüfen, ob das Kind derselben Population angehört, in der dieses erstellt worden ist. Für Kinder aus dem mediterranen Raum sind die in der deutschen oder nordamerikanischen Bevölkerung erhobenen Tabellen nur mit Vorbehalt und entsprechenden Korrekturen gültig. Auch haben Tabellen, die vor 70 oder 80 Jahren erarbeitet wurden, wegen der Akzeleration heute nur noch eingeschränkte Gültigkeit.

2. Kapitel: Beschreibende Statistik

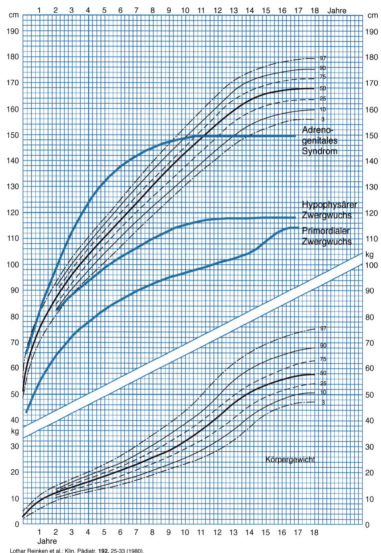

Wachstums- und Gewichtskurven in Perzentilen für Mädchen

Lothar Reinken et al.: Klin. Pädiatr. **192**, 25-33 (1980).
Ingeborg Brandt: Der Kinderarzt **11**, 43-51 (1980).
Ingeborg Brandt: Human Growth. A Comprehensive Treatise. 2. Ed. Vol. 1. Hrsg. F. Falkner und J. M. Tanner, Plenum Press. New York 1986.
Ingeborg Brandt und Lothar Reinken: Klin. Pädiatr. **200**, 451-456 (1988).
Lothar Reinken und Gerta v. Oost: Klin. Pädiatr. **204**, 129-133 (1992).

Abbildung 2.19: Drei typische Beispiele pathologischen Wachstums im Vergleich mit einem Somatogramm, wie es in den pädiatrischen Vorsorgeuntersuchungen verwendet wird. Die mit Zahlen versehene Kurvenschar gibt den Bereich normalen Wachstums an, wobei die Linien die verschiedenen Perzentile darstellen. Eine Entwicklungsstörung hat häufig zur Folge, dass das Kind seine bisherigen Perzentile verläßt.

2.4 Die empirische Verteilungsfunktion

Überlebenskurven

Die Verteilungsfunktion findet unmittelbar praktische Anwendung in Form der Überlebenskurven. Zur Beurteilung der Effektivität einer bestimmten Therapie zeichnet man eine Kurve, die angibt, nach welcher Zeit noch wie viel Prozent der Patienten leben. Es handelt sich hierbei um „eine auf den Kopf gestellte" Summenhäufigkeitsfunktion der aufgetretenen Todesfälle.

Die Analyse von Überlebenskurven spielt in der Medizin eine große Rolle. Weitere Einzelheiten werden im Zusammenhang mit dem Logranktest und der Kaplan-Meier-Methode auf Seite 351 besprochen.

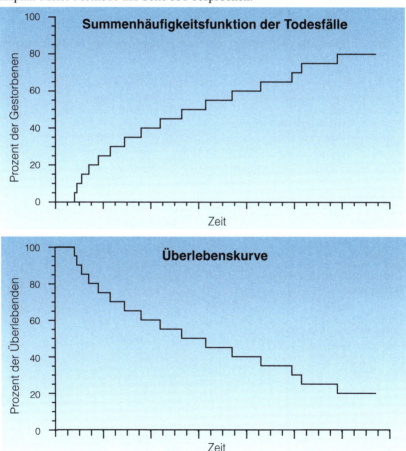

Abbildung 2.20 und 2.21: Oben: Summenhäufigkeitsfunktion von Todesfällen anhand eines fiktiven Beispiels. Unten: Dieselben Daten in anderer Darstellung. Im oberen Diagramm gibt die Ordinate den Prozentsatz der verstorbenen Patienten an, im unteren Diagramm den Prozentsatz der noch lebenden Patienten.

2.5 Übungsaufgaben

2.1 Begriffsbestimmung

1. Im Rahmen einer Untersuchung an adipösen Patienten über die Wirksamkeit einer neuen Diät wird täglich das Körpergewicht in kg gemessen. Welche der folgenden Aussagen trifft dann zu?

(A) Das Körpergewicht ist Merkmalsträger.
(B) Die Beobachtungseinheit ist kg.
(C) Die Diät ist eine Beobachtungseinheit.
(D) Merkmalsträger sind die adipösen Patienten.
(E) Das Körpergewicht ist eine Beobachtungseinheit.

2. Bei der Neuaufnahme ins Krankenhaus wird das Körpergewicht eines Patienten festgestellt. Welche der folgenden Aussagen ist/sind richtig?

(1) Der Patient ist der Merkmalsträger.
(2) Die wägende Krankenschwester ist die Beobachtungseinheit.
(3) Das Körpergewicht ist das (hier) interessierende Merkmal.

(A) nur 1 ist richtig
(B) nur 3 ist richtig
(C) nur 1 und 3 sind richtig
(D) nur 2 und 3 sind richtig
(E) 1–3 = alle sind richtig

3. Es wird ein Versuch geplant, bei dem die Wirkung eines Medikaments auf die Herzfrequenz bei der Bradykardie untersucht werden soll. Ordnen Sie den Begriffen die entsprechenden Oberbegriffe zu.

Begriff
(1) Patient Meier
(2) 45/min
(3) Herzfrequenz
(4) Menge aller bradykarden Patienten
(5) Bradykardie

Oberbegriff
(a) Beobachtungseinheit
(b) Grundgesamtheit
(c) Merkmal
(d) Ausprägung

(A) 1–a, 2–c, 3–d, 4–b
(B) 1–a, 2–d, 3–c, 4–b
(C) 1–a, 2–d, 3–c, 5–b
(D) 1–c, 2–d, 3–a, 4–b
(E) 1–d, 2–c, 3–a, 5–b

4. Wir unterscheiden qualitative und quantitative Merkmale. Welche der folgenden, bei einer Patientengruppe erhobenen Merkmale sind qualitativ?

(1) Vitalkapazität
(2) Blutgruppe
(3) Serumglucose
(4) Kammerflimmern

(A) nur 1 und 2 sind richtig
(B) nur 1, 2 und 3 sind richtig
(C) nur 2, 3 und 4 sind richtig
(D) nur 2 und 4 sind richtig
(E) nur 1, 2 und 4 sind richtig

2.5 Übungsaufgaben

Geben Sie bitte zu jeder Merkmalsart in Liste 1 das zutreffende Merkmal aus Liste 2 an:

	Liste 1		Liste 2
5.	Quantitativ diskretes Merkmal	(A)	Körpergewicht
6.	Qualitatives Merkmal	(B)	Nüchternblutzucker
		(C)	Blutgruppe
		(D)	spezifisches Gewicht des Urins
		(E)	Anzahl der Geschwister eines Patienten

7. Prüfen Sie, welche der folgenden Merkmale quantitativ sind:

(1)	Blutgruppe	(A)	nur 1 und 3 sind quantitativ
(2)	Pulsfrequenz	(B)	nur 1 und 4 sind quantitativ
(3)	Raucher	(C)	nur 2 und 5 sind quantitativ
(4)	Teilnahme an der heutigen Prüfung	(D)	nur 1, 3 und 4 sind quantitativ
(5)	Punktzahl der heutigen Prüfung	(E)	1–5 = alle sind quantitativ

Lösung der Übungsaufgaben

1. (D) Beobachtungseinheit oder Merkmalsträger sind die Patienten, das beobachtete Merkmal ist das Körperge und die Maßeinheit dieses Merkmals ist Kilogramm.

2. (C) Die Krankenschwester würde man als Untersucher(in) bezeichnen. Beobachtungseinheit ist jedenfalls der Patient.

3. (B) Die Zuordnung 1-a (Patient Meier = Beobachtungseinheit), 2-d (45/min = Ausprägung) und 3-c (Herzfrequenz = Merkmal) dürfte nach den zu Frage 1 und 2 gemachten Kommentaren einleuchtend sein, so dass nur noch zwischen 4-b und 5-b zu unterscheiden ist. Die Grundgesamtheit besteht aus allen an Bradykardie leidenden Patienten, im Krankenhaus wird eine Stichprobe dieser Grundgesamtheit behandelt, Patient Meier ist Teil dieser Stichprobe. Für die Erkrankung Bradykardie gibt es in diesem Zusammenhang keinen statistischen Fachterminus.

4. (D) Blutgruppe und Kammerflimmern sind qualitative Merkmale, weil sich ihre Merkmalsausprägungen (Blutgruppe: A, B, AB, 0; Kammerflimmern: vorhanden/nicht vorhanden) nicht zahlenmäßig erfassen lassen. Es liegt eine sog. Nominalskala vor.

5. (E) Körpergewicht, Nüchternblutzucker und spezifisches Gewicht des Urins sind quantitativ stetige Merkmale, weil sie in einem bestimmten Bereich jeden beliebigen Zwischenwert annehmen können.

6. (C) Siehe Erläuterung zu Aufgabe 4.

7. (C) Die Merkmale Blutgruppe, Raucher und Prüfungsteilnahme lassen sich nur durch eine Verschlüsselung zahlenmäßig erfassen. Eine Verschlüsselung ist jedoch willkürlich, so dass den Schlüsselzahlen keine quantitative Bedeutung zukommt und etwa eine Mittelwertsberechnung sinnlos wäre. Mit oder ohne Verschlüsselung handelt es sich um rein qualitative Merkmale (Nominalskala).

2.2 Graphische Darstellung

8. Mit Hilfe eines Histogramms

(A) kann die Stärke der Abhängigkeit zweier Zufallsvariablen graphisch dargestellt werden
(B) können computertomographisch gewonnene Gewebequerschnitte varianzanalytisch ausgewertet werden
(C) werden Messwerte auf Vorliegen einer Normalverteilung getestet
(D) werden klassierte stetige Merkmale graphisch so dargestellt, dass die relativen Klassenhäufigkeiten als Rechtecke erscheinen
(E) werden relative Häufigkeiten in Wahrscheinlichkeiten umgerechnet

2.3 Beschreibung durch Maßzahlen

9. Darf man bei diskreten Merkmalen, z.B. Kinderzahl, Mittelwerte berechnen?

(A) Man darf Mittelwerte nur errechnen, wenn sich ganze Zahlen ergeben.
(B) Mittelwerte dürfen überhaupt nicht berechnet werden, weil sie beliebige Zwischenwerte annehmen können, die im Einzelfall real nicht vorkommen.
(C) Man darf Mittelwerte auch bei diskreten Merkmalen ohne Einschränkung berechnen.
(D) Man muss dabei die Formel für geometrische Mittel benutzen.
(E) Keine Antwort ist richtig.

10. Welche Aussage trifft **nicht** zu?

    Der Mittelwert $\bar{x}$ ist

(A) stets größer als der Median
(B) ausreißerempfindlich
(C) ein Schätzwert
(D) ein Lagemaß
(E) ein Durchschnitt

2.4 Lagemaße (Lokalisationsmaße)

11. Gegeben ist folgende Häufigkeitstabelle für Daten eines stetigen Merkmales ((a, b] bedeutet: $a < x \leq b$)

Klasse	absolute Häufigkeit
(2,4]	20
(4,6]	10
(6,8]	10
(8,10]	10

Der arithmetische Mittelwert der klassierten Daten ist

(A) 5,4
(B) 6,0
(C) 6,2
(D) 7,1
(E) 7,2

2.5 Übungsaufgaben

Lösung der Übungsaufgaben

8. (D) Bei diskreten Merkmalen ist eine Klassierung nicht erforderlich, manchmal jedoch sinnvoll, um die Zahl der Klassen und damit der Balken zu verringern und die Übersichtlichkeit zu erhöhen.

9. (C) Der Einwand, dass der arithmetische Mittelwert $\bar{x}$ bei diskreten Werten zu einem Ergebnis führen kann, z.B. 1,85 Kinder, welches im realen Fall nicht vorkommen kann, spricht nicht gegen die Berechnung, weil Mittelwerte keine Aussagen über Einzelfälle machen, sondern nur über die gesamte Gruppe, für die sie berechnet werden.
Das geometrische Mittel $\bar{x}_g$ von n Werten errechnet sich als n-te Wurzel ihres Produktes:

$$\bar{x}_g = \sqrt[n]{x_1 \cdot x_2 \cdot \ldots \cdot x_n}$$

Das geometrische Mittel wird für durchschnittliche Wachstumsquoten (Bakterienkultur, Zins und Zinseszins, Inflation) verwendet.
Beispiel: Die Inflationsrate beträgt im 1. Jahr 50 % und im 2. Jahr 10 %. Wie hoch ist die durchschnittliche jährliche Inflationsrate?

$$\bar{x}_g = \sqrt[2]{1,5 \cdot 1,1} = \sqrt[2]{1,65} \approx 1,28$$

Die durchschnittliche jährliche Inflationsrate beträgt 28 %.

10. (A) Es gibt drei Lagemaße zur Kennzeichnung eines Durchschnitts: den arithmetischen Mittelwert $\bar{x}$, den Median und den Modalwert. In welcher Beziehung diese drei Werte zueinander stehen, hängt im Einzelfall von den Werten der Verteilung ab.

11. (A) Für die Berechnung des Mittelwertes der Tabelle gehen wir davon aus, dass der durchschnittliche Wert in jeder Klasse mit der Klassenmitte übereinstimmt, dass z.B. die 20 Werte in der Klasse (2,4] im Durchschnitt 3 betragen, zusammen also 60 ergeben. Diese Annahme ist spekulativ, muss jedoch gemacht werden, um die Aufgabe überhaupt lösen zu können. Folgende Indizien sprechen dafür, dass der hierdurch entstehende Fehler vermutlich nicht sehr groß ist:

(1) Die Klassenbreiten sind gleich groß.
(2) Die Klassenbesetzung mit 20 bzw. 10 Daten je Klasse ist relativ groß.
(3) Es ist ein stetiges Merkmal, das sich möglicherweise gleichmäßig innerhalb der Klasse verteilt.

Wenn es ein diskretes ganzzahliges Merkmal wäre, könnten in der Klasse (2,4] gemäß der in der Aufgabenstellung definierten Bedeutung der Klammern nur die Werte 3 und 4 vorkommen. Wir müssten den Durchschnitt innerhalb der Klasse dann als 3,5 annehmen.

Die Berechnung von $\bar{x}$ ergibt:

20 · 3	=	60
10 · 5	=	50
10 · 7	=	70
10 · 9	=	90
Σ	**=**	**270**

$$\bar{x} = \frac{\sum x}{n} = 270/50 = 5,4$$

Der arithmetische Mittelwert der klassierten Daten beträgt 5,4. Die Berechnung aus den unklassierten Originalwerten würde vermutlich zu einem geringfügig abweichenden Ergebnis führen.

12. Eine Beobachtungsreihe soll aus den 17 Messwerten $x_1,\ldots,x_{17}$ bestehen. Der empirische Median dieser Beobachtungen ist definiert als

(A) x_9
(B) $x_{8,5}$
(C) x_8
(D) $\frac{1}{2}(x_{18}+x_9)$
(E) $\frac{1}{2}(x_1+x_{17})$

13. Bei 10 Patienten, die an Krebs einer bestimmten Art operiert wurden, betrug die Überlebensdauer 3,4,5,5,5,7,8,9,11,12 Monate.
Welches ist der Median (in Monaten)?

(A) 5 (B) 5,5 (C) 6 (D) 6,5 (E) 7

14. In einer Schulklasse wird der Kariesbefall der Zähne bei Kindern untersucht. Es ergibt sich die folgende Häufigkeitstabelle:

Anzahl mit Karies befallener Zähne	0	1	2	3	4
absolute Häufigkeit	4	7	5	3	1

Der empirische Median der Daten ist

(A) 1 (B) 1,5 (C) 2 (D) 4 (E) 5

15. In einer Schulklasse wurden die Zähne von 10 Kindern auf Kariesbefall untersucht. Die Anzahl der mit Karies befallenen Zähne für die einzelnen Kinder ist:

Kind Nr.	1	2	3	4	5	6	7	8	9	10
Anzahl mit Karies befallener Zähne	0	1	1	2	2	1	0	4	1	1

Der empirische Median der Daten ist

(A) 1 (B) 1,3 (C) 1,5 (D) 4 (E) 5,5

16. Von 10 Frauen wurden Daten zur Fruchtlage erhoben. Diese Daten sind folgendermaßen verschlüsselt:

(1) normal
(2) Beckenendlage
(3) Querlage
(4) fehlende Angabe

Patient Nr.	1	2	3	4	5	6	7	8	9	10
Fruchtlage	1	4	1	3	1	1	2	1	4	2

Der empirische Median der Fruchtlage ist:

(A) 1
(B) 1,5
(C) 2
(D) 5,5
(E) Der empirische Median ist nur für quantitative Merkmale definiert.

2.5 Übungsaufgaben

17. In einer Stichprobe von 10 Beobachtungen 90, 92, 95, 96, 98, 102, 106, 107, 109, 118 ergab sich Median der Wert 100 und als Mittelwert $\bar{x} = 101{,}3$. Nachträglich stellte man fest, dass die Messergebnisse 95, 96, 106 um jeweils 3 Einheiten zu „hoch" abgelesen wurden. Wie verändern sich durch diese Verbesserungen Median und Mittelwert?

(A) Median und Mittelwert verkleinern sich um 0,3.
(B) Median und Mittelwert verkleinern sich um 0,9.
(C) Der Median bleibt gleich, der Mittelwert verkleinert sich um 0,3.
(D) Der Median bleibt gleich, der Mittelwert verkleinert sich um 0,9.
(E) Median und Mittelwert bleiben gleich.

Lösung der Übungsaufgaben

12. (A) Zur Beantwortung dieser Frage muss man davon ausgehen, dass die mit den Indizes 1 bis 17 bezeichneten Messwerte bereits der Größe nach sortiert sind. Dann ist der Wert x_9 der Median, weil er in der Mitte aller Werte steht, denn acht sind kleiner/gleich und acht sind größer/gleich x_9. Es ist möglich, dass einige der 16 verbleibenden Werte mit x identisch sind. Aber auch in diesem Fall steht x in der Mitte aller Werte, so dass die Definition des Medians erfüllt ist.

13. (C) Streng genommen erfüllt jede der unter (A) bis (E) genannten Zahlen die Definition des Medians, die besagt, dass nicht mehr als die Hälfte aller Werte kleiner und nicht mehr als die Hälfte der Werte größer als der Median sein dürfen. Aufgrund einer Konvention gilt der in der Mitte aller „Mediane" liegende Wert als Median.

    Sachliche Anmerkung: Wenn die Operationen die letzten 4 Patienten völlig geheilt hätten, würde sich die mediane Überlebenszeit nicht verlängern.

14. (A) Von den insgesamt 20 Kindern haben 11 Kinder einen oder keinen mit Karies befallenen Zahn. „1 kariöser Zahn" ist sowohl Median (Kind „Nr. 10,5") als auch Modalwert (sieben Kinder mit einem kariösen Zahn).

15. (A) Zur Lösung dieser Aufgabe muss man die willkürlich durchnummerierten Kinder zunächst nach der Anzahl ihrer kariösen Zähne sortieren und dann „Kind Nr. 5,5" ermitteln. Zwei Kinder haben keinen und fünf Kinder haben einen kariösen Zahn. „Kind Nr. 5,5" hat deshalb ebenfalls einen kariösen Zahn.

16. (E) Die Bestimmung des Medians ist nur bei Daten sinnvoll, die einer Ordinal-(Rang)skala oder einem höheren Skalenniveau entsprechen. Bei der Verschlüsselung der Fruchtlage handelt es sich um eine Nominalskala, so dass höchstens die Bestimmung des Modalwertes sinnvoll ist.

17. (D) Der Median bleibt gleich, weil der Wert 106 auch nach der Subtraktion von 3 weiterhin größer als der Median ist. Deshalb beträgt auch nach der Berichtigung die Hälfte aller Werte 102 oder mehr, und die zweite Hälfte aller Daten beträgt 98 oder weniger. Der Median liegt deshalb auch nach der Datenberichtigung in der Mitte zwischen 98 und 102.

    Die Gesamtsumme aller 10 Werte verringert sich um $3 \cdot 3 = 9$, wodurch der arithmetische Mittelwert um $9/10 = 0{,}9$ kleiner wird.

18. Der Median einer Stichprobe ändert sich **nicht**, wenn man

(A) jeweils ein Datum mit dem größten und kleinsten Wert weglässt
(B) alle Werte außerhalb der 2σ-Grenze weglässt
(C) zu allen Beobachtungen eine Konstante hinzuaddiert
(D) alle Beobachtungen mit der gleichen Zahl multipliziert
(E) alle Beobachtungen logarithmiert

19. Welche Maßzahl einer Stichprobe aus einer stetigen Zufallsvariablen ist bei Vorliegen von Ausreißern besonders wenig störanfällig:

(A) geometrischer Mittelwert
(B) Spannweite (Range)
(C) $\tilde{x}$ = Median
(D) $\bar{x}$ = arithmetischer Mittelwert
(E) Varianz s^2

20. Welche Aussage trifft **nicht** zu?

Der Median ändert sich,

(A) wenn zum Mittelwert eine Zahl addiert wird
(B) wenn zu jedem Wert eine Zahl addiert wird
(C) wenn der höchste und niedrigste Wert weggelassen werden
(D) wenn man den höchsten Wert weglässt
(E) wenn man den niedrigsten Wert weglässt

21. In einer Stichprobe nehmen die relativen Häufigkeiten, mit denen die einzelnen Werte eines klassierten quantitativen Merkmals auftreten, mit wachsenden Merkmalswerten ab. Dies lässt vermuten:

(A) Die Beobachtungen sind voneinander abhängig.
(B) Der Median ist kleiner als der Mittelwert.
(C) Die Beobachtungen stammen nicht aus der gleichen Grundgesamtheit.
(D) Die Standardabweichung ist größer als der Erwartungswert.
(E) Es liegt eine Normalverteilung zugrunde.

2.5 Streuungs- oder Dispersionsmaße

22. Die Dauer eines Krankenhausaufenthaltes wegen einer bestimmten Krankheit ist eine Zufallsvariable. Sie besitzt stets dann eine große Varianz, wenn

(A) es sich um eine seltene Krankheit handelt
(B) es sich um eine häufige Krankheit handelt
(C) bei dieser Krankheit große Abweichungen von ihrer durchschnittlichen Dauer eine große Wahrscheinlichkeit haben
(D) die durchschnittliche Dauer der Erkrankung groß ist
(E) der Krankheitsverlauf von vielen, zum Teil unbekannten Faktoren abhängt

2.5 Übungsaufgaben

Lösung der Übungsaufgaben

18. (A) Siehe Erläuterungen zu den Aufgaben 12–17.

19. (C) „Zufallsvariable" ist in diesem Zusammenhang ein zufallsabhängiges quantitatives Merkmal (genaue Definition der Zufallsvariablen s. S. 52). Der Modalwert wird von den Ausreißern überhaupt nicht beeinflusst, er ist jedoch nur sinnvoll für die Stichprobe eines diskreten oder eines klassierten stetigen Merkmals. Der Modalwert ist der häufigste Wert, ein Messwert muss also mindestens zweimal aufgetreten sein, um Modalwert zu sein. In der Stichprobe eines stetigen Merkmals wird jeder Messwert häufig nur ein einziges Mal auftreten, besonders wenn die Messwerte mit vielen Stellen hinter dem Komma versehen sind. Deshalb existiert in einer Stichprobe eines nicht klassierten stetigen Merkmals häufig kein Modalwert.

20. (C) Vgl. Erläuterung zu den Aufgaben 12–17.

21. (B) Untenstehend ist die in der Aufgabenstellung genannte Situation beispielhaft dargestellt. Der Median beträgt 2, weil 5 Werte größer und 5 Werte kleiner als 2 sind.

Der arithmetische Mittelwert $\bar{x}$ errechnet sich aus:

$$\bar{x} = \frac{5 \cdot 1 - 4 \cdot 2 + 3 \cdot 3 + 2 \cdot 4}{5 - 4 + 3 + 2} = 30/14 = 2{,}14$$

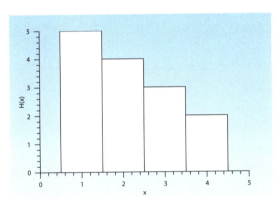

Tatsächlich ist der Median kleiner als der Mittelwert.

22. (C) Bei der Berechnung der Varianz werden die Abweichungen vom Mittelwert quadriert. Deshalb erhöhen besonders Einzelwerte mit großen Abweichungen vom Mittelwert, z.B. auch Ausreißer, die Varianz. Wenn die Abweichung aus vielen einzelnen, entsprechend kleinen Komponenten besteht, kann dies die Varianz sogar reduzieren, wenn sich positive und negative Abweichungskomponenten gegenseitig kompensieren. Ob die einzelnen Abweichungskomponenten bekannt oder unbekannt sind, spielt keine Rolle, für die Varianz ist nur die Gesamtabweichung maßgeblich.

Aus 11 zufällig gezogenen Krankenblättern einer Klinik ergeben sich als Aufenthaltsdauer, der Größe nach geordnet, in Tagen 4, 7, 8, 8, 9, 9, 10, 10, 10, 12, 12 ($\Sigma = 99$).
Ordnen sie jedem der in Liste 1 aufgeführten Maße den dafür richtigen Wert der Liste 2 zu.

Liste 1 **Liste 2**
23. Spannweite (A) 8
24. Median (B) 9
25. Mittelwert (C) 10
  (D) 11
  (E) 12

26. Zwei Zahlengruppen liegen vor: I: 1, 3, 5, 7 II: 2, 4, 6
Welche der folgenden Behauptungen trifft **nicht** zu?

(A) I und II haben gleiche Mediane.
(B) I und II sind beide symmetrisch bezüglich der Mittelwerte.
(C) I und II haben gleiche Mittelwerte.
(D) I und II haben gleiche empirische Standardabweichungen.
(E) I und II haben ungleiche Spannweiten.

27. Für welche der folgenden Maßzahlen ist die Summe der Abweichungsquadrate der Einzelwerte von der betreffenden Maßzahl am kleinsten?

(A) Standardabweichung
(B) Varianz
(C) Median
(D) Modus
(E) Mittelwert

28. Welche Aussage trifft **nicht** zu?
Als Maßzahlen für die Variabilität in einer Stichprobe sind geeignet ($\bar{x}$ = Mittelwert, $\tilde{x}$ = Median):

(A) $\Sigma (x_i - \bar{x})^2$
(B) $\Sigma (|x_i - \tilde{x}|)$
(C) $\Sigma (x_i - \bar{x})$
(D) $\Sigma (|x_i - \bar{x}|)$
(E) die Differenz zwischen größtem und kleinstem Wert der Stichprobe

29. Zur Berechnung der Varianz kann man von jedem einzelnen Messwert eine feste Größe a abziehen (bei der Körperlänge von Erwachsenen z.B. 100 cm), damit bei der Rechnung nicht zu große Zahlen auftreten. Dies muss am Schluss der Rechnung berücksichtigt werden durch

(A) Addition von a
(B) Multiplikation mit a
(C) Addition von a^2
(D) Multiplikation mit a^2
(E) a wird bei der Berechnung der Varianz nicht berücksichtigt

2.5 Übungsaufgaben

Lösung der Übungsaufgaben

23. (A) Die Spannweite (range) ergibt sich als Differenz zwischen dem größten und dem kleinsten Wert: 12 − 4 = 8.

24. (B) Der Median liegt in der Mitte der 11 Werte, so dass 5 Werte kleiner und 5 Werte größer als der Median sind.

25. (B) Der arithmetische Mittelwert errechnet sich als Summe aller Werte geteilt durch die Anzahl aller Werte: $\bar{x} = 99/11 = 9$.

26. (D) Median und arithmetischer Mittelwert beider Gruppen beträgt 4. Beide Gruppen liegen symmetrisch zum Median. Die Spannweite von Gruppe I beträgt 7− 1 = 6 und von Gruppe II 6 − 2 = 4.
Für die empirische Standardabweichung s ergibt sich:

Gruppe I: $\quad s = \sqrt{\dfrac{\sum(x-\bar{x})^2}{n-1}} = \sqrt{\dfrac{(-3)^2 + (-1)^2 + 1^2 + 3^2}{3}} = \sqrt{\dfrac{20}{3}} = 2{,}58$

Gruppe II: $\quad s = \sqrt{\dfrac{\sum(x-\bar{x})^2}{n-1}} = \sqrt{\dfrac{(-2)^2 + 2^2}{2}} = \sqrt{4} = 2$

27. (E) Die Summe der Abweichungsquadrate wird bestimmt, um die

$$\text{Varianz} \quad s^2 = \frac{1}{n-1} \sum (x - \bar{x})^2$$

zu errechnen. Wenn anstelle des arithmetischen Mittelwertes $\bar{x}$ eine andere Maßzahl eingesetzt wird, etwa der Median oder der Modalwert, ergibt sich bei der Summe der Abweichungsquadrate ein höherer Wert. Der arithmetische Mittelwert ist die Maßzahl, zu der die Summe der Abweichungsquadrate minimal ist.

28. (C) Der Ausdruck $\sum (x - \bar{x})$ ergibt dann, wenn die Summe für alle x-Werte gebildet wird, aus denen $\bar{x}$ errechnet wurde, stets Null.
Beispiel: Die Stichprobe sei 1, 3, 5, 8, 10. Hieraus ergibt sich $\bar{x} = (1 + 3 + 5 + 8 + 10)/5 = 5{,}4$.
$\sum (x - \bar{x}) = -4{,}4 + (-2{,}4) + (-0{,}4) + 2{,}6 + 4{,}6 = -7{,}2 + 7{,}2 = 0$
Die positiven und negativen Differenzen ergänzen sich gegenseitig zu Null.

29. (E) Wenn von jedem x-Wert die konstante Größe a abgezogen wird, ist auch der arithmetische Mittelwert $\bar{x}$ um die Größe a kleiner: $x_i - a = x'_i$ daraus folgt: $\bar{x} - a = \bar{x}'$.

Die Abweichung vom Mittelwert $(x_i - \bar{x})$ bleibt jedoch konstant: $(x_i - \bar{x}) = (x'_i - \bar{x}')$. Entsprechend bleibt das Abweichungsquadrat und damit auch die Summe der Abweichungsquadrate konstant.

30. Bei einem Versuch werden drei Versuchsgruppen von je 10 Ratten gebildet und ihre Gewichte festgestellt. Dabei gilt stets Folgendes:

(A) Der arithmetische Mittelwert aller Daten ist gleich dem arithmetischen Mittelwert der Mittelwerte der drei Gruppen.
(B) Der Median aller Daten ist gleich dem Median der Mediane der drei Gruppen.
(C) Die Summe der Abweichungsquadrate aller 30 Daten vom Gesamtmittelwert ist gleich der Summe der Abweichungsquadrate in den drei Gruppen von den Gruppenmittelwerten.
(D) Die empirische Varianz aller Daten ist gleich dem Mittelwert der drei Varianzen in den drei Gruppen.
(E) Die Spannweite aller Daten ist gleich dem Maximum der Spannweite der drei Gruppen.

31. Welche der folgenden Kenngrößen einer Stichprobe wird (werden) mit zunehmendem Stichprobenumfang nie kleiner?

(1) Mittelwert
(2) empirische Varianz
(3) empirischer Median
(4) Spannweite
(5) Abweichungssumme vom Mittelwert

(A) nur 5 ist richtig
(B) nur 2 und 4 sind richtig
(C) nur 4 und 5 sind richtig
(D) nur 1, 2 und 5 sind richtig
(E) nur 2, 3, 4 und 5 sind richtig

32. Welche Aussage trifft **nicht** zu?

Werden die Beobachtungen in Zentimetern statt in Millimetern ausgedrückt, ändert sich

(A) die Varianz
(B) das arithmetische Mittel
(C) die Standardabweichung
(D) der Median
(E) der Variationskoeffizient

33. Welche Aussage über Streuungsmaße trifft nicht zu?

(A) Für Merkmale mit positiven und negativen Ausprägungen ist es nicht sinnvoll, den Variationskoeffizienten zu verwenden.
(B) Die Spannweite ist ausreißerempfindlich.
(C) Die Varianz ist nur für quantitative Merkmale definiert.
(D) Die Varianz kann stets aus der Standardabweichung ermittelt werden.
(E) Die Varianz ist stets ein Maß für die Abweichung der Beobachtungen von ihrem Median.

2.6 Die empirische Verteilungsfunktion

34. Um die Häufigkeitssummen einer Stichprobe für ein quantitatives Merkmal festzustellen, ist es zweckmäßig, die Daten zunächst

(A) mit ihrer relativen Häufigkeit zu Gewichten
(B) nach der Größe zu ordnen
(C) logarithmisch zu transformieren
(D) auf Mittelwert = 0 zu normieren
(E) es zu quadrieren

2.5 Übungsaufgaben

35. Die empirische Verteilungsfunktion $F(x)$ gibt zu jedem Wert x an:

(A) die Wahrscheinlichkeit, mit der die Beobachtungen kleiner oder gleich x sind
(B) die relative Häufigkeit von Beobachtungen kleiner oder gleich x
(C) die relative Häufigkeit von Beobachtungen größer oder gleich x
(D) die Besetzungszahl der Klasse, in die x fällt
(E) die relative Häufigkeit, mit der x beobachtet wurde

Lösung der Übungsaufgaben

30. (A) Aussage A ist richtig. Dies sei an einem vereinfachten Beispiel erläutert:

Gruppe I: 4, 5, 9 $\bar{x} = 18/3 = 6$
Gruppe II: 4, 7, 10 $\bar{x} = 21/3 = 7$
Gruppe III: 12, 14, 16 $\bar{x} = 42/3 = 14$

Der arithmetische Mittelwert $\bar{x}_g$ aller Gruppen errechnet sich als

$\bar{x}_g = (18 + 21 + 42)/(3 + 3 +3) = 81/9 = 9$ oder als $\bar{x}_g = 27/3 = 9$

Die Rechnung geht nur deshalb auf, weil alle Stichproben denselben Stichprobenumfang haben.
(B) ist falsch, in unserem Beispiel beträgt der Median aller Daten 9, der Median der Mediane ist 7. Die unter (C) und (E) genannten Streuungsparameter sind für alle drei Gruppen zusammen in der Regel größer als innerhalb der einzelnen Gruppen.

31. (C) Wenn bei der Erweiterung einer Stichprobe Werte hinzukommen, die kleiner als der kleinste oder größer als der größte bisherige Wert sind, vergrößert sich die Spannweite. Die Abweichungsquadratsumme vom Mittelwert wird durch alle hinzukommenden Werte erhöht, die nicht mit dem Mittelwert identisch sind. Die Varianz hingegen wird nicht zwangsläufig erhöht, weil bei größer werdendem Stichprobenumfang n auch der Nenner der entsprechenden Formel größer wird.

32. (E) Der Variations- oder Variabilitätskoeffizient ist als $s/\bar{x} \cdot 100\%$ definiert. Wenn die Werte in Millimetern statt in Zentimetern angegeben werden, erhöht sich sowohl der Zähler als auch der Nenner um den Faktor 10, der Quotient bleibt unverändert.

33. (E) Die Varianz ist ein Maß für die Abweichungen vom arithmetischen Mittelwert $\bar{x}$.

34. (B) Die Häufigkeitssumme eines Merkmals x_i gibt an, wie häufig ein Merkmal vorgekommen ist, das kleiner oder genauso groß wie x_i ist. In Tabelle 2.3 haben wir in der rechten Spalte die Häufigkeitssumme für alle Entlassungstage x bestimmt. In dieser Tabelle sind die Liegezeiten ihrer Größe nach angeordnet.

35. (B) Die relative Häufigkeit kann als Schätzwert für die Wahrscheinlichkeit dienen, ist aber selbst noch keine Wahrscheinlichkeit.

36. Die Verteilungsfunktion $F(x)$ gibt zu jedem Wert die Wahrscheinlichkeit an, dass die Zufallsvariable X einen Wert annimmt, der

(A) kleiner als x ist
(B) kleiner oder gleich x ist
(C) gleich x ist
(D) größer oder gleich x ist
(E) größer als x ist

37. Bei einer Untersuchung wurden die Körpergrößen von 300 Schulkindern gemessen. Dabei wurde festgestellt, dass 60 % der Kinder kleiner als 145 cm sind. Die relative Häufigkeit der Kinder, die mindestens 145 cm groß sind, ist

(A) 0,4
(B) 0,6
(C) 40
(D) 120
(E) 180

38. Gegeben sei die folgende Tabelle der absoluten Häufigkeit des Bronchialkarzinoms bei 1357 Männern verschiedener Altersklassen:

Alter in Jahren	bis 35	36–45	46–55	56–65	66–75
abs. Häufigkeit	17	116	493	545	186

Die relative Häufigkeit höchstens 55 Jahre alter Männer unter diesen Patienten ist

(A) 493/1357
(B) (493 + 545 + 186)/1357
(C) (17 + 116 + 493)/1357
(D) (35 + 45 + 55)/1357
(E) 55/1357

39. Ein Wert x, für den die Verteilungsfunktion einer stetigen Zufallsvariablen den Wert 0,5 annimmt, ist stets

(A) die Stelle der größten Wahrscheinlichkeitsdichte
(B) der Mittelwert
(C) der Median
(D) die Stelle des steilsten Anstiegs der Verteilungsfunktion
(E) ein Wendepunkt der Verteilungsfunktion

40. Die 5-Jahres-Überlebensquote ergibt sich aus

(A) dem Mittelwert der Überlebenszeiten
(B) dem Median der Überlebenszeiten
(C) der Varianz der Überlebenszeiten
(D) der Verteilungsfunktion der Überlebenszeiten
(E) der Regression der Überlebenszeiten

2.5 Übungsaufgaben

41. Die Patientinnen einer Klinik, die an einem Mammakarzinom operiert wurden, werden regelmäßig zu Nachsorgeuntersuchungen einbestellt. Der Anteil der Frauen, die die Operation fünf Jahre überlebt haben (5-Jahres-Überlebensrate), berechnet sich aus

(A) Mittelwert und Varianz der Überlebenszeiten und Umrechnung in eine Standardnormalverteilung
(B) dem empirischen Median x der Überlebenszeiten
(C) dem empirischen Quantil $x_{0,5}$ der Überlebenszeiten
(D) der empirischen Verteilungsfunktion der Überlebenszeiten, indem man zum Quantil $x_{p=5}$ das zugehörige p bestimmt
(E) dem Regressionskoeffizienten der Überlebenszeiten in Abhängigkeit vom Aufnahmedatum

Lösung der Übungsaufgaben

36. (B) Zufallsvariable bedeutet hier ein zufallsabhängiges quantitatives Merkmal, genaue Definition s. S. 62.

37. (A) Die relative Häufigkeit beträgt 0,4, die absolute Häufigkeit 0,4 · 300 = 120.

38. (C) Insgesamt sind 17 + 116 + 493 = 626 Männer höchstens 55 Jahre alt. Die relative Häufigkeit ergibt sich durch Division durch die Gesamtzahl aller Männer.

39. (C) Vgl. Erläuterung zu Aufgabe 40.

40. (D) Die 5-Jahres-Überlebensrate gibt an, welcher Anteil der Patienten nach 5 Jahren noch lebt. Die Verteilungsfunktion $F(5\ \text{Jahre})$ gibt an, welcher Anteil der Personen nach fünf Jahren gestorben ist.
Die Überlebensrate ergibt sich deshalb als $1 - F(5\ \text{Jahre})$.
Der Median der Überlebenszeiten ist die Zeit t, für die gilt $F(t) = 0,5$. Hierbei muss geprüft werden, ob es eventuell mehrere t-Werte gibt, für die gilt $F(t) = 0,5$. Falls ja, ist der Mittelwert dieser t-Werte der Median.
Beispiel: $F(800\ \text{Tage}) = 0,5$, weil der 40. von 80 Patienten nach 800 Tagen gestorben ist. $F(830\ \text{Tage}) = 0,525$, weil der 41. Patient nach 830 Tagen gestorben ist. Der Median liegt in diesem Fall bei 815 Tagen. Für alle Tage von 800 bis 829 gilt $F(t) = 0,5$.

41. (D) Das Quantil $x_{p=5}$ gibt den Anteil p aller Frauen an, die mindestens 5 Jahre überleben. Dies entspricht der 5-Jahres-Überlebensrate.

Kapitel 3
Wahrscheinlichkeitsrechnung

3.1 Grundbegriffe

Die Wahrscheinlichkeitsrechnung macht Aussagen über zufallsabhängige, d. h. nicht sicher voraussagbare Ereignisse. Unter einem **Ereignis** wird hierbei das Ergebnis eines Versuchs oder einer Beobachtung verstanden. Der Begriff Ereignis hat in der Wahrscheinlichkeitsrechnung eine ähnliche Bedeutung wie der Begriff Merkmalsausprägung in der beschreibenden Statistik. Beispiele für nicht sicher voraussagbare Ereignisse sind das Ergebnis eines Münzwurfs, das Geschlecht eines ungeborenen Kindes, das Ergebnis einer Untersuchung, die Wirkung eines Medikaments oder der Verlauf einer Erkrankung.

Gelegentlich wird zwischen Ereignis und **Elementarereignis** unterschieden, wobei das Ereignis eine Zusammenfassung mehrerer Elementarereignisse ist. Elementarereignisse sind z.B. die tatsächlich beobachteten Laborwerte, die zu den drei Ereignissen „erniedrigter Wert", „normaler Wert" und „erhöhter Wert" zusammengefasst werden können.

Zufallsvariable

Zufallsabhängige Ereignisse lassen sich als Zufallsvariable definieren, indem sie **zahlenmäßig erfasst** oder verschlüsselt werden, etwa indem beim Münzwurf definiert wird: Zahl = 0, Wappen = 1, oder indem der Heilungsverlauf einer Krankheit verschlüsselt wird als: Heilung = 1, Besserung = 2, keine Änderung = 3, Verschlechterung = 4, Tod = 5. Häufig ist eine Verschlüsselung nicht notwendig, weil sich die Zahlenwerte durch eine Messung, Wägung oder Zählung ergeben. Ein Beispiel hierfür ist das Ereignis „Liegezeit nach Kaiserschnitt", das im 2. Kapitel als Beispiel für viele Berechnungen gedient hat. Der Zahlenwert ergibt sich durch Zählung der nach Schnittentbindung im Krankenhaus verbrachten Tage.

Zusammenfassend lässt sich sagen, dass **die Zufallsvariable die zahlenmäßige Darstellung eines zufallsabhängigen Ereignisses ist.**

Die Zufallsvariable wird durch einen großen Buchstaben, z.B. ein großes X oder Y, dargestellt, wenn die Zufallsvariable im Allgemeinen gemeint ist, und durch einen kleinen Buchstaben, also ein kleines x oder y, wenn ein spezieller Wert der Zufallsvariablen gemeint ist. Ein großes X entspricht dem Merkmal (z. B. Körpergröße) und ein kleines x einer bestimmten Ausprägung des Merkmals (z.B. 187 cm).

3.1 Grundbegriffe

Wahrscheinlichkeit

Die absolute oder relative Häufigkeit ist eine Zahl, die sich aus einer bestimmten Beobachtungsreihe (Erhebung oder Experiment) ergibt. Wenn das beobachtete Ereignis zufallsabhängig ist, führt eine Wiederholung der Beobachtungsreihe in der Regel zu einem abweichenden Ereignis.

Wir verdeutlichen uns das Problem anhand einer Urne, die 50 weiße und 50 schwarze Kugeln enthält. Nach jedem Zug wird die gezogene Kugel zurückgelegt. Die **Einzelwahrscheinlichkeit** für jeden Zug ist **identisch**, es handelt sich hierbei um ein sog. **Bernoulli-** oder **Laplace-Experiment** (Abbildung 3.1).

nach	1	Zug	erhalten wir	0	schwarze Kugeln:	$f(s) = 0{,}0$
nach	5	Zügen	erhalten wir	3	schwarze Kugeln:	$f(s) = 0{,}6$
nach	10	Zügen	erhalten wir	4	schwarze Kugeln:	$f(s) = 0{,}4$
nach	100	Zügen	erhalten wir	55	schwarze Kugeln:	$f(s) = 0{,}55$
nach	1000	Zügen	erhalten wir	510	schwarze Kugeln:	$f(s) = 0{,}510$
nach	10000	Zügen	erhalten wir	5015	schwarze Kugeln:	$f(s) = 0{,}5015$

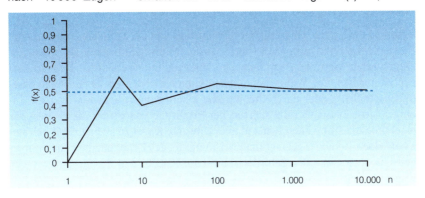

Abbildung 3.1: Darstellung eines Laplace-Experiments mit der Einzelwahrscheinlichkeit $P(s) = 0{,}5$. Auf der Abszisse ist in halblogarithmischer Darstellung die Zahl der Züge n und auf der Ordinate die relative Häufigkeit $f(s)$ dargestellt. Bei einer Wiederholung des Experiments würden sich andere Werte ergeben, aber stets würde $f(s)$ mit zunehmender Zahl von Zügen gegen den Wert 0,5 streben.

Die relative Häufigkeit $f(s)$ der schwarzen Kugeln **strebt mit zunehmender Zahl der Züge n gegen einen Grenzwert** (limes), in unserem Beispiel gegen die Zahl 0,5. Dieser Grenzwert heißt Wahrscheinlichkeit (probability) $P(s)$:

$$f(s) = \frac{H(s)}{n}$$
$$P(s) = \lim_{x \to \infty} f(s)$$

$f(s)$ = relative Häufigkeit des Ereignisses „s"
$H(s)$ = absolute Häufigkeit des Ereignisses „s"
$P(s)$ = Wahrscheinlichkeit des Ereignisses „s"
n = Gesamtzahl aller Beobachtungen (Urnenzüge)

Gesetz der großen Zahl

Die Tatsache, dass die relative Häufigkeit $f(E)$ eines zufallsabhängigen Ereignisses E mit zunehmender Zahl der Ereignisse n gegen einen konstanten Grenzwert $P(E)$ strebt, ist für die Statistik von fundamentaler Bedeutung: Das **Gesetz der großen Zahl** besagt, dass die Differenz zwischen $P(E)$ und $f(E)$ beliebig klein gehalten werden kann, wenn n entsprechend vergrößert wird.

Ebenso wie die relative Häufigkeit $f(E)$ kann die Wahrscheinlichkeit $P(E)$ alle Werte zwischen 0 und 1 annehmen.

Unmögliches und sicheres Ereignis

Ein Ereignis, das nicht eintreten kann, ein sog. *unmögliches Ereignis* (z.B. mit einem Würfel eine „7" zu würfeln), hat die Wahrscheinlichkeit $P = 0 \triangleq 0\,\%$.

Ein Ereignis, das unter allen Umständen eintritt, ein sog. *sicheres Ereignis* hat die Wahrscheinlichkeit $P = 1 \triangleq 100\,\%$.

Relative Häufigkeit – Wahrscheinlichkeit

Während die relative Häufigkeit ein Erfahrungswert ist, der in einer bestimmten Beobachtungsreihe gewonnen wurde, ist die Wahrscheinlichkeit ein abstrakter theoretischer Wert, der dazu dient, Voraussagen über zukünftige Beobachtungen zu machen. Die Wahrscheinlichkeit kann entweder aus der relativen Häufigkeit geschätzt oder durch theoretische Überlegungen bestimmt werden. Im obigen Urnenbeispiel ergibt sich aus der Erfahrung von 10 000 Zügen, dass für jeden Zug die Wahrscheinlichkeit, eine schwarze Kugel zu ziehen, 50 % beträgt. Zum selben Ergebnis gelangt man bei Kenntnis des Urneninhaltes, indem man den Quotienten aus der Zahl der schwarzen Kugeln und der Gesamtzahl der Kugeln bildet.

Der Begriff der Verteilung

Die Begriffe Häufigkeit und Wahrscheinlichkeit beziehen sich auf ein einzelnes Ereignis, z.B. das Ereignis, eine „6" zu würfeln. Die Gesamtheit der beim Würfeln möglichen Ereignisse 1, 2, 3, 4, 5, 6 werden durch die Begriffe Häufigkeitsverteilung und Wahrscheinlichkeitsverteilung erfasst:

Eine Verteilung gibt an, wie sich die Häufigkeiten oder Wahrscheinlichkeiten auf die verschiedenen Ereignisse verteilen. Eine Häufigkeitsverteilung wird durch eine Häufigkeitsfunktion $f(x)$ beschrieben. Ein Beispiel für eine Häufigkeitsverteilung ist die Abbildung 3.1.

Bei einem guten Würfel sollten alle Ereignisse mit gleicher Wahrscheinlichkeit, mit $P = \frac{1}{6}$ auftreten. Aus theoretischen Gründen liegt hier eine sog. *Gleichverteilung* vor. Weitere Beispiele für Gleichverteilungen sind der Münzwurf

3.1 Grundbegriffe

mit den Ereignissen Zahl und Wappen mit jeweils $P = 0{,}5$ und Tabellen mit Zufallszahlen, in denen jede Ziffer mit derselben Wahrscheinlichkeit $P = 0{,}1$ vorkommt.

Weitere theoretisch hergeleitete Wahrscheinlichkeitsverteilungen sind die *Normalverteilung*, die *Lognormalverteilung*, die *Binomialverteilung* und die *Poissonverteilung*. Diese Verteilungen werden in den Kapiteln Binomialverteilung und Normalverteilung besprochen.

Die Beziehung zwischen Stichprobe und Grundgesamtheit

Die Auswertung einer Beobachtungsreihe führt zu einer Häufigkeitsverteilung. Man ist jedoch in der Regel nicht in erster Linie an der untersuchten Stichprobe, z. B. den Patienten A.M., B.K., L.N. usw., interessiert, sondern an der zugrundeliegenden Grundgesamtheit, also z. B. allen Patienten mit der Erkrankung XYZ. Die Stichprobe wird dazu benutzt, die Wahrscheinlichkeitsverteilung zu schätzen, die für die Grundgesamtheit gilt.

Die wichtigsten **Kenngrößen oder Parameter** der Wahrscheinlichkeitsverteilung sind der *Mittel-* oder *Erwartungswert* μ (μ sprich: my) und die Varianz σ^2 (σ sprich: sigma). Diese Parameter werden durch den arithmetischen Mittelwert $\bar{x}$ und die empirische Varianz s^2 geschätzt.

Die unterschiedlichen Symbole ($\bar{x}$ und μ sowie s^2 und σ^2) sollen die Unterscheidung zwischen der beobachteten Häufigkeitsverteilung und der zugrundeliegenden Wahrscheinlichkeitsverteilung erleichtern. Bei der Besprechung der Varianz sind wir auf Seite 37 bereits auf das Problem der Schätzung von σ^2 eingegangen und auf Seite 175 werden wir auf das Problem der Schätzung des Erwartungswertes μ zurückkommen.

Abschließend seien die Begriffe in tabellarischer Form kurz gegenübergestellt:

Stichprobe	Grundgesamtheit
Häufigkeitsverteilung	Wahrscheinlichkeitsverteilung
arithmet. Mittelwert $\bar{x}$	Erwartungswert μ oder $E(X)$
Varianz s^2	Varianz σ^2 oder $Var(X)$
Standardabweichung s	Standardabweichung σ

Tabelle 3.1: Gegenüberstellung der aus einer Stichprobe geschätzten Werte $\bar{x}$ und s^2 mit den in der Grundgesamtheit geltenden Werten μ und σ^2.

3.2 Die Beziehung zwischen zwei Ereignissen

Die Wahrscheinlichkeitsrechnung beschäftigt sich im Wesentlichen damit, Aussagen über das Auftreten von bestimmten Ereigniskonstellationen zu machen,

- z.B. für das gleichzeitige Auftreten mehrerer Ereignisse (Multiplikationssatz, s. S. 71);

- oder dafür, dass mindestens eines von zwei Ereignissen auftritt (Additionssatz, s. S. 67);

- oder dafür, dass ein bestimmtes Ereignis auftritt, nachdem ein anderes vorausgegangen ist (bedingte Wahrscheinlichkeit, s. S. 80 ff.).

Um die Wahrscheinlichkeit einer Ereigniskonstellation zu errechnen, muss bekannt sein, in welcher Beziehung die Ereignisse stehen, d.h. ob sie

- miteinander vereinbar sind oder nicht;

- voneinander abhängig oder unabhängig sind.

Vereinbar – unvereinbar

Vereinbare Ereignisse sind Ereignisse, die gleichzeitig vorliegen können, wie das Ereignis „weibliches Geschlecht" und das Ereignis „Schwangerschaft".

Unvereinbare Ereignisse schließen sich gegenseitig aus wie z.B. männliches Geschlecht und Schwangerschaft.

Unabhängig – abhängig

Zwei Ereignisse werden als **unabhängig bezeichnet, wenn das Auftreten eines Ereignisses die Wahrscheinlichkeit für das Auftreten des nachfolgenden Ereignisses nicht beeinflusst,** wie beispielsweise das Geschlecht des ersten Kindes auf das Geschlecht des zweiten Kindes keinen Einfluss ausübt.

Ereignisse sind voneinander **abhängig, wenn das Auftreten eines Ereignisses die Wahrscheinlichkeit für das Auftreten des zweiten Ereignisses beeinflusst.**

Typische Beispiele für abhängige Ereignisse sind systolischer und diastolischer Blutdruckwert, Befunde an demselben Patienten an aufeinanderfolgenden

3.2 Die Beziehung zwischen zwei Ereignissen

Tagen oder Befunde vor und nach einer Behandlung. In diesen Fällen lassen sich bei Kenntnis der vorausgegangenen Befunde Vermutungen über die nachfolgenden Befunde äußern und umgekehrt.

Bei Kindern besteht eine deutliche Abhängigkeit zwischen dem Alter und dem Gewicht; bei Erwachsenen sind diese Merkmale (fast) unabhängig.

3.2.1 Der Additionssatz

Der Additionssatz dient zur Berechnung der Wahrscheinlichkeit dafür, dass **mindestens eins von zwei oder mehreren Ereignissen auftritt**. Bei dieser Fragestellung muss zwischen vereinbaren und unvereinbaren Ereignissen unterschieden werden, weil der Additionssatz für vereinbare und unvereinbare Ereignisse unterschiedliche Formeln vorsieht.

Wenn A und B die infrage kommenden Ereignisse sind, gibt die sog. Vereinigungsmenge $A \cup B$ die Ereigniskonstellation an, bei der mindestens eines der Ereignisse A oder B auftritt. Das Symbol $\cup$ bedeutet „oder" im Sinne von „und/oder", nicht jedoch im Sinne von „entweder oder". Das Symbol $\cup$ ist analog dem Symbol $\vee$ in der Aussagenlogik, das sich von vel = lat. und/oder ableitet.

Man kann sich die Situation grafisch veranschaulichen, indem man die Ereignisse als Flächen darstellt, wobei der Flächeninhalt proportional der Wahrscheinlichkeit ist:

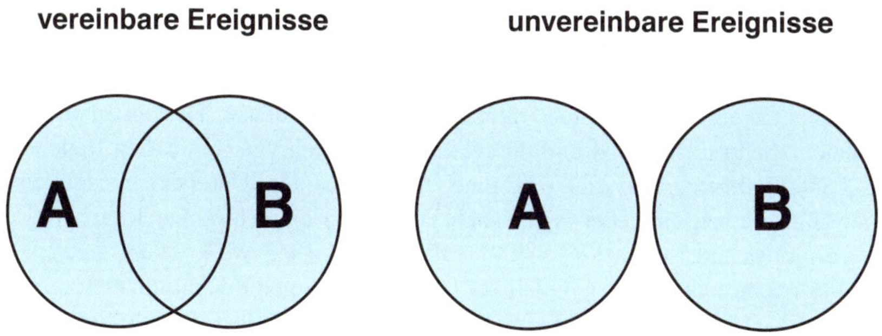

vereinbare Ereignisse   **unvereinbare Ereignisse**

Abbildung 3.2: Grafische Darstellung von vereinbaren und unvereinbaren (disjunkten) Ereignissen. Das Ereignis A trifft nur innerhalb der Kreisfläche von A auf. Das Ereignis B tritt nur innerhalb der Kreisfläche von B auf. Das gleichzeitige Auftreten von A und B findet nur in den sich überlappenden Abschnitten beider Kreise statt. In der rechten Abbildung sind die Ereignisse unvereinbar oder disjunkt, so dass sich die Kreise nicht überlappen.

Der gesamte Flächeninhalt der Vereinigungsmenge $A \cup B$ ist analog der Wahrscheinlichkeit $P(A \cup B)$ für das Auftreten von mindestens einem der Ereignisse A oder B.

Additionssatz für unvereinbare Ereignisse

Bei unvereinbaren Ereignissen ergibt sich **die Wahrscheinlichkeit $P(A \cup B)$ für das Auftreten eines der Ereignisse A oder B als Summe der Einzelwahrscheinlichkeiten:**

$$P(A \cup B) = P(A) + P(B)$$

Diese Beziehung wird auch als **3. Kolmogoroffsches Axiom** bezeichnet. Sie ist ableitbar aus der grafischen Veranschaulichung der Situation für unvereinbare Ereignisse:

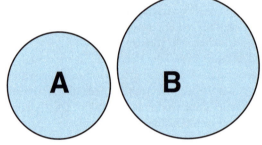

Abbildung 3.3: Grafische Darstellung von unvereinbaren Ereignissen. Das Ereignis A hat eine geringere Wahrscheinlichkeit als das Ereignis B. Deshalb ist die Fläche von A kleiner als die Fläche von B. In Abbildung 3.2. hingegen hatten die Ereignisse A und B dieselbe Wahrscheinlichkeit.

Beispiel: In einer bestimmten Untersuchung sei die relative Häufigkeit von absoluten Nichtrauchern 0,4 und die relative Häufigkeit von schwachen Rauchern 0,3. Die Wahrscheinlichkeit, dass eine zufällig aus dem Untersuchungsgut ausgewählte Person entweder Nichtraucher (N) oder ein schwacher Raucher (sR) ist, ergibt sich als: $P(N \cup sR) = P(N) + P(sR) = 0{,}4 + 0{,}3 = 0{,}7$.

Für Nichtraucher und Weintrinker ließe sich dieselbe Rechnung nicht durchführen, weil es Nichtraucher gibt, die Wein trinken, sodass es sich hierbei um vereinbare Ereignisse handelt.

Additionssatz für vereinbare Ereignisse

Der Additionssatz für vereinbare Ereignisse lautet:

$$P(A \cup B) = P(A) + P(B) - P(A \cap B)$$

$A \cap B$ (sprich: A geschnitten mit B) ist die Schnittmenge der Ereignisse A und B und bedeutet die Ereigniskonstellation, bei der A und B gemeinsam auftreten.

3.2 Die Beziehung zwischen zwei Ereignissen

Das Symbol ∩ ist analog dem ∧ in der Aussagenlogik und lässt sich mnemotechnisch durch die Ähnlichkeit mit dem A von **a**nd (engl.: und) merken.

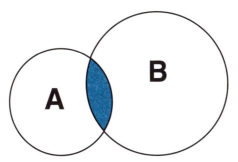

Abbildung 3.4: Grafische Darstellung der Schnittmenge $A \cap B$.

Bei vereinbaren Ereignissen wird die Schnittmenge $P(A \cap B)$ von der Summe der Einzelwahrscheinlichkeiten abgezogen, weil die Schnittmenge bei der Addition doppelt berücksichtigt wird.

Dies soll an folgendem Beispiel verdeutlicht werden: Von den Patienten einer bestimmten Klinik geben 70% an, Masern gehabt zu haben, und 60% erinnern sich an eine Windpockeninfektion. Wie groß ist die Wahrscheinlichkeit $P(M \cap W)$, dass ein zufällig ausgewählter Patient mindestens eine der beiden Krankheiten gehabt hat?

Diese Frage kann nur beantwortet werden, wenn zusätzlich bekannt ist, welcher Anteil der Patienten sowohl an Masern als auch an Windpocken erkrankt war. In unserem Beispiel seien dies 40%.

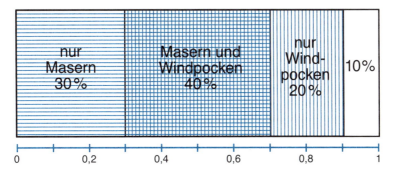

Abbildung 3.5: Grafische Darstellung der relativen Häufigkeiten, mit denen nur Masern, nur Windpocken oder Masern und Windpocken aufgetreten sind. In 10% der Fälle sind weder Masern noch Windpocken aufgetreten. Heute sind diese Erkrankungen selten, siehe Impfempfehlungen der STIKO auf Seite 418.

In den Abbildungen 3.2 bis 3.4 ging es nur darum, die Beziehung zwischen vereinbaren und unvereinbaren Ereignissen vom Prinzip her darzustellen. In Abbildung 3.5 haben wir jedoch relative Häufigkeiten, d.h. auch eine Beziehung zur Grundgesamtheit der untersuchten Patienten des Krankenhauses. Darüber hinaus wissen wir bereits von der Fragestellung her, dass die beiden Ereignisse Windpocken und Masern vereinbar miteinander sind. Aus diesem Grunde haben wir die grafische Darstellung anders aufgebaut. Das große Rechteck gibt die Grundgesamtheit an, die kleinen Rechtecke die Patienten mit Masern bzw. Windpocken.

Rechnerisch sieht die Situation folgendermaßen aus:

$$P(M \cup W) = P(M) + P(W) - P(M \cap W) = 0{,}7 + 0{,}6 - 0{,}4 = 0{,}9.$$

90 % der Patienten waren an mindestens einer der beiden Infektionen erkrankt, 40 % an beiden Erkrankungen, 70 % − 40 % = 30 % nur an Masern und 60 % − 40 % = 20 % nur an Windpocken.

Es gibt viele andere Darstellungsmöglichkeiten als die in Abbildung 3.5 gewählte. Auch in Abbildung 3.6. gibt das Quadrat die Gesamtheit der untersuchten Patienten an, aber in 3.6 werden Patienten mit Masern im linken Bereich dargestellt, Patienten mit Windpocken im oberen Bereich. Dementsprechend sind links oben Patienten mit Masern und Windpocken aufgeführt und rechts unten Patienten, die keine der beiden Erkrankungen durchgemacht hatten.

Wenn die Ereignisse Masern und Windpocken in der untersuchten Grundgesamtheit unabhängig voneinander wären, würde sich in der Abbildung 3.6 ein wesentlich einfacheres Bild ergeben, indem sich jedes Feld als Produkt der Randwahrscheinlichkeiten ergeben würde, also z. B.

$P(M \cap W) = P(M) \cdot P(W)$
$= 0{,}7 \cdot 0{,}6 = 0{,}42$

statt 0,4 wie in der Aufgabenstellung angegeben. Dieses Thema wird im nächsten Abschnitt und auch im nächsten Kapitel ausführlicher behandelt.

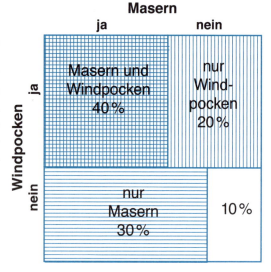

Abbildung 3.6: Die Daten der Abbildung 3.5 in anderer Darstellung. Diese Abbildung entspricht einer Vierfeldertafel.

3.2 Die Beziehung zwischen zwei Ereignissen

Bei unvereinbaren Ereignissen ist $P(A \cap B) = 0$, weil unvereinbare Ereignisse laut Definition nicht gleichzeitig auftreten können. Deshalb führt die Formel des Additionssatzes für vereinbare Ereignisse bei Anwendung auf unvereinbare Ereignisse zum selben Ergebnis wie die Formel für unvereinbare Ereignisse:

Wenn $P(A \cap B) = 0$, dann gilt auch

$$P(A \cup B) = P(A) + P(B) = P(A) + P(B) - P(A \cap B)$$

3.2.2 Der Multiplikationssatz für unabhängige Ereignisse

Der Multiplikationssatz gibt an, mit welcher Wahrscheinlichkeit zwei Ereignisse gleichzeitig auftreten. Hierbei ist es bedeutsam, ob das Auftreten des einen Ereignisses die Wahrscheinlichkeit für das Auftreten des anderen Ereignisses beeinflusst, d.h. ob es sich um abhängige oder um unabhängige Ereignisse handelt.

Der einfachste Fall liegt bei voneinander unabhängigen Ereignissen vor: **Die Wahrscheinlichkeit für das gemeinsame Auftreten unabhängiger Ereignisse ergibt sich als Produkt ihrer Einzelwahrscheinlichkeiten:**

$$P(A \cap B) = P(A) \cdot P(B)$$

Beispiel: A und B seien voneinander unabhängige Symptome, die in 50 % sowie 20 % der Fälle bei einer bestimmten Krankheit auftreten. Die Wahrscheinlichkeit $P(A \cap B)$ für das gemeinsame Auftreten bei demselben Patienten beträgt

$$P(A \cap B) = 0{,}5 \cdot 0{,}2 = 0{,}1.$$

10 % der Patienten weisen beide Symptome auf, 50 % − 10 % nur Symptom A und 20 % − 10 % nur Symptom B.

Nach dem Additionssatz haben 50 % + 20 % − 10 % = 60 % mindestens eines der Symptome.

Typische Beispiele für unabhängige Ereignisse sind die Ergebnisse aufeinander folgender Münzwürfe oder Urnenzüge (sofern die gezogenen Kugeln wieder zurückgelegt werden), das Geschlecht verschiedener Kinder einer Familie oder Beobachtungen bei verschiedenen Patienten. Im Kapitel 7 werden wir uns im Zusammenhang mit der Binomialverteilung ausführlich mit voneinander unabhängigen Ereignissen beschäftigen.

3.3 Übungsaufgaben

Anmerkung: Die Aufgaben zu diesem Kapitel sind besonders "knifflig". Man muss sich viel Zeit nehmen, um den richtigen Lösungsansatz zu finden.

3.1 Grundbegriffe

1. Die relative Häufigkeit des Eintretens eines Ereignisses A in n unabhängigen Versuchen strebt mit wachsendem n (nach Wahrscheinlichkeit) gegen den festen Wert $p = P(A)$. Dies folgt direkt aus

   (A) den Eigenschaften standardisierter Zufallsvariablen
   (B) der Definition der bedingten Wahrscheinlichkeit
   (C) dem (schwachen) Gesetz der großen Zahl
   (D) dem Zentralen Grenzwertsatz
   (E) dem Grenzverhalten der Poissonverteilung

2. Die Wahrscheinlichkeit einer schweren Blutung bei einer Biopsie aus der Schilddrüse sei 0,008. Dann ist der Erwartungswert für die absolute Häufigkeit dieses Zwischenfalls bei 120 Untersuchungen:

   (A) 0,96
   (D) 96
   (B) 8
   (E) Keine Aussage trifft zu.
   (C) 9,6

3. Die 5-Jahres-Überlebensrate (Wahrscheinlichkeit, länger als 5 Jahre zu leben) beim Dickdarmkarzinom betrage aufgrund langjähriger Erfahrung 60 %, auch im Einzugsgebiet des Krankenhauses in A. Ein Arzt für Allgemeinmedizin in A hat 2 Patienten mit dieser Diagnose überwiesen, die kurz darauf gestorben sind. Für die nächsten 3 Patienten dieses Arztes mit dieser Erkrankung ist mit einer 5-Jahres-Überlebensrate zu rechnen, die

   (A) weniger als 60 % beträgt, da aufgrund des Gesetzes der Serie mit weiteren Todesfällen zu rechnen ist
   (B) weniger als 60 % beträgt, da die beiden Todesfälle gezeigt haben, dass die 5-Jahres-Überlebenschance in A jetzt kleiner als 60 % ist
   (C) mehr als 60 % beträgt, da nur so ein allzu starkes Abweichen der beim Arzt beobachteten relativen Häufigkeit von der Wahrscheinlichkeit 60 % vermieden wird
   (D) 60 % beträgt, da aufgrund der vorliegenden Angaben kein Abweichen von der genannten Wahrscheinlichkeit anzunehmen ist
   (E) Für 3 Fälle kann keine Wahrscheinlichkeitsaussage gemacht werden.

4. Es sei angenommen, dass der Wochentag keinen Einfluss auf das Eintreten von Herzinfarkten hat. Dann folgt die Verteilung der Infarktzeitpunkte auf die Wochentage einer

   (A) Poissonverteilung (Gesetz der seltenen Ereignisse)
   (B) Binomialverteilung
   (C) Gleichverteilung
   (D) χ^2-Verteilung
   (E) Normalverteilung

3.3 Übungsaufgaben

3.2. Die Beziehung zwischen zwei Ereignissen

5. Zwei Ereignisse heißen stochastisch unabhängig, falls

(A) sie niemals gemeinsam eintreten können
(B) sie stets gemeinsam eintreten
(C) genau eines der beiden Ereignisse eintritt
(D) stets mindestens eines der beiden Ereignisse eintritt
(E) Keine der Aussagen (A)–(D) ist richtig.

6. Wie groß ist die Wahrscheinlichkeit, dass in Familien mit 3 Knaben das 4. Kind wieder ein Knabe ist? (Die allgemeine Wahrscheinlichkeit für eine Knabengeburt sei als ½ angenommen.)

(A) größer als ½ (B) genau ½ (C) kleiner als ½
(D) $(½)^4$ (E) nahe 0

Lösung der Übungsaufgaben

1 (C) Das Gesetz der großen Zahl besagt, dass die Differenz zwischen der Wahrscheinlichkeit und relativen Häufigkeit eines zufallsabhängigen Ereignisses durch eine Vergrößerung der Zahl der Beobachtungen beliebig klein gehalten werden kann.

2 (A) Man muss die Einzelwahrscheinlichkeit mit der Gesamtzahl der Beobachtungen multiplizieren: $0{,}008 \cdot 120 = 0{,}96$.

3 (D) Aus der Sicht des Statistikers ist die Überlebenszeit ebenso wie beispielsweise das Ergebnis eines Münzwurfes ein zufallsabhängiges Ereignis. Die Wahrscheinlichkeit eines zufälligen Ereignisses kann durch die relative Häufigkeit geschätzt werden. Die Genauigkeit, mit der die relative Häufigkeit die Wahrscheinlichkeit schätzt, hängt von der Anzahl der Beobachtungen ab.

Bei nur zwei Beobachtungen (wie in der vorliegenden Aufgabe) kann die relative Häufigkeit nur die Werte 0,0, 0,5 und 1,0 annehmen und ist ein sehr ungenauer Schätzwert für die zugrundeliegende Wahrscheinlichkeit. Wenn man bei zwei Münzwürfen „Wappen" erhält, berechtigt dies nicht dazu, daran zu zweifeln, dass „Wappen" in nur 50 % der Fälle zu erwarten ist. Ebensowenig berechtigen die beiden beobachteten Todesfälle zu Zweifeln an der langjährigen Erfahrung, dass die 5-Jahres-Überlebensrate 60 % beträgt.

Anders sieht die Situation aus, wenn die genaue Analyse der beiden verstorbenen Patienten ergibt, dass sie aufgrund bestimmter Merkmale wie Tumorausbreitung, Alter usw. in eine prognostisch besonders günstige Untergruppe gehören, die aufgrund langjähriger Erfahrung eine 5-Jahres-Überlebensrate von z.B. 95 % aufweist. Hier wären sicherlich Zweifel angebracht, beispielsweise an der diagnostischen Einordnung der Patienten oder am Therapiekonzept.

4 (C) Es liegt eine Gleichverteilung vor, die Herzinfarkte sind auf alle Wochentage gleich verteilt.

5 (E) Eine stochastische oder statistische Unabhängigkeit zweier Ereignisse besagt, dass das Auftreten eines Ereignisses die Wahrscheinlichkeit für das Auftreten des anderen Ereignisses nicht beeinflusst.

6 (B) Das Geschlecht des 4. Kindes ist vom Geschlecht der Geschwister unabhängig, so dass die Wahrscheinlichkeit für eine Knabengeburt wie in der Aufgabe angegeben gleich 0,5 ist.

3. Kapitel: Wahrscheinlichkeitsrechnung

7. Was sind voneinander unabhängige Ereignisse?

(A) Zustand an aufeinanderfolgenden Krankheitstagen
(B) diastolischer und systolischer Blutdruck
(C) Das Geschlecht zweier Geschwister
(D) Gewicht und Körpergröße
(E) Art der Krankheit und Mortalität

8. In den folgenden Situationen haben wir teils unabhängige, teils abhängige Daten. In welcher (welchen) sind die Werte unabhängig?

(1) Bei einem Patienten wird der systolische Blutdruck vor und nach einer Behandlung gemessen.
(2) Ein Ehepaar bekommt als 1. Kind ein Mädchen, als 2. Kind ein Mädchen, als 3. Kind einen Jungen.
(3) Bei 20 Patienten wurde pro Patient ein Blutzuckerwert bestimmt.

(A) nur in 1
(B) nur in 2
(C) nur in 1 und 2
(D) nur in 1 und 3
(E) nur in 2 und 3

9. In einem Patientengut betrage der Anteil der Kranken, die

lungenkrank sind	60 %
herzkrank sind	50 %
beide Krankheiten haben	30 %

Der Anteil der Kranken, die genau eine der beiden Krankheiten haben, beträgt

(A) 20 %
(B) 30 %
(C) 40 %
(D) 50 %
(E) 60 %

10. Bei einer Vorsorgeuntersuchung waren 13 % der untersuchten Personen herzkrank und 10 % lungenkrank, 80 % hatten keine der beiden Krankheiten.
Wie hoch war der Anteil der untersuchten Personen, die sowohl herz- als auch lungenkrank waren?

(A) 1,3 %
(B) 3 %
(C) 10 %
(D) 17 %
(E) 20 %

3.3 Der Additionssatz

11. Der Additionssatz der Wahrscheinlichkeitsrechnung besagt, dass die Summe der Einzelwahrscheinlichkeiten von beliebigen Ereignissen stets gleich ist der Wahrscheinlichkeit für das

(A) gemeinsame Eintreten dieser Ereignisse
(B) Eintreten von mindestens einem dieser Ereignisse
(C) Eintreten von mindestens einem dieser Ereignisse, falls diese disjunkt sind
(D) Eintreten von genau einem dieser Ereignisse, falls diese nicht disjunkt sind
(E) gemeinsames Eintreten dieser Ereignisse, falls diese disjunkt sind

3.3 Übungsaufgaben

12. *A* sei die Menge der Hochdruckkranken einer Klinik. *B* sei die Menge der Diabeteskranken einer Klinik. Dann ist *A* ∩ *B* die Menge aller Patienten, die an

(A) beiden genannten Krankheiten gleichzeitig leiden
(B) höchstens einer der genannten Krankheiten leiden
(C) keiner der genannten Krankheiten leiden
(D) genau einer der genannten Krankheiten leiden
(E) mindestens einer der genannten Krankheiten leiden

Lösung der Übungsaufgaben

7 (C) Die unter A, B, D und E genannten Ereignisse sind voneinander abhängig, weil bei Kenntnis des einen Ereignisses Vermutungen über das andere Ereignis geäußert werden können. Wenn z.B. der systolische Blutdruck 140 mm Hg beträgt, erwartet man den diastolischen Wert bei ca. 100 mm Hg.

8 (E) Der Blutdruck nach einer Behandlung ist vom Blutdruck vor der Behandlung abhängig, weil man annehmen kann, dass die Werte um einen bestimmten Betrag verändert werden.

9 (D) 60%–30% = 30% der Patienten sind nur lungenkrank, und 50% - 30% = 20% sind nur herzkrank. 30% + 20% = 50% haben genau eine der beiden Krankheiten.

10 (B) 80% aller untersuchten Personen hatten keine der beiden Krankheiten, 13% waren herzkrank, demnach verbleiben 7%, die weder herzkrank noch gesund, also lungenkrank waren. Insgesamt waren jedoch 10% lungenkrank, hieraus folgt, dass 3% der untersuchten Personen sowohl herz- als auch lungenkrank waren.

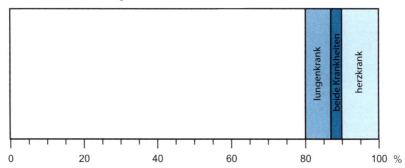

11 (C) Der Additionssatz für disjunkte (unvereinbare) Ereignisse lautet:

$P(A \cup B) = P(A) + P(B)$

Hierbei bedeutet $P(A \cup B)$ die Wahrscheinlichkeit für das Auftreten von Ereignis *A* oder *B*.

12 (A) Die Menge *A* ∩ *B* ist die Schnittmenge der Hochdruckkranken *A* und Diabeteskranken *B* und umfasst alle Patienten, die an beiden Krankheiten gleichzeitig leiden. Im Gegensatz dazu stellt die Menge *A* ∪ *B* die Vereinigungsmenge beider Erkrankungen dar und umfasst alle Patienten, die an Krankheit *A* und/oder Krankheit *B* leiden.

13. P sei die Wahrscheinlichkeit, dass ein 50-Jähriger in den nächsten fünf Jahren einen malignen Tumor bekommt, Q die Wahrscheinlichkeit, in dieser Zeit an Diabetes zu erkranken, und R die Wahrscheinlichkeit, in dieser Zeit an beiden Krankheiten zu erkranken.

    Die Wahrscheinlichkeit, nur eine der beiden Krankheiten zu bekommen, ist damit:

    (A) $P + Q - 2R$
    (B) $P + Q - R$
    (C) $P + Q$
    (D) R
    (E) Die Wahrscheinlichkeit lässt sich nur dann angeben, wenn beide Erkrankungen voneinander unabhängig sind.

3.4 Der Multiplikationssatz

14. Bei einer Maus wird das linke Ohr mit dem Karzinogen A und das rechte Ohr mit dem Karzinogen B bepinselt. Die Wahrscheinlichkeit, damit ein Karzinom zu induzieren, betrage 0,2 bzw. 0,5. Man kann voraussetzen, dass sich A und B gegenseitig nicht beeinflussen.

    Die Wahrscheinlichkeit, bei der Maus mindestens ein Karzinom zu erzeugen, ist:

    (A) 0,1   (B) 0,2
    (C) 0,4   (D) 0,5
    (E) 0,6

15. Unter der Annahme, dass linksseitige Migräne gleich wahrscheinlich wie rechtsseitige ist, beträgt die Wahrscheinlichkeit, dass von 10 zufällig ausgewählten Migränepatienten alle 10 Migräne auf der rechten Seite haben,

    (A) $(1/2)^{10}$ (D) $1/2$
    (B) $1/20$ (E) Die Wahrscheinlichkeit lässt sich nicht angeben.
    (C) $1/10$

16. Welche Aussage trifft zu?

    Die Wahrscheinlichkeit, dass in einer Familie mit 3 Kindern alle Kinder das gleiche Geschlecht haben, beträgt

    (A) 1/2, da in jedem Fall 2 gleichgeschlechtliche Kinder auftreten müssen und die Wahrscheinlichkeit, dass das dritte zum selben Geschlecht gehört, 1/2 ist
    (B) 1/2, da bei 4 Möglichkeiten (kein, ein, zwei, drei Knaben) genau 2 der 4 Fälle zutreffen
    (C) 2/3, da bei den 3 gleichwahrscheinlichen Fällen (nur Knaben, nur Mädchen, gemischt) genau zwei zutreffen
    (D) 1/4, da die Wahrscheinlichkeit von 3 Knabengeburten 1/8 beträgt, ebenso die Wahrscheinlichkeit von 3 Mädchengeburten
    (E) Keine der Aussagen trifft zu.

3.3 Übungsaufgaben

13 (A) Nach dem Additionssatz für abhängige Ereignisse gibt der Ausdruck $P + Q - R$ die Wahrscheinlichkeit für mindestens eine Erkrankung an. Die Wahrscheinlichkeit für *genau* eine Erkrankung lautet $P + Q - 2R$.

Der linke Kreis stellt P dar, der rechte Q, der sich überlappende Teil beider Kreise, die Schnittmenge, heißt R

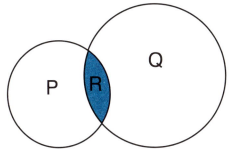

14 (E) Mit der Wahrscheinlichkeit 0,2 bekommt die Maus auf dem linken Ohr ein Karzinom, mit der Wahrscheinlichkeit 0,5 auf dem rechten Ohr. Weil sich die Karzinogene gegenseitig nicht beeinflussen, sind die Entstehungen von Karzinomen links und rechts voneinander unabhängige Ereignisse.
Die Wahrscheinlichkeit wird nach dem Multiplikationssatz als Produkt der Einzelwahrscheinlichkeiten berechnet:

$$0{,}2 \cdot 0{,}5 = 0{,}1$$

Nach dem Additionssatz für vereinbare Ereignisse ergibt sich die Wahrscheinlichkeit für mindestens ein Ereignis als Summe der Einzelwahrscheinlichkeiten minus der Wahrscheinlichkeit für das gemeinsame Auftreten:

$$0{,}2 + 0{,}5 - 0{,}1 = 0{,}6$$

Alternativer Rechenweg: Nur links tritt ein Karzinom mit der Wahrscheinlichkeit $0{,}2 - 0{,}1 = 0{,}1$ auf, nur rechts mit der Wahrscheinlichkeit $0{,}5 - 0{,}1 = 0{,}4$, rechts oder links gleichzeitig wie oben ausgerechnet mit $0{,}2 \cdot 0{,}5 = 0{,}1$. An mindestens einer Stelle, also entweder nur links oder nur rechts oder an beiden Ohren tritt ein Karzinom nach dem Additionssatz für unvereinbare Ereignisse mit der Wahrscheinlichkeit $0{,}1 + 0{,}4 + 0{,}1 = 0{,}6$ auf.

15 (A) Die Wahrscheinlichkeit, dass ein zufällig ausgewählter Patient Migräne auf der rechten Seite hat, beträgt 0,5. Weil Patienten zufällig ausgewählt werden, ist die Migränelokalisation eines Patienten von der Lokalisation der vorausgegangenen Patienten unabhängig. Die Wahrscheinlichkeit, dass zwei zufällig ausgewählte Patienten Migräne auf der rechten Seite haben, ergibt sich nach dem Multiplikationssatz für unabhängige Ereignisse als $0{,}5 \cdot 0{,}5 = 0{,}25$. Für drei Patienten gilt $0{,}5 \cdot 0{,}5 \cdot 0{,}5 = 0{,}125$ usw. Für 10 Patienten gilt $(½)^{10} = 0{,}0009766$.

16 (D) Die unter D angegebene Wahrscheinlichkeit von 1/8 für drei Knaben ergibt sich nach dem Multiplikationssatz für unabhängige Ereignisse als $1/2 \cdot 1/2 \cdot 1/2 = 1/8$.

Ein anderer Rechenweg besteht darin anzugeben, mit welcher Wahrscheinlichkeit das zweite und das dritte Kind dasselbe Geschlecht wie das erste haben, gleichgültig, ob das erste Kind ein Junge oder ein Mädchen ist. Diese Wahrscheinlichkeit beträgt jeweils 1/2. Gleichgeschlechtlichkeit aller drei Kinder liegt nur dann vor, wenn sowohl das zweite als auch das dritte Kind dasselbe Geschlecht wie das erste haben. Hier findet wieder der Multiplikationssatz Anwendung: $1/2 \cdot 1/2 = 1/4$.

17. Die Wahrscheinlichkeit, bei einem Bronchialkarzinom die richtige Diagnose zu stellen, sei bei
   (1) zytologischer Sputumuntersuchung gleich 0,8
   (2) histologischer Untersuchung von Material einer Probeexcision gleich 0,9
   (3) röntgenologischer Untersuchung gleich 0,7
   (4) Perkussion gleich 0,01

   Unter Annahme der Unabhängigkeit der genannten Diagnoseverfahren ist die Wahrscheinlichkeit einer Fehldiagnose kleiner als 0,03 bei der Untersuchungskombination

   (A) 1 mit 2   (B) 1 mit 3   (C) 1 mit 4
   (D) 2 mit 4   (E) bei keiner der genannten Untersuchungskombinationen

18. Beim Bronchialkarzinom können Karzinomzellen von der Tumoroberfläche abgeschilfert und im Sputum zytologisch nachgewiesen werden. Die Wahrscheinlichkeit, dass beim Bronchialkarzinom Karzinomzellen im Sputum nachgewiesen werden, sei 0,8, und dieser Nachweis sei an einem Tag unabhängig vom Nachweis an einem anderen Tag.

   Unter diesen Voraussetzungen ist die Wahrscheinlichkeit, ein vorhandenes Bronchialkarzinom bei Sputumuntersuchungen an drei aufeinanderfolgenden Tagen mindestens einmal nachzuweisen gleich

   (A) $(0,8)^3 = 0,512$ (B) $(0,2)^3 = 0,008$ (C) $(0,8)^3 - (0,2)^3 = 0,504$
   (D) $1 - (0,8)^3 = 0,488$ (E) $1 - (0,2)^3 = 0,992$

19. Bei einer Infektionskrankheit verlaufen 40 % der Fälle stumm. Wie groß ist die Wahrscheinlichkeit, dass von zwei infizierten Personen keine manifest erkrankt?

   (A) $1 - (0,4)^2$ (B) $1 - (0,6)^2$ (C) $(0,6)^2$
   (D) $(0,4)^2$ (E) $2 \cdot 0,6 \cdot 0,4$

20. Bei einer Infektionskrankheit verlaufen 40 % der Fälle stumm. Wie groß ist die Wahrscheinlichkeit, dass von zwei infizierten Personen mindestens eine manifest erkrankt?

   (A) $1 - (0,4)^2$ (B) $1 - (0,6)^2$ (C) $(0,6)^2$
   (D) $(0,4)^2$ (E) $2 - 0,6 - 0,4$

3.3 Übungsaufgaben

Lösung der Übungsaufgaben

17 (A) Die Wahrscheinlichkeit einer Fehldiagnose beträgt
bei (1) 0,2,
bei (2) 0,1,
bei (3) 0,3 und
bei (4) 0,99.
Für die Kombinationen ergibt sich:

(1) mit (2): $\quad\quad\quad$ $0,2 \cdot 0,1 = 0,02$
(1) mit (3): $\quad\quad\quad$ $0,2 \cdot 0,3 = 0,06$
(1) mit (4): $\quad\quad\quad$ $0,2 \cdot 0,99 = 0,198$
(2) mit (4): $\quad\quad\quad$ $0,1 \cdot 0,99 = 0,098$

Die Wahrscheinlichkeit einer Fehldiagnose ist am kleinsten bei der Kombination der beiden sichersten Methoden 1 und 2 und ist hier niedriger als der in der Frage genannte Wert von $0,03 = 3\%$.

18 (E) Die Wahrscheinlichkeit einer Fehldiagnose an allen drei Tagen beträgt $(0,2)^3 = 0,008$. Der Nachweis an mindestens einem Tag liegt genau dann vor, wenn nicht an allen drei Tagen eine Fehldiagnose stattfindet. Aus diesem Grunde kann man die Lösung $1 - (0,2)^3 = 0,992$ errechnen. Bei dieser Aufgabe ist eine Berechnung jedoch nicht nötig, denn wenn die diagnostische Sicherheit am ersten Tag bereits 80% beträgt, so muss diese Sicherheit nach 3 Tagen mehr als 80% betragen.
Deshalb kommt nur Antwort (E) in Frage.

19 (D) Wenn keine Person manifest erkrankt, verläuft die Krankheit bei beiden Personen stumm. Bei der ersten Person verläuft sie mit $p = 0,4$ stumm, bei der zweiten Person ebenfalls. Die Wahrscheinlichkeit für den gleichzeitigen stummen Verlauf bei beiden Personen ergibt sich nach dem Multiplikationssatz als $0,4 \cdot 0,4 = 0,16$.

20 (A) Insgesamt sind 4 Ereigniskombinationen möglich. Es erkranken:

(a) nur die 1. Person $\quad\quad$ (c) beide Personen
(b) nur die 2. Person $\quad\quad$ (d) keine der beiden Personen

Die vier Ereignisse (a) bis (d) schließen sich gegenseitig aus. Die Gesamtwahrscheinlichkeit beträgt 1. In der Aufgabe ist nach der Gesamtwahrscheinlichkeit der Ereigniskonstellation (a) bis (c) gefragt. Die Wahrscheinlichkeit für die Ereigniskonstellation (d) beträgt – wie in Aufgabe 19 besprochen – $(0,4)^2 = 0,16$.

Die Gesamtwahrscheinlichkeit für (a) bis (c) beträgt deshalb $1 - (0,4)^2 = 1 - 0,16 = 0,84$.

Ein alternativer Rechenweg besteht darin, die Wahrscheinlichkeiten für (a) bis (c) getrennt auszurechnen und nach dem Additionssatz für unvereinbare Ereignisse zu addieren:

a) $0,6 \cdot 0,4 \;= 0,24$
b) $0,4 \cdot 0,6 \;= 0,24$
c) $0,6 \cdot 0,6 \;= \underline{0,36}$
$\quad\quad\quad\quad\quad\;\;\;$ **0,84**

Kapitel 4
Die Vierfeldertafel

4.1. Abhängige Ereignisse

Zwei Ereignisse werden als voneinander abhängig bezeichnet, wenn die **Wahrscheinlichkeit für das Auftreten eines Ereignisses vom Auftreten des vorangehenden Ereignisses beeinflusst wird.**

Typische Beispiele für die Abhängigkeit zwischen zwei Ereignissen sind die Beziehungen zwischen Symptom und Diagnose oder zwischen Diagnose und Prognose. Immer dann, wenn zwischen zwei Größen eine Beziehung besteht und wenn es möglich ist, von einer Größe auf eine andere Größe Rückschlüsse zu ziehen, spricht man in der Statistik von abhängigen Ereignissen.

Die Vierfeldertafel stellt die Beziehung zwischen zwei Größen dar und hat deshalb fast universelle Bedeutung, wenn es um die Frage geht, in welcher Beziehung zwei Größen zueinander stehen. Die Vierfeldertafel bildet die vier möglichen Ereigniskonstellationen ab. Jedes der vier Felder gibt die relative oder absolute Häufigkeit an, mit der die betreffende Ereigniskonstellation auftritt.

		Tatsächlicher Zustand		
		krank	gesund	
Testergebnis	positiv	a	b	$a + b$
	negativ	c	d	$c + d$
		$a + c$	$b + d$	n

Abbildung 4.1: Eine Vierfeldertafel mit der Feldbesetzung a, b, c und d. Die Randhäufigkeiten sind ($a + b$) und ($c + d$) für die Zeilen (Kollektiv mit positiver oder negativer Testentscheidung) und ($a + c$) sowie ($b + d$) für die Spalten (Kollektiv der Erkrankten bzw. Gesunden). Die Gesamtsumme beträgt $n = a + b + c + d$.

4.1 Abhängige Ereignisse

Die beiden blauen Felder geben Ereigniskonstellationen an, bei denen der Test ein zutreffendes Ergebnis geliefert hat, die hellblauen Felder beziehen sich auf Ereigniskonstellationen mit Fehldiagnosen.

Im Bereich der Medizin hat sich die Konvention eingebürgert, dass die Spalten den tatsächlichen Zustand beschreiben, also z. B. krank versus gesund und dass die Zeilen das Ergebnis eines Tests oder die gestellte Diagnose wiedergeben. Das mit a bezeichnete Feld links oben enthält nach dieser Konvention die Zahl der Patienten, die tatsächlich krank sind und auch als krank diagnostiziert worden sind, das Feld b gibt an, wie viele gesunde Patienten irrtümlich als krank diagnostiziert werden. c steht für die kranken Patienten, die irrtümlich als gesund diagnostiziert werden und d gibt an, wie viele gesunde Patienten als gesund klassifiziert werden.

Man könnte die Aufteilung auch anders vornehmen, z. B. den tatsächlichen Status in den beiden Zeilen darstellen und das Testergebnis in den Spalten, aber es dient der Übersichtlichkeit, wenn man sich an die übliche Form der Darstellung hält, zumal die aus der Vierfeldertafel abgeleiteten Begriffe sowieso sehr komplex sind und man deshalb bei einer standardisierten Form der Darstellung eine bessere Orientierung hat.

Die im folgenden verwendeten Begriffe „krank", „gesund", „Diagnose" usw. nehmen Bezug auf die typische Anwendung im Bereich der Medizin, obwohl die Vierfeldertafel und die daraus abgeleiteten Begriffe wie Spezifität, Sensitivität, Vorhersagewert usw. in allen Bereichen der Naturwissenschaften eine Rolle spielen, in denen man von einer Größe auf eine andere schließen kann oder möchte.

Die Vierfeldertafel spielt auch im Bereich statistischer Testverfahren und im Bereich der Recherche von Dokumentationssystemen eine Rolle, also immer dann, wenn es zwei Alternativen gibt, zwischen denen man sich nur unter Inkaufnahme einer Irrtumswahrscheinlichkeit entscheiden kann. Bei statistischen Testverfahren unterscheidet man zwischen dem **Fehler erster Art** (Feld b) und dem **Fehler zweiter Art** (Feld c). Der Fehler 1. Art errechnet sich als $c/(a + c)$, der Fehler 2. Art als $b/(b + d)$, d.h. es wird auf das Kollektiv der Erkrankten bzw. Gesunden Bezug genommen, aber nicht auf das Gesamtkollektiv oder auf das Kollektiv mit positiver oder negativer Testentscheidung.

In diesem Kapitel besprechen wir die Vierfeldertafel anhand der Beziehung zwischen Diagnose und Erkrankung. Dieser Aspekt wird im nächsten Kapitel *Entscheidungsfindung in der Medizin* noch vertieft. Das 6. Kapitel *Das Risiko* befasst sich mit derselben Problematik, dann allerdings am Beispiel der Beziehung zwischen Risikofaktor und Erkrankung. Im 15. Kapitel *Schätzen und Testen* spielt die Vierfeldertafel erneut eine Rolle im Zusammenhang mit statistischen Testverfahren, bei denen untersucht wird, ob sich eine beobachtete therapeutische Wirkung möglicherweise nur aufgrund zufallsbedingter Streuung ergeben hat.

4.2. Kenngrößen einer Vierfeldertafel

4.2.1. Diagnostische Überlegungen

Prävalenz

Die erste Spalte mit den beiden Feldern a und c gibt an, wie viele Patienten aus der untersuchten Population krank sind, genau genommen tatsächlich krank sind, unabhängig davon, wie der diagnostische Test ausgefallen ist:

$$\text{Prävalenz} = \frac{\text{erkrankte Patienten}}{\text{Gesamtzahl der Patienten}} = \frac{(a+c)}{(a+c+b+d)}$$

Die Prävalenz bezieht sich auf eine spezielle Erkrankung und nicht darauf, ob irgendeine Erkrankung vorliegt. Die Prävalenz ist für medizinische Fragestellungen von großer Bedeutung und hängt in erster Linie von der Zusammensetzung des Patientengutes ab.

Eine spiegelbildliche Messgröße, die angibt, wie häufig ein diagnostischer Test in einem bestimmten Kollektiv positiv ausfällt, ist nicht üblich.

Richtig positiv und richtig negativ

Das Feld a gibt an, wie häufig ein Patient richtigerweise als positiv = krank erkannt worden ist, das Feld d bezieht sich auf die richtigerweise als gesund diagnostizierten Patienten. Im Idealfall ist ein diagnostischer Test in der Lage, alle Patienten richtigerweise als krank oder gesund einzustufen, im ungünstigsten Fall steht die diagnostische Einstufung in keiner Beziehung zum tatsächlichen Gesundheitsstatus.

Die Fähigkeit eines Tests, einen Gesunden als gesund zu erkennen, ist etwas anderes als die – ebenfalls erwünschte Fähigkeit – einen Kranken als krank einzustufen. Deshalb gibt es hierfür unterschiedliche Maßzahlen: die Sensitivität und die Spezifität.

Sensitivität

Die Sensitivität gibt an, welcher Anteil der Kranken als krank erkannt wird:

$$\text{Sensitivität} = \frac{\text{richtigerweise als krank diagnostizierte Patienten}}{\text{Gesamtzahl der Kranken}} = \frac{a}{(a+c)}$$

Ein Test wäre ideal, wenn er alle Erkrankten als krank erkennen würde. In diesem Fall würde die Sensitivität den Wert 1 aufweisen. Dies ist nur dann der Fall,

4.2 Kenngrößen einer Vierfeldertafel

wenn das positive Testergebnis bei allen Erkrankten vorhanden wäre und es sich damit um ein obligatorisches Symptom handeln würde, welches mit dem Test abgefragt wird.

Ein **obligatorisches Symptom** führt dazu, dass es keine Kranken gibt, die irrtümlich als gesund diagnostiziert werden, d.h., in der Vierfeldertafel ist das Feld c leer.

Ein für die Krankheit obligatorisches Kriterium könnte ein Symptom oder ein pathologisch veränderter Laborwert sein. Beispielsweise ist definitionsgemäß bei Anämie Hämoglobin erniedrigt. Auch eine (typische) Fraktur ist im Röntgenbild in der Regel unzweifelhaft erkennbar, so dass man auch hier von einer Sensitivität von 1 ausgehen kann.

Neben den obligatorischen Krankheitszeichen gibt es **pathognomische Krankheitszeichen**. Dies bedeutet, dass bei Vorliegen dieses Symptoms oder Laborwertes die gesuchte Krankheit bereits diagnostiziert ist, d.h. in der Vierfeldertafel ist das Feld b leer.

Nur wenn ein Krankheitszeichen sowohl obligat als auch pathognomisch ist, ist das Ergebnis des betreffenden Tests eindeutig, denn nur in diesem Fall gibt es keine falsch positiv (Feld b) und keine falsch negativ (Feld c) getesteten Personen. Bei einem solchen Testverfahren erübrigen sich die statistischen Überlegungen, die im Folgenden angestellt werden.

Leider sind die meisten Testergebnisse jedoch mit Unsicherheiten behaftet und erlauben nur Wahrscheinlichkeitsaussagen, so dass man sich die Mühe machen muss, die möglichen Ergebnisse eines Tests im einzelnen zu bewerten.

Spezifität

Die Spezifität gibt an, welcher Anteil der gesunden Patienten als gesund erkannt wird:

$$\text{Spezifität} = \frac{\text{richtigerweise als gesund erkannte Patienten}}{\text{Gesamtzahl der Gesunden}} = \frac{d}{(b+d)}$$

Die Sensitivität und Spezifität vieler Tests hängt davon ab, wo das diagnostische Verfahren den Schwellenwert setzt, der die Grenze zwischen normal und pathologisch definiert. Generell gilt, dass eine höhere Sensitivität mit einer niedrigeren Spezifität erkauft werden muss und umgekehrt.

Der Extremfall eines solchen „Testverfahrens" würde darin bestehen, dass alle getesteten Personen als krank eingestuft würden. In diesem Fall wäre die Sensitivität Eins und die Spezifität Null. Der Schwellenwert eines „Testverfahrens" könnte aber auch so eingestellt sein, dass alle Probanden als gesund eingestuft werden. In diesem Fall wäre die Sensitivität Null und die Spezifität Eins. Ein sinnvolles Testverfahren wird sich irgendwo in der Mitte zwischen diesen beiden Extremen befinden.

Die Spezifität und Sensitivität sind Eigenschaften des Testverfahrens und können in gewissen Grenzen willkürlich gewählt werden. Einzelheiten werden im Kapitel 5 *Entscheidungsfindung in der Medizin* unter Receiver-Operating-Characteristic (ROC) behandelt. Hier wird gezeigt, dass ein gutes Testverfahren sich dadurch auszeichnet, dass es trotz hoher Sensitivität eine hohe Spezifität gewährleistet und umgekehrt.

Zunächst ergibt sich aus dem Gesagten, dass bei den meisten Testverfahren das Ergebnis nur eine Wahrscheinlichkeitsaussage darüber macht, ob die gesuchte Erkrankung vorliegt oder nicht.

Vorhersagewerte

Der Anwender eines Tests kennt im konkreten Einzelfall lediglich das Ergebnis des Tests, also entweder positiv oder negativ, und möchte wissen, mit welcher Wahrscheinlichkeit dieses Ergebnis zutreffend ist. Es gibt zwei Vorhersagewerte, je nachdem, ob das Ergebnis positiv oder negativ ausgefallen ist:

$$\text{Vorhersagewert +} = \frac{\text{richtigerweise als gesund erkannte Patienten}}{\text{Zahl der als gesund diagnostizierten Patienten}} = \frac{a}{(a + b)}$$

$$\text{Vorhersagewert} - = \frac{\text{richtigerweise als krank erkannte Patienten}}{\text{Zahl der als krank diagnostizierten Patienten}} = \frac{c}{(c + d)}$$

A-priori- und A-posteriori-Wahrscheinlichkeiten

Vor Durchführung des Tests gibt die Prävalenz die Wahrscheinlichkeit dafür an, dass eine Erkrankung vorliegt. Man spricht von der A-priori-Wahrscheinlichkeit.

Die Wahrscheinlichkeit nach Durchführung des Tests wird als A-posteriori-Wahrscheinlichkeit bezeichnet. Bei einem Test mit zwei möglichen Ergebnissen (positiv oder negativ) gibt es zwei A-posteriori-Wahrscheinlichkeiten, die den beiden Vorhersagewerten für positiven und negativen Testausgang entsprechen.

Ein Test ist nur dann sinnvoll, wenn sich die beiden möglichen A-posteriori-Wahrscheinlichkeiten von der A-priori-Wahrscheinlichkeit unterscheiden, denn andernfalls ist man durch den Test der Frage nicht näher gekommen, ob die gesuchte Krankheit vorliegt oder nicht.

Die bisher eingeführten Begriffe sollen anhand eines fiktiven medizinischen Beispiels zur Differentialdiagnose des akuten Abdomens erläutert werden:

Appendizitis und kontralateraler Loslassschmerz

Wir betrachten die Ereignisse „Appendizitis" und „kontralateraler Loslassschmerz". Aufgrund langjähriger Erfahrung weiß ein Arzt, dass etwa 60 % *seiner* Patienten mit dem Beschwerdebild eines akuten Abdomens an einer Appendizitis leiden. Wenn ein kontralateraler Loslassschmerz nachweisbar ist, beträgt die Wahrscheinlichkeit für eine Blinddarmentzündung jedoch 90 %, wenn dieses Symptom fehlt, nur 30 %. Für das Ereignis „Appendizitis" gibt es demnach drei verschiedene Wahrscheinlichkeiten:

- die **A-priori-Wahrscheinlichkeit** $P(A) = 0{,}6$ ohne Kenntnis des Symptoms „kontralateraler Loslassschmerz". Dies entspricht der Prävalenz der Diagnose im Krankengut des Arztes.

- die **A-posteriori-Wahrscheinlichkeit** $P(A/L) = 0{,}9$ unter der Bedingung eines vorhandenen Loslassschmerz;

- die **A-posteriori-Wahrscheinlichkeit** $P(A/\overline{L}) = 0{,}3$ unter der Bedingung eines fehlenden Loslassschmerzes.

Die Ausdrücke $P(A|L)$ und $P(A|\overline{L})$ werden als „P von A unter der Bedingung L" bzw. „nicht L" gelesen und als **bedingte Wahrscheinlichkeiten** bezeichnet. Die Abhängigkeit zwischen den Ereignissen „Appendizitis" und „Loslassschmerz" kommt dadurch zum Ausdruck, dass sich die A-priori-Wahrscheinlichkeit von den beiden A-posteriori-Wahrscheinlichkeiten unterscheidet:

$$P(A) \neq P(A|L) \neq P(A|\overline{L})$$

Hingegen ist bei voneinander unabhängigen Ereignissen wie beispielsweise „Appendizitis" und „Brillenträger" die A-priori-Wahrscheinlichkeit gleich der A-posteriori-Wahrscheinlichkeit

$$P(A) = P(A|B) = P(A|\overline{B})$$

Deshalb lassen sich aus dem Tragen einer Brille keine Rückschlüsse auf das Vorliegen einer Blinddarmentzündung ziehen.

Die Diagramme in den Abbildungen 4.2 und 4.3 verdeutlichen den Unterschied zwischen voneinander abhängigen und voneinander unabhängigen Ereignissen. Die Größe der Teilflächen entspricht der Wahrscheinlichkeit für das Eintreffen der jeweiligen Ereigniskonstellation.

Als Beispiel denken wir uns 100 Patienten, die wegen eines akuten Abdomens in ein Krankenhaus eingeliefert worden waren. 60 dieser Patienten hatten eine Blinddarmentzündung, 50 wiesen einen kontralateralen Loslassschmerz auf, 50 trugen eine Brille:

Tatsächlicher Zustand

Symptom		Appendizitis $P(A) = 0{,}6$	keine Appendizitis $P(\bar{A}) = 0{,}4$	
	Brillenträger $P(B) = 0{,}5$	$n = 30$ $P(A \cap B) = 0{,}3$	$n = 20$ $P(\bar{A} \cap B) = 0{,}2$	0,5
	kein Brillenträger $P(\bar{B}) = 0{,}5$	$n = 30$ $P(A \cap \bar{B}) = 0{,}3$	$n = 20$ $P(\bar{A} \cap \bar{B}) = 0{,}2$	0,5
		0,6	0,4	1,0

Abbildung 4.2 und 4.3: Die Beziehung zwischen Appendizitis und den Symptomen „Brillenträger" bzw. „kontralateraler Loslassschmerz" anhand eines fiktiven Beispiels mit 100 Patienten. Die Größe der einzelnen Teilflächen entspricht der relativen Häufigkeit der jeweiligen Ereigniskonstellation.

Tatsächlicher Zustand

Symptom		Appendizitis $P(A) = 0{,}6$	keine Appendizitis $P(\bar{A}) = 0{,}4$	
	Loslassschmerz L $P(L) = 0{,}5$	$n = 45$ $P(A \cap L) = 0{,}45$	*)	0,5
	kein Loslass- schmerz $\bar{L}$ $P(\bar{L}) = 0{,}5$	$n = 15$ $P(A \cap \bar{L})$ $= 0{,}15$	$n = 35$ $P(\bar{A} \cap \bar{L}) = 0{,}35$	0,5
		0,6	0,4	1,0

*): $n = 5$, $P(\bar{A} \cap L) = 0{,}05$

In diesem Beispiel wird die relative Häufigkeit mit der Wahrscheinlichkeit gleichgesetzt, obwohl sie eigentlich nur als Schätzwert für die Wahrscheinlichkeit dient. Die relativen Häufigkeiten sind in den Vierfeldertafeln als Randhäufigkeiten eingetragen.

4.3 Der Multiplikationssatz

Der Multiplikationssatz dient dazu, die Wahrscheinlichkeit für das gleichzeitige Auftreten zweier Ereignisse zu berechnen. Hier kommt es darauf an, ob die Ereignisse abhängig oder unabhängig voneinander sind.

4.3.1 Voneinander unabhängige Ereignisse

Die Ereignisse oder Merkmale „Brillenträger" und „Appendizitis" sind voneinander unabhängig:

- Geometrisch wird dies dadurch deutlich, dass die Teilfläche A von den Ereignissen B und $\bar{B}$ im selben Verhältnis geteilt wird wie die Teilfläche $\bar{A}$.

- Rechnerisch wird die Unabhängigkeit dadurch deutlich, dass sich bei allen Ereigniskonstellationen die Wahrscheinlichkeit als Produkt der A-priori-Wahrscheinlichkeiten errechnen lässt, also z.B.:

$$P(A \cap B) = P(A) \cdot P(B) = 0{,}6 \cdot 0{,}5 = 0{,}3.$$

4.3.2 Voneinander abhängige Ereignisse

Bei abhängigen Ereignissen ergibt sich die Wahrscheinlichkeit für das gemeinsame Auftreten zweier Ereignisse als Produkt der A-priori-Wahrscheinlichkeit des ersten Ereignisses mit der (durch das erste Ereignis definierten) A-posteriori-Wahrscheinlichkeit des zweiten Ereignisses. In unserem Beispiel erhalten wir:

$$P(A \cap L) = P(A) \cdot P(L|A) = P(L) \cdot P(A|L)$$

Welches das erste und welches das zweite Ereignis ist, ist gleichgültig, denn es handelt sich nicht um eine zeitliche Reihenfolge, sondern darum, bei welchem Ereignis man mit der A-priori-Wahrscheinlichkeit rechnet und bei welchem Ereignis mit der (durch das erste Ereignis definierten) A-posteriori-Wahrscheinlichkeit.

Zur Verdeutlichung werden in Abbildung 4.4 beide Rechenwege im Vergleich durchgerechnet. Die jeweils benötigten A-posteriori-Wahrscheinlichkeiten erhält man aus dem jeweiligen Feld des fiktiven Beispiels mit den 100 Patienten.

Beispielsweise ergibt sich für $P(A|L)$, also die Wahrscheinlichkeit von A unter der Bedingung L: $P(A|L) = \frac{45}{50} = 0{,}9$, weil von den 50 Patienten mit Loslassschmerz (obere Zeile) 45 an Appendizitis erkrankt sind (blaues Feld oben links).

Tatsächlicher Zustand

	Appendizitis A	**keine Appendizitis $\bar{A}$**
	$P(A) = 0{,}6$	$P(\bar{A}) = 0{,}4$
	$P(A \mid L) = 45/50 = 0{,}9$	$P(\bar{A} \mid L) = 5/50 = 0{,}1$
	$P(A \mid \bar{L}) = 15/50 = 0{,}3$	$P(\bar{A} \mid \bar{L}) = 35/50 = 0{,}7$
kontralateraler Loslassschmerz L $P(L) = 0{,}5$ $P(L \mid A) = 45/60 = 0{,}75$ $P(L \mid \bar{A}) = 5/40 = 0{,}125$	$P(A \cap L) = 0{,}45$ $= P(A) \cdot P(L \mid A) = 0{,}6 \cdot 0{,}75$ $= P(L) \cdot P(A \mid L) = 0{,}5 \cdot 0{,}9$	$P(\bar{A} \cap L) = 0{,}05$ $= P(\bar{A}) \cdot P(L \mid \bar{A}) = 0{,}4 \cdot 0{,}125$ $= P(L) \cdot P(\bar{A} \mid L) = 0{,}5 \cdot 0{,}1$
kein kontralateraler Loslassschmerz $\bar{L}$ $P(\bar{L}) = 0{,}5$ $P(\bar{L} \mid A) = 15/60 = 0{,}25$ $P(\bar{L} \mid \bar{A}) = 35/40 = 0{,}875$	$P(A \cap \bar{L}) = 0{,}15$ $= P(A) \cdot P(\bar{L} \mid A) = 0{,}6 \cdot 0{,}25$ $= P(\bar{L}) \cdot P(A \mid \bar{L}) = 0{,}5 \cdot 0{,}3$	$P(\bar{A} \cap \bar{L}) = 0{,}35$ $= P(\bar{A}) \cdot P(\bar{L} \mid \bar{A}) = 0{,}4 \cdot 0{,}875$ $= P(\bar{L}) \cdot P(\bar{A} \mid \bar{L}) = 0{,}5 \cdot 0{,}7$

Abbildung 4.4: Berechnung der vier möglichen Ereigniskonstellationen in Bezug auf Appendizitis und Loslassschmerz nach dem Multiplikationssatz für abhängige Ereignisse. Die A-posteriori-Wahrscheinlichkeiten werden anhand der relativen Häufigkeiten geschätzt, die sich aus dem fiktiven Beispiel mit den 100 Patienten ergeben haben, siehe Abb. 4.3.

4.3 Der Multiplikationssatz

Abhängig oder unabhängig, oft eine Frage des Glaubens

Möglicherweise erscheint die Berechnung der Wahrscheinlichkeit für das gleichzeitige Auftreten zweier Ereignisse nach dem Multiplikationssatz für abhängige oder für unabhängige Ereignisse etwas trivial und der Leser mag sich fragen, ob dies nicht Zeit- und Papierverschwendung sei.

Es handelt sich hierbei jedoch um das Kernproblem aller statistischen Fragestellungen, nämlich um die Frage, ob zwei Ereignisse statistisch abhängig oder unabhängig voneinander sind.

Wenn zwei Ereignisse abhängig voneinander sind, muss es eine irgendwie geartete Beziehung zwischen den Größen geben. Häufig handelt es sich bei dieser Beziehung nur um eine Assoziation oder sogar nur um den Zufall, aber der Mensch ist stets auf der Suche nach Erklärungsmustern, und wenn eine plausible Erklärung zur Hand ist, ersetzt der Glaube schnell den wissenschaftlichen Nachweis.

Dies gilt keineswegs nur für Naturreligionen und kann auch im positiven Sinne Kräfte verleihen. Wo kämen wir hin, wenn wir aufhören würden, an uns und unsere Chancen im Leben zu glauben? Wenn wir aufhören würden, an unsere Verantwortung gegenüber unserer Familie, den Patienten und gegenüber der Gesellschaft im Allgemeinen zu glauben? Einen wissenschaftlichen Nachweis dafür können wir jedenfalls nicht führen.

Dieser kurze Ausflug in die Philosophie soll nur zeigen, wie schnell sich Emotionalität einstellt, sobald die Evidenz fehlt.

Auch im Bereich der Medizin hat sich viel Irr- und Aberglaube eingebürgert. Doch gerade in den letzten Jahren hat die Evidence Based Medicine viel dazu beigetragen, die Spreu vom Weizen zu trennen. All diese Fortschritte gruppieren sich um die Vierfeldertafel, die uns in diesem Buch noch an vielen Stellen begegnen wird, beispielsweise bei der Aussagekraft von diagnostischen Tests, bei der Konzeption von statistischen Testverfahren oder bei der Metaanalyse medizinischer Studien.

In der medizinischen Statistik geht es meist nur um kleine Variationen der Behandlung, jedoch oft mit weitreichenden Konsequenzen für den Patienten.

In Abbildung 4.4 haben wir es mit einem fiktiven Beispiel zu tun, wobei wir für jedes Feld die Wahrscheinlichkeit auf zwei verschiedenen Wegen errechnet haben. Bei den späteren Anwendungen der Vierfeldertafel ist es mit der Mathematik nicht getan:

Die natürliche Variabilität medizinischer Daten und allerlei systematische Fehler, die sich in medizinische Studien einzuschleichen pflegen, machen die Interpretation wissenschaftlicher Daten oft zu einer Herausforderung, nicht nur für den Statistiker, sondern vor allem auch für den behandelnden Arzt, der so manche folgenschwere Entscheidung von den gezogenen Schlussfolgerungen abhängig machen muss.

4.4 Übungsaufgaben

4.1 Abhängige Ereignisse

1. Welche der Aussagen für zwei Ereignisse A und B gilt stets?

(A) $P(A|B) + P(A|\overline{B}) = 1$
(B) $P(A|B) + P(\overline{A}|B) = 1$
(C) $P(A|B) + P(\overline{A}|\overline{B}) = 1$
(D) $P(A|B) + P(B|A) = 1$
(E) $P(A|B) + P(\overline{B}|A) = 1$

2. A und B sind zwei Ereignisse. Es gilt stets:

(A) $P(A|B) = P(A) - P(A|B)$
(B) Schließen sich A und B gegenseitig aus, dann gilt $P(A|B) = 1$
(C) $P(A \cap B) = P(A) \cdot P(A|B)$
(D) Bei Unabhängigkeit ist $P(A|B) = P(A)$
(E) Die bedingte Wahrscheinlichkeit $P(A|B)$ ist größer als $P(A)$.

3. Zum Staatsexamen (alter Art) teilt ein Prüfer in Pathologie das Wissensgebiet in 10 Körperregionen und je 5 pathologische Prozessarten (Entzündungen, Tumore usw.) ein. Die 50 Themen sind auf Karten geschrieben, von denen jeder Kandidat eine Karte zieht (ohne Zurücklegen). Wie groß ist die Wahrscheinlichkeit, dass in einer Prüfungsgruppe alle 4 Kandidaten Tumorthemen ziehen?

(A) $(\frac{1}{5})^4$
(B) $(\frac{1}{10})^4$
(C) $(\frac{1}{50} \cdot \frac{1}{49} \cdot \frac{1}{48} \cdot \frac{1}{47})$
(D) $(10/50 \cdot 9/50 \cdot 8/50 \cdot 7/50)$
(E) $(10/50 \cdot 9/49 \cdot 8/48 \cdot 7/47)$

4. In folgender Tabelle sind die beobachteten Häufigkeiten der Ereignisse A, B, C und D eingetragen.

	A	B	A + B
C	25	35	60
D	25	15	40
C + D	50	50	100

Wie groß sind die relativen Häufigkeiten für die Schnittmenge C mit A ($C \cap A$) und für C unter der Bedingung A ($C|A$)?

	$C \cap A$	$C|A$
(A)	0,25	0,5
(B)	0,25	0,415
(C)	0,5	0,5
(D)	0,5	0,25
(E)	0,25	0,25

4.4 Übungsaufgaben

5. *E* sei das Ereignis, an einer bestimmten Krankheit zu sterben, und K das Ereignis, diese Krankheit zu bekommen. Dann bezeichnet man die bedingte Wahrscheinlichkeit $P(E|K)$ als

(A) Mortalität
(B) Morbidität
(C) Sterbewahrscheinlichkeit
(D) Inzidenz
(E) Letalität

Lösung der Übungsaufgaben

1 (B) Im Klartext heißt es, die Wahrscheinlichkeit für das Auftreten von *A*, nachdem *B* eingetreten ist, plus die Wahrscheinlichkeit dafür, dass *A* nicht auftritt, nachdem *B* eingetreten ist, ist 1. Weil es keine dritte Möglichkeit gibt, ist die Summe beider Ereigniskonstellationen das sog. „sichere Ereignis" mit der Wahrscheinlichkeit 1. Wichtig ist hierbei, dass auch bei der zweiten Ereigniskonstellation $P(\bar{A}|B)$ von derselben Voraussetzung ausgegangen wird, nämlich dem vorherigen Auftreten von *B*. Die unter (B) gemachte Aussage ist identisch mit dem Spruch: „Wenn der Hahn kräht auf dem Mist (= Bedingung *B*), ändert sich das Wetter (= Ereignis *A*) oder es bleibt wie es ist (= Ereignis $\bar{A}$)".

2 (D) $P(A|B)$ gibt die Wahrscheinlichkeit dafür an, dass das Ereignis *A* auftritt unter der Bedingung, dass das Ereignis *B* aufgetreten ist. Die Unabhängigkeit der Ereignisse *A* und *B* ist dadurch gekennzeichnet, dass die Wahrscheinlichkeit $P(A)$ für das Auftreten von *A* nicht davon beeinflusst wird, ob *B* aufgetreten ist, so dass $P(A) = P(A|B) = P(A|\bar{B})$.

3 (E) Es liegt für jede der 10 Körperregionen ein Tumorthema vor. Der erste Kandidat zieht mit der Wahrscheinlichkeit 10/50 = 0,2 ein Tumorthema. Unter der Bedingung, dass sein Vorgänger bereits ein Tumorthema gezogen hat, zieht der zweite Kandidat mit der Wahrscheinlichkeit 9/49 = 0,184 eine der 9 verbliebenen Tumorkarten aus den restlichen 49 Prüfungskarten. Für den dritten Kandidaten lautet die bedingte Wahrscheinlichkeit für den Fall, dass beide Vorgänger Tumorthemen gewählt haben, 8/48 = 0,167. Für den vierten Kandidaten gilt 7/47 = 0,149. Die Wahrscheinlichkeit für das gleichzeitige Auftreten aller vier Ereignisse beträgt:

$$P(A \cap B \cap C \cap D) = P(A) \cdot P(A|B) \cdot P(C A \cap B) \cdot P(D|A \cap B \cap C)$$

$$= 10/50 \cdot 9/49 \cdot 8/48 \cdot 7/47$$

$$\approx 0{,}0009$$
$$\triangleq 0{,}9\ ‰$$

4 (A) Für das gemeinsame Auftreten von *C* und *A* gibt die Tabelle eine absolute Häufigkeit von 25 an, was bei insgesamt 100 Beobachtungen einer relativen Häufigkeit von 0,25 entspricht. Für *C* unter der Bedingung *A* ergibt sich folgende Rechnung: In Spalte *A* wurde *C* 25-mal beobachtet, wobei in Spalte *A* insgesamt 50 Beobachtungen gemacht wurden: 25/50 = 0,5.

5 (E) Unter der Letalität versteht man die Wahrscheinlichkeit, an einer Krankheit zu sterben, wenn man bereits an dieser Krankheit leidet. Die Mortalität ist die allgemeine Sterblichkeit, die sich nicht nur auf die Erkrankten, sondern auf die Gesamtbevölkerung bezieht. $P(E)$ ist deshalb die Mortalität an der Krankheit *K*. Unter Inzidenz einer Erkrankung versteht man die Erkrankungswahrscheinlichkeit, in dieser Aufgabe ist $P(K)$ die Inzidenz der Erkrankung *K*.

6. Es sei A das Ereignis einer malignen Erkrankung und B eine besondere Gefährdung. Das relative Risiko ist gegeben durch

(A) $P(A|B)$
(B) $P(A|B)/P(A|\bar{B})$
(C) $P(B|A)/P(B|\bar{A})$
(D) $P(A|B)/P(B)$
(E) $P(B|A)$

7. q_x sei die Wahrscheinlichkeit für einen Patienten, der vor genau x Jahren operiert wurde, im nächsten Jahr zu sterben. q_3 ist also z.B. die Wahrscheinlichkeit, im 4. Jahr nach der Operation zu sterben unter der Bedingung, dass der Patient 3 Jahre nach der Operation noch gelebt hat. Die sog. 5-Jahres-Heilung bedeutet dann

(A) $q_0 \cdot q_1 \cdot ... \cdot q_5$
(B) q_5
(C) $(1-q_0) \cdot ... \cdot (1-q_4)$
(D) $1 - q_0 - q_1 - q_2 - q_3 - q_4$
(E) $1 - q_5$

8. Ein Patient soll sich der Operation A und nach geraumer Zeit der Operation B unterziehen. Aufgrund langjähriger Erfahrung kennt man die Wahrscheinlichkeit 0,1 bzw. 0,3 diese Operation nicht zu überleben und kann voraussetzen, dass das Risiko von B nicht durch die Operation A beeinflusst wird.
Die Wahrscheinlichkeit, dass der Patient nicht beide Operationen überlebt, ist

(A) 0,10
(B) 0,20
(C) 0,30
(D) 0,37
(E) 0,40

9. Die Wahrscheinlichkeit, mit der bei einem Patienten aus einer durch eine Röntgenuntersuchung erfassten Grundgesamtheit eine TBC vorliegt, sei 0,02. Weiter sei 0,98 die Wahrscheinlichkeit, mit der bei dieser Untersuchung bei einem TBC-Kranken und 0,02 die Wahrscheinlichkeit, mit der bei dieser Untersuchung bei einem Nicht-TBC-Kranken die Diagnose „TBC" gestellt wird.
Unter diesen Voraussetzungen ist die Wahrscheinlichkeit dafür, dass bei der Diagnose „TBC" auch tatsächlich TBC vorliegt,

(A) 0,10
(B) 0,20
(C) 0,50
(D) 0,80
(E) 0,98

4.4 Übungsaufgaben

Lösung der Übungsaufgaben

6 (B) Das relative Risiko soll angeben, um welchen Faktor exponierte Personen stärker gefährdet sind als nicht exponierte Personen. Beispielsweise sei $P(L|R) = 0{,}05$ die Wahrscheinlichkeit für einen Raucher, Lungenkrebs zu bekommen, und $P(L|\overline{R}) = 0{,}005$ sei die Wahrscheinlichkeit für einen Nichtraucher, Lungenkrebs zu bekommen. Der Quotient

$$\frac{P(L|R)}{P(L|\overline{R})} = \frac{0{,}05}{0{,}005} = 10$$

besagt, dass ein Raucher ein 10fach höheres Risiko für Lungenkrebs als ein Nichtraucher hat.

7 (C) Wenn q_0 die Wahrscheinlichkeit angibt, im ersten Jahr zu sterben, gibt $(1 - q_0)$ die Wahrscheinlichkeit an, das erste Jahr zu überleben. Das zweite Jahr kann man nur überleben, wenn man sowohl das erste als auch das zweite überlebt hat. Die Wahrscheinlichkeit ergibt sich als $(1- q_0) \cdot (1 - q_1)$.
Für das 3. und 4. Jahr gilt die analoge Rechnung.

8 (D) Der Patient kann an der zweiten Operation nur sterben, wenn er die erste überlebt hat. Weil er die erste OP nur mit 90%iger Wahrscheinlichkeit überlebt, kann er die zweite nur mit 90%iger Sicherheit antreten. Die Wahrscheinlichkeit für einen Tod in der zweiten OP ergibt sich als $0{,}3 \cdot 0{,}9 = 0{,}27$, also als Risiko · Anwendungswahrscheinlichkeit. Das Gesamtrisiko von der ersten und zweiten OP ergibt sich als $0{,}1 + 0{,}27 = 0{,}37$.

9 (C) Als Beispiel betrachten wir ein Kollektiv von 10 000 Patienten. Von diesen haben $0{,}02 \cdot 10\,000 = 200$ Leute TBC. Durch die Röntgenreihenuntersuchung wird die Erkrankung in $0{,}98 \cdot 200 = 196$ Fällen diagnostiziert. Andererseits wird bei den $10\,000 - 200 = 9\,800$ nicht an TBC Erkrankten mit einer Wahrscheinlichkeit von $0{,}02$ TBC diagnostiziert, insgesamt also in $9\,800 \cdot 0{,}02 = 196$ Fällen.
Bei den 10 000 untersuchten Patienten wird also 196 mal zu Recht (richtig positiv) und 196 mal zu Unrecht (falsch positiv) die Diagnose TBC gestellt.

Die Diagnose TBC ist unter diesen Umständen mit einer Wahrscheinlichkeit von 0,5 zutreffend (predictive value oder Vorhersagewert). Die folgende Vierfeldertafel erläutert die Situation:

		In Wirklichkeit liegt vor		
		TBC	keine TBC	Vorhersagewert
Die Diagnose lautet	TBC	richtig positiv 196	falsch positiv 196	196/392 = 0,5
	keine TBC	falsch negativ 4	richtig negativ 9604	9604/9608 = 0,9996
		Sensitivität 196/200 = 0,988	Spezifität 9604/9800 = 0,98	

Kapitel 5
Entscheidungsfindung in der Medizin

Weil man sich in der Medizin in den seltensten Fällen ganz sicher ist, geht es meistens darum, dass in einer Situation der Ungewissheit eine Entscheidung getroffen werden muss, von der weitreichende Konsequenzen abhängen, z.B., ob eine Operation durchgeführt oder ob eine mit Nebenwirkungen behaftete medikamentöse Therapie begonnen oder fortgesetzt werden soll.

Im letzten Kapitel hatten wir besprochen, dass nach Durchführung eines Tests ein positives oder negatives Ergebnis vorliegt, welches mit seiner A-posteriori-Wahrscheinlichkeit zutreffend ist.

Wie hoch diese A-posteriori-Wahrscheinlichkeit ist, lässt sich leicht errechnen, sofern die Daten der Vierfeldertafel vorliegen, also die relativen oder absoluten Häufigkeiten, mit denen die vier Felder besetzt sind.

Dies ist jedoch in der Regel nicht der Fall, denn meist sind nur die Sensitivität und Spezifität des Tests bekannt und für die Prävalenz der Erkrankung liegt ein ungefährer Schätzwert vor. Wenn die Feldbesetzung nicht bekannt ist, lassen sich die Vorhersagewerte nach dem Satz von Bayes aus den eben genannten Werten errechnen.

5.1. Die Bayessche Formel

Die ärztliche Diagnostik beruht darauf, dass man vom Symptom auf die Diagnose schließen kann. In der Sprache der Statistik heißt es, dass Symptom und Diagnose voneinander abhängige Ereignisse sind.

Die A-posteriori-Wahrscheinlichkeit $P(K|S)$ gibt die Wahrscheinlichkeit an, mit der die Krankheit K vorliegt, wenn das Symptom S bekannt ist. Wenn

$$P(K|S) \neq P(K|\overline{S}) \neq P(K)$$

ist, hängt die Wahrscheinlichkeit für das Vorliegen der Krankheit K davon ab, ob das Symptom S vorliegt oder nicht. Die bedingte Wahrscheinlichkeit $P(K|S)$ ist jedoch keine Konstante, sondern hängt davon ab, wie das jeweilige Patientengut zusammengesetzt ist, insbesondere davon, welche anderen Erkrankungen vertreten sind, die mit dem Symptom S einhergehen. Die Bayessche Formel

5.1 Die Bayessche Formel

dient dazu auszurechnen, mit welcher Wahrscheinlichkeit $P(K|S)$ die Krankheit K vorliegt, nachdem das Symptom S festgestellt wurde.
Nach dem Multiplikationssatz gilt für das gleichzeitige Vorliegen von K und S:

$$P(K \cap S) = P(S) \cdot P(K|S) = P(K) \cdot P(S|K)$$

Hieraus ergibt sich durch Umformung die **Bayessche Formel:**

$$P(K|S) = \frac{P(K) \cdot P(S|K)}{P(S)}$$

Wir sehen, dass das Symptom S insbesondere dann mit hoher Wahrscheinlichkeit für die Krankheit K spricht, wenn:

- $P(S|K)$ hoch ist, also das Symptom S bei der Krankheit K häufig auftritt.

- $P(K)$ groß ist, also die Krankheit K häufig auftritt.

- $P(S)$ klein ist, also das Symptom insgesamt selten auftritt.

Wir haben hiermit die Gesichtspunkte, die jeder Arzt in seine differenzialdiagnostischen Überlegungen einschließt, in einer Formel zusammengefasst. Man könnte sogar behaupten, dass eine Differenzialdiagnose in einem unbewussten Ausrechnen der obigen Formel für die verschiedenen Krankheiten K besteht.

Bei ärztlichen Entscheidungen spielen allerdings nicht nur die Diagnosewahrscheinlichkeiten, sondern auch Risikobetrachtungen eine Rolle (Entscheidungstheorie). Wenn beispielsweise mit $p = 0,2$ eine ernsthafte und mit $p = 0,8$ eine harmlose Krankheit vorliegt, wird man im weiteren Vorgehen zunächst von der schweren Erkrankung ausgehen müssen.

5.1.1. Bekannte Häufigkeit des Symptoms

Bei einer Massenuntersuchung wird mit dem Test S nach der Krankheit K gesucht. Bei Patienten, die an der Krankheit K leiden, spricht der Test mit 99 % Wahrscheinlichkeit positiv an:

$$P(S|K) = 0,99.$$

Die **Sensitivität** des Tests beträgt 0,99.
Als weitere Annahme postulieren wir, dass der Test insgesamt (also bei Gesunden und Kranken zusammengenommen) in 1 % der Fälle positiv ist.

$P(S) = 0{,}01.$

Weil schon die Prävalenz einer Erkrankung in einem bestimmten Patientenkollektiv oft nur geschätzt werden kann, ist auch die Häufigkeit eines Symptoms oder einer positiven Testung in der Regel nur als grober Schätzwert bekannt. In diesem Abschnitt geht es um grundsätzliche Überlegungen, die Rechenbeispiele sollen vor allem das Prinzip verdeutlichen.

Positiver Vorhersagewert

Mit welcher Wahrscheinlichkeit ist ein Patient an der Krankheit K erkrankt, wenn der Test bei ihm positiv ist?

Zur Beantwortung dieser Frage muss die Prävalenz $P(K)$ der Krankheit bekannt sein, und zwar bezogen auf das Untersuchungsgut, in dem 1 % der Tests positiv ist. Wir spielen zwei Fälle durch:

Fall A $P(K) = 0{,}01$ (jeder 100. ist erkrankt)

Fall B $P(K) = 0{,}0001$ (jeder 10 000. ist erkrankt)

Fall A:

$$P(K|S) = \frac{0{,}01 \cdot 0{,}99}{0{,}01} = 0{,}99$$

Ein Patient, bei dem der Test positiv ausfällt, ist mit 99 %iger Wahrscheinlichkeit an der Krankheit K erkrankt. Der Vorhersagewert oder prädiktive Wert eines positiven Testergebnisses beträgt $P(K|S) = 0{,}99$.

Fall B:

$$P(K|S) = \frac{0{,}0001 \cdot 0{,}99}{0{,}01} = 0{,}0099$$

Ein Patient, bei dem der Test positiv ausfällt, ist mit 0,99 %iger Wahrscheinlichkeit an der Krankheit K erkrankt. Der Vorhersagewert beträgt 0,0099.

Der Unterschied zwischen Fall A und B lässt sich so erklären, dass im Fall A der Test genauso häufig positiv ist, wie die Krankheit vertreten ist, dass er also von ganz wenigen Ausnahmen abgesehen nur spezifisch auf die Krankheit K anspricht. Im Fall B hingegen ist der Test hundertmal häufiger positiv, als die Krankheit K auftritt. Daraus folgt, dass der Test nicht nur auf K anspricht.

5.1 Die Bayessche Formel

Im Fall A sind von 10 000 Personen 100 krank und 9900 gesund. 100 Tests fallen positiv aus; hierbei werden 99 Kranke und ein Gesunder als krank eingestuft. Es werden also 9899 Gesunde als gesund eingestuft:

$$\text{Spezifität} = \frac{9899}{9900} = 0{,}9998989.$$

Im Fall B ist von 10 000 nur einer erkrankt. Falls er als krank erkannt würde, würden 99 der 9 999 Gesunden als krank eingestuft werden.

$$\text{Spezifität} = \frac{9900}{9999} = 0{,}990099.$$

Prävalenz als differenzialdiagnostisches Kriterium

Die Fälle A und B haben dieselbe Sensitivität von 99 % und eine fast identische Spezifität von 99,9 % bzw. 99,0 %, und trotzdem unterscheidet sich der Vorhersagewert eines positiven Resultats in drastischer Weise: 99 % im Fall A und 1 % im Fall B. Hier wird deutlich, ein wie wichtiges differenzialdiagnostisches Kriterium die Häufigkeit der Krankheiten ist.

Zur groben Orientierung ist in Tabelle 5.1 die relative Häufigkeit einiger Krankheitsbilder aufgelistet. Die Angaben sollen in erster Linie zeigen, wie selten auch viele bekannte Krankheiten sind und wie stark sich die Prävalenzen der Erkrankungen voneinander unterscheiden. Die Liste kann auch deshalb nur eine ungefähre Orientierung geben, weil die Prävalenzen in verschiedenen Kliniken und Praxen je nach deren Spezialisierung und Einzugsgebiet in aller Regel stark voneinander differieren.

Krankheit	Prävalenz	Krankheit	Prävalenz
Morbus Addison	1:25.000	Hüftdysplasie	1:1.000
Adrenogenitales Syndrom	1:5.000	Hypertonie (über 50-jg.)	20 %
Alkaptonurie	1:25.000	Klinefelter-Syndrom	1:800
Asthma bronchiale	2–4 %	Klumpfuß	1:1.000
Morbus Bang	1:1.000.000	Leukämie	1:20.000
Morbus Bechterew (Männer)	0,5–1 %	Lupus erythematodis	1:10.000
Bronchiektasien	0,4–4 %	Marfan-Syndrom	1:100.000
Morbus Cushing	1:10.000	Megacolon congenitum	1:15.000
Diabetes mellitus	2–5 %	Mukoviszidose	1:2.000
Down-Syndrom	1:600	Multiple Sklerose	1–5:10.000
Epilepsie	1:200	Mukopolysaccharidosen	1:500.000 bis 1:30.000
Galaktosämie	1:20.000	Myasthenia gravis	1:30.000
Glaukom	bis 4 %	Pfaundler-Hurler	1:100.000
Hyperurikämie	1–2 %	Schizophrenie	1 %
Hämophilie A	1:5.000	Schwachsinn	3 %
Hämophilie B	1:25.000	Skoliose	0,5–2 %
Herzfehler	1 %	Turner-Syndrom	1:2.500
Morbus Hodgkin	1:50.000	Wilsonsche Krankheit	1–5:1.000.000

Tabelle 5.1: Prävalenz verschiedener Krankheiten. Zusammengestellt von E. Petersen, Kiel.

Die Sensitivität und Spezifität eines Untersuchungsverfahrens hängen im Wesentlichen davon ab, wo man die Grenze zwischen „normal" und „krankhaft" zieht, also z. B. davon, welcher Laborwert noch als normal oder bereits als pathologisch angesehen wird, wie im Abschnitt 5.2 näher besprochen wird. Wenn diese Grenze einmal festgelegt ist, liegen auch die Sensitivität und Spezifität des Untersuchungsverfahrens fest.

Der Vorhersagewert des Untersuchungsergebnisses hängt jedoch zusätzlich von der Prävalenz der Erkrankung im untersuchten Kollektiv ab, wie die obigen Fälle A und B deutlich gemacht haben.

Tatsächlicher Zustand

		krank (positiv)	gesund (negativ)	
Die Diagnose lautet	krank (positiv)	**richtige Entscheidung** a	falsch positiv b	**positiver Vorhersagewert** $a/(a+b)$
	gesund (negativ)	falsch negativ c	**richtige Entscheidung** d	**negativer Vorhersagewert** $d/(c+d)$
		Sensitivität $a/(a+c)$	**Spezifität** $d/(b+d)$	

Abbildung 5.1: Erläuterung der Begriffe Sensitivität, Spezifität und Vorhersagewerte für ein positives bzw. negatives Testergebnis. Wenn a, b, c und d die absoluten Häufigkeiten der Patienten eines untersuchten Kollektivs sind, können die Sensitivität, Spezifität und Vorhersagewerte für ein positives bzw. negatives Testergebnis anhand der angegebenen Quotienten geschätzt werden, z. B. die Sensitivität als $P(S|K) = a/(a+c)$.
In dieser Darstellung sind im Gegensatz zu anderen Darstellungen der Vierfeldertafel am Rand nicht die Randhäufigkeiten dargestellt.

5.1 Die Bayessche Formel

5.1.2. Unbekannte Häufigkeit des Symptoms

Bei unserem obigen Beispiel waren wir davon ausgegangen, dass $P(S)$ bekannt ist, also die Wahrscheinlichkeit, mit der im untersuchten Kollektiv das Symptom S positiv ist. Dies ist jedoch in der Regel nicht der Fall. Meist sind

- die Prävalenz $P(K)$,

- die Sensitivität $P(S|K)$ und

- die Spezifität $P(\overline{S}|\overline{K})$

bekannt. Aus diesen Größen lässt sich die Wahrscheinlichkeit $P(S)$ des Symptoms S im untersuchten Kollektiv berechnen:
Die Häufigkeit des Symptoms *im erkrankten Teil des Kollektivs* ergibt sich als
$$P(S|K) \cdot P(K) = \text{Sensitivität} \cdot \text{Prävalenz}.$$

Das Symptom kommt aber *auch im nicht erkrankten Teil des Kollektivs* vor. Die Spezifität $P(\overline{S}|\overline{K})$ gibt an, wie häufig das Symptom bei nicht Erkrankten fehlt. Deshalb gibt der Ausdruck $1 - \text{Spezifität} = 1 - P(\overline{S}|\overline{K})$ den relativen Anteil der nicht Erkrankten mit dem Symptom an. Diesen Ausdruck müssen wir mit der Größe des nicht erkrankten Kollektivs multiplizieren, die sich als $1 - \text{Prävalenz} = 1 - P(K)$ ergibt. Im nicht erkrankten Teil des Kollektivs kommt das Symptom S deshalb in folgender Häufigkeit vor:

$$(1 - P(\overline{S}|\overline{K})) \cdot (1 - P(K)) = (1 - \text{Spezifität}) \cdot (1 - \text{Prävalenz}).$$

Eingesetzt in die Bayessche Formel ergibt sich für den **positiven Vorhersagewert:**

$$P(K|S) = \frac{P(K) \cdot P(S|K)}{P(K) \cdot P(S|K) + (1 - P(\overline{S}|\overline{K})) \cdot (1 - P(K))}$$

$$= \frac{\text{Prävalenz} \cdot \text{Sensitivität}}{\text{Prävalenz} \cdot \text{Sensitivität} + (1 - \text{Spezifität}) \cdot (1 - \text{Prävalenz})}$$

Für den **negativen Vorhersagewert** $P(\overline{K}|\overline{S})$ lässt sich in ähnlicher Weise herleiten:

$$P(\overline{K}|\overline{S}) = \frac{\text{Spezifität} \cdot (1 - \text{Prävalenz})}{\text{Spezifität} \cdot (1 - \text{Prävalenz}) + (1 - \text{Sensitivität}) \cdot \text{Prävalenz}}$$

5.2 Receiver-Operating-Characteristic

Wenn gesichertes Wissen über die diagnostische Situation vorliegt und es nur eine therapeutische Alternative gibt, richtet sich das weitere Vorgehen nach den Regeln der ärztlichen Kunst, es braucht nichts entschieden zu werden. Von einer diagnostischen oder therapeutischen *Entscheidung* spricht man nur in einer Situation der *Unsicherheit*, bei der es mehrere Handlungsalternativen gibt.

Mit welcher Wahrscheinlichkeit die getroffene Entscheidung richtig ist, hängt vom Vorhersagewert des diagnostischen Kriteriums ab. Der Vorhersagewert $P(K|S)$ des Symptoms S bezüglich der Krankheit K lässt sich – wie im vorigen Abschnitt geschehen – nach der Bayesschen Formel errechnen und hängt damit von der Prävalenz $P(K)$, von der Spezifität $P(\overline{S}|\overline{K})$ und von der Sensitivität $P(S|K)$ ab. Die Prävalenz ist vorgegeben, aber Sensitivität und Spezifität können beeinflusst werden.

Der Arzt kann die Grenze festlegen, bis zu der das diagnostische Kriterium S bzw. bis zu der ein Symptom als positiv gilt. Insbesondere bei Laborwerten wird die Grenze zwischen normal und pathologisch häufig willkürlich definiert: **Eine Verschiebung dieser Grenze kann die Sensitivität, Spezifität und damit auch die Vorhersagewerte des diagnostischen Kriteriums verändern.**

Eine erhöhte Sensitivität bedeutet eine verminderte Spezifität und umgekehrt. Ein erhöhter positiver Vorhersagewert bedeutet einen erniedrigten negativen Vorhersagewert und umgekehrt. Eine hohe Sensitivität geht mit einem hohen negativen Vorhersagewert einher, während eine hohe Spezifität einen hohen positiven Vorhersagewert bedeutet.

Die vom Arzt gezogene Grenze, bei der ein Symptom als positiv gilt, stellt deshalb stets einen Kompromiss zwischen den oben genannten Größen dar. Wo diese Grenze sinnvollerweise gezogen wird, hängt auch von Risiko- und Kostenüberlegungen ab.

Definition des Grenzwertes

Am einfachsten ist die Abgrenzung zwischen normalen und pathologischen Werten, wenn es sich um eine zweigipflige Verteilung handelt, bei denen sich die Werte gesunder Patienten deutlich von den Werten kranker Patienten unterscheiden. In diesem Fall kann man ohne statistische Überlegungen eine eindeutige Aussage treffen, ob der betreffende Patient erkrankt ist oder nicht. Sensitivität und Spezifität sind gleich eins. Diese Situation wird in der Abbildung 5.2 dargestellt:

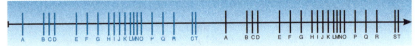

5.2 Receiver-Operating-Characteristic

Abbildung 5.2 (linke Seite): Verteilung von Laborwerten in einer Gruppe von kranken und gesunden Patienten. Die blauen Striche symbolisieren gesunde und die schwarzen Striche kranke Patienten. Es gibt keine Überschneidung der Werte, so dass man alle Kranken als krank und alle Gesunden als gesund erkennt. Damit sind Sensitivität und Spezifität gleich eins. Die Namen der Patienten sind mit einem großen Buchstaben abgekürzt, die in der Gruppe der Erkrankten und Gesunden jeweils von A bis T gehen.

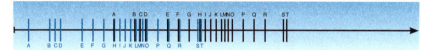

Abbildung 5.3: Verteilung von Laborwerten in einer Gruppe von kranken und gesunden Patienten. Die Werte überschneiden sich, so dass man nicht eindeutig zwischen Kranken und Gesunden differenzieren kann.

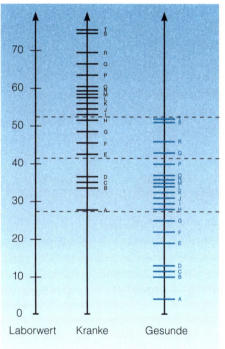

Grenzwert 1: 12 Kranke und keine Gesunden liegen oberhalb des Grenzwertes

Grenzwert 2: 16 Kranke und 4 Gesunde liegen oberhalb des Grenzwertes

Grenzwert 3: 20 Kranke und 13 Gesunde liegen oberhalb des Grenzwertes

Abbildung 5.4: Darstellung der Laborwerte aus Abbildung 5.3, wobei die Werte auf einer vertikalen Achse angeordnet sind. Die drei gestrichelten Linien stellen drei mögliche Grenzwerte dar. Links die Gruppe der Kranken, rechts die Gruppe der Gesunden.

Wenn sich die Wertebereiche von erkrankten und gesunden Patienten überlagern, ist die Festlegung des Grenzwertes zwischen „normal" und „erhöht" in gewisser Weise willkürlich. Eine erhöhte Sensitivität wird mit einer verminderten Spezifität erkauft und umgekehrt.

Dieser Fall soll am Beispiel der jeweils 20 gesunden und kranken Patienten aus den Abbildungen 5.3 und 5.4 näher untersucht werden. Für die drei möglichen Grenzwerte, die in Abbildung 5.4 eingezeichnet sind, zählen wir die Patienten und tragen Werte in die Vierfeldertafel 5.5 ein. Die Felder a und d stellen die richtig diagnostizierten Fälle dar, die Felder b und c die falsch eingestuften Patienten:

		Tatsächlicher Zustand		
		krank (positiv)	gesund (negativ)	
Die Diagnose lautet	krank (positiv)	**richtige Entscheidung** GW 1: $a = 12$ GW 2: $a = 16$ GW 3: $a = 20$	falsch positiv GW 1: $b = 0$ GW 2: $b = 4$ GW 3: $b = 13$	**positiver Vorhersagewert** GW 1: $a/(a+b) = 1{,}0$ GW 2: $a/(a+b) = 0{,}8$ GW 3: $a/(a+b) = 0{,}6$
	gesund (negativ)	falsch negativ GW 1: $c = 8$ GW 2: $c = 4$ GW 3: $c = 0$	**richtige Entscheidung** GW 1: $d = 20$ GW 2: $d = 16$ GW 3: $d = 7$	**negativer Vorhersagewert** GW 1: $d/(c+d) = 0{,}7$ GW 2: $d/(c+d) = 0{,}8$ GW 3: $d/(c+d) = 1{,}0$
		Sensitivität GW 1: $a/(a+c) = 0{,}6$ GW 2: $a/(a+c) = 0{,}8$ GW 3: $a/(a+c) = 1{,}0$	**Spezifität** GW 1: $d/(b+d) = 1{,}0$ GW 2: $d/(b+d) = 0{,}8$ GW 3: $d/(b+d) = 0{,}4$	

Abbildung 5.5: Darstellung der Werte aus Abbildung 5.4 als Vierfeldertafel mit den daraus resultierenden Vorhersagewerten, Spezifitäten und Sensitivitäten in Abhängigkeit davon, welchen der drei obigen Grenzwerte man annimmt. Die drei Grenzwerte sind mit GW 1 bis GW 3 abgekürzt.

5.2 Receiver-Operating-Characteristic

Wie wir an unserem fiktiven Beispiel gesehen haben, stellen die drei gestrichelten Linien drei mögliche Grenzwerte dar, die zu einer jeweils anderen Sensitivität und Spezifität führen. Gleiches gilt für die positiven und negativen Vorhersagewerte. Je höher der positive Vorhersagewert ist, desto kleiner der *negative predictive value* und umgekehrt.

Dieser Zusammenhang soll anhand unseres fiktiven Beispiels aus Abbildung 5.4 genauer untersucht werden, indem die Laborwerte für die beiden Kollektive (Gesunde und Kranke) als Summenhäufigkeitsfunktion dargestellt werden. Die drei in Abbildung 5.5 durchgerechneten Grenzwerte sind eingezeichnet, aber anhand der beiden Summenhäufigkeitsverteilungen kann man jeden beliebigen Wert als Grenzwert benutzen und die daraus resulierenden Kenngrößen ablesen. Dies wird anhand des Grenzwertes 2 erläutert:

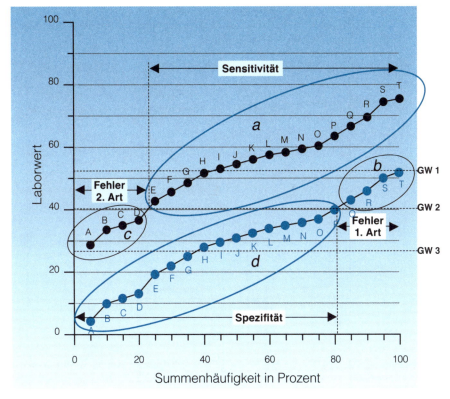

Abbildung 5.6: Darstellung der Werte aus Abbildung 5.4 als Summenhäufigkeit mit den daraus resultierenden Feldbesetzungen *a*, *b*, *c* und *d* der Vierfeldertafel bezogen auf den Grenzwert 2. Hieraus ergeben sich Spezifit und Sensitivität. Der Fehler erster Art ergibt sich als 1 – Spezifität, der Fehler 2. Art als 1 – Sensitivität. (s. S. 82 ff. und 318 ff.)

Screening auf Portiokarzinom

Als medizinisches Beispiel soll zunächst die Untersuchung auf Portiokarzinom nach Papanicolaou besprochen werden. Hierbei wird ein Portioabstrich auf verdächtige Zellen durchgemustert. Zellen, die karzinomatös verändert aussehen, finden sich sowohl bei Patienten, die kein Karzinom aufweisen, als auch bei Patienten mit Portiokarzinom, bei diesen jedoch vermehrt. Die Frage lautet, wo man die Grenze zieht und einen Krebsverdacht ausspricht:

- Wenn 1% verdächtiger Zellen als Grenze dient, wird man 95% der Karzinome erkennen. Die Sensitivität beträgt 95%, der Fehler 2. Art (s.S. 318) 5%. Andererseits werden nur 80% der karzinomfreien Patienten als gesund erkannt. Die Spezifität beträgt 80%, der Fehler 1. Art (s.S. 318) 20%.

- Legt man die Grenze bei 2% verdächtiger Zellen fest, steigt die Spezifität von 80% auf 96%, während die Sensitivität von 95% auf 78% fällt. Diese Situation ist in Abb. 5.7 dargestellt:

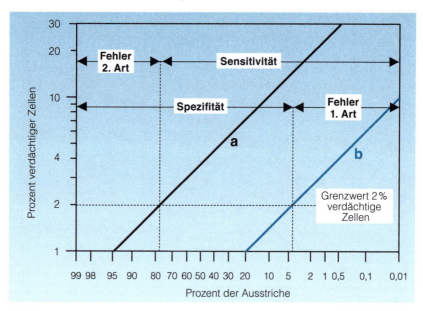

Abbildung 5.7: Das Diagramm stellt die Summenhäufigkeitskurven für a) Patienten mit Portiokarzinom und b) Patienten ohne Portiokarzinom dar. Beispielsweise weisen 95% der Patienten mit Karzinom (Kurve a) mindestens 1% verdächtiger Zellen auf, und bei 78% der Ausstriche sind sogar 2% verdächtiger Zellen zu finden. Dies ist auch bei 20 bzw. 4% der gesunden Patienten (Kurve b) der Fall (Fehler 1. Art).
Der Fehler 1. und 2. Art sowie die Sensitivität und Spezifität sind für den *Grenzwert 2% verdächtige Zellen* dargestellt. Nach Horvath, WJ, Behav. Sci 1964.

5.2 Receiver-Operating-Characteristic

Horvath hat bei dem in Abb. 5.7 dargestellten Zusammenhang für die beiden Teilkollektive der Erkrankten (Kurve a) und Gesunden (Kurve b) jeweils die Summenhäufigkeitsfunktion verdächtig aussehender Zellen dargestellt. Wie sähe dieser Zusammenhang aus, wenn man eine untaugliche Methode, z.B. eine ungeeignete Färbemethode, verwenden würde? Beide Kurven würden übereinander liegen. Diese Situation ist in Abb. 5.8 dargestellt:

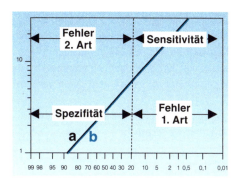

Abbildung 5.8: Summenhäufigkeits-Kurve für eine untaugliche diagnostische Methode. Der Fehler 1. Art ist so groß wie die Sensitivität und der Fehler 2. Art ist so groß wie die Spezifität. Sensitivität und Spezifität ergänzen sich zu 1. Dasselbe gilt für den Fehler 1. und 2. Art. Damit ist das diagnostische Kriterium willkürlich, denn aus dem Kollektiv der Erkrankten wird stets derselbe Anteil (Sensitivität) ausgewählt wie aus dem Kollektiv der Gesunden (Fehler 2. Art).

Bei der in Abb. 5.8 dargestellten Situation teilt das diagnostische Kriterium die beiden Teilkollektive der Gesunden und der Erkrankten stets in demselben Verhältnis. Wenn beispielsweise 20 % der Gesunden als krank klassifiziert werden, werden auch 20 % der Erkrankten als krank klassifiziert. Der Fehler 2. Art (einen Gesunden als krank einzustufen) ist stets genauso groß wie die Sensitivität (einen Kranken als krank zu erkennen). Diese Situation wird auf Seite 86 bei der (untauglichen) Diagnostik des akuten Abdomens anhand des Symptoms Brillenträger erläutert.

Der Zusammenhang zwischen Sensitivität und Spezifität wird durch Abbildung 5.6 und 5.7 verdeutlicht. Um aus Abbildung 5.7 die Vorhersagewerte zu ermitteln, müsste die Zusammensetzung des Kollektivs, d.h. die Prävalenz des Portiokarzinoms im untersuchten Patientengut, bekannt sein.

Die Gegenüberstellung der Spezifität und Sensitivität spielt bei vielen Entscheidungsprozessen eine Rolle. Die Kurve heißt „*Receiver-Operating-Characteristic*"

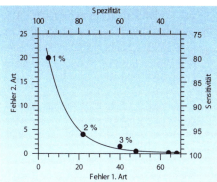

Abbildung 5.9: ROC-Kurve für das in Abbildung 5.7 dargestellte Screening auf Portiokarzinom. Die Punkte beziehen sich auf Grenzwerte bei 1 bis 6 % verdächtigen Zellen und die sich daraus ableitenden Fehler 1. und 2. Art.

(ROC) oder auf Deutsch *Operator-Annahme-Kennlinie*. Diese Bezeichnung deutet auf die Herkunft aus dem technischen Bereich hin. Ein Physiologe würde von *Reiz-Reaktions-Kennlinie* sprechen. Die Psychologen nennen diese Beziehung *Reiz-Reaktions-* oder *Stimulus-Response-Modell*.

Es wird deutlich, dass die genaue Diagnostik nur aufgrund des Prozentsatzes verändert aussehender Zellen stets mit einer großen Unsicherheit behaftet ist. Aus diesem Grunde stützt sich die Klassifikation der Abstriche in PAP I bis PAP V mit den sich daraus ergebenden diagnostisch-therapeutischen Konsequenzen nicht nur auf quantitative Maße, sondern vor allem auch auf qualitative Aspekte, d. h. es kommt ganz wesentlich auf die Art der histologischen Veränderungen an, die im Mikroskop beobachtet werden. Nur dadurch gewinnt dieser Test die notwendige Trennschärfe, die ihn zu einem der am häufigsten verwendeten Tests weltweit gemacht hat.

Das Problem des Fehlers 1. und 2. Art wird durch die zusätzlichen qualitativen Aspekte zwar abgeschwächt, besteht aber weiterhin.

Diagnose der Lungentuberkulose

Bei der röntgenologischen Diagnose von Lungentuberkulose wurden verschiedene Untersucher gebeten, unterschiedlich strenge Maßstäbe bei der Begutachtung von Röntgenbildern anzulegen. Durch die mehr oder weniger strengen Maßstäbe wurde die Einstufung von Zweifelsfällen verschieden gehandhabt, wodurch sich eine unterschiedliche Sensitivität und Spezifität ergab. Jedoch liegen alle Untersucher auf derselben Operator-Annahme-Kennlinie, was dafür spricht, dass alle Untersucher dieselben diagnostischen Fähigkeiten besitzen. Untersucher mit geringeren diagnostischen Kenntnissen würden mit ihren Ergebnissen beispielsweise auf der gestrichelt eingezeichneten Linie liegen, d. h. bei gleicher Spezifität eine geringere Sensitivität oder bei gleicher Sensitivität eine geringere Spezifität aufweisen.

Eine ROC-Kurve ist immer dann von Interesse, wenn in einer Situation der Unsicherheit eine Entscheidung getroffen werden muss. Unter Kosten- und Risikogesichtspunkten kann man den Fehler 1. und 2. Art gegeneinander abwägen.

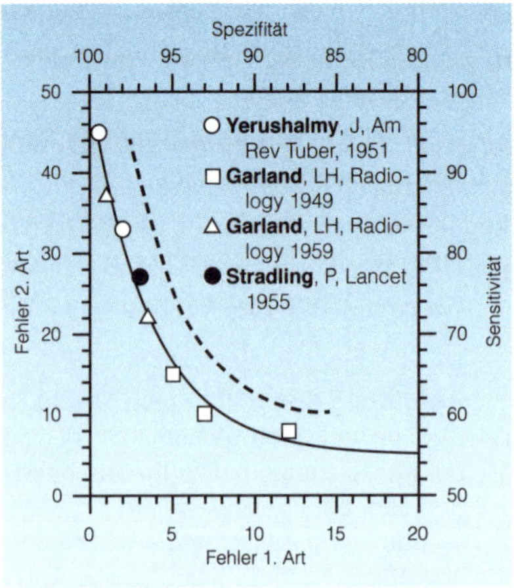

Abbildung 5.10: ROC-Kurve für die röntgenologische Diagnose von Lungentuberkulose, wobei die Untersucher verschieden strenge Maßstäbe angelegt haben. Zitiert nach Lusted, LB, Introduction to Medical Decision Making, Thomas, Springfield, 1968.

5.3 Entscheidungsbäume

Die Entscheidungsfindung in der Medizin ist oft ein mühsamer, aus vielen einzelnen Stufen bestehender Weg. Es geht zunächst darum, die zutreffende Diagnose zu stellen und dann die für den Patienten optimierte Therapie zu finden, wobei die Maximaltherapie nicht immer das Beste für den Patienten und seine Lebensqualität darstellt.

„Der Geist der Medizin ist leicht zu fassen, man durchstudiert die große und die kleine Welt, um es am End' zu lassen, wie's Gott gefällt", so Mephisto in Goethes Faust, anno 1808. Dieses Zitat hat auch heute, mehr als 200 Jahre später, noch seine Berechtigung. Früher bestand das Problem vor allem in den eingeschränkten Möglichkeiten der therapeutischen Intervention, heute droht die Gefahr oft von der anderen Seite, dass die gesamte Klaviatur des medizinischen Fortschritts ohne Rücksicht auf die Befindlichkeit des Patienten zur Anwendung kommt.

Diagnostische Dilemmata

Aber auch im diagnostischen Bereich ist das rechte Augenmaß oft schwer zu finden. Wenn jemand mit einer harmlosen Befindlichkeitsstörung in eine Universitätsklinik kommt, ist die Gefahr groß, dass man vermutet, den Vorboten einer ernsthaften Erkrankung gefunden zu haben, und – schon aus juristischen Gründen – nicht eher Ruhe gibt, bevor diese Erkrankung ausgeschlossen ist – koste es, was es wolle, auch in psychischer Hinsicht.

Umgekehrt schlägt der Krankenhausarzt seine Hände über dem Kopf zusammen, wie es angehen konnte, dass der Hausarzt den Patienten mit Lungenkarzinom erst jetzt schickt, obwohl er schon seit Jahren hustet und seit zwei Wochen Blut im Sputum hat.

Dies hat nichts mit fehlenden Kenntnissen oder mangelhaftem bzw. übertriebenem Engagement der behandelnden Ärzte zu tun, sondern damit, dass *die Prävalenz der Erkrankung den Vorhersagewert eines Symptoms* maßgeblich beeinflusst: Fast bei allen Patienten mit der ernsthaften Erkrankung in der Uniklinik gab es zuerst harmlose Befindlichkeitsstörungen. Wer will dem Klinikarzt verdenken, dass er befürchtet, der neue Patient leide ebenfalls an dieser Erkrankung, sei aber – Gott sei Dank! – etwas früher als die anderen in die Klinik gekommen.

Umgekehrt, wer will es dem Hausarzt verdenken, dass er nicht jeden Patienten mit morgendlichem Husten wegen Karzinomverdachts einweist?

Blut im Sputum ist zweifelsohne ein Alarmsignal, bei dem es in der Regel für die kurative Behandlung eines Bronchialkarzinoms bereits zu spät ist. Überdiagnostik und mangelhafte Diagnostik liegen oft sehr eng beieinander!

Mustererkennung

Die meisten der etwa 10 000 Krankheiten sind anhand ihres „Krankheitsbildes", d. h. anhand einer für die Krankheit typischen Kombination von Symptomen unschwer zu erkennen. Diese Diagnostik verläuft nach dem Prinzip der Mustererkennung, genau so, wie wir Gesichter erkennen.

Dieses System versagt jedoch, wenn sich zwei oder mehrere Krankheiten nur unwesentlich voneinander unterscheiden. Dann sind differentialdiagnostische Überlegungen gefragt. Problematisch wird es, wenn die infrage kommenden Erkrankungen unterschiedliche Therapien erfordern, insbesondere wenn Lebensgefahr und Zeitdruck eine rasche Entscheidung erzwingen.

Ein typisches Beispiel hierfür ist das akute Abdomen, hinter dem sich Dutzende verschiedener Krankheitsbilder verstecken können, die zum Teil sofortiges operatives Eingreifen erfordern, zum Teil aber auch ohne Therapie folgenlos ausheilen können.

Schrittweises Vorgehen

In den meisten Fällen lässt sich das Problem der Diagnosestellung und des therapeutischen Vorgehens nicht mit Hilfe eines einzelnen Tests lösen, sondern ein gestuftes Vorgehen ist notwendig, bei dem nacheinander diverse Untersuchungen vorgenommen werden. In Abhängigkeit von den Ergebnissen der ersten Untersuchungen werden weitere Tests vorgenommen. Hier kommt es entscheidend auf die Reihenfolge der Maßnahmen an, die unter verschiedenen Aspekten festgelegt wird:

An erster Stelle stehen **Risikoüberlegungen**, d. h. es muss sichergestellt werden, dass keine lebensbedrohlichen Erkrankungen übersehen werden und dass die zur Therapie zur Verfügung stehenden Zeitfenster nicht ungenutzt verstreichen. Wenn beispielsweise nach einem Unfall ein Kreislaufschock auch nur drohen könnte, wird zunächst ein venöser Zugang gelegt.

Ansonsten wird bevorzugt nach der am ehesten zu erwartenden Krankheit gesucht, wobei auch die Belastung für den Patienten und die Kosten wichtige Gesichtspunkte darstellen, um das Vorgehen zu planen.

Weil sich die genannten Aspekte schlecht zahlenmäßig erfassen und noch schwieriger gegeneinander abwägen lassen, ist das diagnostische und therapeutische Vorgehen eine Domäne des behandelnden Arztes, der ggf. mit seinem Patienten besprechen muss, welches Restrisiko dieser einzugehen bereit ist, um die Diagnostik abzukürzen.

Die Statistik kann hier nur wenig Schützenhilfe leisten. Entscheidend ist die Erfahrung des Arztes, die allerdings durch die Prävalenz seiner bisherigen Patienten geprägt wurde. Wir hatten bei der Besprechung des Bayesschen Gesetzes gesehen, wie wichtig die Prävalenz für die diagnostische Aussagekraft eines

5.3 Entscheidungsbäume

Symptoms ist. Deshalb fällt der Anamnese, besonders der Familienanamnese, eine zentrale Rolle zu, denn dadurch bringt man die Prävalenz innerhalb der Familie in Erfahrung und diese ist aufgrund genetischer Disposition, aber auch aufgrund erlernter Verhaltensmuster für den Patienten prägend.

Zwar haben die Götter die Diagnose vor die Therapie gesetzt, doch letztlich ist der Patient das Maß aller Dinge. Der Volksmund bringt das Problem auf den Punkt: „Operation gelungen, Patient tot." Deshalb sollte die Therapie nur soweit verfeinert werden, wie sich daraus therapeutische Konsequenzen ergeben.

Häufig ist das diagnostisch-therapeutische Vorgehen ein „aktives Abwarten", also eine Kombination aus vorsichtigen diagnostischen und therapeutischen Schritten und der Hoffnung auf einen günstigen Spontanverlauf, der ein konsequentes und damit riskantes medikamentöses oder chirurgisches Eingreifen entbehrlich macht.

Weil in den letzten Jahren die Bereitschaft gestiegen ist, gegen tatsächliche oder vermeintliche Kunstfehler juristisch vorzugehen, ist es notwendig, den Patienten aktiv in den diagnostisch-therapeutischen Prozess einzubeziehen und ihm im Zweifelsfall die letzte Entscheidung zu überlassen.

Entscheidungsbaum

Der diagnostisch-therapeutische Entscheidungsprozess hat viele mögliche Verästelungen, von denen aber im Einzelfall nur ein Weg tatsächlich beschritten wird bzw. werden kann. Das ist ja das Wesen einer Entscheidung.

Um die verschiedenen Optionen besser durchdenken und mit dem Patienten oder auch mit Kollegen besprechen zu können, lässt sich der Entscheidungsprozess grafisch darstellen:

Der Entscheidungsbaum besteht aus Rechtecken (manchmal auch Rauten), die eine Entscheidung symbolisieren, und Kreisen, die für spontane Ereignisse stehen. Rechtecke und Kreise sind durch Linien miteinander verbunden, die angeben, welchen Verlauf die Erkrankung nehmen könnte. Die Linien sind mit Wahrscheinlichkeiten versehen, so dass man ausrechnen kann, wie hoch das Risiko bei welcher Entscheidung sein wird. Natürlich sind die solchen Wahrscheinlichkeitsbäumen zugrunde liegenden Wahrscheinlichkeiten nur grobe Schätzwerte, weil man davon ausgehen muss, dass die Individualität des Patienten auch ein individuelles Risiko bedeutet. Beispielsweise ist davon auszugehen, dass Patienten in schlechtem Allgemeinzustand auch ein höheres Operationsrisiko haben.

Aysmptomatische Gallensteine

Als Beispiel soll ein Wahrscheinlichkeitsbaum für den Fall von aysmptomatischen Gallensteinen dienen. Das Rechteck stellt zwei Optionen dar: abwarten oder operieren. Im Falle einer Operation wird eine Operationsletalität von

5. Kapitel: Entscheidungsfindung in der Medizin

0,004, also vier Todesfälle auf 1000 Operationen unterstellt. Dies entspricht einer NNH von 250. Im Fall des Abwartens sind vier weitere Verläufe denkbar: die weitere Symptomfreiheit, Schmerzen, sonstige Komplikationen und die Entwicklung von Gallenkrebs.

Es wird weiter unterstellt, dass man in den letzten drei Fällen operieren würde mit komplikationsbedingt unterschiedlichen Letalitätsraten. Durch Multiplikation dieser Letalitätsraten mit der Eintrittswahrscheinlichkeit der drei komplikationsbehafteten Verläufe ergibt sich die Gesamtletalität des Abwartens, die geringfügig höher ist als die Letalität bei sofortiger Operation:

Ereignis	Wahrscheinlichkeit für das Eintreten		Risiko eines tödlichen Verlaufs		resultierende Letalität
asymptomatisch	0,815	x	0,000	=	0,0000
Schmerzen	0,150	x	0,004	=	0.0006
Komplikationen	0,030	x	0,100	=	0.0030
Krebs	0,005	x	1,000	=	0.0050
Gesamtletalität beim Abwarten				=	0.0086

Tabelle 5.2: Zu erwartende Letalitäten bei asymtomatischen Gallensteinen

Rein mathematisch gesehen sollte man dem Patienten zur sofortigen Operation raten, aber als Arzt sollte man erst einmal kritisch hinterfragen, wie alt der Patient ist und wie sein sonstiger Gesundheitszustand aussieht. Wird er die mögliche Entwicklung eines Karzinoms überhaupt erleben?

Außerdem ist der Tod zum jetzigen Zeitpunkt anders zu bewerten als in 10 oder 20 Jahren. Man könnte den Patienten für die Beschwerden sensibilisieren, so dass er sich beim Auftreten von nur leichten Beschwerden, also bevor Komplikationen aufgetreten sind, meldet, so dass man dann immer noch mit geringem Risiko operieren könnte.

Aus der Sicht des Patienten wiederum mögen ganz andere Gesichtspunkte eine Rolle spielen: Wegen der geplanten Weltreise möchte er die Sache jetzt geregelt wissen, um nicht zur Unzeit von Beschwerden überrascht zu werden. Vielleicht scheut er aber auch wegen seiner neuen Freundin vor einer sofortigen Operation zurück, um ihr gegenüber nicht als Halbinvalide dazustehen ...

Abbildung 5.11: Entscheidungsbaum bei Gallensteinen als Zufallsbefund. Das Rechteck stellt die Option dar, bei der Arzt und Patient entscheiden können. Im Falle einer Operation besteht ein Risiko von etwa 0,004 für einen letalen Verlauf. Im Falle des Abwartens gibt es vier mögliche Verläufe, die eine Gesamtletalität von 0,0086 aufweisen, dies aber erst in ferner Zukunft. Nach Jekel, J et al, Epidemology, Biostatistics and Preventive Medicine, Saunders, Philadelphia, 2007.

5.3 Entscheidungsbäume

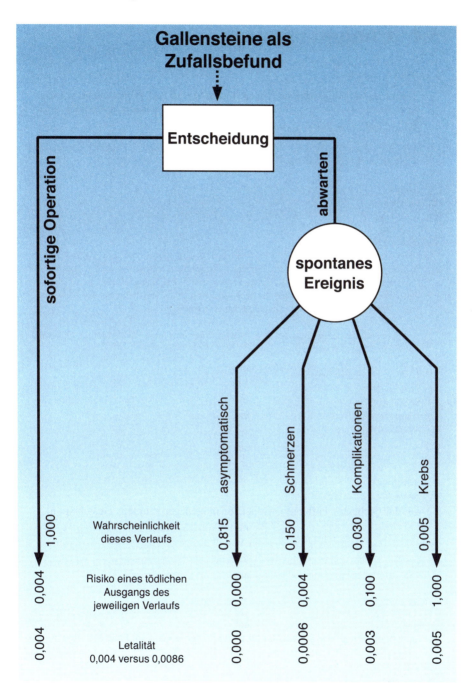

5.4 Übungsaufgaben

5.1. Die Bayessche Formel

1. Im Rahmen einer Reihenuntersuchung auf Tuberkulose wird der Thorax-Röntgenbefund erhoben. Bei der Auswertung ergibt sich, dass bei 200 positiven Röntgenbefunden 100 gesicherte Tbc-Diagnosen vorliegen.

    Aufgrund dieser Angaben lässt sich am ehesten folgende Maßzahl zur medizinischen Diagnostik ermitteln:

    (A) Inzidenz
    (B) Prävalenz
    (C) Sensitivität
    (D) Spezifität
    (E) positiver prädiktiver Wert

2. In einer Universitätsklinik wurden sämtliche Fälle von Pankreas-Karzinom der letzten zehn Jahre retrospektiv aus den Krankenakten herausgesucht. Die Daten Überlebenszeit, Rauchgewohnheiten, Trinkgewohnheiten (Kaffee, Alkohol) und das Vorhandensein des Tumormarkers CEA (carcinoembryonales Antigen) wurden erfasst.

    Aus der relativen Häufigkeit dieses Tumormarkers kann man folgende diagnostische Maßzahl berechnen bzw. schätzen:

    (A) positiver prädiktiver Wert
    (B) Sensitivität
    (C) Spezifität
    (D) negativer prädiktiver Wert
    (E) Mortalität

3. Welche der folgenden Kenngrößen wird mit Hilfe des Bayes-Ansatzes ermittelt?

    (A) Sensitivität
    (B) Spezifität
    (C) Rate falsch positiver Ergebnisse
    (D) prädiktiver Wert des positiven Befundes
    (E) A-priori-Wahrscheinlichkeit

4. Bei den Teilnehmern einer Früherkennungsmaßnahme deckte der eingesetzte Filtertest ca. 15 % aller tatsächlich kranken Personen auf.

    Welcher epidemiologische Begriff erfasst diesen Sachverhalt?

    (A) Richtig-Positive
    (B) positive Korrektheit
    (C) prädiktiver Wert
    (D) Sensitivität
    (E) Spezifität

5.4 Übungsaufgaben

5. Ordnen Sie dem Begriff diagnostische Empfindlichkeit (Sensitivität) den richtigen Wert zu, wobei folgende Vierfeldertafel für die absoluten Häufigkeiten bei einem qualitativen Test zugrunde liegt!

	Krankheit vorhanden	Krankheit nicht vorhanden
Test positiv	800	10 000
Test negativ	200	90 000

(A) 0,10
(B) 0,11
(C) 0,25
(D) 0,80
(E) 0.90

Lösung der Übungsaufgaben

1 (C) Die Sensitivität eines Tests gibt die Wahrscheinlichkeit dafür an, mit der ein Test bei Vorliegen einer Erkrankung diese auch diagnostiziert.

Die Inzidenz gibt die Zahl der Neuerkrankungen an,
die Prävalenz die Zahl der bereits Erkrankten, den sog. Krankenstand,
die Spezifität die Wahrscheinlichkeit, dass ein Gesunder als gesund erkannt wird und
der positive prädiktive Wert die Wahrscheinlichkeit, dass eine positive Diagnose auch zutreffend ist.

2 (B) Man kennt die Erkrankten und weiß, wieviele von ihnen einen erhöhten Tumormarker hatten. Daraus ergibt sich die Wahrscheinlichkeit, mit der die Erkrankung durch den Tumormarker diagnostiziert werden kann.

Die anderen Begriffe können nicht berechnet werden, weil sie davon abhängen, wieviele Patienten ohne Pankreaskarzinom sich im Krankengut befinden und wie häufig bei diesen das CEA erhöht ist. Auch für die Mortalität fehlen die Daten.

3 (D) Der positive prädiktive Wert eines Tests ist für den untersuchenden Arzt die entscheidende Größe. Der positive Vorhersagewert hängt aber nicht nur von des Art des Tests, sondern vor allem von der Prävalenz der gesuchten Erkrankung unter den Getesteten ab.

4 (D) Die Sensitivität beträgt nur 15 %, weil nur 15 % der Erkrankten diagnostiziert werden. Ein sehr schlechter Test!

5 (D) Die Sensitivität gibt an, wie viele von den tatsächlich Erkrankten durch den Test als krank erkannt werden. In der Aufgabe sind 1000 Personen krank, von denen 800 als erkrankt diagnostiziert werden.
Man beachte, dass von den 100 000 gesunden Patienten immerhin 10 000 als krank diagnostiziert werden! Von den 10 800 als krank diagnostizierten Patienten sind nur 800 tatsächlich krank, der positive Vorhersagewert liegt unter 8 %.

6. Der positive prädiktive Wert eines Guajak-Tests zur Früherkennung des Dickdarmkarzinoms nimmt generell zu mit der

(A) Sensitivität des Tests
(B) Repräsentativität des Tests
(C) Reliabilität des Tests
(D) Prävalenz der Krankheit
(E) Beteiligungsquote der zu untersuchenden Population

7. Die Aussagekraft von Screening-Tests wird u. a. durch den Anteil der untersuchten Personen mit positivem Test, welche die Krankheit X haben, an allen Personen mit positivem Test gekennzeichnet.
Um welche Kenngröße handelt es sich?

(A) negativer prädiktiver Wert
(B) positiver prädiktiver Wert
(C) Prävalenz
(D) Sensitivität
(E) Spezifität

8. Welche Aussagen zu Kriterien der diagnostischen Leistungsfähigkeit von Laboratoriumsuntersuchungen treffen zu?

(1) diagnostische Empfindlichkeit (Sensitivität) = Anzahl der Kranken mit positivem Testergebnis durch Gesamtzahl aller Untersuchten
(2) diagnostische Spezifität = Anzahl der Nicht-Kranken mit negativem Testergebnis durch Gesamtzahl der untersuchten Nicht-Kranken
(3) positiver Vorhersagewert (positiver prädiktiver Wert) = Anzahl der Kranken mit positivem Testergebnis durch Gesamtzahl der untersuchten Kranken

(A) nur 1 ist richtig
(B) nur 2 ist richtig
(C) nur 3 ist richtig
(D) nur 1 und 3 sind richtig
(E) 1–3 = alle sind richtig

9. In einer Krankenhaus-Notaufnahme wurde innerhalb des Beobachtungszeitraums bei allen Patienten mit retrosternalen Schmerzen (N = 500) ein Test A durchgeführt. Bei insgesamt 200 Patienten war der Test A positiv. Durch andere diagnostische Methoden ließ sich jedoch nachweisen, dass nur bei 100 der 500 Patienten ein Myokardinfarkt vorlag. Von diesen 100 Patienten hatten 50 mit dem Test A ein positives Testergebnis.
Der prädiktive Wert eines positiven Testergebnisses (der positive prädiktive Wert) des Testes A für die Diagnose „akuter Myokardinfarkt" im definierten Untersuchungskollektiv beträgt somit (als Abschätzung für ein gleichartiges Kollektiv):

(A) 10 %
(B) 25 %
(C) 40 %
(D) 50 %
(E) 62,5 %

5.4 Übungsaufgaben

10. Welches der genannten Kriterien zur Beurteilung der Güte eines Verfahrens zur Früherkennung von Krankheiten ist von der Prävalenz der zu erkennenden Krankheit abhängig?

(A) Macht des Testverfahrens
(B) Spezifität
(C) Prädiktiver Wert eines positiven Befundes
(D) Sensitivität
(E) Reliabilität der Untersuchung

11. Welche der folgenden statistischen Maße werden zur Qualitätssicherung eines diagnostischen Verfahrens herangezogen?

(1) Morbidität
(2) Spezifität
(3) prädiktiver Wert des positiven Resultats
(4) Sensitivität

(A) nur 1 ist richtig
(B) nur 1 und 2 sind richtig
(C) nur 1 und 3 sind richtig
(D) nur 2 und 4 sind richtig
(E) nur 2, 3 und 4 sind richtig

Lösung der Übungsaufgaben

6 (D) Die Sensitivität des Tests steht in der Regel fest. Die Prävalenz hängt aber von der Zusammensetzung des Krankengutes ab und diese ist sehr variabel, sowohl saisonal als auch in Abhängigkeit von der Spezialisierung der Klinik oder Praxis.

7 (B) Der positive prädiktive Wert wird auch als positiver Vorhersagewert bezeichnet.

8 (B) Bei (1) müsste es heißen ... aller untersuchten Kranken, bei (3) ... durch Gesamtzahl aller positiven Testergebnisse.

9 (B) Von den 200 Patienten mit positivem Testergebnis hatten 50 einen Infarkt. Das sind 25 %. Nur 25 % der positiven Testergebnisse waren zutreffend.

10 (C) Die Sensitivität und Spezifität hängen vom Testverfahren ab und sind von der Prävalenz unabhängig.
Die Reliabilität eines Testes sagt aus, wie verlässlich der Test ist, also ob er bei wiederholter Anwendung dasselbe Ergebnis zeigt.
Die Macht oder Power eines Tests ist um so größer, je größer der α-Fehler ist. Es geht hierbei um statistische Testverfahren, nicht um diagnostische Untersuchungsmethoden. Die Power eines statistischen Testverfahrens ist mit der Sensitivität eines diagnostischen Verfahrens vergleichbar und errechnet sich als: Power = 1 – Fehler 2. Art.

11 (E) Die Morbidität gibt an, welcher Anteil einer Population krank ist. Der Gebrauch des Begriffs Morbidität wird unterschiedlich gehandhabt, als Prävalenz manchmal aber auch als Inzidenz einer bestimmten Erkrankung oder auch als Prävalenz an irgendeiner Erkrankung.

Kapitel 6
Das Risiko

Risikoüberlegungen sind die Domäne der Statistik. Wenn etwas notwendigerweise und regelhaft schief geht, findet sich meistens ein Weg, die Gefahr zu bannen. Aber wenn die Gefahr nur ab und zu manifest wird, muss zunächst ermittelt werden, welche Risikofaktoren am Werk sind und mit welcher Stärke sie wirken, bevor man sich auf die manchmal mühsame Suche nach Vermeidungsstrategien macht.

Dies gilt für den gesundheitlichen Arbeitsschutz (Asbest, Alkohol) ebenso wie für die private Lebensführung (Rauchen, Übergewicht, Bewegungsmangel) wie für gesellschaftliche Rahmenbedingungen (Energieversorgung, Verkehrssicherheit): In der Regel wird von interessierter Seite zunächst abgestritten, dass die beschuldigten Faktoren überhaupt ein Risiko darstellen. Gerade bei Risikofaktoren, also Faktoren, die nicht zwangsläufig, sondern nur vermehrt zu unerwünschten Ereignissen führen, gilt der Grundsatz „Die Ausnahme bestätigt die Regel". Es findet sich immer ein 90-Jähriger Raucher, der sich bester Gesundheit erfreut.

		Gesundheitszustand		
		krank	gesund	
Exposition	Exposition vorhanden	a	b	**absolutes Risiko** $a/(a+b)$
	Exposition nicht vorhanden	c	d	**Hintergrundrisiko** $c/(c+d)$

Abbildung 6.1: Vierfeldertafel mit den abgeleiteten Begriffen absolutes Risiko und Hintergrundrisiko. Das **zuschreibbare Risiko** ergibt sich als Differenz aus dem absoluten Risiko und dem Hintergrundrisiko.

6.1 Grundbegriffe

Im Bereich der Medizin geht es um die Ätiologie vieler Erkrankungen, aber auch um die protektive Wirkung durch Impfungen und andere Maßnahmen der Gesundheitsförderung.

Vierfeldertafel

Auch die Beurteilung von Risikofaktoren geschieht mit Hilfe der Vierfeldertafel. Die Spalten geben die erkrankten bzw. gesunden Patienten an, während die obere Zeile das Vorhandensein des untersuchten Risikofaktors darstellt und die untere Zeile das Fehlen dieses Faktors. Damit stellt das Feld a die erkrankten Patienten dar, bei denen der Risikofaktor aktiv war. Für die anderen Felder gelten entsprechende Zuordnungen.

6.1 Grundbegriffe

Absolutes Risiko

Anstelle des positiven Vorhersagewertes gibt der Quotient $a/(a + b)$ die Wahrscheinlichkeit dafür an, dass ein Proband erkrankt, der dem Risikofaktor ausgesetzt war.

$$\textbf{absolutes Risiko} = \frac{\text{exponiert und erkrankt}}{\text{exponiert}} = \frac{a}{a+b}$$

Zuschreibbares Risiko

Die Wahrscheinlichkeit, dass ein Proband erkrankt, der dem Risikofaktor nicht ausgesetzt war, ergibt sich als $c/(c + d)$. Hier liegt keine Parallelität zum negativen Vorhersagewert vor, weil sich letzterer auf das Feld d bezieht.

Das Risiko ohne Wirkung des Risikofaktors gilt als „Hintergrundrisiko" und nur der darüber hinausgehende Anteil kann dem untersuchten Risikofaktor zugeschrieben werden.

Die Differenz zwischen dem absoluten Risiko mit und ohne Einfluss des Risikofaktors wird als zuschreibbares Risiko bezeichnet, im englischen Schrifttum als *attributable risk*.

$$\textbf{zuschreibbares Risiko} = \frac{\text{exponiert und erkrankt}}{\text{exponiert}} - \frac{\text{nicht expo. u. erkrankt}}{\text{nicht exponiert}}$$

$$= \frac{a}{a+b} - \frac{c}{c+d}$$

Beispielsweise beträgt nach Daten des US-Center for Disease Control (CDC) die jährliche Mortalität an Lungenkrebs bei Rauchern 191/100 000, aber nur 9/100 000 bei Nichtrauchern: Das absolute Risiko für Raucher beträgt 0,00191, das für Nichtraucher 0,00009, das dem Rauchen zuschreibbare Risiko ergibt sich als Differenz: 0,00191 – 0,00009 = 0,00182.

Relatives Risiko

Häufig möchte man wissen, um welchen Faktor das Hintergrundrisiko erhöht wird. Zu diesem Zweck bildet man den Quotienten aus dem Risiko mit und ohne Einfluss des Risikofaktors:

$$\text{relatives Risiko} = \frac{\frac{\text{exponiert und erkrankt}}{\text{exponiert}}}{\frac{\text{nicht exponiert und erkrankt}}{\text{nicht exponiert}}} = \frac{\frac{a}{a+b}}{\frac{c}{c+d}}$$

Wenn das Hintergrundrisiko klein ist, ist das relative Risiko groß. Wenn wie in unserem Beispiel das Risiko für Nichtraucher, an Lungenkrebs zu erkranken, pro Jahr 0,00009 ≈ 0,0001 beträgt (0,1 Promille) würde das absolute Risiko der Raucher von etwa 2 Promille (0,002) dem Faktor 20 entsprechen.

Wenn man das relative Risiko in Prozent angibt, kann es schnell irreführend werden. Im obigen Beispiel ergibt sich eine Steigerung des Risikos um mehr als 2000 Prozent (genau genommen um 191/9 = 21,22, dies entspricht 2122 Prozent).

Das absolute Risiko ist aber – wie beim zuschreibbaren Risiko ausgerechnet – nur um 0,00182, also etwa 2 Promille, gestiegen.

Beide Aussagen sind richtig und beschreiben denselben Sachverhalt, aber für einen Außenstehenden ist oft nur schwer zu verstehen, dass 2122 Prozent dasselbe sein soll wie zwei Promille.

Ein Risiko von zwei Promille scheint sehr wenig zu sein, man darf aber nicht vergessen, dass der Raucher diesem Risiko über Jahre und Jahrzehnte hinweg ausgesetzt ist, so dass sich im Laufe der Zeit ein kumuliertes Risiko im ein- oder sogar zweistelligen Prozentbereich aufbaut – ganz abgesehen von den anderen Gefahren des Rauchens, vor allem im kardiovaskulären Bereich.

NNT und NNH

Prozentsätze bergen immer das Problem, dass der Leser oft nicht genau weiß, worauf sich die Prozentzahl bezieht, d.h. welche Größe 100 Prozent darstellt. Aufgrund dessen hat sich in der evidenzbasierten Medizin für die Risiko- und

6.1 Grundbegriffe

Nutzenbewertung eine neue Maßeinheit durchgesetzt, die **Number Needed to Treat** (NNT) für erwünschte Wirkungen und die **Number Needed to Harm** (NNH) für unerwünschte Wirkungen.

Es handelt sich hierbei um die Zahl von Patienten, die man behandeln muss, damit im Durchschnitt ein einzelner Patient von den Vorteilen profitiert (NNT) oder im Falle der NNH an den Nebenwirkungen leidet.

Um zwischen dem absoluten Risiko und der NNH bzw. NNT umzurechnen, bildet man den Kehrwert des absoluten Risikos bzw. des absoluten Nutzens. Bei 182 zuschreibbaren Lungenkrebsfällen auf 100 000 Raucher ergibt sich das zuschreibbare Risiko als 182/100 000. Der Kehrwert beträgt

$$NNH = 100\,000/182 = 549.$$

Von 549 Rauchern erkrankt einer im laufenden Jahr aufgrund seines Tabakkonsums an Lungenkrebs.

Wenn beispielsweise eine neue Therapie bei 50 % der Patienten Erfolg hat, die bisherige aber nur bei 40 %, so beträgt der der Innovation zuschreibbare Therapiefortschritt 10 % = 0,1. Hieraus ergibt sich die Number Needed to Treat als:

$$NNT = 1/0,1 = 10$$

Man muss im Durchschnitt 10 Patienten behandelEN, damit einer vom Therapiefortschritt profitieren kann.

Die neuen Maßeinheiten NNT und NNH spiegeln auch das Selbstverständnis der evidenzbasierten Therapie wider, nach der der Patient im Mittelpunkt aller ärztlichen Bemühungen und Überlegungen stehen soll und nicht ein gesichtsloser Prozentsatz.

Weitere Kennzahlen?

Wir hatten in den letzten beiden Kapiteln die Vierfeldertafel unter dem Aspekt diagnostischer Fragestellungen kennengelernt und dabei die Begriffe Sensitivität, Spezifität und Vorhersagewert definiert. Welche Bedeutung haben diese Begriffe unter Risikogesichtspunkten?

Das *absolute Risiko* $a/(a + b)$ entspricht dem *positiven Vorhersagewert* bei einer diagnostischen Fragestellung.

Die Leistungsfähigkeit eines Testverfahrens selbst wird bei einer diagnostischen Fragestellung vor allem durch d*ie Sensitivität* und *Spezifität* gekennzeichnet. Gibt es auch bei Verwendung der Vierfeldertafel zur Klärung ätiologischer Fragestellungen entsprechende Begriffe?

- Wenn wir den Begriff Sensitivität, also $a/(a + c)$, auf ätiologische Fragestellung übertragen, fragen wir danach, wie groß c ist, d.h., wie häufig auch bei Abwesenheit des Risikos die Erkrankung auftritt, also welche Rolle *weitere* Risikofaktoren spielen.

- Die Spezifität, also der Quotient $d/(d + b)$ fragt danach, wie groß b ist, also wie häufig trotz Anwesenheit des Risikofaktors keine Erkrankung vorliegt.

Diese beiden Fragestellungen beantworten nicht die Frage, in welcher Stärke der *untersuchte* Risikofaktor wirksam ist, und sind damit für Überlegungen zum infrage kommenden Risikofaktor zunächst eher zweitrangig.

Gleichwohl sind die eben aufgeworfenen Fragen bedeutsam, zumal man als Mediziner immer daran interessiert ist, die hinter den statistischen Zahlen stehenden Kausalzusammenhänge zu verstehen. Einzelheiten werden im Kapitel 11 *Kausalität* besprochen. Da geht es um die Frage, inwieweit mögliche Ursachen hinreichend und notwendig sind.

Es ist bemerkenswert, dass über eine so einfache Tabelle wie die Vierfeldertafel unter verschiedenen Gesichtspunkten immer neue Begriffe definiert werden können:

- **Testverfahren:** Im Zusammenhang mit statistischen Testverfahren wird der Begriff des *Fehlers Erster* und *Zweiter Art* (s. Kapitel 15) über die Vierfeldertafel definiert.

- **Metaanalysen:** Bei der Metaanalyse verschiedener Studien werden diese durch die *Odds Ratio* miteinander verglichen (s. Kapitel 19). Die Herleitung der Odds Ratio erfolgt im Abschnitt 6.2.

- **Dokumentationssysteme:** Auch die Gütekriterien eines Dokumentationssystems, *Recall* und *Precision*, leiten sich von der Vierfeldertafel ab (s. Kapitel 21).

Diese Universalität der Vierfeldertafel ergibt sich daraus, dass diese die „simpelste aller Fragen" abbildet: Das untersuchte Szenario wird in nur zwei Alternativen aufgeteilt und es gibt nur zwei Antworten. Eine kompaktere wenn-dann-Beziehung ist nicht möglich.

Will man die Grautöne zwischen dem Schwarz und Weiß mathematisch abbilden und dabei auch das „vielleicht" und „könnte sein" berücksichtigen, das zwischen dem vorbehaltlosen Ja und strikten Nein liegt, dann bedient man sich einer Kontingenztafel mit n Spalten und m Zeilen. Die mathematischen Eigenschaften einer solchen differenzierteren Tabelle sind jedoch ganz ähnlich wie die Eigenschaften einer Vierfeldertafel.

Was in der Chemie das Atom ist, ist in der Statistik die Vierfeldertafel.

6.2 Abstraktion von der Prävalenz

Bei der Untersuchung der Wirkung eines Risikofaktors geht es um die Frage, wie groß sein Einfluss ist. Das Problem besteht darin, dass die Felder *b* und *c* der Vierfeldertafel nicht leer sind. Wären diese Felder leer, würde es sich um eine Gesetzmäßigkeit handeln, nach der immer dann (wenn Feld *b* leer) und/oder nur dann (wenn Feld *c* leer), wenn der Risikofaktor wirkt, die Erkrankung auftritt.

Um die Wirkung des Risikofaktors zu erfassen, muss deshalb die Vierfeldertafel als Ganzes beurteilt werden, und zwar im Hinblick auf die Frage, ob die Feldbesetzung darauf schließen lässt, dass die Ereignisse „Risikofaktor" und „Erkrankung" abhängig oder unabhängig voneinander sind.

Es wäre naheliegend, die Stärke eines Risikofaktors zu prüfen, indem man anhand des Quotienten $a/(a + b)$ das absolute Risiko bestimmt. Dieses würde man mit dem Hintergrundrisiko $c/(c + d)$ vergleichen, z. B. indem man den Quo-

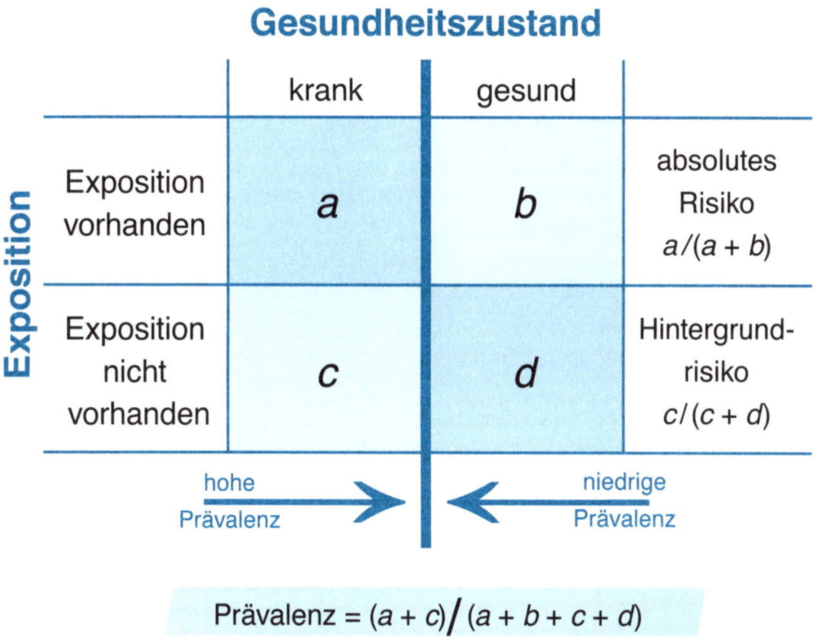

Gesundheitszustand

	krank	gesund	
Exposition vorhanden	a	b	absolutes Risiko $a/(a + b)$
Exposition nicht vorhanden	c	d	Hintergrundrisiko $c/(c + d)$

hohe Prävalenz → ← niedrige Prävalenz

$$\text{Prävalenz} = (a + c) / (a + b + c + d)$$

Abbildung 6.2: Abhängigkeit der Feldbesetzung einer Vierfeldertafel von der Prävalenz. Die Feldbesetzung und damit auch das absolute Risiko hängen nicht nur vom biologischen Wirkungsmechanismus des Risikos ab, sondern auch davon, wie hoch die Prävalenz in der untersuchten Stichprobe ist. Eine erhöhte Prävalenz bedeutet, dass die Felder *a* und *c* in Relation zu den Feldern *b* und *d* stärker besetzt sind.

tienten bildet und das relative Risiko bestimmt. Dieses Vorgehen ist im Prinzip korrekt, aber das Ergebnis lässt sich nicht über die untersuchte Stichprobe hinaus verallgemeinern:

Wenn man die Daten anhand einer anderen Population bestimmt hätte, würde sich ein anderes absolutes Risiko ergeben. Je nachdem, wie viele Erkrankte und Gesunde die untersuchte Population umfasst, ergibt sich jeweils ein anderes absolutes Risiko. Das hängt damit zusammen, dass krankheitsbegünstigende und auch protektive Faktoren in dem Kollektiv der Erkrankten und Gesunden anders verteilt sind.

Die hier geschilderte Problematik hatten wir bereits in den letzten beiden Kapiteln kennengelernt, als sich ergab, dass der positive Vorhersagewert eines Tests vor allem von der Prävalenz der Erkrankung abhängt. Deshalb wird ein Begriff benötigt, der eine Aussage zum Risiko bzw. zur Diagnose gestattet, die von der Prävalenz unabhängig ist.

Um diese Abstraktion von der Prävalenz vornehmen zu können, müssen zunächst zwei neue Begriffe erläutert werden: die Likelihood und die Odds.

Likelihood versus Propability

Der englische Begriff „Likelihood" wird im Deutschen am besten mit „Mutmaßlichkeit" übersetzt.

Zwischen den Begriffen „Probability" und „Likelihood" besteht ein feiner Unterschied, der in der *Perspektive des Betrachters* liegt:

Wenn man von **Probability** spricht, geht man von der Grundgesamtheit aus und schätzt, welche Werte sich in der Stichprobe wahrscheinlich einstellen werden: In der Grundgesamtheit aller Rekruten des Jahrganges 2011 wurde eine mittlere Körpergröße von 182,5 cm festgestellt. Die mittlere Körpergröße einer Kompanie am Standort x wird dann „wahrscheinlich" im Bereich von 180 bis 185 cm liegen.

Wenn man von der **Likelihood** spricht, wird der umgekehrte Schluss gezogen. Man geht von der Stichprobe aus und schätzt die Parameter der Grundgesamtheit: In einer Kompanie am Standort x wurde eine mittlere Körpergröße der Rekruten von 183,5 cm gemessen. Hieraus schließt man auf die Grundgesamtheit zurück und vermutet beispielsweise, dass die Körpergröße in der Grundgesamtheit im Bereich von 181 bis 186 cm liegt.

In der Regel spielt die Unterscheidung zwischen den beiden Begriffen keine große Rolle. Bei der Vierfeldertafel sprechen wir vom „positiven Vorhersagewert" wenn die Wahrscheinlichkeit einer Diagnose unter Berücksichtigung des Testergebnisses angegeben wird. Bei dem Vorhersagewert handelt es sich um die Likelihood, nicht um die Wahrscheinlichkeit, weil von einer Stichprobe und nicht von der Grundgesamtheit ausgegangen wird.

6.2 Abstraktion von der Prävalenz

Die Kriminalisten benutzen das Wort „mutmaßlich" so lange, bis eine Tat vollständig aufgeklärt ist. Solange die Vorwürfe nur auf Indizien beruhen, gilt der Verdächtige als mutmaßlicher Täter. Die Indizien entsprechen der Stichprobe mit den Einzelheiten, die den Ermittlern von den Umständen des tatsächlichen Geschehens bekannt sind.

Odds

Der englische Begriff Odds ist am besten mit dem deutschen Begriff Chancen zu übersetzen und wird insbesondere bei Wettspielen wie Pferde- oder Hunderennen häufig verwendet. Auch im Deutschen sagt man manchmal, es stehe „50 zu 50" oder „1 zu 10". Im ersten Fall geht man von einer 50-prozentigen Wahrscheinlichkeit aus, im letzteren von etwa 9 Prozent (ein Fall bezogen auf elf mögliche Fälle). Ein Chancenverhältnis von „2 zu 3" entspricht einer 40-prozentigen Chance (zwei günstige von fünf möglichen).

Die Odds sind nur eine andere Berechnungs- bzw. Darstellungsform der Wahrscheinlichkeit. Vom Begrifflichen her besteht kein Unterschied zwischen Odds und Wahrscheinlichkeit. Gemäß der Definition der Odds erfolgt die Umrechnung von der Wahrscheinlichkeit zu den Odds nach folgender Formel:

$$\text{Odds} = \frac{\text{Wahrscheinlichkeit}}{\text{Gegenwahrscheinlichkeit}} = \frac{\text{Wahrscheinlichkeit}}{1 - \text{Wahrscheinlichkeit}}$$

Die Formel für die umgekehrte Umrechnung lautet:

$$\text{Wahrscheinlichkeit} = \frac{\text{Odds}}{1 + \text{Odds}}$$

Während die Wahrscheinlichkeit Werte zwischen 0 und 1 annehmen kann (bzw. zwischen 0 % und 100 %), geht der mögliche Wertebereich der Odds von null bis + unendlich. Näheres ist im Kapitel 22 *Mathematische Darstellung* zu finden.

Dass im Folgenden mit Odds gerechnet wird, hat ausschließlich damit zu tun, dass sich auf diese Weise übersichtliche Formeln ergeben. Man könnte dieselben Berechnungen auch mit Wahrscheinlichkeiten durchführen.

Odds Ratio

Bei unserer Vierfeldertafel mit dem diagnostischen Test ergeben sich die Odds für ein positives Testergebnis als:

$$\text{Odds +} = \frac{a}{b}$$

Für ein negatives Testergebnis gilt:

$$\text{Odds} - = \frac{c}{d}$$

Der diagnostische Test ist nur dann sinnvoll, wenn sich die Odds für den positiven und negativen Testausgang unterscheiden. Als Maß hierfür wird der Quotient der Odds gebildet:

$$\textbf{Odds Ratio} = \frac{\frac{a}{b}}{\frac{c}{d}} = \frac{a\,d}{b\,c}$$

Die beiden Felder a und d im Zähler sind die Felder, in denen bei diagnostischen Tests die zutreffenden Ereigniskonstellationen eingetragen werden, die Felder b und c enthalten die Ereigniskonstellationen, bei denen der Test versagt hat. Wenn die erste Zeile einen ätiologischen Faktor darstellt, geben a und d die Fälle an, bei denen der Krankheitsstatus in Übereinstimmung zur Ätiologie steht.

Insgesamt gesehen wird im Zähler das Produkt aus den Fallzahlen gebildet, die in Übereinstimmung mit dem postulierten diagnostischen oder ätiologischen Zusammenhang stehen.

Umgekehrtes gilt für den Nenner: Hier wird das Produkt aus den Fällen gebildet, die nicht im Einklang mit dem postulierten Zusammenhang stehen.

Wenn der postulierte Zusammenhang zwischen den Zeilen und Spalten nicht existiert und sich die vier Felder nur vom Zufall geleitet füllen, ist eine Odds Ratio zu erwarten, die um eins herum schwankt. Je eindeutiger der postulierte Zusammenhang ist und vor allem, je weniger zufallsabhängige Einflussgrößen ihr Unwesen treiben, desto größer fällt die Odds Ratio aus.

Die Abgrenzung zwischen diesen beiden Fällen hängt auch von der Fallzahl ab und wird ausführlich im Kapitel 15 *Schätzen und Testen* besprochen.

Wenn – und auch das kommt vor – sich der untersuchte Zusammenhang genau anders darstellt als gedacht, d.h. das diagnostische Testverfahren die Gesunden identifiziert oder sich der vermeintliche Risikofaktor als protektiv erweist, so ist der Nenner kleiner als der Zähler: Die Odds Ratio ist kleiner als 1.

Bei therapeutischen Studien kann man nicht pauschal sagen, welche Felder den Erwartungen entsprechen und welche im Gegensatz zu den Erwartungen stehen. Wenn es sich um eine randomisierte Studie handelt, darf diese nur dann durchgeführt werden, wenn eine vergleichbare Ungewissheit bezüglich der Wirkungsweise der Therapien besteht. Aus diesem Grund kann man nicht sagen, im Zähler stehen die erwünschten Fälle und im Nenner die Fälle, die der Erwartung widersprechen. Allerdings gilt auch hier, dass sich ein Unterschied in der Wirkungsweise der Therapie dadurch bemerkbar macht, dass sich Nenner und

6.2 Abstraktion von der Prävalenz

Zähler deutlich unterscheiden. Je nachdem, in welche Spalte Therapie *A* und in welche Spalte Therapie *B* eingetragen wurde, ist die Odds Ratio entweder deutlich größer oder deutlich kleiner als Eins.

Unabhängigkeit von der Prävalenz

Die Odds Ratio ist unabhängig von der Prävalenz, weil sowohl im Zähler als auch im Nenner jeweils einer der beiden Faktoren aus der Gruppe der Erkrankten und der andere Faktor aus der Gruppe der Gesunden stammt. Wenn sich die Prävalenz ändert, betrifft das den Nenner und Zähler in gleichem Maße und der Wert der Odds Ratio bleibt – abgesehen von Zufallsschwankungen – konstant.

Die Odds Ratio ist ein Maß dafür, wie stark der innere Zusammenhang innerhalb der Vierfeldertafel in Abgrenzung zu zufallsbedingten Einflüssen ist. Näheres wird in Kapitel 15 *Schätzen und Testen* besprochen.

Bei Metaanalysen werden verschiedene Studien – meist Therapiestudien, aber auch Diagnosestudien – miteinander verglichen, um den derzeitigen Forschungsstand zusammenzufassen. Zu diesem Zweck muss ein einheitlicher Maßstab verwendet werden. In der Regel wird für jede Studie die Odds Ratio und das zugehörige Konfidenzintervall ermittelt und die Zahlenwerte werden als *Forest-Diagramm* gemeinsam dargestellt.

Näheres wird im Kapitel 19 *Systematic Reviews und Metaanalysen* erläutert.

Von der Likelihood zur Likelihoodratio

Im Kapitel 5 *Entscheidungsfindung in der Medizin* hatten wir gesehen, dass der positive oder negative Voraussagewert eines Testergebnisses vor allem von der Prävalenz abhängt.

Wir hatten die Likelihood als (Schätzwert für) die Wahrscheinlichkeit kennengelernt, mit der man von einer Stichprobe auf die Verhältnisse in der Grundgesamtheit schließt. Wir betrachten zunächst die beiden Teilkollektive der Erkrankten und Gesunden getrennt voneinander:

Die Likelihood eines Feldes entspricht also der Wahrscheinlichkeit für dieses Feld innerhalb des Teilkollektivs, also innerhalb der Erkrankten bzw. Gesunden.

Unter der **Likelihood von** a versteht man den Quotienten $a/(a + c)$. Dies entspricht der Sensitivität. Es handelt sich demnach um die relative Häufigkeit der positiv Getesteten im Teilkollektiv der Erkrankten.

Die **Likelihood von** b bezieht sich auf das Teilkollektiv der Gesunden und wird durch den Quotienten $b/(b + d)$ gebildet. Dies entspricht dem Wert (1 − Spezifität). Dieser Wert gibt den Prozentsatz der positiv getesteten unter den Gesunden an.

Wenn man den Quotienten aus den beiden Likelihoods bildet, erhält man die Likelihoodratio:

Die **Likelihoodratio +** (Likelihood für positive Testung) ergibt sich als Quotient der beiden Likelihoods bei positiver Testung:

$$\text{Likelihoodratio +} = \frac{\dfrac{a}{a+c}}{\dfrac{b}{b+d}}$$

In gleicher Weise wie oben beschrieben kann man auch die Likelihoods für die Felder c und d bilden.

$$\text{Likelihood von } c = \frac{c}{a+b}$$

$$\text{Likelihood von } d = \frac{d}{b+d}$$

Die beiden Likelihoods geben den Prozentsatz der negativ Getesteten innerhalb der Erkrankten bzw. Gesunden.

Der Quotient aus diesen beiden Größen ergibt die **Likelihoodratio −** für einen negativen Testausgang:

$$\text{Likelihoodratio −} = \frac{\dfrac{c}{a+c}}{\dfrac{d}{b+d}}$$

Die besondere Eigenschaft der Likelihoodratios besteht darin, dass sie von der Prävalenz unabhängig sind. Dies erklärt sich daraus, dass die Likelihoods von der Prävalenz unabhängig sind (weil sie innerhalb des Teilkollektivs der Erkrankten bzw. Gesunden bestimmt werden), so dass auch der Quotient von der Prävalenz unabhängig sein muss.

Von den Likelihoodratios zur Odds Ratio

Sowohl die Likelihoodratio+ als auch die Likelihoodratio − macht eine Aussage darüber, in welcher Relation Spalten und Zeilen zueinander stehen.

Falls die Zeilen einen Risikofaktor darstellen, spricht eine Likelihoodratio+ von deutlich über 1 dafür, dass die Exponierten häufiger erkrankt sind. Eine Likelihoodratio − von deutlich unter 1 bedeutet, dass die Nichtexponierten seltener Erkranken.

6.2 Abstraktion von der Prävalenz

Aus diesem Grunde liegt es nahe, beide Likelihoods zu einer Größe zusammenzuführen, um den Zusammenhang zwischen den Spalten und Zeilen in einer einzigen Maßzahl zusammenzufassen. Man bildet den Quotienten und erhält durch Kürzung der Nenner (($a + c$) sowie ($b + d$)) die bekannte Odds Ratio:

$$\frac{\textbf{Likelihoodratio +}}{\textbf{Likelihoodratio -}} = \frac{\dfrac{\dfrac{a}{a+c}}{\dfrac{b}{b+d}}}{\dfrac{\dfrac{c}{a+c}}{\dfrac{d}{b+d}}} = \frac{a\,d}{b\,c} = \textbf{Odds Ratio}$$

Bedeutungsvarianten durch Perspektivwechsel

Durch weitere Umrechnung erhalten wir zwei weitere Schreibweisen der Odds Ratio und können uns zwei Bedeutungsvarianten dieser Messgröße vor Augen führen. Der Unterschied in der Bedeutung ist eine Frage der Perspektive: Es geht hierbei um die Frage, ob die Vierfeldertafel zeilenweise (a/b zu d/c) oder spaltenweise (a/c zu b/d) betrachtet wird.

Zeilenweise:

$$\text{OddsRatio} = \frac{\dfrac{a}{b}}{\dfrac{d}{c}} = \frac{\text{Odds dafür, dass } \textbf{\textit{Exponierte}} \text{ erkrankt sind}}{\text{Odds dafür, dass } \textbf{\textit{Nicht-Exponierte}} \text{ nicht erkrankt sind}}$$

Spaltenweise:

$$\text{OddsRatio} = \frac{\dfrac{a}{c}}{\dfrac{b}{d}} = \frac{\text{Odds dafür, dass } \textbf{\textit{Erkrankte}} \text{ exponiert waren}}{\text{Odds dafür, dass } \textbf{\textit{Nicht-Erkrankte}} \text{ nicht exponiert waren}}$$

Falls ein **diagnostisches Verfahren** untersucht wird, ist „exponiert" als „positiv getestet" und „nicht exponiert" als „negativ getestet" zu verstehen.

Im Fall einer **Therapiestudie** würde man statt „exponiert" „Therapie A" und statt „nicht exponiert" „Therapie B" schreiben.

6.3 Übungsaufgaben

6.1 Grundbegriffe

1. Welche der folgenden epidemiologischen Maßzahlen ist am besten geeignet, das Ausmaß der Auswirkung eines ätiologischen Faktors auf die Gesundheit der Bevölkerung zu kennzeichnen?

   (A) relatives Risiko (B) Inzidenz (C) Mortalität
   (D) zuschreibbares Risiko (E) Prävalenz

2. Maßzahlen zur quantitativen Beschreibung der Stärke einer Beziehung zwischen Risikofaktor und Krankheit sind:

   (1) relatives Risiko
   (2) attributives Risiko
   (3) Kreuzproduktquotient (Odds Ratio)
   (4) positiver prädiktiver Wert

   (A) nur 1 ist richtig (B) nur 1 und 4 sind richtig (C) nur 1, 2 und 3 sind richtig
   (D) nur 2, 3 und 4 sind richtig (E) 1–4 = alle sind richtig

3. Eine prospektive Studie über Blasenkrebs und Zigarettenrauchen in der Stadt Boston/USA erbrachte folgende Daten: Die Blasenkrebsraten pro 100 000 Männer pro Jahr betragen für Zigarettenraucher 48,0 und für Nichtraucher 25,4.

   Das relative Risiko für männliche Zigarettenraucher gegenüber männlichen Nichtrauchern, Blasenkrebs zu entwickeln,

   (A) beträgt 48,0 (D) beträgt (48,0 − 25,4) / 48,0
   (B) beträgt 48,0 − 25,4 = 22,6 (E) kann mit den angegebenen Daten nicht berechnet werden
   (C) beträgt 48,0 / 25,4 = 1,89

4. Welches statistische Maß gibt Auskunft über das Ausmaß der Gesundheitsschädigung in einer definierten Bevölkerung durch deren Exposition gegenüber einem bestimmten Umweltfaktor, z.B. einem Luftschadstoff?

   (A) relatives Risiko (B) krankheitsspezifische Morbidität
   (C) zuschreibbares Risiko (attributable risk) (D) altersspezifische Mortalität
   (E) Letalität bei einer bestimmten Erkrankung

5. Wie errechnet sich für eine Kohortenstudie aus nachstehender Tabelle das relative Risiko?

	krank	gesund	gesamt
Exposition ja	a	b	a + b
Exposition nein	c	d	c + d

   (A) a/(a + c) (B) a/(a + b) (C) (a + d)/(b + c)
   (D) (a + c)/(b + d) (E) (a/(a + b))/(c/(c + d))

6.3 Übungsaufgaben

6. In einer Prospektivstudie über den Zusammenhang zwischen der Exposition gegenüber einer Noxe und dem Auftreten einer Krankheit, die bei Männern einer bestimmten Region über einen Zeitraum von 15 Jahren durchgeführt wurde, erhielt man folgende Ergebnisse: siehe Tabelle

Exposition	Krankheit		insgesamt
	ja	nein	
ja	10	1490	1500
nein	20	4480	4500

Danach erhöht sich bei exponierten Männern (gegenüber den nicht-exponierten Männern) das Risiko des Auftretens der Krankheit um den Faktor:

(A) 1,5 (B) 2 (C) 2,15
(D) 3   (E) 4,5

Lösung der Übungsaufgaben

1 (D) Das zuschreibbare Risiko errechnet sich als Differenz des Risikos mit und ohne die Wirkung des ätiologischen Faktors.
Das relative Risiko berechnet sich als Quotient des Risikos mit und ohne die Wirkung des ätiologischen Faktors. Wenn das Risiko insgesamt klein ist, kann der Quotient groß sein, ohne dass das Ausmaß der Auswirkung groß ist. Prävalenz, Inzidenz und Mortalität sind die entscheidenden Größen, aber es geht hierbei um den Vergleich mit und ohne Wirkung des ätiologischen Faktors.

2 (C) Der positive prädiktive Wert bezieht sich auf ein diagnostisches Verfahren. Wenn die Wirkung eines ätiologischen Faktors untersucht wird, entspricht der positive Vorhersagewert dem absoluten Risiko bei vorhandenem ätiologischen Faktor.

3 (C) Das relative Risiko errechnet sich als Risiko unter Exposition geteilt durch das Risiko bei fehlender Exposition.

4 (C) Das zuschreibbare Risiko ergibt sich als Differenz zwischen dem absoluten Risiko und dem Hintergrundrisiko, d.h. als Differenz zwischen dem Risiko unter Exposition und dem Risiko ohne Exposition.

5 (E) Die Zahl der Exponierten beträgt (a + b), davon sind a erkrankt. Das Risiko der Exponierten beträgt deshalb a/(a + b). Umgekehrt eribt sich das Risiko der Nichtexponierten, das sog. Hintergrundrisiko als c/(c + d). Das relative Risiko errechnet sich als Quotient dieser beiden Zahlen.

6 (A) Es handelt sich um dieselbe Aufgabenstellung wie bei Aufgabe 5. Es gibt zwei Lösungsmöglichkeiten:
1.) Man verwendet die Formel (a/(a + b))/(c/(c + d)) = (10/1500)/(20/4500) = 1,5
2.) Man multipliziert die obere Zeile mit 3, so dass 4500 Personen exponiert und 4500 Personen nicht exponiert sind. Es sind dann 30 Exponierte und 20 Nicht-Exponierte erkrankt. Hieraus ergibt sich, dass die Exponierten ein 1,5-fach höheres Risiko haben.

7. Das Effektmaß Number Needed to Treat (NNT) kann direkt berechnet werden aus

(A) der absoluten Risiko-Reduktion
(B) der relativen Risiko-Reduktion
(C) dem relativen Risiko
(D) der Odds Ratio
(E) der Prävalenz

6.2 Abstraktion von der Prävalenz

8. Im Rahmen einer Fall-Kontroll-Studie wurde folgende Vierfeldertafel erstellt:

	nosokomiale Infektion	keine nosokomiale Infektion	Gesamt
Diabetes	50	50	100
kein Diabetes	100	300	400
Gesamt	150	350	500

Die Odds Ratio bezüglich des unerwünschten Ereignisses beträgt:

(A) 0,33
(B) 1,00
(C) 1,9
(D) 3
(E) 3,33

9. Die nachstehende Vierfeldertafel bezieht sich auf eine Fall-Kontroll-Studie, mit der auf einen Zusammenhang zwischen dem Auftreten von Hepatitis C und Bluttransfusionen untersucht werden sollte.

	Hepatitis C	Kontrolle	
Bluttransfusion erhalten	a	b	a + b
keine Bluttransfusion erhalten	c	d	c + d
	a + c	b + d	

Die Odds Ratio errechnet sich als:

(A) a/(a + b)
(B) a/(a + c)
(C) (a/(a + b))/c/(c + d)
(D) (a/(a + b) − c/(c + d)
(E) (a d)/(b c)

6.3 Übungsaufgaben

10. In einer Fall-Kontroll-Studie über den Zusammenhang zwischen Übergewicht und chronischen Krankheiten wurden für Krampfadern bei Frauen zwischen 20 und 50 Jahren die folgenden Zahlen ermittelt:

	Fälle (mit Übergewicht)	Kontrollen (ohne Übergewicht)	Summe
Krampfadern	94	69	163
keine Krampfadern	541	566	1107
Summe	635	635	1270

Dann beträgt die Odds Ratio für Krampfadern bei Frauen zwischen 20 und 50 Jahren

(A) (94/566) + (69/541) = 0,3
(B) (94 x 566)/(69 x 541) = 1,43
(C) (94/1107) (170/635) = 0,32
(D) (94/566)/(69/541) = 1,30
(E) 94/69 = 1,36

Lösung der Übungsaufgaben

7 (C) Die Number Needed to Treat ergibt sich als Kehrwert aus dem relativen Risiko. Die Bezeichnung NNT wird verwendet, wenn es um erwünschte Wirkungen geht. Bei unerwünschten Wirkungen verwendet man die sog. NNH (Number Needed to Harm), die sich jedoch in gleicher Weise berechnet.
Wenn man mit einer Therapie beispielsweise 20 % der Patienten helfen kann, ergibt sich die NNT als 1/0,2 = 5. Man muss fünf Patienten behandeln, um einem zu helfen.

8 (D) Die Odds Ratio errechnet sich als Quotient aus dem Produkt der erwarteten Felder (der Vierfeldertafel) geteilt durch das Produkt der unerwarteten Felder, also als

$$\text{Odds Ratio} = (50 \cdot 300)/(50 \cdot 100) = 300/100 = 3$$

9 (E) In dieser Aufgabe ist der Lösungsansatz identisch wie in der vorigen:

$$\text{Odds Ratio} = (a \cdot d)/(b \cdot c)$$

Die Odds Ratio hat in den letzten Jahren eine große Bedeutung erlangt, weil der in einer Vierfeldertafel vorhandene Zusammenhang zwischen den Zeilen und Spalten in einer einzigen Zahl zusammengefasst werden kann.

10 (B) Auch hier gilt der Lösungsansatz der beiden letzten Aufgaben.
In der Regel stellen die Spalten den tatsächlichen Zustand dar (meistens krank versus gesund) und die Zeilen einen Risikofaktor oder ein Symptom. In diesem Fall wurden zwei Erkrankungen gegenübergestellt. Hätte man Zeilen und Spalten vertauscht (was ja wissenschaftlich gesehen meist zulässig wäre), so würde die Odds Ratio in gleicher Weise gebildet werden. Würde man die Reihenfolge der Zeilen oder der Spalten vertauschen, würde sich der Kehrwert der Odds Ratio ergeben. Auch diese Eigenschaften der Odds Ratio sind bemerkenswert.

Kapitel 7
Binomialverteilung

Die Binomialverteilung ist für viele Anwendungen in der Statistik von Bedeutung. Sie ist aber auch aus didaktischen und theoretischen Gründen interessant, weil hier deutlich wird, wie sich durch wiederholte Anwendung des Multiplikationssatzes für unabhängige Ereignisse eine Verteilung ergibt.

Unter bestimmten Voraussetzungen geht die Binomialverteilung in eine Normalverteilung über. Die Normalverteilung hat große Bedeutung für viele statistische Probleme und wird im nächsten Kapitel besprochen.

7.1 Die Binomialverteilung

Nach dem Multiplikationssatz beträgt die Wahrscheinlichkeit dafür, dass ein Ereignis mit der Einzelwahrscheinlichkeit p bei n-maliger unabhängiger Wiederholung des Versuchs jedes Mal auftritt, also insgesamt n-mal, p^n. Wenn beispielsweise die Wahrscheinlichkeit für eine Komplikation bei einer bestimmten Behandlung $p = 0{,}3$ beträgt, ist die Wahrscheinlichkeit für $n = 4$ Komplikationen bei $n = 4$ Behandlungen $0{,}3 \cdot 0{,}3 \cdot 0{,}3 \cdot 0{,}3 = 0{,}0081$.

Schwieriger ist die Berechnung für den Fall, dass $k \neq n$ Ereignisse bei n Versuchen auftreten, also z.B. dass $k = 2$ Komplikationen bei $n = 4$ Behandlungen registriert werden. Hier hilft die **Binomialverteilung,** auch als Bernoulli-Verteilung bezeichnet, die immer dann gilt, **wenn ein Versuch** (bzw. eine Beobachtung) **mit konstanter Einzelwahrscheinlichkeit p n-mal unabhängig wiederholt wird**.

7.1.1 Herleitung der Binomialverteilung

Die Wahrscheinlichkeit $P(X=k)$, bei n-facher Wiederholung genau k Ereignisse zu registrieren, beträgt:

$$P(X=k) = \binom{n}{k} p^k (1-p)^{n-k}$$

Der Ausdruck $\binom{n}{k}$, gelesen „n über k", heißt Binomialkoeffizient und errechnet sich als $n!/k!(n-k)!$. Statt $(1-p)$ wird häufig das Symbol $q = 1-p$ verwendet. Das Ausrufungszeichen heißt Fakultät und besagt, dass alle ganzen Zahlen von 1 bis zu der vor dem Ausrufungszeichen stehenden Zahl miteinander multipliziert

7.1 Die Binomialverteilung

werden. Beispielsweise ist 5! = 1 · 2 · 3 · 4 · 5 = 120. Die Binomialkoeffizienten für ein kleines *n* können direkt dem sog. Pascalschen Dreieck entnommen werden:

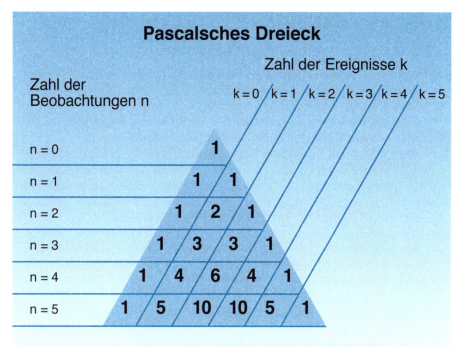

Abbildung 7.1: Das Pascalsche Dreieck enthält die Binomialkoeffizienten. Die Zeilen entsprechen der Anzahl der Beobachtungen n, die schräg verlaufenden Spalten stellen die Zahl der Ereignisse k dar. Das Pascalsche Dreieck lässt sich für höhere n-Werte erweitern, indem an den Rand des Dreiecks jeweils eine 1 geschrieben wird und sonst jeweils die Summe der zwei benachbarten Zahlen der darüberstehenden Zeile gebildet wird.

Im Folgenden errechnen wir als Beispiel die Wahrscheinlichkeiten $P(X=k)$ für $k = 0$ bis $k = 4$ Komplikationen bei $n = 4$ Behandlungen (die Wahrscheinlichkeit p für eine Komplikation bei einer Behandlung sei $p = 0,3$).

$$P(k=0) = \binom{4}{0} 0{,}3^0 \cdot 0{,}7^4 = 1 \cdot 0{,}2401 = 0{,}2401$$

$$P(k=1) = \binom{4}{1} 0{,}3^1 \cdot 0{,}7^3 = 4 \cdot 0{,}1029 = 0{,}4116$$

$$P(k=2) = \binom{4}{2} 0{,}3^2 \cdot 0{,}7^2 = 6 \cdot 0{,}0441 = 0{,}2646$$

$$P(k=3) = \binom{4}{3} 0{,}3^3 \cdot 0{,}7^1 = 4 \cdot 0{,}0189 = 0{,}0756$$

$$P(k=4) = \binom{4}{4} 0{,}3^4 \cdot 0{,}7^0 = 1 \cdot 0{,}0081 = 0{,}0081$$

Darstellung als Wahrscheinlichkeitsbaum

Die bei einer Binomialverteilung möglichen Ereigniskonstellationen lassen sich grafisch als Wahrscheinlichkeitsbaum darstellen. Der Ausgangspunkt des Wahrscheinlichkeitsbaums entspricht der Situation vor der ersten Beobachtung. Als Modell können wir uns vier Züge aus einer Urne mit blauen und weißen Kugeln und dem Zurücklegen der soeben gezogenen Kugel vorstellen.

Mit der Wahrscheinlichkeit p tritt das betreffende Ereignis ein (Komplikation bei einer Behandlung oder auch eine weiße Kugel beim Urnenmodell), mit der Wahrscheinlichkeit $q = 1-p$ tritt es nicht ein (blaue Kugel). Ausgehend vom Ergebnis der ersten Beobachtung gibt es für die zweite Beobachtung ebenfalls wieder zwei Möglichkeiten, sodass der Wahrscheinlichkeitsbaum für $n = 2$ Beobachtungen insgesamt vier Endverzweigungen hat, die den vier möglichen Ereigniskonstellationen entsprechen. Für jede weitere Beobachtung verdoppelt sich die Zahl der möglichen Ereigniskonstellationen und damit der Endverzweigungen des Wahrscheinlichkeitsbaumes.

Die Wahrscheinlichkeit einer Endverzweigung ergibt sich als Produkt der Wahrscheinlichkeiten aller vom Ausgangspunkt zur Endverzweigung führenden Äste, weil sich die Wahrscheinlichkeit für das gemeinsame Auftreten mehrerer unabhängiger Ereignisse als Produkt ihrer Einzelwahrscheinlichkeiten errechnet. Der dargestellte Wahrscheinlichkeitsbaum für $n = 4$ Beobachtungen hat $2^n = 16$ Verzweigungen, die den 16 möglichen Ereigniskonstellationen entsprechen. Viele dieser Konstellationen unterscheiden sich nur in der Reihenfolge.

Summarisch gesehen sind nur fünf Endergebnisse möglich, indem bei vier Beobachtungen 0, 1, 2, 3 oder 4 Ereignisse (in unserem Beispiel weiße Kugeln) registriert werden. Die Zusammenfassung verschiedener Ereigniskonstellationen, die sich nur in der Reihenfolge unterscheiden, geschieht mittels der Binomialkoeffizienten $\binom{n}{k}$, die z.B. dem Pascalschen Dreieck entnommen werden können.

Abbildung 7.2 (oben): Wahrscheinlichkeitsbaum für n = 4 Beobachtungen mit einer Einzelwahrscheinlichkeit von $p = 0{,}3$. Der Wahrscheinlichkeitsbaum verzweigt sich nach jeder Beobachtung. Nach der vierten Beobachtung gibt es insgesamt 16 verschiedene Endpunkte. Die Einzelwahrscheinlichkeiten für jeden Endpunkt sind in Abbildung 7.3 am oberen Bildrand angegeben.
Abbildung 7.3 (Mitte): Zuordnung der Endpunkte mit 0, 1, 2, 3 oder 4 Ereignissen (weißen Kugeln) zu den Werten k = 0 bis k = 4 der Binomialverteilung.
Abbildung 7.4 (unten): Die Binomialverteilung stellt als Stabdiagramm die Wahrscheinlichkeiten der Ereigniskonstellationen mit k = 0 bis k = 4 Ereignissen dar.

7.1 Die Binomialverteilung

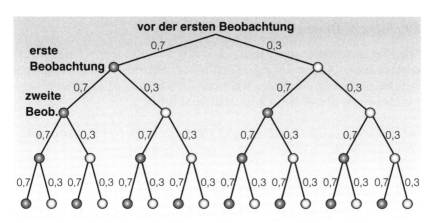

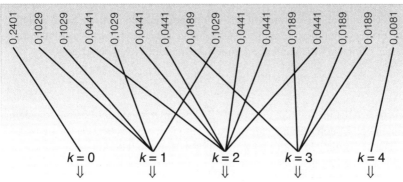

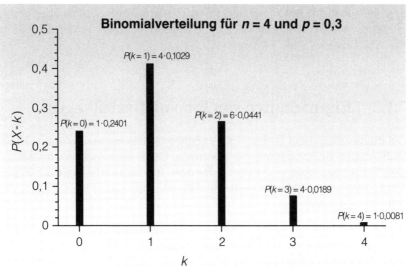

Der Begriff Binom

Das Wort Binomialverteilung leitet sich vom Wort Binom ab. Ein Binom ist ein mathematischer Ausdruck von der Form $(a + b)^n$. Bei einer Beobachtung gibt es zwei Möglichkeiten, die mit den Wahrscheinlichkeiten p und q eintreten:

$$p + q = 1.$$

Bei zwei unabhängigen Beobachtungen gibt es vier mögliche Ereigniskonstellationen, für die die Wahrscheinlichkeiten p^2, pq, qp und q^2 gelten:

$$p^2 + pq + qp + q^2 = (p + q)^2 = 1$$

Wenn eine dritte unabhängige Beobachtung hinzutritt, wird jede der bisherigen vier Ereigniskonstellationen mit der Wahrscheinlichkeit p durch das Auftreten des dritten Ereignisses und mit der Wahrscheinlichkeit q durch das Ausbleiben des dritten Ereignisses ergänzt. Es entstehen also acht Ereigniskonstellationen, deren Wahrscheinlichkeiten sich durch Ausmultiplizieren des Binoms

$$(p + q)^2 \cdot (p + q) = p^3 + p^2q + p^2q + pq^2 + p^2q + pq^2 + pq^2 + q^3$$

ergeben. Allgemein erhält man die Wahrscheinlichkeiten der Ereigniskonstellationen bei n Beobachtungen durch Ausmultiplizieren des Binoms $(p + q)^n$.

Die Binomialverteilung fasst mittels der Binomialkoeffizienten alle die Ereigniskonstellationen zusammen, die sich nur durch die Reihenfolge unterscheiden. So werden die $2^n = 16$ Ereigniskonstellationen bei vier Beobachtungen zu den fünf Möglichkeiten zusammengefasst, die darin bestehen, dass insgesamt $k = 0$ bis $k = 4$ Komplikationen (oder weiße Kugeln) registriert werden. Dies ist in den Abbildungen 7.2 bis 7.4 dargestellt.

7.1.2 Eigenschaften von Binomialverteilungen

Die Binomialverteilung ist eine der wichtigsten Verteilungen in der Statistik und Wahrscheinlichkeitsrechnung. Sie gilt immer dann, wenn **mehrere unabhängige Wiederholungen eines Versuches oder Beobachtungen mit derselben Einzelwahrscheinlichkeit p vorliegen**. Diese Voraussetzung ist sehr häufig erfüllt, beispielsweise

- wenn bei einem autosomal rezessiven Erbleiden jedes Kind mit der Wahrscheinlichkeit $p = 0{,}25$ homozygot erkrankt, gibt $\binom{n}{k} \cdot 0{,}25^k \cdot 0{,}75^{n-k}$ die Wahrscheinlichkeit für k kranke Kinder in einer Familie mit n Kindern an;

7.1 Die Binomialverteilung

- wenn es um die Zahl der zu erwartenden Erfolge bei n Versuchstieren geht;
- bei der Auszählung des Differenzialblutbildes (s. S. 138 ff.).

Für alle Binomialverteilungen gilt:

- Es sind diskrete Verteilungen, die theoretisch hergeleitet sind.

- Der arithmetische Mittelwert oder Erwartungswert μ ergibt sich als $\mu = n\,p$. Statt μ wird häufig das Symbol $E(X)$ verwendet.

  In unserem Beispiel ist $\mu = 4 \cdot 0{,}3 = 1{,}2$, d.h. im arithmetischen Mittel erwartet man 1,2 Komplikationen bei $n = 4$ Behandlungen. Weil es sich um eine diskrete Verteilung handelt, bei der nur eine ganzzahlige Zahl von Komplikationen auftreten kann, kommt der Erwartungswert μ selber nicht vor, und der Modalwert der Verteilung liegt bei $k = 1$.

- Die Varianz σ^2 ergibt sich als $\sigma^2 = n\,p\,q$. Häufig wird statt σ^2 auch das Symbol $\text{Var}(X)$ verwendet.

  In unserem Beispiel gilt $\sigma^2 = 4 \cdot 0{,}3 \cdot 0{,}7 = 0{,}84$, was einer Standardabweichung von $\sigma = \sqrt{0{,}84} \approx 0{,}92$ entspricht (s. S. 38).

- Die Binomialverteilung ist umso symmetrischer,
  - je näher p am Wert $p = 0{,}5$ liegt und
  - je größer n ist.

Das Beispiel mit dem Differenzialblutbild weiter unten wird Gelegenheit geben, verschiedene Binomialverteilungen mit $n = 100$ und unterschiedlichem p zu vergleichen.

Je größer n ist, desto mehr nähert sich die Binomialverteilung der Normalverteilung (s. S. 144) an. Der prinzipielle Unterschied, der darin besteht, dass die Binomialverteilung eine diskrete und die Gaußverteilung eine stetige Verteilung ist, bleibt zwar grundsätzlich bestehen, verliert bei größerem n jedoch an Bedeutung, weil der relative Abstand zwischen den möglichen Werten von k bei größerem n geringer wird.

Die Binomialverteilung nähert sich auch dann der Normalverteilung an, wenn $p \neq 0{,}5$ ist, allerdings muss für eine gleich gute Annäherung n umso größer sein, je mehr p vom Wert 0,5 abweicht.

7.2 Binomialverteilung und Differenzialblutbild

An dieser Stelle soll als Beispiel für die praktische Bedeutung der Binomialverteilung besprochen werden, in welcher Weise die Ergebnisse des Differenzialblutbildes schwanken.

Vor der Auszählung des Differenzialblutbildes wird ein kleiner Tropfen Blut auf einem Objektträger verstrichen. Das Blut trocknet an und wird zur besseren Differenzierung der Zellen gefärbt. Bei der Auszählung fährt man mit dem Mikroskop mäanderförmig über den Objektträger und identifiziert jeden Leukozyten, der in das Blickfeld gerät, bis insgesamt 100 weiße Blutkörperchen erfasst sind. In einer Strichliste wird vermerkt, wie viele neutrophile, eosinophile und basophile Granulozyten bzw. Monozyten und Lymphozyten aufgetreten sind.

Bei diesem Vorgehen spielt der Zufall zweimal eine Rolle:

- Es ist zufallsabhängig, welche Zellen sich in dem Bluttropfen befinden, der auf dem Objektträger ausgestrichen wird.

- Es ist zufallsabhängig, welcher Teil des Objektträgers begutachtet wird. Insgesamt wird in der Regel nur ein geringer Teil der ausgestrichenen Zellen gezählt, bis die gewünschten 100 Zellen erfasst sind.

Von statistischer Seite entscheidend ist hierbei, dass es sich bei der Identifizierung der einzelnen Zellen um voneinander unabhängige Beobachtungen handelt. Wenn in einem Blickfeld z. B. ein Monozyt und ein Lymphozyt angetroffen werden, lässt dies keine Rückschlüsse auf die Zellen im nächsten Blickfeld zu, denn die Zellen sind wahllos durchmischt und dasselbe Areal des Objektträgers wird wegen des mäanderförmigen Kurses nur einmal begutachtet.

So fanden sich im arithmetischen Mittel bei 1000 Auszählungen desselben Blutes, d. h. bei 100 000 registrierten Zellen, 58,7 % neutrophile Granulozyten. Die Wahrscheinlichkeit, in einer Auszählung von $n = 100$ Zellen genau $k = 59$ neutrophile Granulozyten zu finden, beträgt gemäß der Binomialverteilung:

$$P(k=59) = \binom{100}{59} 0{,}587^{59} \cdot 0{,}413^{41} = 10^{28{,}30355} \cdot 0{,}587^{59} \cdot 0{,}413^{41} = 0{,}0808$$

Der Binomialkoeffizient 100 über 59 lässt sich wie auf Seite 132 beschrieben als $100!/59! \cdot 41!$ berechnen, was schon bei diesem noch relativ kleinen n zu einer astronomischen Zahl von $10^{28{,}30355}$ führt.

Tatsächlich ergaben 80 der 1000 Auszählungen den Wert $k = 59$, der relative Anteil betrug also 0,08.

Die Abweichungen der gefundenen Werte von den erwarteten Werten sind darauf zurückzuführen, dass die Zählung „nur" 1000-mal wiederholt wurde.

7.2 Binomialverteilung und Differentialblutbild

Hätte man die Zählung z. B. 5000-mal wiederholt, würde die gefundene Häufigkeitsverteilung der zugrunde liegenden Binomialverteilung noch genauer entsprechen.

Für den Arzt, der häufig aus dem Differenzialblutbild therapeutische Konsequenzen ziehen muss, ist es bedeutsam zu wissen, wie weit die Ergebnisse streuen können. Diese Streuung ist nicht Ausdruck einer fehlerhaften Untersuchungstechnik, sondern Folge statistischer Gesetzmäßigkeiten. Aus diesem Grunde ist es empfehlenswert, ein Blutbild mit extremen Werten ein zweites Mal auszuzählen.

Wenn zwei Untersuchungen im Abstand einiger Tage unterschiedliche Ergebnisse zeigen, muss dies keine medizinischen Gründe haben, sondern kann auch einfach an der relativ großen Streubreite der Methode liegen. Um ein Differentialblutbild mit einer geringen Streuung der Ergebnisse zu erhalten, müsste man 200 oder 300 Zellen auszählen statt nur 100, aber das ist aufwendig und teuer.

Abbildung 7.5 bis 7.8: Ergebnisse bei tausendmaliger Auszählung desselben Blutbildes. Die durchgezogenen Linien geben die tatsächlich gefundenen Ergebnisse wieder (schwarze Punkte), die gestrichelten Linien die aufgrund der Binomialverteilung zu erwartenden Werte (weiße Punkte).
Die Abszisse stellt jeweils die Zahl der in einem Ausstrich gefundenen Blutzellen dar, und die Ordinate gibt an, wie viele von 1000 Ausstrichen zum jeweiligen Ergebnis geführt haben. Alle Abbildungen nach Lehmann-Grube, F, Blut, 1956.

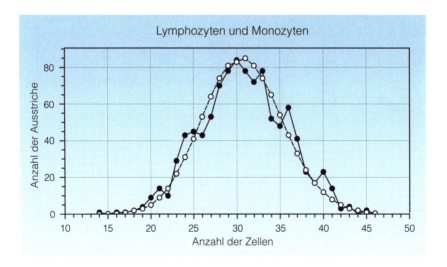

Abbildung 7.5: Lymphozyten und Monozyten

7. Kapitel: Binomialverteilung

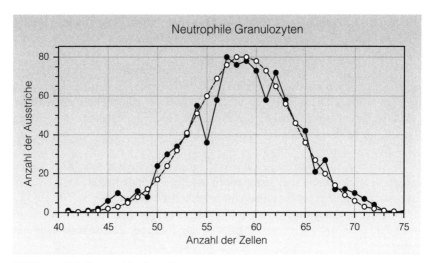

Abbildung 7.6: Neutrophile Granulozyten

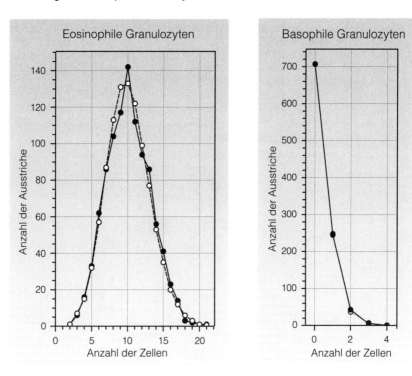

Abbildung 7.7 u. 7.8: Eosinophile Granulozyten und Basophile Granulozyten

7.3 Die Poissonverteilung

Die Poissonverteilung gilt **für sehr seltene Ereignisse, die unabhängig voneinander auftreten**. Wenn man sich mit sehr seltenen Ereignissen beschäftigt, ist die Gesamtzahl der Beobachtungen n in der Regel sehr groß, die Binomialkoeffizienten $\binom{n}{k}$ nehmen dann astronomische Ausmaße an.

Die Poissonverteilung ist in diesem Fall rechentechnisch günstiger als die Binomialverteilung. Die Poissonverteilung dient als **Näherungslösung der Binomialverteilung für ein sehr kleines** p. Sie lautet:

$$P(X=k) = \frac{\lambda^k}{k!} e^{-\lambda}$$

Hierbei ist $\lambda = np$ gleich dem Erwartungswert μ und gleich der Varianz σ^2 (λ griechisch: lambda). Dieses entspricht der Binomialverteilung, bei welcher $\mu = np$ und $\sigma^2 = npq$ sind, denn wenn p fast gleich null ist, ist $q = 1 - p \approx 1$, sodass $npq \approx np$.

Beispiel: Unter den 100 000 Zellen, die bei den 1000 Blutausstrichen identifiziert wurden, befanden sich 340 basophile Granulozyten. Dies entspricht einer Wahrscheinlichkeit p von $p = 340/100\,000 = 0{,}0034$. Bei einem Blutbild mit $n = 100$ Zellen ergibt sich ein Erwartungswert μ von $\mu = 100 \cdot 0{,}0034 = 0{,}34$.

Die Wahrscheinlichkeit $P(k=1)$, genau einen basophilen Granulozyten zu finden, beträgt gemäß der Poissonverteilung:

$$P(k=1) = \frac{0{,}34^1}{1!} e^{-0{,}34} = 0{,}34 \cdot 0{,}71177 \approx 0{,}2420$$

Die Binomialverteilung führt zu folgendem Ergebnis:

$$P(k=1) = \binom{100}{1} \cdot 0{,}0034^1 \cdot 0{,}9966^{99} = 100 \cdot 0{,}0034 \cdot 0{,}71378 \approx 0{,}2427$$

In diesem Beispiel hat sich das Problem mit dem Binomialkoeffizienten nicht gestellt, weil $\binom{n}{1}$ stets gleich n ist.

7.4 Übungsaufgaben

7.1 Die Binomialverteilung

1. Die Wahrscheinlichkeit, dass eine bestimmte Behandlung erfolgreich ist, sei 0,8. Dann ist die Wahrscheinlichkeit, dass von

(1) 5 Behandlungen alle erfolgreich sind: $(0,8)^5$
(2) 2 Behandlungen nur eine erfolgreich ist: $2 \cdot 0,8 \cdot 0,2$
(3) 2 Behandlungen nur eine nicht erfolgreich ist: $2 \cdot 0,2$

(A) nur 1 und 4 sind richtig
(B) nur 2 und 3 sind richtig
(C) nur 1, 2 und 4 sind richtig
(D) nur 1,3 und 4 sind richtig
(E) 1 bis 4 = alle sind richtig

(4) 5 Behandlungen nur eine erfolgreich ist: $5 \cdot 0,8 \cdot (0,2)^4$

2. Bei einem rezessiven Erbleiden, bei dem beide Eltern die Anlage im heterozygoten Zustand besitzen, sei x die Anzahl der homozygot gesunden, y die Anzahl der homozygot erbkranken und $(n - x - y)$ die Anzahl der heterozygoten Kinder. Welche Aussage trifft für die Zufallsvariablen X und Y **nicht** zu?

(A) Beide Zufallsvariablen folgen einer Binomialverteilung.
(B) Der Erwartungswert von X beträgt $n/2$.
(C) Die Varianzen beider Zufallsvariablen sind gleich.
(D) Die Erwartungswerte beider Zufallsvariablen sind gleich.
(E) Die Varianz von X beträgt $1/4 \cdot 3/4 \cdot n$.

3. Eine bestimmte Erbkrankheit tritt nur im rezessiven Fall auf. Sind beide Eltern bezüglich des Merkmals heterozygot, dann folgt die Anzahl der erbkranken Kinder einer

(A) Poissonverteilung mit dem Parameter $p = 1/4$
(B) Binomialverteilung mit dem Parameter $p = 1/4$
(C) F-Verteilung
(D) Normalverteilung
(E) Gleichverteilung

4. In der präantibiotischen Ära wurde aufgrund der Beobachtungen über Jahrzehnte die Letalität der Miliartuberkulose trotz der damals möglichen Therapie mit 80 % ($p = 0,8$) mit guter Näherung geschätzt. Nach dem 2. Weltkrieg wurden erstmals in einer Klinik eine begrenzte Anzahl n von an Miliartuberkulose erkrankten Patienten mit Streptomycin behandelt.

Nach welcher Formel errechnet sich die erwartete Zahl der Todesfälle bei n Patienten, würde man nach dem Resultat der alten, rein symptomatischen Behandlung der präantibiotischen Ära gehen?

(A) $n \times p$
(B) p
(C) $p \times (1-p)$
(D) $n \times p \times (1-p)$
(E) $\sqrt{np}$

7.4 Übungsaufgaben 143

Lösung der Übungsaufgaben

1 (C) (1) ergibt sich nach dem Multiplikationssatz.
(2) ist richtig, weil für den Erfolg nur der ersten Behandlung $0,8 \cdot 0,2$ und für den Erfolg nur der zweiten Behandlung $0,2 \cdot 0,8$ gilt.
(3) ist falsch, weil für den Misserfolg nur der ersten Behandlung gilt $0,2 \cdot 0,8$ und für den Misserfolg nur der zweiten Behandlung $0,8 \cdot 0,2$. (3) lautet also richtig $2 \cdot 0,2 \cdot 0,8$. Wenn von 2 Behandlungen nur eine erfolgreich ist, so bedeutet dies, dass nur eine nicht erfolgreich ist. Deshalb führen (2) und (3) zum selben Ergebnis.
(4) ist richtig, weil für den Erfolg nur der ersten Behandlung gilt $0,8 \cdot 0,2 \cdot 0,2 \cdot 0,2 \cdot 0,2$, für den Erfolg nur der zweiten $0,2 \cdot 0,8 \cdot 0,2 \cdot 0,2 \cdot 0,2$ usw. Die Addition führt zu $5 \cdot 0,8 \cdot (0,2)^4$.

2 (B) Der Erbgang verläuft nach dem nebenstehenden Schema: Jedes 4. Kind ist homozygot gesund und jedes 4. Kind ist homozygot krank.
Die Zufallsvariable X, die die Anzahl der homozygot gesunden Kinder angibt, hat den Erwartungswert $n/4$, wobei n die Gesamtzahl der Kinder von zwei heterozygoten Eltern angibt. Beispielsweise erwartet man in einer Familie mit $n = 8$ Kindern $n/4 = 2$ homozygot gesunde Kinder.

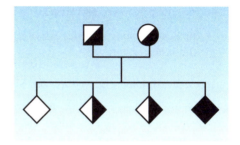

Dieser Erwartungswert stellt sich natürlich nicht in jeder Familie mit acht Kindern ein, sondern nur als arithmetischer Mittelwert sehr vieler Familien mit acht Kindern. Die Binomialverteilung gibt an, mit welcher Wahrscheinlichkeit

$$P(X=k) = \binom{n}{k} p^k \cdot q^{n-k}$$

in einer Familie mit n Kindern k Kinder homozygot gesund sind. Die Binomialverteilung ist anwendbar, weil es sich bei der Vererbung an die verschiedenen Kinder um voneinander unabhängige Ereignisse mit gleicher Einzelwahrscheinlichkeit p handelt. Die Varianz um den Erwartungswert beträgt nach den Gesetzen der Binomialverteilung $p\, q\, n = 0{,}25 \cdot 0{,}75 \cdot n$.

Der Erwartungswert für die Zufallsvariable Y für homozygot kranke Kinder beträgt 0,25, die Varianz beträgt ebenfalls $0{,}25 \cdot 0{,}75 \cdot n$.

3 (B) Siehe Erläuterungen zur Aufgabe 2.

4 (A) Für jeden Patienten gilt dieselbe Einzelwahrscheinlichkeit p, dass seine Erkrankung tödlich endet. Diese Einzelwahrscheinlichkeit heißt Letalität. Wenn 10 oder 100 Patienten erkrankt sind, gibt die Letalität den Anteil p an, bei dem die Erkrankung tödlich enden wird.

Allgemein gilt:

Anzahl der Todesfälle = Anzahl der Erkrankten × Letalität = $n \times p$

Kapitel 8
Normalverteilung

8.1 Eigenschaften der Normalverteilung

Die Bedeutung der Normalverteilung

Die Gauß- oder Normalverteilung ist häufig anzuwenden, um die Lage und Streuung von Messwerten zu beschreiben. Zu den Anwendungsgebieten der Gaußverteilung gehören insbesondere

- die Beschreibung von Messfehlern, z.B. im physikalischen oder klinischen Labor;

- die Beschreibung der natürlichen Variabilität in Natur und Technik.

Unter der natürlichen Variabilität in Biologie und Technik versteht man z.B. die verschiedenen Gewichte von Äpfeln an einem Baum, die verschiedenen Höhen von Halmen auf einem Getreidefeld oder die unterschiedlichen Durchmesser von Schrauben derselben Produktionscharge.

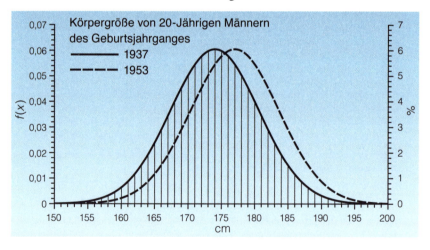

Abbildung 8.1: Körpergröße von 20-Jährigen Männern des Geburtsjahrgangs 1937 und 1953 als Beispiel, wie die natürliche Variabilität von komplexen biologischen Größen eine Normalverteilung entstehen lässt. Die dargestellte Kurve ist idealisiert, denn wenn die Körpergröße gemessen wird, ergibt sich ein Histogramm mit einer Klassenbreite von 1 cm (vgl. Abbildung 2.3 bis 2.5).

8.1 Eigenschaften der Normalverteilung

Entstehung der Normalverteilung

Die Gaußverteilung beschreibt die Streuung um den Mittelwert. Eine Gaußverteilung entsteht, wenn die Streuung dadurch bedingt ist, dass sehr viele voneinander unabhängige Abweichungskomponenten additiv aufeinander einwirken.

Im Beispiel der Körpergröße von Männern sind die Abweichungskomponenten die verschiedenen Gene sowie Umwelt- und Ernährungsfaktoren.

Auch eine Binomialverteilung geht bei großem n in eine Normalverteilung über. Dies wurde in den Abb. 7.5 und 7.6 auf den Seiten 139 und 140 anhand des Differenzialblutbildes deutlich. Hierbei stellt jeder registrierte Granulozyt eine Abweichungskomponente dar.

Die Anpassung an die Normalverteilung ist umso besser, je größer die Zahl der Abweichungskomponenten ist.

Der **Zentrale Grenzwertsatz** besagt, dass die Summe unabhängiger Zufallsvariablen asymptotisch normalverteilt ist. Asymptotisch heißt, dass die Anpassung an die Normalverteilung umso besser ist, je größer die Zahl der Zufallsvariablen, d. h. in diesem Fall der Abweichungskomponenten, ist.

Eigenschaften aller Normalverteilungen

Es gibt nicht nur eine Normalverteilung, sondern unendlich viele, die sich durch ihren Mittel- oder Erwartungswert μ (griech.: my) und ihre Standardabweichung σ (griech.: sigma) unterscheiden.

Jede Gauß- oder Normalverteilung

- ist **eingipflig**,

- ist **symmetrisch**,

- **nähert sich asymptotisch der x-Achse** und

- weist eine typische **Glockenform** auf.

Die Form der Glockenkurve, insbesondere das Verhältnis von Höhe und Breite, ist abhängig von der Streuung der Werte und vom Maßstab der x- und $f(x)$-Achse. Bei einer großen Streuung ist die Glockenkurve flach ausgezogen. Eine geringe Streuung bedeutet eine schmale steile Kurve.

Die Wendepunkte der Kurve befinden sich stets im Abstand einer Standardabweichung σ vom Mittelwert μ.

Innerhalb der Entfernung von einer Standardabweichung σ rechts und nach links vom Mittelwert μ befinden sich 68,27 % der Messwerte, im Bereich $\mu \pm 2\sigma$

befinden sich 95,45 % aller Werte und im Intervall $\mu \pm 3\sigma$ liegen 99,73 % aller x-Werte. Ähnliche Prozentzahlen lassen sich auch für Zwischenwerte angeben. Bei der Besprechung des Gaußschen Integrals auf Seite 150 gehen wir hierauf näher ein.

Das Vorliegen einer Normalverteilung bedeutet, dass die Streuung in bestimmter Weise „gestaffelt" ist. Die Staffelung der Werte stellt sich grafisch als Glockenkurve dar und ist in Tab. 8.1 und 8.3 tabellarisch prozentweise aufgelistet.

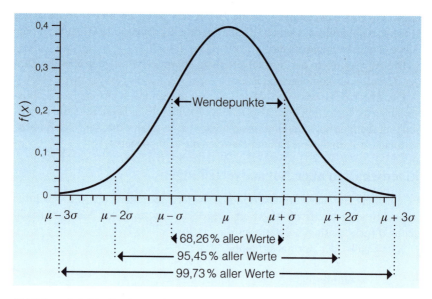

Abbildung 8.2: Die Gaußsche Glockenkurve nähert sich rechts und links asymptotisch der x-Achse. Die Wendepunkte befinden sich jeweils im Abstand einer Standardabweichung σ vom Erwartungswert μ.

8.1.2 Die Standardnormalverteilung

Die Gaußverteilung mit $\mu = 0$ und $\sigma = 1$ heißt Standardnormalverteilung. Die Standardnormalverteilung hat große praktische Bedeutung, weil sich alle Aussagen sehr leicht von der Standardnormalverteilung auf andere Gaußverteilungen übertragen lassen.

Um die Unterscheidung zwischen der Standardnormalverteilung und einer beliebigen anderen Gaußverteilung sprachlich und begrifflich zu erleichtern, werden die Zufallsvariable bei der Standardnormalverteilung U und die Wahrscheinlichkeitsdichte $\varphi(u)$ genannt. Von einigen Autoren werden auch die Bezeichnungen Z und $\varphi(z)$ verwendet.

8.1 Eigenschaften der Normalverteilung

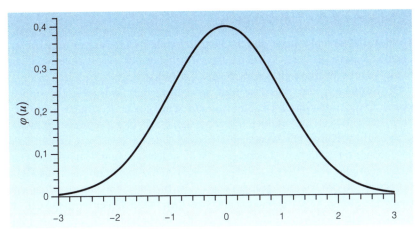

Abbildung 8.3: Die Standardnormalverteilung mit $\mu = 0$ und $\sigma = 1$.

8.1.3 Überführung in die Standardnormalverteilung

Normalverteilung – Standardnormalverteilung

Bei einer Gaußverteilung besteht folgende Abhängigkeit der Wahrscheinlichkeitsdichte $f(x)$ von der Stelle x:

$$f(x) = \frac{1}{\sigma\sqrt{2\pi}} \cdot e^{-\frac{1}{2}\left(\frac{x-\mu}{\sigma}\right)^2}$$

Das Ausrechnen dieser Formel ist auch mit einem Taschenrechner nicht einfach. Die Berechnung kann umgangen werden, indem der x-Wert der jeweils interessierenden Gaußverteilung in den u-Wert der Standardnormalverteilung umgerechnet wird.

Daraufhin kann man die Tabelle der Dichtefunktion $\varphi(u)$ (φ griechisch phi) der Standardnormalverteilung (siehe Tabelle I im Anhang) benutzen, um den zum u-Wert gehörenden $\varphi(u)$-Wert abzulesen. Der $\varphi(u)$-Wert lässt sich folgendermaßen in den $f(x)$-Wert umrechnen:

$$u = \frac{x-\mu}{\sigma}$$

$$f(x) = \frac{\varphi(u)}{\sigma}$$

Wenn man bei bekanntem u-Wert den zugehörigen x-Wert sucht, benutzt man folgende Umrechnungsformel:

$$x = \mu + u \cdot \sigma$$

Erläuterung der Umrechnung

1.) Parallelverschiebung: Durch Subtraktion des Mittelwertes μ wird die Gaußverteilung auf der x-Achse parallel verschoben, sodass sie ebenso wie die Standardnormalverteilung symmetrisch zur y-Achse liegt.

2.) Stauchung der Abszisse und Streckung der Ordinate (oder umgekehrt): Die Teilung durch die Standardabweichung σ bewirkt eine Stauchung der x-Achse, sodass die resultierende Kurve um den Faktor σ schmaler ist als die ursprüngliche Kurve. Die Wendepunkte liegen dadurch ebenso wie bei der Standardnormalverteilung im Abstand einer Standardabweichung σ vom Mittelwert. Außerdem gilt: $\varphi(u) = f(x) \cdot \sigma$, sodass die $\varphi(u)$-Achse und damit auch die Höhe der Kurve um den Faktor σ gestreckt wird. Das bedeutet, dass die ursprüngliche Gaußkurve bei der Transformation um denselben Faktor höher wird, um den sie schmaler wird, sodass die Fläche unter der Kurve vor und nach der Transformation denselben Flächeninhalt, nämlich 1, aufweist.

Wenn die Standardabweichung σ der zu überführenden Verteilung (anders als im unteren Beispiel) kleiner als 1 ist, wird die Abszisse gestreckt und die Ordinate gestaucht.

Im Zusammenhang mit der Untersuchung der Schwangerschaftsdauer wird auf Seite 155 ein Beispiel für die Umrechnung eines x-Wertes in einen u-Wert durchgerechnet.

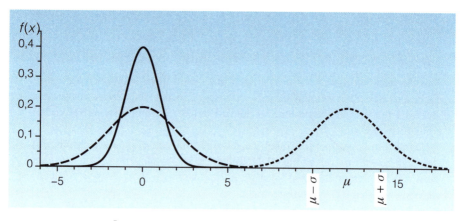

Abbildung 8.4: Überführung einer Normalverteilung mit dem Erwartungswert μ und der Standardabweichung σ in eine Standardnormalverteilung. Die ursprüngliche Kurve ist gepunktet und liegt auf der rechten Seite, die gestrichelte Kurve ist um μ parallel verschoben. Die durchgezogene Linie zeigt die endgültige Verteilung an, die mit der Standardnormalverteilung identisch ist. Beim Übergang von der gestrichelten Kurve zur Standardnormalverteilung werden die $f(x)$-Werte mit σ multipliziert und die x-Werte der verschobenen Kurve durch σ geteilt. Damit wird erreicht, dass der Flächeninhalt unter der Kurve auch nach der Transformation den Wert 1 hat.

8.1 Eigenschaften der Normalverteilung

8.1.4 Die Wahrscheinlichkeitsdichte

Bei einer stetigen Verteilung hängt die Wahrscheinlichkeit für das Auftreten eines bestimmten x-Wertes, z.B. für den Wert $x = 1$, in erster Linie von der Genauigkeit ab, mit der die x-Werte verglichen werden: Ist z.B. der Wert $x = 1{,}03$ mit dem Wert $x = 1$ identisch oder nicht? Dieses Problem stellt sich nur bei einer stetigen Verteilung, denn bei einer diskreten Verteilung sind keine Zwischenwerte möglich.

Wegen dieser Problematik gibt man bei einer stetigen Verteilung nicht die Wahrscheinlichkeit für das Auftreten eines bestimmten x-Wertes, sondern die Wahrscheinlichkeitsdichte $f(x)$ an der Stelle x bzw. $\varphi(u)$ an der Stelle u an. Die $f(x)$- oder $\varphi(u)$-Funktion wird deshalb auch als **Dichtefunktion** bezeichnet.

In Abb. 8.5 wird die Bedeutung der Wahrscheinlichkeitsdichte $\varphi(u)$ an folgendem Beispiel erläutert: Wir haben eine Datei mit 100 000 Werten, die der Standardnormalverteilung folgen. Jeweils 1000 Werte stellen ein Prozent dar. Wir markieren jetzt den 1000sten, den 2000sten, den 3000sten usw. Wert mit einem dünnen Strich auf der u-Achse. Jeder Strich entspricht einem Perzentil. In

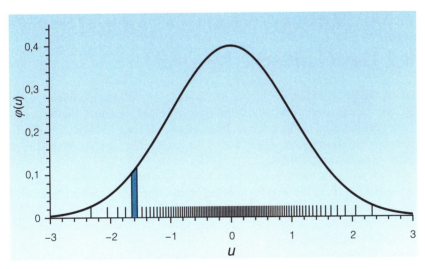

Abbildung 8.5: Diese Abbildung erläutert die Bedeutung der Wahrscheinlichkeitsdichte $\varphi(u)$: Auf der u-Achse ist jeder 1000ste Messwert durch einen senkrechten Strich dargestellt.
Die Dichte der Striche auf der u-Achse entspricht der Höhe des $\varphi(u)$-Wertes, also der Höhe der gaußschen Glockenkurve an der jeweiligen Stelle.
Die blaue Fläche zwischen dem 5. und 6. Perzentil umfasst 1% aller Werte, denn das Produkt aus der Intervalllänge $u_6 - u_5 = 0{,}09$ mit der durchschnittlichen Wahrscheinlichkeitsdichte $\varphi(u) = 0{,}11$ ergibt: $0{,}09 \cdot 0{,}11 = 0{,}01$.

dem Intervall zwischen zwei Perzentilstrichen befinden sich jeweils 1000 Werte, also 1 % aller Werte. Die rechnerischen Perzentil-Werte sind in Tabelle 8.3 auf Seite 157 im Zusammenhang mit dem Wahrscheinlichkeitsnetz aufgeführt.
Die gesamte Fläche unter der Kurve hat stets den Betrag 1. Dies entspricht 100 %. Die Wahrscheinlichkeit, dass ein beliebiger x-Wert in ein bestimmtes Intervall fällt, ist gleich der Fläche unter der Kurve in diesem Intervall. Die Fläche ergibt sich als Produkt der Intervalllänge und der durchschnittlichen Wahrscheinlichkeitsdichte $\varphi(u)$ in diesem Intervall.
In Abbildung 8.5 liegen 1000 Werte links vom ersten Strich. Der erste Strich stellt das erste Perzentil dar. Die Fläche zwischen dem 5. und 6. Perzentil ist blau eingefärbt. Auch diese Fläche umfasst genau 1 Prozent aller Werte: Dies lässt sich folgendermaßen berechnen: In Tabelle 8.3 auf Seite 157 ist aufgeführt, dass das 5. Perzentil den Wert $u_5 = -0{,}164$ aufweist und und das 6. Perzentil den Wert $u_6 = -0{,}155$. Die Intervalllänge beträgt damit 0,09. Die durchschnittliche Wahrscheinlichkeitsdichte liegt bei etwa 0,11, wie man in Abbildung 8.5 ablesen kann. Das Produkt aus Wahrscheinlichkeitsdichte und Intervalllänge ergibt die Wahrscheinlichkeit dafür, dass die Zufallsvariable in dieses Intervall fällt:

$$0{,}09 \cdot 0{,}11 = 0{,}01 \, \hat{=} \, 1 \text{ Prozent}$$

8.2 Das Gaußsche Integral

Die Wahrscheinlichkeitsdichte $\varphi(u)$ ist nur dann sinnvoll interpretierbar, wenn die Intervalllänge berücksichtigt wird. Hierbei kommt es auf die *durchschnittliche* Wahrscheinlichkeitsdichte im Intervall an. Weil sich die Wahrscheinlichkeitsdichte von u-Wert zu u-Wert ändert, ist das Rechnen mit der Wahrscheinlichkeitsdichte umständlich.
Einfacher ist es, wenn man mit dem Gaußschen Integral rechnet. Die Wahrscheinlichkeit, dass die Zufallsvariablen in das Intervall u_1 bis u_2 fällt, wird ausgerechnet, indem man zunächst die Wahrscheinlichkeit ausrechnet, dass die Zufallsvariable kleiner als u_2 ist. Hiervon wird die Wahrscheinlichkeit abgezogen, dass U kleiner als u_1 ist.
Die Gaußsche Summenfunktion $\Phi(u_i)$ (Φ großer griech. Buchstabe: Phi), auch Gaußsches Integral oder Gaußsches Fehlerintegral genannt, macht Aussagen darüber, **wie viel Prozent aller u-Werte kleiner oder gleich u_i sind**.
Das Gaußsche Integral entspricht damit der Verteilungsfunktion $F(x)$, während sich die Dichtefunktion $\varphi(u)$ analog zur Häufigkeitsfunktion $f(x)$ verhält (s. S. 40).
Die graue Fläche unter der Gaußkurve in Abbildung 8.7 entspricht in ihrem Betrag dem Wert $\Phi(u_1)$ und damit der Wahrscheinlichkeit, dass die Zufallsvariable U kleiner oder gleich u_1 ist. Dies ist in Abb. 8.6 dargestellt.

8.2 Das gaußsche Integral

Die Tabelle 8.1 gibt den Wert der Verteilungsfunktion $\Phi(u)$ für einige u-Werte an. Zum Beispiel bedeutet $\Phi(-1) = 0{,}1587$, dass 15,87 % aller Messwerte nicht größer als -1 sind. $\Phi(+1) = 0{,}8413$ sagt aus, dass 84,13 % aller Werte nicht größer als $+1$ sind. Die Differenz beträgt 0,6826 und besagt, dass 68,26 % aller Werte innerhalb einer Standardabweichung um den Mittelwert liegen.

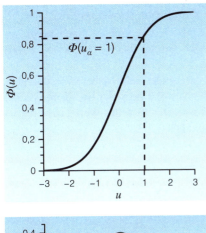

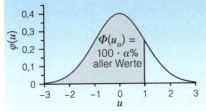

Tabelle 8.1

u	$\Phi(-u)$	$\Phi(+u)$
0,0	0,500000	0,500000
0,1	0,460172	0,539828
0,2	0,420740	0,579260
0,3	0,382089	0,617911
0,4	0,344578	0,655422
0,5	0,308538	0,691462
0,6	0,274253	0.725747
0,7	0,241964	0,758036
0,8	0,211855	0,788145
0,9	0,184060	0,815940
1.0	**0,158655**	**0,841345**
1.1	0,135666	0,864334
1.2	0,115070	0,884930
1.3	0,096800	0,903200
1.4	0,080757	0,919243
1.5	0,066807	0,933193
2,0	0,022750	0,977250
2,5	0,006210	0,993790
3,0	0,001350	0,998650

Ausführlichere Tabelle als Tab. II im Anhang. Tabelle 8.2 auf Seite 157 tabelliert ebenfalls die $\Phi(u)$-Werte gegen die u-Werte. In der Tab. 8.2 sind die $\Phi(u)$-Werte gerade Zahlen und die u-Werte krumm.

Abbildung 8.6 und 8.7: Das Gaußsche Integral wird in dreierlei Weise dargestellt: Das obere Diagramm zeigt die Funktion $\Phi(u)$, im unteren Diagramm entspricht die graue Fläche dem $\Phi(u)$-Wert. Die Situation für $u_1 = +1$ ist in der oberen Abbildung durch eine gestrichelte Linie dargestellt, in der unteren Abbildung als graue Fläche und in der Tabelle halbfett gesetzt.
Tabelle 8.1: Spalte 1: u-Werte, Spalte 2: $\Phi(-u)$-Werte, Spalte 3: $\Phi(+u)$-Werte.

Perzentile, Quantile, Quartile

Die mit der Tabelle 8.1 aufgeführten u-Werte wurden so ausgewählt, dass die u-Werte „glatt" sind. Bei glatten $\Phi(u)$-Werten, z.B. $\Phi(u) = 0{,}1 \,\hat{=}\, 10\,\%$ oder $\Phi(u) = 0{,}5 \,\hat{=}\, 50\,\%$, spricht man auch von **Perzentilen** bzw. **Quantilen** und bei $\Phi(u) = 0{,}25, 0{,}5$ und $0{,}75$ von **Quartilen**.

Diese Werte sind in Tab. 8.3 für alle vollen Prozente von $\Phi(u) = 0{,}01$ bis $\Phi(u) = 0{,}99$ tabelliert.

8.2.1 Referenzbereich

Unter einem Referenzbereich versteht man den Bereich um den Mittelwert, in dem ein bestimmter Anteil der Messwerte zu finden ist. Beispielsweise reicht der 90-%-Referenzbereich von $u_{0,05}$ bis $u_{0,95}$. Der Wert $u_{0,05}$ ist so definiert, dass $\Phi(u_{0,05}) = 0{,}05$, also, dass 5 % aller Werte kleiner als $u_{0,05}$ sind. Analog gilt für $u_{0,95}$, dass 95 % der Werte kleiner als $u_{0,95}$ sind: $\Phi(u_{0,95}) = 0{,}95$.

Der Prozentrang eines Wertes wird häufig als α bezeichnet. Nach dieser Nomenklatur reicht der 90-%-Referenzbereich von u_{α_1} bis u_{α_2}, wobei $\alpha_1 = 0{,}05$ und $\alpha_2 = 0{,}95$.

Bei einigen Fragestellungen werden einseitige Referenzbereiche definiert. Ein einseitiger Referenzbereich, der durch α = 0,9 begrenzt ist, reicht von $-\infty$ bis $u_{0,9}$ und umfasst damit 90 % aller Werte. Die 10 % der Werte, die nicht in diesen Referenzbereich fallen, sind größer als $u_{0,9}$.

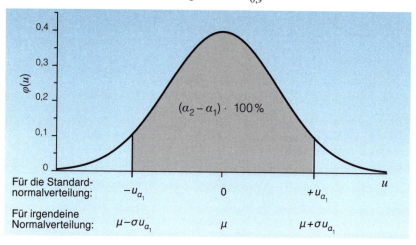

Abbildung 8.8: grafische Darstellung des zweiseitigen Referenzbereichs. Er reicht von u_{α_1} bis u_{α_2} und umfasst $(\alpha_2 - \alpha_1) \cdot 100\%$ aller Messwerte. Ist α_1 z. B. 0,05 und $\alpha_2 = 0{,}95$, gilt gemäß Tabelle 8.3 (s. S. 157) $u_{0,05} = -1{,}645$ und $u_{0,95} = +1{,}645$.
In diesem Bereich liegen bei der Standardnormalverteilung 90 % aller Werte.

Wenn ein Referenzbereich mit Hilfe der Gaußschen Summenfunktion definiert werden soll, setzt dies voraus, dass die Parameter der Normalverteilung, also der Erwartungswert μ und die Standardabweichung σ, bekannt sind, was meist nicht der Fall ist. In der Regel werden Referenzbereiche deshalb aufgrund von Stichproben festgelegt. Es muss stets genau geprüft werden, anhand welcher Stichprobe ein Referenzbereich bestimmt worden ist. Bei den Referenzbereichen in der klinischen Chemie spielt einerseits die Analysemethode eine Rolle, vor al-

8.2 Das gaußsche Integral

lem aber das Patientengut bezüglich Alter, Geschlecht, Begleiterkrankungen, vielleicht auch in Bezug auf die soziale oder auch auf die ethnische Herkunft.

Normbereiche

Bei der Festsetzung eines Normbereichs oder Normalbereichs spielen oft auch pathophysiologische Überlegungen eine Rolle. Beispielsweise galt früher ein systolischer Blutdruckwert als normal, der den Wert 100 + Lebensalter nicht überstieg. Seit der Framinghamstudie ist bekannt, dass auch ein geringfügig erhöhter Blutdruck bereits das Risiko einer koronaren Herzkrankheit und kardiovaskulärer Komplikationen erhöht (wenn auch nur geringfügig), so dass heute alle systolischen Werte über 120 als erhöht gelten. Ein Bonus für das Lebensalter wird beim Blutdruck heute nicht mehr gegeben.

Beim Körpergewicht galten früher die Formeln:

Normalgewicht (in kg) = Körpergröße (in cm) – 100

Idealgewicht = Normalgewicht – zehn Prozent

Heute normiert man das Gewicht über den BMI an der Körpergröße:

Body Mass Index = Gewicht in Kilogramm/(Größe in Metern)^2

Die Grenzwerte des BMI von 25 und 30 für die Bewertungen normal, übergewichtig und adipös orientieren sich jedoch in erster Linie daran, dass man glatte Zahlen als Grenzwert vorweisen kann, weniger an der pathophysiologischen Bedeutung. Dennoch hat der BMI versicherungs- und beamtenrechtlich große Bedeutung. Ein ungünstiger BMI steht häufig einer Verbeamtung im Weg.

Die Pathophysiologie müsste zum einen den Körperbau (z.B. pyknisch, athletisch oder leptosom) berücksichtigen, vor allem aber die Fettverteilung, denn es scheint so, dass Bauchfett pathogener ist als Hüftspeck. Ein Vergleich von Normalgewicht, Idealgewicht und BMI zeigt, dass bei Erwachsenen sowohl das Normal- wie auch das Idealgewicht einem BMI zwischen 20 und 25 entspricht.

Bei Norm- oder Normalbereichen muss man immer hinterfragen, ob sie angeben, was normal im Sinne von „üblich" ist oder ob normal als „nicht pathogen" zu verstehen ist. Beim Körpergewicht fängt es bereits an, dass Menschen diskriminiert werden, wenn sie nicht in die übliche Norm passen.

Körpergröße	Normalgewicht	BMI	Idealgewicht	BMI
160 cm	60 kg	23,4 kg/m^2	54 kg	21,1 kg/m^2
170 cm	70 kg	24,2 kg/m^2	63 kg	21,8 kg/m^2
180 cm	80 kg	24,7 kg/m^2	72 kg	22,2 kg/m^2
190 cm	90 kg	24,9 kg/m^2	81 kg	22,4 kg/m^2

Tabelle 8.2: Gegenüberstellung von Normalgewicht, Idealgewicht und dem jeweils zugehörigen Body Mass Index (BMI). Der BMI wurde 1870 von Adolphe Quetelet entwickelt.

Dies ist noch viel gravierender bei Fragen des Lebensstils, insbesondere des Sexualverhaltens. Es geht hierbei oft, aber nicht nur, um Ausgrenzung. Die Food and Drug Administration (FDA) hat sich geweigert, zwei Präparate gegen weiblichen Libidomangel zuzulassen, u. a. weil der Krankheitswert dieser Störung bezweifelt wurde. Wenn man Libidomangel als Normvariante ansieht, befreit man viele Frauen vom Makel des Krankhaften, andererseits schmälert die Verweigerung eines Medikamentes die Chance auf ein erfülltes Sexualleben.

Die Frage, was „normal" ist, ist also erster Linie immer eine Frage des Menschenbildes, nicht der Statistik.

8.2.2 Schwangerschaftsdauer

Die theoretischen Grundlagen der Normalverteilung wurden in Göttingen von Carl Friedrich Gauß erdacht. Als Beispiel für die universelle Bedeutung der Gaußverteilung wollen wir auf eine Erhebung der Schwangerschaftsdauer zurückgreifen, die ebenfalls in Göttingen durchgeführt wurde.

Hans Hosemann hat an 7968 Patientinnen der Göttinger Universitätsfrauenklinik untersucht, wie lange eine Schwangerschaft üblicherweise dauert. In diese Erhebung wurden nur Frauen aufgenommen, die nach einem regelmäßigen ca. 28-tägigen Zyklus und nach unkompliziert verlaufener Schwangerschaft und normaler Geburt ein lebendes Kind geboren hatten.

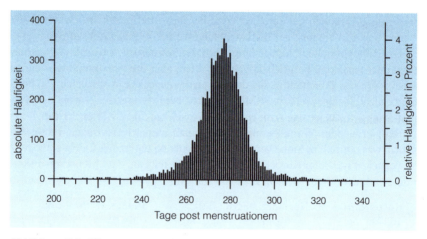

Abbildung 8.9: Histogramm der Schwangerschaftsdauer bei 7 968 Patientinnen der Göttinger Universitätsklinik. Auf der Abszisse ist die Dauer der Schwangerschaft in Tagen post menstruationem angegeben, auf der Ordinate die Zahl der betreffenden Frauen, einmal als absolute und einmal als relative Häufigkeit. Nach H. Hosemann, Normale und abnormale Schwangerschaftsdauer, Urban & Schwarzenberg, Berlin, 1952.

8.2 Das gaußsche Integral

Als Schwangerschaftsdauer wurde die Zeitspanne zwischen dem ersten Tag der letzten Regel und der Geburt errechnet. Frauen, die das Datum ihrer letzten Periode nicht sicher erinnern konnten, wurden in der Erhebung nicht berücksichtigt. Es ergibt sich das in Abbildung 8.9 dargestellte Histogramm.

Die durchschnittliche Schwangerschaftsdauer $\bar{x}$ beträgt $\bar{x}$ = 282 Tage, und die empirische Standardabweichung s hat einen Wert von s = 12 Tagen.

Die Zacken im Histogramm machen deutlich, dass trotz der großen Zahl untersuchter Frauen von Tag zu Tag Zufallsschwankungen auftreten. Modalwert ist der 282. Tag, an welchem ca. 4,4 % aller Frauen entbunden haben. Das Histogramm erscheint symmetrisch und glockenförmig. Das Vorliegen einer Normalverteilung wäre nach diesen Angaben grundsätzlich möglich, ist jedoch damit noch nicht bewiesen. Zur Prüfung, ob eine gegebene Häufigkeitsverteilung normalverteilt ist, bieten sich zwei Wege an:

1. Der Vergleich der zugrunde liegenden Häufigkeitsverteilung mit der Gaußverteilung, die durch die rechnerisch bestimmten Werte $\bar{x}$ = 281,5 Tage und s = 9,5 Tage definiert ist. Aber der optische Vergleich ist ungenau und subjektiv.

2. Das Eintragen der Summenhäufigkeitsfunktion $F(x)$ (vgl. S. 156) in das Wahrscheinlichkeitsnetz. Dieses Verfahren wird weiter unten beschrieben.

Beispiel für die Umrechnung eines x-Wertes in einen u-Wert

Um die Wahrscheinlichkeit zu errechnen, mit der eine Geburt bis zum x-ten, z. B. 288. Tag stattfindet, wird zunächst der x- in den u-Wert umgerechnet:

$$u = \frac{x - \mu}{\sigma} = \frac{288 - 281,5}{9,5} = 0,68.$$

Für einen u-Wert von 0,68 interpolieren wir aus den Werten in Tabelle II im Anhang einen $\Phi(u)$-Wert von 0,7517. Dies bedeutet, dass bis zum 288. Tag 75,2 % aller Geburten stattgefunden haben. Dieselbe Information liefert auch das Wahrscheinlichkeitsnetz.

In gleicher Weise, wie wir es für den 288. Tag getan haben, kann man für jeden anderen Tag mithilfe der Umrechnungsformel $u = (x - \mu)/\sigma$ und der tabellierten Verteilungsfunktion $\Phi(u)$ die Wahrscheinlichkeit einer Geburt bis zum jeweiligen Tag errechnen. Wenn man an der Wahrscheinlichkeit einer Geburt in einem bestimmten Intervall, z. B. am 288. Tag interessiert ist, bestimmt man zusätzlich den $\Phi(u)$-Wert am Ende dieses Intervalls und bildet die Differenz. Demnach ergibt sich die Wahrscheinlichkeit einer Geburt am 288. Tag als $\Phi(289) - \Phi(288)$.

8.2.3 Das Wahrscheinlichkeitsnetz

Die Verteilungsfunktion $F(x)$ ist bei der Gaußverteilung s-förmig gekrümmt, wie in Abbildung 8.6 für $\Phi(u)$ am Beispiel der Standardnormalverteilung gezeigt wurde. **Beim Wahrscheinlichkeitspapier oder -netz ist die $F(x)$- oder $\Phi(u)$-Achse so verzerrt, dass die S-förmige Kurve der Summenhäufigkeitsfunktion in eine Gerade übergeht.**

Die Prüfung auf Normalverteilung besteht darin, die Summenhäufigkeitsfunktion in das Wahrscheinlichkeitspapier zu übertragen und zu prüfen, ob sich hierbei eine Gerade ergibt. In unserem Beispiel erhalten wir die in Abbildung 8.10 dargestellte Kurve.

Jeder Punkt der Kurve stellte den $F(x)$-Wert des jeweiligen Tages x dar und gibt an, wie viel Prozent der Frauen bis zum Ende des x-ten Tages entbunden haben.

Der mittlere Teil der Kurve von etwa $F(260) = 0{,}15$ bis etwa $F(305) = 0{,}9$ repräsentiert ca. 75 % der Frauen und ist linear. Der lineare Teil der Kurve ist durch eine Gerade in beide Richtungen verlängert, um anzugeben, welche Geburtstermine für die restlichen 25 % der Frauen zu erwarten wären, wenn bei diesen Frauen dieselben Streuungskomponenten den Termin bestimmt hätten wie bei den 75 % aus dem linearen Kurventeil. Wir können vermuten, dass bei vielen (nicht bei allen) Entbindungen, die vor dem 260. Tag oder nach dem 305. Tag stattfanden, neben den üblichen Streuungskomponenten weitere Faktoren hinzukamen, die terminbestimmend waren, z.B. krankhafte Veränderungen oder auch bewusst falsche Angaben über den Beginn der letzten Regel. Bei vielen dieser Frauen handelt es sich im statistischen Sinn um Ausreißer (s. S. 32) bezogen auf die Normalverteilung.

Wie man im Wahrscheinlichkeitsnetz sehr gut sehen kann, ist die gegebene Häufigkeitsverteilung eine Überlagerung aus drei verschiedenen Verteilungen: einer Normalverteilung, die den Hauptteil der Patientinnen umfasst, einer Verteilung mit ungewöhnlich kurzer und einer Verteilung mit ungewöhnlich langer Schwangerschaft.

Abbildung 8.10: Wahrscheinlichkeitspapier am Beispiel der Daten aus Abbildung 8.9. Die Kurve verläuft im Bereich zwischen dem 15. und 90. Perzentil geradlinig und weist vor dem 15. und nach dem 90. Perzentil einen gekrümmten Verlauf mit flacherer Steigung auf. Im mittleren Bereich entsprechen die Daten sehr genau der Normalverteilung, vor dem 15. und nach dem 90. Perzentil kommen zusätzliche Abweichungskomponenten hinzu.

Tabelle 8.3: Perzentiltabelle der Standardnormalverteilung. Für jedes Prozent von 1 % bis 99 % sind die zugehörigen u-Werte der Standardnormalverteilung tabelliert. Glatte Perzentilwerte, also die Quantile 10 %, 20 %, 30 % usw. bis 90 % sind halbfett gesetzt. Im nebenstehenden Wahrscheinlichkeitsnetz ist für jeden Prozentwert ein waagerechter Strich eingetragen.

8.2 Das gaußsche Integral

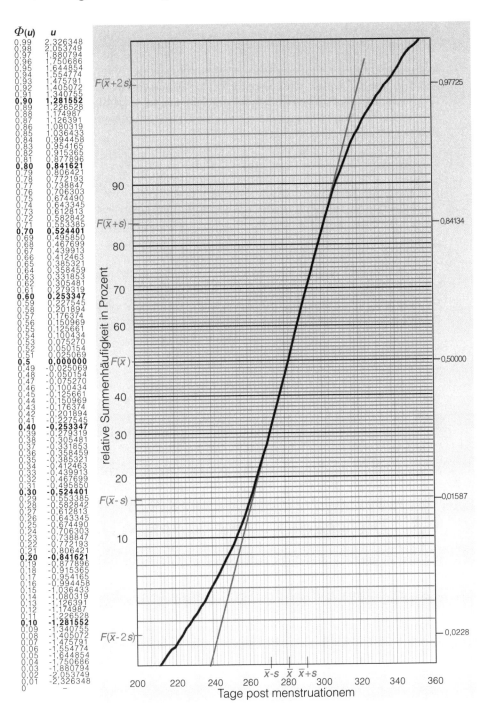

Streuungsmaß

Wie wir am Wahrscheinlichkeitspapier ablesen können, nimmt die Verteilungsfunktion am 272. Tag den Wert $F(272) = 0,16$ und am 291. Tag den Wert $F(291) = 0,84$ an. Dieser Bereich mit 68 % aller Frauen umfasst bei der Gaußverteilung zwei Standardabweichungen ($\mu \pm \sigma$), sodass wir eine Standardabweichung s von 9,5 Tagen erhalten, die den mittleren Teil der Häufigkeitsverteilung sehr genau beschreibt.

Lagemaße

Im Wahrscheinlichkeitspapier kann man grafisch alle **Werte der Verteilungsfunktion** $F(x)$, also alle **Perzentile** oder **Quantile** ablesen. Falls die Kurve eine Gerade ist, handelt es sich um eine Normalverteilung. In diesem Fall ist der Median in etwa mit dem arithmetischen Mittelwert identisch.

Das Wahrscheinlichkeitspapier ist heute kaum noch käuflich erhältlich. Stattdessen können statistische Programme die Frage klären, ob eine gegebene Verteilung normalverteilt ist. Diese Programme gehen aber ähnlich vor, indem sie zunächst unterstellen, eine gegebene Verteilung sei normalverteilt und in einem zweiten Schritt überprüfen, ob diese Annahme mit der vorhandenen Verteilung zu vereinbaren ist. Die Idee des Wahrscheinlichkeitspapiers wird heute in der Regel also nicht mehr auf Papier verwirklicht, sondern in der virtuellen Realität des Computers.

Bei vielen Programmen besteht auch die Möglichkeit, eine Achse gemäß der Wahrscheinlichkeitsverteilung skalieren zu lassen. Dadurch wird auf dem Monitor oder im Ausdruck ein Wahrscheinlichkeitsnetz erzeugt und man kann optisch überprüfen, ob die vorliegende Summenhäufigkeitsfunktion einer Geraden entspricht. Wenn dies der Fall ist, sind die Daten normalverteilt. Die Abbildung 8.10 wurde mit dem Programm QtiPlot berechnet und gezeichnet.

8.3 Die logarithmische Normalverteilung

Einige Messreihen ergeben auf dem Wahrscheinlichkeitspapier oder -netz nur dann eine Gerade, wenn die x-Achse logarithmisch unterteilt ist. Wir sprechen in diesem Fall von einer *Lognormalverteilung*. Bei der Lognormalverteilung sind die Logarithmen der Zufallsvariablen normalverteilt.

Ein Beispiel für die Lognormalverteilung sind Blutserumwerte wie zum Beispiel GOT, GPT oder alkalische Phosphatase. Die Entstehung einer Lognormalverteilung wird darauf zurückgeführt, dass die einzelnen Komponenten nicht additiv, sondern *multiplikativ aufeinander wirken*.

8.3 Die logarithmische Normalverteilung

Auch im Wirtschaftsleben spielt die Lognormalverteilung eine Rolle, wenn es um Zins- und Zinseszinseffekte geht. Beispielsweise wird an der Börse handelstäglich die Performance (die Verzinsung) eines Wertpapiers errechnet. Der Zinssatz eines Jahres ergibt sich als Produkt (nicht als Summe!) der Zinssätze aller ca. 260 Handelstage eines Jahres. Wenn ein Wertpapier nur den üblichen Schwankungen der Börse unterliegt, sollte die Jahresperformance lognormalverteilt sein. Wenn die Jahresperformance außerhalb von zwei oder drei Standardabweichungen der Lognormalverteilung liegt, sind Sonderfaktoren am Werk wie eine besonders gute oder schlechte Wirtschaftslage oder vielleicht auch nur die Spekulationen, dass eine solche bevorsteht.

Anmerkung: Der **durchschnittliche Zinssatz eines Tages** ergibt sich als **geometrisches Mittel** der einzelnen Handelstage. Das geometrische Mittel errechnet man als ***n*-te Wurzel aus dem Produkt** der *n* Zinssätze der *n* Handelstage. Wenn man mit Logarithmen rechnet, ergibt sich der Logarithmus des durchschnittlichen Zinssatzes als arithmetisches Mittel der Logarithmen der Zinssätze aller *n* Handelstage.

Wenn man die lognormal verteilte Variable *X* logarithmiert, kann man mit der so entstandenen Variablen $Z = \log X$ ebenso rechnen wie mit einer normalverteilten Variablen.

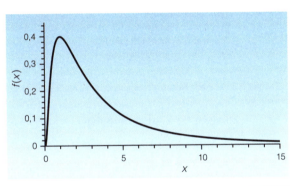

Abbildung 8.11:
Darstellung einer logarithmischen Normalverteilung als Dichtefunktion bei einer linear unterteilten Abszisse.

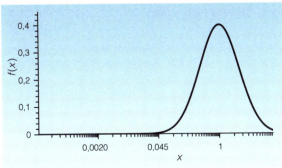

Abbildung 8.12:
Darstellung einer logarithmischen Normalverteilung als Dichtefunktion bei einer logarithmisch unterteilten Abszisse.

8.4 Übungsaufgaben

8.1 Eigenschaften der Normalverteilung

1. Welche Aussage trifft **nicht** zu? Für die Dichte der Normalverteilung $N(\mu, \sigma^2)$ gilt:

   (A) Sie ist symmetrisch zu μ.
   (B) Sie ist symmetrisch zu σ^2.
   (C) Sie ist eindeutig bestimmt durch die Parameter μ und σ^2.
   (D) Der Median der Verteilung ist μ.
   (E) Etwa 95 % der Werte liegen zwischen $\mu - 2\sigma$ und $\mu + 2\sigma$.

2. Bei der Normalverteilung $N(\mu, \sigma^2)$

   (A) liegen alle Werte zwischen $\mu - 3\sigma$ und $\mu + 3\sigma$
   (B) ist immer $\mu = 0$ und $\sigma^2 = 1$
   (C) ist der Median gleich dem Erwartungswert
   (D) ist die Varianz immer größer als μ
   (E) ist die Spannweite gleich der Varianz

3. Die Dichtefunktion der Normalverteilung

   (1) ist symmetrisch
   (2) ist eingipflig
   (3) nähert sich asymptotisch der x-Achse
   (4) ist glockenförmig

   (A) nur 1 ist richtig
   (B) nur 2 ist richtig
   (C) nur 4 ist richtig
   (D) nur 1, 2 und 4 sind richtig
   (E) 1 bis 4 = alle sind richtig

4. Ob die Glockenkurve der Dichtefunktion einer Normalverteilung flach verläuft oder nicht, hängt (abgesehen vom Maßstab) ab

   (A) von der Varianz
   (B) von der Kovarianz
   (C) vom Mittelwert
   (D) vom Modus
   (E) vom Median

5. Wie viel Prozent der Beobachtungen liegen bei der Normalverteilung etwa im Bereich $(\mu - 2\sigma, \mu + 2\sigma)$?

   (A) 68 % (B) 74 % (C) 95 % (D) 99 % (E) 99,9 %

6. Für die Konstruktion eines Normbereiches eines normal verteilten Merkmals mit dem Erwartungswert µ und der Varianz σ^2 gilt folgende Aussage: Von den Merkmalswerten liegen etwa

   (A) 2,5 % unterhalb des Punktes $\mu - 2\sigma$
   (B) 5 % oberhalb des Punktes $\mu + 2\sigma$
   (C) 99 % innerhalb der Grenzen $\mu - 2\sigma$ und $\mu + 2\sigma$
   (D) 90 % innerhalb $\mu - \sigma$ und $\mu + \sigma$
   (E) 3 % oberhalb von $\mu + 3\sigma$

Lösung der Übungsaufgaben

1 **(B)** Die Varianz σ^2 ist kein Lage-, sondern ein Streuungsmaß. Schon deshalb fällt es schwer, sich vorzustellen, wozu die Normalverteilung symmetrisch sein soll. Nur wenn der Zahlenwert von σ^2 zufälligerweise mit dem Zahlenwert von µ übereinstimmt, ist (B) zutreffend.

2 **(C)** Bei einer Normalverteilung fallen Median, Modalwert und Erwartungswert zusammen.

3 **(E)** Alle Aussagen sind richtig. Bei der Gauß- oder Normalverteilung handelt es sich um eine theoretisch hergeleitete Wahrscheinlichkeitsverteilung einer stetigen Zufallsvariablen. Weil es sich um eine stetige Zufallsvariable handelt, gibt die Ordinate (y-Achse) anstelle der relativen Häufigkeit $f(x)$ die Wahrscheinlichkeitsdichte $f(x)$ an. Deshalb spricht man von Dichtefunktion (s. S. 99).

4 **(A)** Die Form der Glockenkurve ist, abgesehen vom Maßstab, nur von der Varianz σ^2 bzw. von der Standardabweichung s abhängig. Arithmetischer Mittelwert, Modus und Median fallen bei der Normalverteilung auf denselben Wert und bestimmen die Lage der Glockenkurve auf der x-Achse

5 **(C)** Der Bereich $\bar{x} \pm c_\alpha \sigma$ um den Mittelwert $\bar{x}$, in den ein bestimmter Prozentsatz aller x-Werte fällt, heißt Referenzbereich. Bei der Normalverteilung reicht der Referenzbereich für α = 68, 27 % von $\mu - \sigma$ bis $\mu + \sigma$, für α = 95,45 % von $\mu - 2\sigma$ bis $\mu + 2\sigma$ und für α = 99, 73 % von $\mu - 3\sigma$ bis $\mu + 3\sigma$.

6 **(A)** Der Bereich $\mu \pm 2\sigma$ umfasst bei der Normalverteilung ca. 95 % aller Werte. Deshalb liegen ca. 2,5 % aller Werte unterhalb des Punktes $\mu - 2\sigma$.

7. Welche Aussage trifft **nicht** zu? Für die Standardnormalverteilung $N(0; 1)$ gilt:

(A) der Median ist 0
(B) der Erwartungswert ist 0
(C) die Standardabweichung ist 1
(D) die Varianz ist 1
(E) die Spannweite ist 2

8. Wodurch ist eine standardisierte Normalverteilung gekennzeichnet?

Antwort	μ	σ^2
A	1	0
B	1	1
C	0	0,5
D	0	1
E	beliebig	beliebig

8.2. Das Gaußsche Integral

9. Mit Hilfe des sog. Wahrscheinlichkeitspapiers wird geprüft, ob eine empirische Verteilung in etwa der Normalverteilung entspricht. Dabei

(1) ist die y-Achse so skaliert, dass beim Eintragen der Werte der Verteilungsfunktion einer Normalverteilung eine Gerade entstehen muss
(2) muss eine Tabelle der Normalverteilung zur Prüfung mit herangezogen werden
(3) ist der Mittelwert der empirischen Verteilung ungefähr identisch mit dem Wert auf der x-Achse, der dem Schnittpunkt der eingepassten Geraden mit der 50%-Linie entspricht.

(A) nur 1 ist richtig
(B) nur 3 ist richtig
(C) nur 1 und 2 sind richtig
(D) nur 1 und 3 sind richtig
(E) 1 bis 3 = alle sind richtig

10. Nach Auftragen der Häufigkeitssummen als Punkte im Wahrscheinlichkeitspapier kann aus der Steigung der am besten durch die Punkte gelegten Geraden geschätzt werden:

(A) der Erwartungswert
(B) der Median
(C) der Regressionskoeffizient
(D) die Standardabweichung
(E) die Korrelation

8.4 Übungsaufgaben

Lösung der Übungsaufgaben

7 (E) Die Spannweite ist die Differenz zwischen dem kleinsten und größten Wert einer Verteilung. Bei jeder empirischen Verteilung, etwa den Werten einer Stichprobe, lässt sich die Spannweite angeben, wobei es eventuell Interpretationsprobleme geben kann, ob die Extremwerte als sog. Ausreißer überhaupt zur Stichprobe gehören oder ob es sich um einen Erhebungs-, Mess-, Schreib- oder Rechenfehler handelt.

Bei einer theoretischen Verteilung wie der Gaußverteilung lässt sich keine Spannweite angeben, weil man nicht sagen kann, wie groß der kleinste bzw. größte noch zur Verteilung gehörende Wert ist. Die Gaußverteilung nähert sich asymptotisch der x-Achse; dies bedeutet, dass die x-Achse an keiner Stelle erreicht wird und das Auftreten eines Wertes an keiner Stelle unmöglich ist. Allerdings nähert sich die Gaußkurve im Abstand weniger Standardabweichungen vom Erwartungswert so stark der x-Achse an, dass die Wahrscheinlichkeit für das Auftreten von Messwerten fast unendlich klein und „praktisch Null" ist.

8 (D) Die standardisierte Normalverteilung oder Standardnormalverteilung hat den Erwartungswert $= 0$ und liegt damit symmetrisch zur y-Achse im Koordinatensystem. Die Standardabweichung σ bzw. Varianz σ^2 beträgt $\sigma = \sigma^2 = 1$.

9 (D) Die Aussagen 1 und 3 sind richtig. In das Wahrscheinlichkeitspapier wird die Summenhäufigkeit $F(x)$ für jeden in der empirischen Verteilung aufgetretenen x-Wert eingezeichnet. Man erhält auf diese Weise eine Treppenkurve, wie dies z. B. auf S. 106 für die Schwangerschaftsdauer demonstriert wurde. Der Schnittpunkt dieser Treppenkurve mit der 50%-Linie gibt exakt den Median der empirischen Verteilung an. Die eingepasste Gerade im Wahrscheinlichkeitspapier schneidet die 50%-Linie möglicherweise an einem geringfügig anderen x-Wert als die Treppenkurve. Deshalb entspricht der Schnittpunkt nur ungefähr dem Median.

Bei der Gaußverteilung haben Median und Mittelwert denselben Wert, bei einer Stichprobe einer normalverteilten Zufallsvariablen kann jedoch eine Differenz zwischen Median und Mittelwert bestehen. Dies ist der zweite Grund, weshalb der Schnittpunkt der eingepassten Geraden mit der 50%-Linie nur ungefähr dem arithmetischen Mittelwert entspricht.

10 (D) Aus der in das Wahrscheinlichkeitspapier eingezeichneten Geraden kann man den Erwartungswert, den Median und die Standardabweichung schätzen, sofern die Werte annähernd normalverteilt sind, was aber auch darin zum Ausdruck kommt, dass die Punkte annähernd auf einer Geraden liegen.

Aus der *Steigung* der Geraden lässt sich jedoch nur die Standardabweichung ablesen: Der Schätzwert s für die Standardabweichung σ ergibt sich als Differenz zwischen dem x-Wert x_1, der dem 16. Perzentil entspricht ($F(x_1) = 0{,}16$), und dem Wert x_2, der dem 50. Perzentil entspricht: ($F(x2) = 0{,}5$). Der Wert x_2 ist – wie zu Aufgabe 12 erläutert – in der Regel mit dem Mittelwert $\bar{x}$ fast identisch. Dieselbe Differenz, die zwischen x_1 und x_2 besteht, besteht zwischen x_2 und x_3: $x_2 - x_1 = x_3 - x_2$. Der Wert x_3 entspricht dem 84. Perzentil ($F(x_3) = 0{,}84$).

Eine Normalverteilung mit gleicher Standardabweichung s, aber anderem Mittelwert x, erscheint im Wahrscheinlichkeitspapier als parallelverschobene Gerade (2).

Gerade (3) stellt eine Normalverteilung mit geringerer Streuung (Standardabweichung) dar.

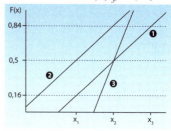

8. Kapitel: Normalverteilung

11. Mit dem Wahrscheinlichkeitspapier lässt sich
(1) der Schätzwert für μ ermitteln
(2) der Schätzwert für s ermitteln
(3) die empirische Verteilung auf Normalität prüfen

(A) nur 1 ist richtig
(B) nur 1 und 3 sind richtig
(C) nur 2 und 3 sind richtig
(D) alle Aussagen sind falsch
(E) alle Aussagen sind richtig

12. Durch welche Umrechnung können die Werte einer normalverteilten Zufallsvariablen in Werte einer standardnormalverteilten Zufallsvariablen überführt werden?
(A) eine solche Transformation ist nicht möglich
(B) durch Division durch 100
(C) durch Subtraktion des Wertes μ und Division der resultierenden Differenz durch σ
(D) durch Multiplikation mit σ und Division des resultierenden Produktes durch μ,
(E) durch Multiplikation mit μ und Division durch σ

13. $u = \dfrac{x - \mu}{\sigma}$ ist die Formel für
(A) den gepaarten t-Test
(B) die Ableitung von χ^2
(C) die Varianz der Normalverteilung (μ, σ^2)
(D) die Spannweite
(E) die Überführung von Werten einer normalverteilten Variablen in Werte einer standardnormalverteilten Variablen.

14. Welche der folgenden Zufallsvariablen folgt **keiner** Normalverteilung, wenn X selbst normalverteilt und α eine reelle positive Zahl ist (σ = Standardabweichung)?
(A) $\alpha \cdot X$
(B) X/σ
(C) $X - \alpha$
(D) X^2
(E) $\dfrac{x - \alpha}{\sigma}$

15. In einer Bevölkerung sei die Höhe systolischen Blutdrucks normalverteilt mit dem Mittelwert $\mu = 125$ mm Hg und der Standardabweichung $\sigma = 10$ mm Hg. Bei wie viel Prozent der Bevölkerung hat der Blutdruck einen Wert, der niedriger als 105 oder höher als 135 mmHg ist? (Bei der Standardnormalverteilung ist $F(1) = 0,84$ und $F(2) = 0,98$.)

(A) 9 %
(B) 18 %
(C) 33 %
(D) 50 %
(E) 82 %

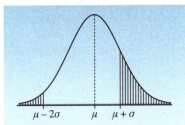

8.4 Übungsaufgaben

Lösung der Übungsaufgaben

11 (E) Siehe Erläuterungen zu Aufgabe 9 und 10.

12 (C) Eine ausführliche Erläuterung zu dieser Umrechnung findet sich auf Seite 148. An dieser Stelle sei ein Beispiel durchgerechnet:

μ = 1000
σ = 100

x_1 = 800	u_1 = (800 − 1000)/100	=	−200/100	= −2
x_2 = 900	u_2 = (900 − 1000)/100	=	−100/100	= −1
x_3 = 1000	u_3 = (1000 − 1000)/100	=	0/100	= 0
x_4 = 1100	u_4 = (1100 − 1000)/100	=	100/100	= 1
x_5 = 1200	u_5 = (1200 − 1000)/100	=	200/100	= 2

13 (E) Erläuterung siehe Aufgabe 12.

14 (D) Bei (A) wird die Normalverteilung um den Faktor a gestreckt, bei (B) erfolgt die Streckung um den Faktor $1/\sigma$. Es handelt sich hierbei im Grunde nur um eine Maßstabsveränderung. Bei (C) erfolgt eine Parallelverschiebung um a, und bei (E) werden Parallelverschiebung und Stauchung kombiniert.

Alle Messwerte, die zur Normalverteilung gehören, werden diesen Operationen in gleicher Weise unterzogen, so dass z. B. die typische Form der Gaußkurve erhalten bleibt.

Bei (D) hingegen werden große Messwerte wesentlich stärker auf der Zahlengeraden gestreckt als kleine, dadurch geht die typische Form der Gaußschen Glockenkurve verloren. Negative x-Werte sind nach der Quadrierung sogar positiv.

15 (B) Diese Aufgabe besteht aus zwei Fragen:
1. Welcher Anteil der Werte ist kleiner als 105?
2. Welcher Anteil der Werte ist größer als 135?

zu 1: Der systolische Blutdruck 105 entspricht einem u-Wert von $(105 − \mu)/\sigma = (105 − 125)/10 = −2$. Die Frage lautet jetzt: Welcher Anteil aller Werte der Standardnormalverteilung ist kleiner als $u = −2$? Es wird der $\Phi(2)$-Wert gesucht. In der Aufgabenstellung ist vermerkt, dass der $F(2)$-Wert für die Standardnormalverteilung, der ja mit dem $\Phi(2)$-Wert übereinstimmt, den Wert 0,98 habe.

Dies bedeutet, dass 2 % aller u-Werte größer als 2 sind. Wegen der Symmetrie der Normalverteilung sind umgekehrt 2 % aller u-Werte kleiner als −2. Hiermit ist die Frage 1 beantwortet.

zu 2: Der systolische Blutdruck 135 entspricht einem u-Wert von $(135−125)/10 = 10/10 = 1$. Da $F(1) = 0,84$, wissen wir, dass 16 % aller u-Werte größer als 1 sind. Hiermit ist die Frage 2 beantwortet.

Insgesamt erfüllen also 2 % + 16 % = 18 % aller Werte die genannten Bedingungen.

16. In einer Stichprobe von 100 Frauen im Alter von 25 bis 29 Jahren entsprach die Verteilung der systolischen Blutdruckwerte einer Normalverteilung. Der Mittelwert betrug 120 mm Hg, die Standardabweichung 10 mm Hg.
    In welchem Bereich lagen die Blutdruckwerte von rund 95 % der Frauen?

(A) 90 bis 150 mm Hg
(B) 94 bis 146 mm Hg
(C) 100 bis 140 mm Hg
(D) 110 bis 130 mm Hg
(E) 113 bis 127 mm Hg

17. Welcher Massenindex (BMI) entspricht am ehesten dem Median bei 40- bis 65-jährigen Männern?

(A) 15
(B) 25
(C) 35
(D) 40
(E) 100

18. Die Anzahl der Impulse, die von der Strahlung einer radioaktiven Substanz ausgehen und gemessen werden, habe den Erwartungswert E und die Varianz E. Ihre Verteilung kann, wenn E groß ist, durch eine Normalverteilung approximiert werden (u_α = α-Quantil der Standardnormalverteilung). Das bedeutet, dass man mit einer Wahrscheinlichkeit von 5 % einen Wert beobachten wird, der größer ist als

(A) $E + u_{0,975} E$
(B) $E + u_{0,95} E$
(C) $E + u_{0,95} \sqrt{E}$
(D) $E + u_{0,975} \sqrt{E}$
(E) $E + u_{0,05} \sqrt{E}$

8.3 Lognormalverteilung

19. Die Daten einer Stichprobe können nach logarithmischer Transformation gut durch eine Normalverteilung beschrieben werden.

    Dann ist die Häufigkeitsverteilung der ursprünglichen Daten

(A) annähernd eine Normalverteilung
(B) symmetrisch mit Ausreißern in beiden Richtungen
(C) rechtsschief (arithmetisches Mittel größer als Median)
(D) linksschief (arithmetisches Mittel kleiner als Median)
(E) u-förmig

8.4 Übungsaufgaben

Lösung der Übungsaufgaben

16 (C) Bei einer Normalverteilung liegen 68,26 % aller Werte innerhalb einer Standardabweichung zu beiden Seiten des Mittelwertes, 95,45 % innerhalb von zwei Standardabweichungen und 99,73 % innerhalb von drei Standardabweichungen.
Bei dieser Aufgabe ist nach dem Streubereich gefragt, der 95 % aller Werte umfasst. Es geht hier also um jeweils zwei Standardabweichungen oberhalb und unterhalb des Mittelwertes.

17 (B) In dieser Aufgabe ist nicht gesagt worden, um welche Population und welchen Zeitpunkt es sich handelt, sodass man von Mitteleuropa zu Beginn des 21. Jahrhunderts ausgehen muss. Die vorgeschlagenen Werte liegen weit auseinander. Ein BMI von 25 markiert die Grenze vom Normalgewicht zum Übergewicht, 15 wäre stark untergewichtig und ab 35 liegt eine extreme Adipositas vor.
In Europa sind die Engländer zurzeit am übergewichtigsten. Wenn die jetzige Entwicklung anhält, könnte in einigen Jahren oder Jahrzehnten tatsächlich ein BMI von über 30 üblich werden.

18 (C) In dieser Aufgabe liegt die vielleicht etwas verwirrende Situation vor, dass der Erwartungswert μ und die Varianz σ^2 denselben Zahlenwert $E = \mu = \sigma^2$ besitzen. Dies liegt daran, dass es sich hierbei um eine Poissonverteilung (s. S. 141) handelt.

Das α-Quantil ist der u-Wert, der nur von $1 - \alpha$ aller Werte überschritten wird. Wenn 5 % der Werte größer sein sollen, muss α den Wert $\alpha = 0{,}95$ besitzen.

Wenn man bedenkt, dass $E = \mu$ und dass $\sigma = \sqrt{E}$ ist, gilt $E + u_{0,95} \sqrt{E} = \mu + u_{0,95} \cdot \sigma$

19 (C) Würde man die Werte der Verteilung in ein Koordinatensystem mit einer logarithmisch unterteilten x-Achse eintragen, würde sich das typische Bild der Gaußschen Glockenkurve ergeben. Bei einer linear unterteilten x-Achse ist der rechte Teil der Glockenkurve gestreckt, der linke Teil hingegen gestaucht.

Kapitel 9
Fehler und ihre Vermeidung

Die Vermeidung von Fehlern ist das große Thema der Statistik. Fehler können auf allen Stufen des Prozesses der Erkenntnisgewinnung auftreten, bei der Planung und Durchführung von Studien ebenso wie bei der Messung selbst. Vor allem aber bei der Interpretation der Ergebnisse und dem Ziehen von Schlussfolgerungen ist die Gefahr groß, im Irrtum zu sein.

Nicht alles, was vom Statistiker als Fehler oder Fehlerabweichung bezeichnet wird, ist falsch im Sinne von Irrtum, häufig handelt es sich nur um die natürliche biologische Variabilität, die – so sinnvoll sie im darwinschen Evolutionsprozess auch sein mag – die Erhebung und Interpretation von Daten doch sehr erschwert. Wie einfach wäre die Medizin, wenn alle Menschen gleich wären, mal abgesehen davon, dass wir längst ausgestorben wären.

Man unterscheidet systematische und zufällige Fehler. Für die systematischen Fehler hat man auch im Deutschen den Begriff *Bias* übernommen. Ein Bias verzerrt alle Werte in dieselbe Richtung. Systematische Fehler gefährden die Interpretierbarkeit der gewonnenen Daten und können auch durch Messwiederholung und Mittelwertbildung nicht reduziert werden.

Systematische Fehler schränken die Richtigkeit der Messwerte ein, zufällige Fehler die Präzision.

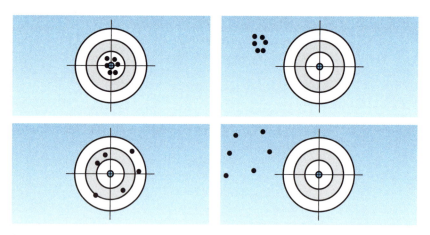

Abbildung 9.1 bis 9.4: Richtigkeit und Präzision einer Messung sind unterschiedliche Aspekte, die hier am Beispiel einer Zielscheibe dargestellt werden: **Abb. 9.1:** richtig und präzise, **Abb. 9.2:** falsch, aber präzise, **Abb. 9.3:** richtig aber unpräzise, **Abb. 9.4:** falsch und unpräzise

9.1 Systematische Fehler (Bias)

Ein systematischer Fehler, auch **Bias** genannt, kann durch falsche Handhabung oder Eichung des Messinstruments, Verwendung falscher oder überalterter Reagenzien oder die Verwendung einer falschen Messmethode entstehen. Ein Beispiel für eine falsche Messmethode wäre die Messung der Körpergröße, ohne dass der Patient die Schuhe auszieht. Der systematische Fehler verfälscht alle Messwerte in dieselbe Richtung und kann mit statistischen Methoden weder erfasst noch korrigiert werden.

Grober Fehler

Ein systematischer Fehler wird systematisch gemacht und betrifft deshalb einen beträchtlichen Anteil der Messungen, z. B. alle Messungen an einem bestimmten Gerät. Bei einem groben Fehler handelt es sich um ein mehr oder weniger einmaliges Ereignis, z.B. wenn zwei Flaschen mit Reagenzien vertauscht werden. Häufig sind die groben Fehler derartig auffällig, dass man die Methoden der Fehlerrechnung nicht bemühen muss, um diese Fehler aufzudecken.

Bias

Ein Bias hingegen entsteht häufig nicht bei der Messung selbst, sondern bereits bei der Planung einer Studie und betrifft die Auswahl der Probanden, die Art der als Messgrößen festgelegten Parameter, den Zeitpunkt der Messung, die Nachbeobachtung und andere grundsätzliche Fragen mehr. Der Bias muss nicht groß sein, das Entscheidende ist, dass er (fast) alle Messungen in dieselbe Richtung verfälscht, wodurch auch ein kleiner Bias das Endergebnis beeinflussen kann. Im Folgenden werden die wichtigsten Möglichkeiten besprochen, einen systematischen Fehler zu begehen.

Selection Bias

Hierunter versteht man Fehlermöglichkeiten bei der Auswahl der Probanden. In der Regel untersucht man eine Stichprobe und beabsichtigt, die gewonnenen Ergebnisse auf die Grundgesamtheit zu übertragen. Dies setzt jedoch voraus, dass die untersuchte Stichprobe repräsentativ für die Grundgesamtheit ist, was gar nicht einfach zu erreichen ist. Die Patienten eines Krankenhauses beispielsweise sind schwerer erkrankt, als die nicht eingewiesenen Patienten, die an derselben Krankheit leiden. Auch bei den Patienten einer Arztpraxis fehlen die Patienten, die so leicht erkrankt sind, dass sie nicht zum Arzt gehen.

Wenn man nach den Methoden der Marktforschung eine repräsentative Stichprobe der Bevölkerung zieht und die so selektierten Leute zur Teilnahme an einer Untersuchung oder Erhebung zu gewinnen versucht, wird es immer einige Verweigerer geben. Wie durch zahlreiche Untersuchungen nachgewiesen wurde, verhalten sich die *Nonresponder* in vielerlei Hinsicht anders als die *Responder*. Deshalb ist das Kollektiv, welches sich schließlich an der geplanten Untersuchung beteiligt, dann doch wieder anders zusammengesetzt als die ursprünglich repräsentative Stichprobe.

Auch für *Noncomplier*, also Patienten, die die vom Arzt verordneten Medikamente nicht regelmäßig nehmen und seine Ratschläge nicht befolgen, wurde nachgewiesen, dass sie im Hinblick auf viele sozioökonomische Daten nicht mit den *Compliern* vergleichbar sind.

Bei Studien mit Vergleichsgruppen bemüht man sich deshalb stets, eine vom Zufall gesteuerte Zuordnung der Patienten durchzuführen, die sog. *Randomisation*. Problematisch wird es jedoch, wenn nach der Randomisierung die *Dropout-Raten* in den zu vergleichenden Gruppen unterschiedlich sind.

Wenn die Gruppen untereinander nicht vergleichbar sind, ist es fast unmöglich zu entscheiden, worauf die Ergebnisunterschiede zwischen den Gruppen zurückzuführen sind, auf die unterschiedliche Gruppenzusammensetzung oder auf die unterschiedlichen Therapien.

Ein Vergleich zweier oder mehrerer Gruppen setzt die **Struktur- und Beobachtungsgleichheit** voraus. Wenn diese Voraussetzungen nicht gegeben sind, ist ein gefundener Unterschied nicht interpretierbar.

Information Bias

Hier geht es um vielerlei Fehlermöglichkeiten bei der Informationsgewinnung, also bei der Auswertung von Patientenakten, bei der Führung von Interviews oder auch bei der der Kontaktierung von Angehörigen, wenn der Patient wegen der Schwere der Erkrankung oder wegen seines bereits eingetretenen Todes nicht zu sprechen ist.

Unter dem **Recall Bias** versteht man Erinnerungslücken, die dadurch entstehen, dass der Patient unangenehme Aspekte verdrängt. Ein Recall Bias kann aber auch dadurch entstehen, dass später Erkrankte darüber grübeln, welchen Risikofaktoren sie ausgesetzt waren, während nicht erkrankte Patienten diese Risikofaktoren vergessen, so dass man im Ergebnis bei den Erkrankten mehr Risikofaktoren ermitteln kann als bei den Nichterkrankten. Man spricht sogar von **Wish Bias**, wenn die Erkrankten bei der nachvollziehbaren Suche nach der Ursache über einen vermeintlichen Risikofaktor solange nachdenken, bis sie selbst daran glauben. Die Verzerrung entsteht dadurch, dass bei den Nichterkrankten der Leidensdruck als Vater des Gedankens fehlt.

Ein **Reporting Bias** entsteht z. B. dadurch, dass Fragen nach unangenehmen und vielleicht auch rechtlich (Berufserkrankung) oder moralisch bedenklichen Hintergründen nicht immer ehrlich beantwortet werden. Beispielsweise ist da-

9.1 Systematische Fehler

von auszugehen, dass der Alkohol- und Tabakkonsum in der Regel heruntergespielt wird.

Zum Beispiel hat Leeuwen bei einer Fall-Kontroll-Studie in den Niederlanden den Zusammenhang zwischen Brustkrebs und einer vorausgehenden Abtreibung untersucht. In den westlichen Landesteilen fand er ein um den Faktor 1,3 erhöhtes relatives Risiko für Frauen, die abgetrieben hatten. In dem eher konservativen und von der katholischen Kirche geprägten südöstlichen Landesteil betrug das gefundene relative Risiko jedoch 14,3. Die Tatsache, dass im Südosten insgesamt wesentlich weniger Abtreibungen stattgefunden hatten, spielt für die Berechnung des relativen Risikos keine Rolle. Bei den an Brustkrebs erkrankten Frauen wurde die Tatsache einer eventuellen Abtreibung aus den Krankenakten entnommen, aber bei den Kontrollen, also den nicht erkrankten Frauen, hat man sich auf die Befragung verlassen. Und hier wirkten sich Scham und Ehrlichkeit unterschiedlich aus, weil Abtreibungen in den südöstlichen Landesteilen Hollands stärker verpönt sind als im Rest des Landes.

Schließlich ist noch der **Surveillance Bias** zu nennen, der eine Verzerrung hervorruft, wenn die Erkrankten besser überwacht werden als die Kontrollen. Bei der Frage, inwieweit orale Empfängnisverhütung Thrombosen hervorrufen kann, soll dieser Bias zu einer Überbewertung des Risikos geführt haben, weil bei Patientinnen mit oraler Kontrazeption auch harmlose Formen der Thrombophlebitis registriert wurden, bei den Kontrollen aber nur ernsthafte.

Als **Lead Time Bias** bezeichnet man eine Fehlerquelle, die auftreten kann, wenn die Wirksamkeit von Vorsorgeuntersuchungen auf die Überlebenszeit geprüft wird. Lead Time bedeutet soviel wie Vorlaufszeit und damit ist gemeint, dass die Vorsorgeuntersuchung zu einer früheren Entdeckung des Tumors führt, wodurch eine Vorlaufzeit entsteht, die auch dann die rechnerische Überlebenszeit ab Entdeckung des Tumors verlängert, wenn der Todeszeitpunkt nicht hinausgeschoben werden kann.

Beim **Information Bias** geht es nicht darum, dass sich auf dem mühsamen Weg der Informationsgewinnung zahlreiche Unkorrektheiten und Unschärfen einschleichen (das ist kaum zu vermeiden), sondern darum, dass die zu vergleichenden Gruppen hiervon in *unterschiedlicher* Weise betroffen sind, wodurch es zu einer systematischen Verzerrung der Ergebnisse kommen kann.

Confounding

Confounding bedeutet im Lateinischen soviel wie Zusammengießen. Hiermit ist gemeint, dass mehrere Faktoren zusammenkommen und jeder für sich auf die Zielgröße einwirkt. Wenn man jetzt nur einen der beteiligten Faktoren betrachtet, über- oder unterschätzt man seine Wirkung. Um die Ergebnisse eindeutig interpretieren zu können, sollte man eine Studie so planen, dass nur eine Einflussgröße wirksam ist.

Confounding kann auch den Einfluss der untersuchten Einflussgröße auf die Zielgröße maskieren oder umgekehrt einen Einfluss vortäuschen, der nicht existiert. Beispielsweise fiel auf, dass Frauen mit vielen Kindern seltener Brustkrebs haben als Frauen mit nur einem oder ohne Kind. Es stellte sich jedoch heraus, dass die entscheidende protektive Größe das Alter der Frau bei ihrer ersten Schwangerschaft ist. Weil Frauen, die bereits in jungen Jahren erstmalig schwanger werden, in der Regel eine höhere Kinderzahl haben, ist der unzutreffende Eindruck entstanden, dass die Zahl der Kinder einen protektiven Faktor darstelle. Näheres zum Thema Confounding wird im Kapitel 12 *Versuchsplanung* besprochen.

Wenn die Studie so geplant ist, dass mehrere Einflussgrößen gleichzeitig erfasst werden, muss man eine multivariate Auswertung vornehmen.

Mit Confounding ist jedoch gemeint, dass andere Einflussgrößen bei der Auswertung übersehen werden und dass deren Effekte fälschlicherweise der untersuchten Einflussgröße zugeschrieben werden.

Synergismus

Wenn mehrere Einflussgrößen wirksam sind, stellt sich die Frage, in welcher Form die Größen zusammenwirken. In der Regel ist von einem additiven Effekt auszugehen. Häufig wirken die Größen jedoch auch multiplikativ zusammen, man spricht in diesem Fall von der *Potenzierung der Wirkung*.

Es gibt jedoch auch Zwischenstufen, bei der die Gesamtwirkung größer ist als die Summe der Einzelwirkungen, aber kleiner als bei Multiplikation der Einzeleffekte zu erwarten wäre. Schließlich bewegen wir uns hier nicht im Bereich der Mathematik, sondern beschreiben biologische Prozesse, die häufig so komplex sind, dass sie mit mathematischen Methoden nur in Annäherung modelliert werden können.

Effektmodifikation

Unter der Effektmodifikation versteht man eine Interaktion, welche weder durch ein multiplikatives noch durch ein additives Modell beschrieben werden kann, sondern ihren eigenen biologischen Gesetzen folgt. Ein Beispiel ist das Eppstein-Barr-Virus, welches in den Industriestaaten Mononukleose (Pfeiffersches Drüsenfieber) verursacht, aber in malariadurchseuchten Gebieten zum Burkitt Lymphom führt.

Auch der Zusammenhang zwischen Hypertonie, Alter und Geschlecht ist kompliziert: Für beide Geschlechter gilt, dass mit zunehmendem Alter Hochdruck häufiger wird, aber bei unter 50-Jährigen sind Männer häufiger hyperton als Frauen, in höherem Alter ist es umgekehrt.

9.1 Systematische Fehler 173

Publication Bias

Bei der Sichtung der Literatur geht man üblicherweise davon aus, dass man ein objektives Abbild des aktuellen Forschungsstandes erhält. Es gibt im Wissenschaftsbetrieb diverse Mechanismen, die dafür sorgen, dass neue Erkenntnisse zeitnah veröffentlicht werden, denn – „publish or perish" – die Karriere eines jeden Wissenschaftlers ist untrennbar mit seinen Publikationen verbunden. In unserer schnelllebigen Zeit zählt vor allem der Neuigkeitswert, das Innovative und Kreative. Deshalb ist jeder Wissenschaftler daran interessiert, seine Ergebnisse möglichst umgehend bekannt zu machen, zumal meistens mehrere Arbeitsgruppen an demselben Problem forschen, so dass sich ein Wettstreit entwickelt, wer zuerst das Ziel erreicht, und wenn es auch nur ein Etappenziel ist. Diese Gesichtspunkte gelten bei universitärer Forschung.

In der Medizin werden viele Projekte jedoch im Auftrag der Pharmaindustrie durchgeführt und da geht es in erster Linie um viel Geld. Neue Medikamente erzielen oft Jahresumsätze von mehreren Milliarden Euro. Ob ein Medikament überhaupt zugelassen wird und wie es in der Ärzteschaft beurteilt und eingesetzt wird, hängt jedoch in erster Linie von den Studienergebnissen ab, sowohl was die Wirkung als auch was die Nebenwirkungen anbelangt.

Unter diesem Aspekt ist es verständlich, dass der Eifer, neue Studienergebnisse zu veröffentlichen, auch davon abhängt, wie sich dies auf den Umsatz auswirken wird, d.h. positive Ergebnisse werden sofort herausposaunt, bei negativen Ergebnissen muss erst genauestens überprüft werden, ob nicht doch irgendwo ein Fehler vorgekommen sein könnte. Und das kann dauern ... Natürlich handelt es sich hierbei um ein unethisches Verhalten, aber man darf andererseits nicht vergessen, dass innovative pharmazeutische Forschung ohne die Finanzkraft der großen Unternehmen nicht möglich wäre.

Das *Institut für Qualität und Wirtschaftlichkeit im Gesundheitswesen* (IQWiG) (s. S 469) hat 2005 mit dem *Verband forschender Arzneimittelhersteller* einen Rahmenvertrag abgeschlossen, nach dem die Pharmaindustrie dem IQWiG alle noch unveröffentlichten Daten zu den Arzneimitteln zur Verfügung stellt, die vom IQWiG untersucht werden. In der Ausgabe 12/2011 des *Deutschen Ärzteblattes* hat das IQWiG in einer Veröffentlichung zur „Selektiven Publikation in der Klinischen Forschung" über die Situation berichtet: Seit 2005 hat das Institut 37 Anfragen zu unveröffentlichten Studien an die Industrie gestellt und in 15 Fällen nur unvollständige und keine Daten erhalten.

Das IQWiG prangert in der Veröffentlichung insbesondere zwei der weltweit größten und innovativsten Firmen an, die sich bei der Verschleierung unerwünschter Studienergebnisse besonders hervorgetan haben. Wie das IQWiG erst nach detektivischer Ermittlungsarbeit herausgefunden hatte, waren bei einem Antidepressivum für etwa zwei Drittel der insgesamt 4600 Patienten die

Ergebnisse nicht transparent publiziert worden. Unter Einbeziehung der verheimlichten Daten war die Wirkung kaum noch vorhanden und die unerwünschten Wirkungen waren deutlich größer, als vom Hersteller behauptet.

Betrachtet man die Milliardenumsätze, die sich mit innovativen Medikamenten erzielen lassen, spiegelt dies zunächst den enormen Nutzen wider, den der einzelne Patient und damit auch die Gesellschaft insgesamt erfährt. Aber im Umkehrschluss wird deutlich, wie groß der Missbrauch und Schaden ist, wenn die Zulassung und Propagierung eines Medikamentes dadurch erschlichen wird, dass unliebsame Daten verheimlicht werden: Millionen von Patienten werden mit nicht optimal wirksamen und/oder über Gebühr gefährlichen Pharmaka behandelt.

ClinicalTrials.gov und germanctr.de

Der Publication Bias ist seit etwa fünfzig Jahren bekannt und seit Langem wird gefordert, dass alle Studien vor ihrem Beginn in ein öffentliches Register aufgenommen werden sollten, damit sie im Falle von unliebsamen Ergebnissen nicht im Nirwana verschwinden können, wie es bis heute leider immer noch vorkommt. Zu diesem Zweck gibt es u. a. zwei zentrale Studienregister, in den USA das *ClinicalTrials.gov* und in Deutschland das *Deutsche Register Klinische Studien* am Klinikum Freiburg (www.germanctr.de). Die Nutzung dieser Register stieg sprunghaft an, als 2004 führende medizinische Fachzeitschriften ankündigten, dass zukünftig nur noch solche Studien veröffentlicht würden, die *vor ihrem Beginn* in öffentlichen Registern angemeldet würden. Allerdings zeigt sich, dass Studien mit unerwünschten Daten trotz rechtzeitiger Registrierung auch weiterhin nur sehr schleppend veröffentlicht werden.

Die Verschleppungstaktik der Pharmaunternehmen erklärt sich auch daraus, dass nach der Zulassung eines Medikamentes oft nur etwa zehn Jahre bleiben, bis der Patentschutz abläuft. Und nur in dieser Zeit kann das Unternehmen die Früchte seiner Forschungsarbeit ungeschmälert ernten. Deshalb ist jeder Monat ohne schlechte Nachrichten bares Geld wert.

Rechtzeitig planen!

Gefahr erkannt, Gefahr gebannt! Die vielfältigen Möglichkeiten, wie sich systematische Fehler einschleichen können, erfordern eine rechtzeitige Planung. Dies ist um so wichtiger, als sich Fehler bei der Konzeption einer Studie später nicht durch Mittelwertbildung oder andere statistische Methoden herausrechnen lassen.

Deshalb sollte man bereits in der Planungsphase einer Studie den Rat eines Statistikers einholen und nicht erst bei der Auswertung der Daten, denn dann ist das Kind möglicherweise bereits in den Brunnen gefallen.

9.2 Zufällige Fehler (Play of Chance)

Der zufällige Fehler beruht auf Ungenauigkeiten in der Handhabung, Funktionsweise und Ablesung des Messinstruments, in Schwankungen der Zusammensetzung der verwendeten Reagenzien usw. Der zufällige Fehler kann sowohl zu einer Vergrößerung als auch zu einer Verminderung führen. Der Begriff Play of Chance drückt die Eigenwilligkeit aus, mit der der Zufall Regie führt.

Auch die natürliche Variabilität biologischer Objekte oder Vorgänge wie z. B. die natürliche Streuung der Schwangerschaftsdauer fällt aus statistischer Sicht unter den Begriff des zufälligen Fehlers, obwohl es sich hierbei nicht um einen Fehler im Sinne von „falsch" handelt. Der zufällige Fehler ist die Ursache dafür, dass eine Wiederholung derselben Messung oder Beobachtung häufig zu einem etwas abweichenden Ergebnis führt.

Der mittlere Fehler des Mittelwertes (Standardfehler)

Der zufällige Fehler lässt sich vermindern, indem dieselbe Messung mehrfach wiederholt und der Mittelwert aller Messungen gebildet wird. Zur Veranschaulichung des Problems betrachten wir eine normalverteilte Zufallsvariable X mit dem wahren Wert bzw. Erwartungswert μ und der Standardabweichung σ:

Jeder einzelne x-Wert kann als Schätzwert für den Erwartungswert μ benutzt werden. Eine Schätzung von μ durch einen einzigen x-Wert ist wegen des zufälligen Fehlers ungenau. Im folgenden Beispiel (Abb. 9.5 auf der nächsten Seite) werden deshalb Messreihen von jeweils neun x-Werten gebildet und für jede Messreihe wird der Mittelwert $\bar{x}$ errechnet.

In der Regel führen verschiedene Messreihen zu unterschiedlichen $\bar{x}$-Werten, d.h. die Durchschnittswerte $\bar{x}$ stellen ebenso wie die ursprünglichen x-Werte eine Zufallsvariable dar:

Die Mittelwerte $\bar{x}$ sind ebenfalls normalverteilt, haben jedoch eine geringere Streuung als die ursprünglichen x-Werte. Die Standardabweichung der $\bar{x}$-Werte heißt **Standardfehler $\sigma_{\bar{x}}$ oder mittlerer Fehler des Mittelwertes** und ergibt sich als

$$\text{Standardfehler } \sigma_{\bar{x}} = \frac{\sigma}{\sqrt{n}}$$

wobei σ die Standardabweichung der x-Werte und n die Anzahl der x-Werte ist, aus denen der $\bar{x}$-Wert gebildet wird. Üblicherweise ist das σ der Grundgesamtgeit nicht bekannt und wird durch das s der Stichprobe geschätzt, so dass sich der **Schätzwert für den Standardfehler $\hat{\sigma}_{\bar{x}}$** ergibt als:

$$\text{Standardfehler } \hat{\sigma}_{\bar{x}} = s_{\bar{x}} = \frac{s}{\sqrt{n}}$$

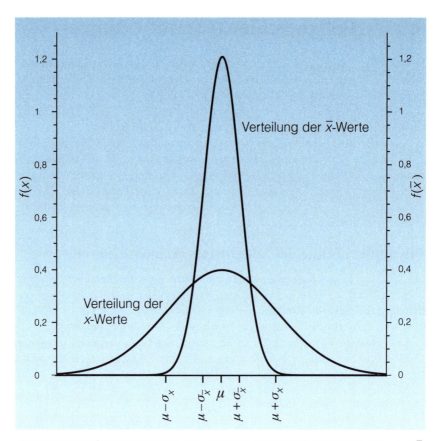

Abbildung 9.5: Gegenüberstellung der Verteilung der x-Werte mit der Verteilung der $\bar{x}$-Werte. Jeder $\bar{x}$-Wert wird aus einer Stichprobe von $n = 9$ x-Werten gebildet. Beide Verteilungen haben denselben Erwartungswert μ, aber die Standardabweichung der $\bar{x}$-Werte ist um den Faktor $\sqrt{n} = 3$ kleiner. Deshalb lässt sich μ besser aus den $\bar{x}$-Werten schätzen als aus den x-Werten. Die Kuven wurde aufgrund der in der Grundgesamtheit vorliegenden Parameter μ, σ und $\sigma_{\bar{x}}$ gezeichnet, die Werte der Stichprobe heißen $\bar{x}$, s und $s_{\bar{x}}$.

Im dargestellten Beispiel werden die Mittelwerte $\bar{x}$ aus jeweils $n = 9$ x-Werten gebildet, sodass $s_{\bar{x}} = s/\sqrt{n} = s/3 \approx 0{,}33\,s$. Der Standardfehler $s_{\bar{x}}$ ist nur ein Drittel so groß wie die Standardabweichung s.

Der Standardfehler $s_{\bar{x}}$ gibt an, wie weit der Mittelwert um den Erwartungswert μ streut. Der Mittelwert $\bar{x}$ einer Messreihe liegt in 68 % der Fälle weniger als $s_{\bar{x}}$ und in 95,5 % aller Messreihen weniger als zwei Standardfehler $s_{\bar{x}}$ entfernt vom (unbekannten) Erwartungswert μ.

Auf das Problem, aus den Werten einer Stichprobe den Erwartungswert μ zu schätzen, kommen wir im 15. Kapitel *Schätzen und Testen* zurück.

9.3 Qualitätsmanagement

9.3.1 Grundzüge

In den letzten Jahren wird in allen Bereichen der Wirtschaft das Qualitätsmanagement entdeckt. Fehler verursachen hohe Kosten und viel Ärger. Das ist beim sog. Montagsauto nicht anders als beim ärztlichen Kunstfehler.

In den letzten Jahren und Jahrzehnten wurde die gesetzliche Gewährleistung schrittweise erhöht. Dies gilt für den Pauschalurlaub genauso wie im Krankenhaus. Die Prozessfreudigkeit nimmt zu und die Rechtsprechung ist eher verbraucherfreundlich und durchaus bereit, Kunstfehler oder auch eine mangelhafte Aufklärung zu sanktionieren.

Der Begriff der Qualität

Im Rahmen der Qualitätssicherung bedeutet Qualität entsprechend dem lateinischen Ursprung des Wortes nur soviel wie „Eigenschaft" nicht jedoch „besonders gut". Ein Qualitätssicherungssystem bemüht sich also darum, Produkte mit *gleichbleibenden E*igenschaften zu produzieren, und nicht unbedingt besonders hochwertige Produkte. Im Grunde geht es darum, Ausschuss zu minimieren oder am besten gänzlich zu vermeiden.

Es fing vor etwa 100 Jahren damit an, dass in Industriebetrieben nach Wegen gesucht wurde, wie man den produzierten Ausschuss und die notwendigen Nacharbeiten reduzieren könnte. Die beim Qualitätsmanagement angewandten Methoden lassen sich jedoch auch auf das Handwerk und den Dienstleitungsbereich und sogar auf den medizinischen Bereich übertragen.

Heute sind viele Krankenhäuser, Laboratorien aber auch freischaffende Ingenieurbüros nach den Vorschriften DIN EN ISO 9000 ff. zertifiziert. Das Qualitätsmanagement ist ein weltweites Geschäft, EN steht für Europäische Norm, DIN für Deutsche Industrienorm. Diese Normen werden aber auch im außereuropäischen Ausland angewandt.

Bei einer solchen Zertifizierung unterziehen sich die Unternehmen einem externen Monitoring, bei dem die Arbeitsabläufe analysiert werden und überprüft wird, dass qualitätssichernde und qualitätskontrollierende Maßnahmen fest in die Arbeitsabläufe integriert sind.

Die Zertifizierung selbst ist eine Wissenschaft für sich und mit hohem finanziellen und bürokratischen Aufwand verbunden und wird häufig in erster Linie aus Marketinggründen durchgeführt. Trotzdem sind die Ideen, die einer solchen Zertifizierung zugrunde liegen, auch für den nützlich, der sich nicht zertifizieren lässt.

Der Fehlerteufel lauert überall.

Strukturqualität, Prozessqualität und Ergebnisqualität

Beim Qualitätsmanagement werden alle Elemente des „workflows" isoliert betrachtet, angefangen von den strukturellen Voraussetzungen über die einzelnen Schritte des Arbeitsablaufs bis hin zum Ergebnis.

Unter Strukturqualität versteht man die baulichen und apparativen Voraussetzungen für ein erfolgreiches Arbeiten.

Die Prozessqualität beinhaltet die Qualifikation der Mitarbeiter, aber auch die zeitlichen Vorgaben, die den Mitarbeitern gegeben werden, die verwendeten Materialien, Reagenzien u. Ä. und vor allem auch die sachgemäße Benutzung der Maschinen und Anlagen.

Die Ergebnisqualität ergibt sich schließlich als Resultat von Struktur- und Prozessqualität, wobei Improvisationstalent und Engagement der Mitarbeiter durchaus einige Mankos in der Strukturqualität wettmachen können. Umgekehrt nützt die beste Strukturqualität nichts, wenn die Anlagen und Geräte falsch bedient werden. Auch hier gilt das Gesetz vom schwächsten Glied einer Kette.

Betrachten wir das Vorhandensein eines Handwaschbeckens in einer Toilette zur Unterbrechung des entero-oralen Infektionsweges: Das Handwaschbecken gehört zur Strukturqualität. Ein frisches (!) Handtuch, vorzugsweise aus Papier, ist Bestandteil der Prozessqualität. Andernfalls droht die Gefahr, dass sich die frisch gewaschenen Hände beim Abtrocknen verkeimen. Auf diese Weise kann ein Salmonellen-Ausscheider, der seine Hände nur unvollständig gewaschen hat und einen Teil der Erreger im Handtuch deponiert hat, die nachfolgenden WC-Besucher anstecken. Wenn man statt des Handtuchs einen Heißlufttrockner verwendet, ist diese Gefahr nicht gegeben. Der Heißlufttrockner gehört jedoch nicht zur Prozess-, sondern zur Strukturqualität. An diesem Beispiel wird deutlich, dass stets die gesamte Kette des „workflows" untersucht und auf Schwachstellen abgeklopft werden muss.

Es kann durchaus sein, dass trotz Mängeln in der Struktur- und Prozessqualität eine zufriedenstellende Ergebnisqualität erreicht wird. Im obigen Beispiel wäre dies der Fall, wenn kein Salmonellen-, EHEC-, Noro- usw. Ausscheider die Toilette besuchen würde. Dies ist der Grund, warum es nicht reicht, nur die Ergebnisqualität zu überprüfen.

Medizinischer Bereich

Im medizinischen Bereich gibt es für besonders kritische und gefährliche Bereiche wie die Hygiene oder die Röntgenabteilung spezielle Vorschriften und Beauftragte, die für die Einhaltung der Sicherheitsvorschriften die persönliche Verantwortung tragen.

Im ärztlichen Bereich spielt die fachliche Qualifikation die entscheidende Rolle. Seit Langem ist die Facharztweiterbildung detailliert geregelt. Die Wei-

9.3 Qualitätsmanagement

terbildung, um up to date mit dem medizinischen Fortschritt zu bleiben, war bisher eine eher abstrakte Verpflichtung, der jeder Arzt auf die Art nachkommen konnte, die er für richtig hielt. Seit einigen Jahren gibt es ein Punktesystem, mit dem der Arzt seine Weiterbildung auch nach außen hin dokumentieren muss. Erst seit dem Jahre 2011 greifen Vorschriften, nach denen niedergelassene Ärzte, die keine oder zu wenige Weiterbildungspunkte vorweisen können, mit zum Teil empfindlichen Honorarkürzungen rechnen müssen.

Der eigentliche Qualitätsmaßstab für die ärztliche Tätigkeit wird heute über die Leitlinien (s. S. 462) definiert. Früher war die sog. Lehrmeinung bzw. die Schulmedizin das Maß aller Dinge. Nur wer dagegen verstieß, konnte zur Verantwortung gezogen werden. Auch die Leitlinien bewegen sich auf dem Boden der Schulmedizin, aber die Bandbreite dessen, was als zulässig betrachtet wird, ist deutlich enger als früher. Schon deshalb ist es für den Arzt wichtig, auf seinem Fachgebiet stets auf dem Laufenden zu sein.

Im Falle eines Kunstfehlerprozesses ist es für das Gericht oft zu kompliziert, in die medizinischen Details dessen, was schief gegangen sein könnte, einzusteigen und es wird stattdessen versucht, den Arzt rein formal für Versäumnisse bei der Aufklärung über mögliche Risiken zur Verantwortung zu ziehen. Aber letztlich dient auch diese Strategie langfristig der Verbesserung medizinischer Standards, denn eine detailliertere Aufklärung macht den Patienten mündiger und führt dazu, dass er sich öfter als bisher eine Zweitmeinung einholt.

Über die Erstellung der Leitlinien wird ausführlich im 20. Kapitel *Evidenzbasierte Medizin und Leitlinien* berichtet.

9.3.2 Qualitätskontrolle im Labor

Im Abschnitt 2.3 *Beschreibung durch Maßzahlen* haben wir besprochen, wie man durch mehrfache Wiederholung einer Messung und Bildung des Mittelwertes $\bar{x}$ den Erwartungswert μ, also den wahren Wert, beliebig genau schätzen kann, vorausgesetzt, es liegt kein systematischer Fehler vor.

Im klinischen Routinelabor ist die Problematik eine andere: Es muss täglich eine große Anzahl verschiedener Bestimmungen durchgeführt werden, so dass die Wiederholung jeder Messung zur Erhöhung der Genauigkeit arbeitsmäßig nicht bewältigt werden kann und darüber hinaus auch nicht nötig ist, weil die diagnostische Bedeutung nicht von den Stellen hinter dem Komma abhängt. Die Qualitätskontrolle dient in erster Linie dazu, einen eventuellen **groben Fehler** zu erkennen, denn dieser könnte zu folgenschweren Fehldiagnosen führen.

Im Einzelnen hat die Qualitätskontrolle drei Aufgaben:

1. **Angabe der üblichen Streuung** bzw. Standardabweichung. Dies ist wichtig, um zu beurteilen, ob ein Anstieg eines Wertes z.B. von 100 auf 110 als echter Anstieg zu werten ist oder lediglich Ausdruck der Streuung der Messmethode sein könnte.

2. **Kontrolle**, ob eine bestimmte Messreihe mit einem **ungewöhnlich großen Fehler** behaftet ist. Falls ja, muss die gesamte Messreihe verworfen und wiederholt werden. (Einzelheiten s. u.)

3. **Ausschluss eines systematischen Fehlers** durch Ringversuche. Hierbei wird dasselbe Untersuchungsmaterial, z.B. Blutserum, gleichzeitig in vielen verschiedenen Labors untersucht. Die Ergebnisse werden zentral ausgewertet und den einzelnen Labors wieder zur Verfügung gestellt. Ringversuche sollen verhindern, dass ein Labor möglicherweise zwar sehr genau und präzise, d.h. mit geringer Streuung, arbeitet, aber dennoch aufgrund eines systematischen Fehlers nur falsche Ergebnisse liefert.

Durchführung der Qualitätskontrolle

Die Qualitätskontrolle wird normalerweise in folgender Weise durchgeführt:

1. Ein käufliches Kontrollserum, das die zu untersuchenden Serumbestandteile enthält, wird an 20 verschiedenen Tagen routinemäßig mitbestimmt, d.h. genauso behandelt, als wenn es das Serum eines Patienten wäre. Aus den so erhaltenen 20 Werten x_1 bis x_{20} wird die Standardabweichung s errechnet als Maß für die im Labor übliche Streuung.

2. Falls bei einer Messreihe die übliche Streuung wesentlich überschritten wird, muss dies umgehend erkannt werden, damit die Messungen sofort wiederholt werden können, bevor aus den Ergebnissen falsche diagnostische und therapeutische Konsequenzen gezogen worden sind.

Eine das übliche Maß übersteigende Streuung liegt vereinbarungsgemäß vor, wenn der Wert des Kontrollserums *mehr als die dreifache Standardabweichung vom Durchschnittswert des Kontrollserums* entfernt liegt. Bei normalverteilten Messwerten liegen 99,73 % aller Werte innerhalb von drei Standardabweichungen zu beiden Seiten des Mittelwertes. Wenn im Laufe der Zeit die Varianz der Messungen konstant bleibt und sich keine neuen Störfaktoren einschleichen, müssten nach dieser Vorschrift ca. 0,27 % aller Messreihen verworfen werden, sofern die Streuung einer Normalverteilung folgt.

Die Werte, die sich an den jeweiligen Tagen für das Kontrollserum ergeben, werden dokumentiert. Wenn die Werte des Kontrollserums etwa beständig an-

9.3 Qualitätsmanagement

steigen oder abfallen, kann dieses auf einen Blick erkannt und nach der Ursache gefahndet werden. Die Ursache kann banal sein, z. B. im undichten Schraubverschluss einer Flasche mit Reagenzien liegen oder darin, dass ein Reagenz, das im Kühlschrank aufbewahrt werden muss, zu warm steht usw.

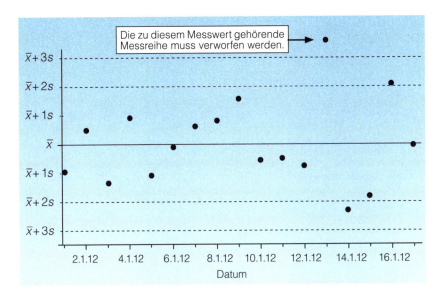

Abbildung 9.6: Beispiel eines Kontrollausdrucks. Auf der Abszisse ist das Datum, auf der Ordinate der jeweilige Messwert des Kontrollserums abgetragen. Weiterhin sind der Mittelwert $\bar{x}$ und der Bereich von zwei bzw. drei Standardabweichungen s um den Mittelwert $\bar{x}$ angegeben.
In diesem Beispiel liegen drei von 17 Werten außerhalb von zwei Standardabweichungen. Bei einer Normalverteilung liegen normalerweise nur 5 % aller Werte außerhalb von drei Standardabweichungen, das wäre ein Wert von 20 Werten. Schon das sollte zu denken geben.
Außerdem ist in diesem Beispiel auffällig, dass fünf Werte hintereinander ansteigen.

9.4 Übungsaufgaben

9.1 Systematische Fehler

1. Welche Verzerrung (Bias) tritt am ehesten auf, wenn bei der Planung einer Fall-Kontroll-Studie eine ergebnisrelevante Exposition vernachlässigt wird?
- (A) Informations-Bias
- (B) Reporting-Bias
- (C) Publikations-Bias
- (D) Confounding-Bias
- (E) Recall-Bias

2. In folgenden Fällen ist ein systematischer Untersuchungsfehler zu erwarten:
- (1) Zwei Ärzte führen Messungen zur gleichen Fragestellung durch, der eine jeweils am Morgen, der andere am Nachmittag.
- (2) Bei einer Befragung sind alle Interviewer Frauen.
- (3) Bei einer Befragung in Haushalten gibt der jeweils Anwesende Auskunft über die Krankheiten aller Haushaltsmitglieder.
- (4) Zu einem psychologischen Experiment werden Versuchspersonen über Zeitungsinserate gesucht.
- (5) Ein Professor vertritt eine bestimmte Hypothese zur Entstehung der Aggression. Er überprüft sie jeweils an seinem Studentenjahrgang.

- (A) nur 2 und 5 sind richtig
- (B) nur 1, 2 und 3 sind richtig
- (C) nur 1, 2 und 4 sind richtig
- (D) nur 1, 3 und 5 sind richtig
- (E) 1–5 = alle sind richtig

9.2 Zufällige Fehler

3. Im Allgemeinen setzt sich der Versuchsfehler aus einem systematischen Fehler und einem zufälligen Fehler zusammen. Die interindividuelle Variabilität beeinflusst stets
- (1) den zufälligen Fehler
- (2) den systematischen Fehler
- (3) die Hypothesen
- (4) den Versuchsfehler

- (A) nur 2 ist richtig
- (B) nur 1 und 3 sind richtig
- (C) nur 1 und 4 sind richtig
- (D) nur 1, 2 und 3 sind richtig
- (E) nur 2, 3 und 4 sind richtig

4. Der arithmetische Mittelwert von n unabhängigen Zufallsvariablen, die alle normalverteilt sind mit denselben Parametern μ und σ^2, folgt einer
- (A) Normalverteilung mit denselben Parametern μ und σ^2
- (B) Normalverteilung mit den Parametern 0 und 1
- (C) Normalverteilung mit den Parametern μ und σ^2/n
- (D) t-Verteilung mit n Freiheitsgraden
- (E) t-Verteilung mit $n-1$ Freiheitsgraden

9.4 Übungsaufgaben

5. In der erwachsenen Bevölkerung habe der Cholesteringehalt des Serums eine Verteilung mit einem Erwartungswert von 180 mg/100 ml und einer Standardabweichung von 20. Wie ist dann das arithmetische Mittel von vier zufällig ausgewählten Personen verteilt?

(A) t-verteilt mit dem Erwartungswert 18
(B) χ^2-verteilt mit 3 Freiheitsgraden
(C) ungefähr normalverteilt mit unbekannter Varianz
(D) verteilt mit dem Erwartungswert 180 und einer Standardabweichung von 10
(E) verteilt mit einem Erwartungswert von 180 und einer Standardabweichung von 5

6. Um eine Standardabweichung des Mittelwertes von n Beobachtungen zu erhalten, die der gleichen Verteilung folgen, muss die Standardabweichung σ mit der ursprünglichen Verteilung multipliziert werden mit

(A) n (B) $\sqrt{n}$ (C) $1/\sqrt{n}$
(D) $1/n$ (E) $1/n^2$

Lösung der Übungsaufgaben

1 (D) Ein Confounder ist eine Einflussgröße, die die Zielgröße verändern kann. Wenn der Confounder bei der Versuchsplanung nicht berücksichtigt wird und *irgendwie* auf die Zielgröße einwirkt, kann ein systematischer Fehler entstehen. Dies ist vor allem dann der Fall, wenn der Confounder unterschiedlich stark auf die Vergleichsgruppen wirkt. Man sollte bei der Versuchsplanung versuchen, mögliche Confounder nicht zur Wirkung kommen zu lassen.

2 (E) Der systematische Fehler kann z.B. entstehen, wenn
bei (1) die Zielgröße einer Tagesrhythmik unterliegt;
bei (2) die Fragestellung mit dem Rollenklischee der Geschlechter in Verbindung steht;
bei (3) vormittags die Mütter anzutreffen sind, die über die Krankheiten der Kinder besser informiert sind als die Väter;
bei (4) ein Selektionseffekt vorliegt, indem sich nur einschlägig Interessierte melden;
bei (5) nur Studenten untersucht werden.

3 (C) Die interindividuelle Variabilität ist Teilursache des zufälligen Versuchsfehlers und damit auch Teilursache des (gesamten) Versuchsfehlers.

4 (C) Es handelt sich hierbei um die typische Situation, dass eine Messung mehrfach wiederholt und der Mittelwert gebildet wird. Sofern kein systematischer Messfehler vorliegt, haben alle Messwerte den Erwartungswert μ und die Varianz σ^2. Der arithmetische Mittelwert weist eine Varianz von σ^2/n auf und ist deshalb ein besserer Schätzwert für μ als die einzelnen Messwerte. Wenn σ^2 unbekannt ist und durch s^2 geschätzt wird, folgt $\bar{x}$ einer Student-t-Verteilung mit $n-1$ Freiheitsgraden.

5 (D) Der Erwartungswert bleibt unverändert bei 180, die Standardabweichung verringert sich um den Faktor $\sqrt{4} = 2$.

6 (C) Um beispielsweise die Streuung (Standardabweichung) einer Messung zu halbieren, muss die Messung viermal wiederholt werden, und der Mittelwert x aller Messungen muss gebildet werden.

7. Es ist bekannt, dass ein Laborverfahren zur Messung der Konzentration einer bestimmten Substanz im Serum eine Varianz von 10 hat. Zur Reduktion der Varianz des Messfehlers wird das gleiche Serum mehrmals analysiert und der Mittelwert berechnet. Um die vom Messverfahren bedingte Varianz des Mittelwerts auf einen Wert von höchstens 3 zu senken, muss die Messung mindestens wiederholt werden:

(A) zweimal
(B) dreimal
(C) viermal
(D) neunmal
(E) Die Varianz des Mittelwertes hängt nicht von der Anzahl der Wiederholungen ab.

8. In einer zufälligen Stichprobe von 100 gesunden einjährigen Jungen wurde deren Körpergröße in cm gemessen. Man erhielt die folgenden Maßzahlen: $\bar{x} = 80, s^2 = 16$.

Wie groß ist die empirische Standardabweichung des Mittelwerts (mittlerer Fehler des Mittelwerts) $s_{\bar{x}}$?

(A) $4/80 \cdot 100\%$
(B) $4/100$
(C) 4
(D) 4%
(E) $0{,}4$

9.4 Qualitätsmanagement

Ordnen Sie den in der klinischen Chemie verwendeten Begriffen der Liste 1 die richtige Bedeutung zu.

Liste 1
9. Präzision einer Methode
10. Richtigkeit einer Methode

Liste 2
(A) ausschließliche Erfassung der zu bestimmenden Substanz
(B) Feststellung einer bestimmten Erkrankung mit der angewandten Bestimmungsmethode
(C) Plausibilität eines Wertes
(D) Übereinstimmung zwischen wahrem Wert und Messwert
(E) Streuung von Wiederholungsanalysen

11. Die Erkennung systematischer Fehler soll im Rahmen der statistischen Qualitätskontrolle erfolgen durch

(A) Präzisionskontrolle
(B) Richtigkeitskontrolle
(C) externe Qualitätskontrolle
(D) Doppelbestimmungen
(E) Doppelbestimmungen mit verschiedenen Analysegeräten

12. In einer Universitätsklinik wird regelmäßig die Zeit zwischen Einsendung einer Probe und Eintreffen des histologischen Befundes registriert.
Welche Dimension der Qualität wird damit am besten erfasst?

(A) Strukturqualität
(B) Prozessqualität
(C) Ergebnisqualität
(D) Produktqualität
(E) Pflegequalität

Lösung der Übungsaufgaben

7   (C) Bei viermaliger Wiederholung reduziert sich die Varianz um den Faktor 4, also von 10 auf 10/4 = 2,5. Die Standardabweichung sinkt dadurch von $\sqrt{10}$ = 3,16 auf $\sqrt{2,5}$ = 1,58

8   (E) Bei 100 Messungen ergab sich eine Standardabweichung von $s = \sqrt{16} = 4$. Die Standardabweichung des Mittelwertes $s_{\bar{x}}$ beträgt $s_{\bar{x}} = s/\sqrt{n}$ = $4/\sqrt{100}$ = 4/10 = 0,4.

9   (E) Eine präzise Messung muss nicht notwendigerweise eine richtige Messung sein. Auch eine Messung, die immer wieder mit demselben systematischen Fehler behaftet zum selben falschen Ergebnis führt, wird in der Nomenklatur der Fehlerrechnung als präzise bezeichnet.

10 (D) (A) bezeichnet die Spezifität und (B) die Sensitivität einer Methode.

11 (B) Die Erkennung systematischer Fehler erfolgt durch die Richtigkeitskontrolle. Die Richtigkeitskontrolle erfolgt einerseits durch die Bestimmung von Kontrollseren oder Standardproben, deren Zusammensetzung bekannt ist, und andererseits durch externe Qualitätskontrolle, z. B. Teilnahme an Ringversuchen.

12 (B) Die Prozessqualität beschreibt im weitesten Sinn den Umgang mit der Probe: Transport, Beschriftung, Lagerung, Kühlung, Färbung, Befundung, Dokumentation und schließlich die Mitteilung des Ergebnisses an den einsendenden Arzt. Es geht hierbei nicht nur um die Arbeitsabläufe im Routinebetrieb, sondern vor allem auch darum, wie reagiert wird, wenn etwas schief geht, z. B. wenn aus irgendeinem Grunde die Anfärbung versagt hat. Ist das eingesandte Untersuchungsmaterial dann bereits entsorgt worden, oder kann die Aufbereitung wiederholt werden?

Kapitel 10
Korrelation und Regression

Dieses Kapitel beschäftigt sich mit der **gleichzeitigen Beobachtung zweier Merkmale**, mit sog. **bivariaten Verteilungen**. Dies ist ein wichtiges Teilgebiet der Statistik, weil die Beziehung zwischen zwei Größen sichtbar gemacht und quantifiziert wird.

Bivariate Verteilungen sind nicht ungewöhnlich, denn immer, wenn Daten in ein zweidimensionales Koordinatensystem eingetragen werden, handelt es sich um eine bivariate Verteilung. Bei bivariaten Verteilungen spielt das Problem der zufallsbedingten Streuung eine wichtige Rolle, weil die Streuung der Messwerte einen Zusammenhang vortäuschen kann, der nicht existiert, oder einen vorhandenen Zusammenhang überdecken kann.

Der **Korrelationskoeffizient** macht Aussagen darüber, wie eng der lineare statistische Zusammenhang zwischen zwei Größen ist.

Die **Regressionsanalyse** dient dazu, Schlüsse von einer Größe auf die andere zu ziehen, d.h. bei einem gegebenen x-Wert den y-Wert zu errechnen.

Als Beispiel für dieses Kapitel dient eine Aufstellung der Körpergröße und des Körpergewichts von 10 Personen, z.B. von 10 Teilnehmern des Statistikkurses:

Urliste

Teilnehmer *Nr.*	1	2	3	4	5	6	7	8	9	10
Körpergröße *x*	187	170	180	184	178	180	172	176	186	177
Gewicht *y*	72	60	73	74	72	70	62	70	80	67

Tabelle 10.1: Urliste der Kursteilnehmer.

10.1 Grafische und tabellarische Darstellung

Die grafische Darstellung der bivariaten Verteilung von Körpergröße und Gewicht erfolgt als **Streuungs-** oder **Scatterdiagramm (Punktwolke)**. Jedes Paar von Messwerten wird durch einen Punkt symbolisiert. Das Diagramm enthält dieselbe Information, die in der Urliste enthalten ist.

10.1 Grafische und tabellarische Darstellung

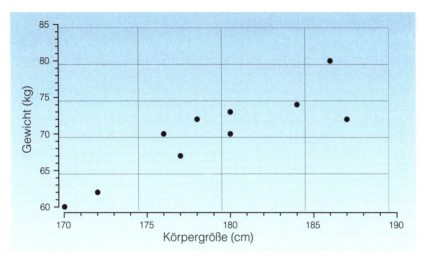

Abbildung 10.1: Punktwolke oder Scatterdiagramm der Daten aus Tabelle 10.1.

Die gestrichelten Linien deuten eine Klassierung der Daten in 5-cm- und 5-kg-Intervalle an. Die tabellarische Erfassung der klassierten Daten führt zur **Kontingenztafel**. Sie dient der tabellarischen Darstellung der Daten des Streuungsdiagrammes. Bis auf den Informationsverlust, der durch die Klassierung der Daten entsteht, enthält die Kontingenztafel dieselbe Information wie das Streuungsdiagramm.

Gewicht in kg	Körpergröße in cm				Zeilensumme
	170–174	175–180	180–184	185–189	
80–84				1	1
75–79					
70–74		2	3	1	6
65–69		1			1
60–64	2				2
Spaltensumme	2	3	3	2	10

Tabelle 10.2: Kontingenztafel mit den Daten aus Tabelle 10.1 bzw. Abbildung 10.1 Das Körpergewicht ist in Klassen von 5 kg Breite unterteilt, das Merkmal Körpergröße in Intervalle von 5 cm Breite. Die dünnen Linien in Abbildung 10.1 entsprechen den Klassengrenzen, auf denen die Kontingenztafel beruht.

10.2 Korrelation

Anhand der Punktwolke und der Kontingenztafel wird deutlich, dass die Kursteilnehmer im Allgemeinen umso schwerer sind, je größer sie sind: Die Werte deuten auf eine statistische Beziehung zwischen Körpergewicht und Körpergröße, nach der das Gewicht mit zunehmender Größe steigt.

Vergleicht man aber beispielsweise die Kursteilnehmer 1 und 4 oder 5 und 6 oder 8 und 10, zeigt sich, dass es von dieser allgemeinen Beziehung zwischen Größe und Gewicht Ausnahmen gibt. Die Ausnahmen sind auf eine individuelle Streuung zurückzuführen, die in der genetischen Disposition oder vielleicht auch in unterschiedlichen Essgewohnheiten begründet sein könnte. Weil die vermutete Beziehung zwischen Körpergewicht und -größe durch die individuelle Streuung überlagert wird, entsteht eine unübersichtliche Situation, sodass es schwierig ist, lediglich aufgrund der Betrachtung der Punktwolke eine Aussage zu treffen.

Um zu beurteilen, wie stark der Zusammenhang zwischen den Größen einer Punktwolke ist, errechnet man den Korrelationskoeffizienten, der Werte zwischen −1 und +1 annehmen kann. Ein positives Vorzeichen bedeutet, dass – wie in unserem Beispiel – bei Zunahme der x-Werte auch die y-Werte steigen, bei einem negativen Vorzeichen ergeben steigende x-Werte fallende y-Werte.

Der Betrag des Korrelationskoeffizienten gibt an, wie eng die Beziehung zwischen x und y ist. Wenn der Korrelationskoeffizient den Wert +1 oder −1 hat, lässt sich y aus x errechnen, ohne dass die zufallsbedingten Abweichungen eine Rolle spielen. Bei Werten um null spielt die postulierte Abhängigkeit zwischen x und y keine Rolle, d.h. es ist nicht möglich, aus dem x-Wert den y-Wert zu errechnen oder umgekehrt.

10.2.1 Spearmanscher Rangkorrelationskoeffizient

Wenn man von Korrelationskoeffizient spricht, ist meistens der **Produktmoment-Korrelationskoeffizient nach Pearson** gemeint, der oft auch als **Maßkorrelationskoeffizient** bezeichnet wird. Bei der Berechnung dieses Korrelationskoeffizienten muss jedoch vorausgesetzt werden, dass

- die Daten intervallskaliert (s. S. 27) sind,
- beide Variablen aus normalverteilten Grundgesamtheiten stammen und
- die Variablen in einer linearen Abhängigkeit zueinander stehen.

Außerdem wird das Ergebnis von eventuellen Ausreißern stark beeinflusst (siehe Abb. H auf S. 193).

10.2 Korrelation

Wenn die eben genannten Voraussetzungen nicht erfüllt oder nicht bekannt sind, kann man den Spearmanschen Rangkorrelationskoeffizienten r_s berechnen. Falls die Voraussetzungen für den Maßkorrelationskoeffizienten r erfüllt wären, ergeben r und r_s fast identische Werte, wie die Abbildungen A, B, C, D, und E auf Seite 193 zeigen.

Bei nichtlinearem monotonem Zusammenhang bietet der Rangkorrelationskoeffizient deutliche Vorteile, wie die Abb. I und J auf Seite 193 zeigen. Der Spearmansche Rangkorrelationskoeffizient r_s errechnet sich als

$$r_s = 1 - \frac{6 \sum D_i^2}{n^3 - n}$$

wobei n die Anzahl der Wertepaare und D_i die Rangdifferenz des einzelnen Wertepaares ist. Fallen zwei oder mehrere Werte auf denselben Rangplatz, werden mittlere Ränge zugeordnet.

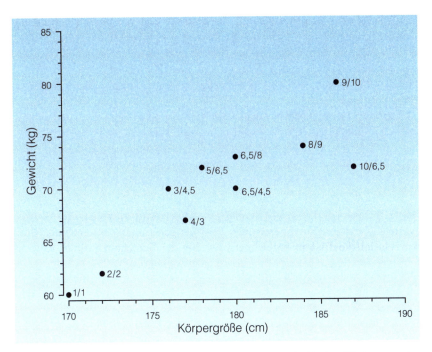

Abbildung 10.2: Daten der Tabelle bzw. Abbildung 10.1, wobei jedem Wertepaar seine x- und y-Rangplätze zugeordnet sind, als Grundlage zur Berechnung der Abweichungsquadrate D_i^2.

Wie das Beispiel auf der letzten Seite zeigt, ist es sehr einfach, den Werten einer kleinen Punktwolke ihre Rangplätze zuzuordnen. Vor dem Schrägstrich ist der x-Rangplatz, nach dem Schrägstrich der y-Rangplatz angegeben. Die Summe der Abweichungsquadrate D_i^2 ergibt sich als:

$$\sum D_i^2 = (4-3)^2 + (3-4,5)^2 + (6,5-4,5)^2 + (5-6,5)^2 + (6,5-8)^2 + (8-9)^2 + (10-6,5)^2 + (9-10)^2$$
$$= 1 + 2,25 + 4 + 2,25 + 2,25 + 1 + 12,25 + 1$$
$$= 26$$

$$r_s = 1 - \frac{6 \cdot 26}{1000 - 10} = 1 - 0,1576 = 0,8424$$

Bindungen (engl. ties)

Eine Bindung liegt vor, wenn zwei oder mehrere Werte denselben Rangplatz einnehmen. Wenn die x- bzw. y-Werte gehäuft (in mehr als ca. 20%) denselben Rangplatz einnehmen, wie dies für die beiden Werte x = 180 cm mit den gemittelten Rangplätzen 6,5 und für die Werte y = 70 kg mit den Rangplätzen 4,5 und y = 72 kg mit den Rangplätzen 6,5 der Fall ist, wird der Nenner der oben genannten Formel als $(n^3 - n) - (T_x + T_y)$ berechnet. Hierbei ist $T_x = 1/2 \sum (t_x^3 - t_x)$ und $T_y = 1/2 \sum (t_y^3 - t_y)$. t_x bzw. t_y geben an, wie viele x- bzw. y-Werte denselben Rangplatz einnehmen.

Für unser Beispiel gibt es einen x-Wert (180 cm), für den $t_x = 2$, und zwei y-Werte (70 und 72 kg), für die jeweils $t_y = 2$ gilt. Wir erhalten $T_x = 0,5 \cdot (2^3 - 2) = 3$ und $T_y = 0,5 \cdot ((2^3 - 2) + (2^3 - 2)) = 6$. Für den Nenner erhalten wir $(n^3 - n) - (T_x + T_y) = 900 - 9 = 981$. Hieraus ergibt sich ein $r_s = 0,841$.

10.2.2 Produktmoment-Korrelationskoeffizient nach Pearson

Der Produktmoment-Korrelationskoeffizient r ist nur dann interpretierbar, wenn die auf Seite 188 genannten Voraussetzungen erfüllt sind (intervallskaliert, normalverteilt, lineare Abhängigkeit). Er errechnet sich als Quotient aus der Summe der Abweichungsprodukte SAP und der Wurzel aus dem Produkt der Summe der Abweichungsquadrate SAQ_x und SAQ_y:

$$SAQ_y = \frac{SAP}{\sqrt{SAQ_x SAQ_y}}$$

10.2 Korrelation

Das folgende Rechenschema verdeutlicht, wie die Summe der Abweichungsprodukte SAP und die beiden Summen der Abweichungsquadrate SAQ_x und SAQ_y berechnet werden.

Bei der Besprechung der Varianz auf Seite 36 war eine rechentechnisch einfachere Formel vorgestellt worden, um die Summe der Abweichungsprodukte zu bestimmen: $SAP = \Sigma xy - (\Sigma x \, \Sigma y)/n$. Diese Formel kann auch bei der Berechnung des Korrelationskoeffizienten eingesetzt werden.

Analog gilt für $SAQ = \Sigma xx - (\Sigma x \, \Sigma x)/n$.

Nr.	x	y	$x - \bar{x}$	$y - \bar{y}$	$(x - \bar{x}) \cdot (y - \bar{y})$	$(x - \bar{x})^2$	$(y - \bar{y})^2$
1	187	72	8	2	16	64	4
2	170	60	–9	–10	90	81	100
3	180	73	1	3	3	1	9
4	184	74	5	4	20	25	16
5	178	72	–1	2	–2	1	4
6	180	70	1	0	0	1	0
7	172	62	–7	–8	56	49	64
8	176	70	–3	0	0	9	0
9	186	80	7	10	70	49	100
10	177	67	–2	–3	6	4	9
	$\bar{x}$ = 179	$\bar{y}$ = 70			SAP = 259	SAQ_x = 284	SAQ_y = 306

Tabelle 10.3: Rechenschema für SAP, SAQ_x und SAQ_y.

Demnach ergibt sich in unserem Beispiel für den Produktmoment-Korrelationskoeffizienten r nach Pearson:

$$r = \frac{259}{\sqrt{284 \cdot 306}} = 0{,}88$$

Die Abweichung vom Rangkorrelationskoeffizienten r_s = 0,842 oder 0,841 unter Berücksichtigung der Bindungen ist nur minimal. Ob die Voraussetzungen zur Berechnung bzw. Interpretation des Produktmoment-Korrelationskoeffizienten r gegeben sind oder nicht, lässt sich wegen der geringen Größe unserer Stichprobe nicht sagen.

Bestimmtheitsmaß

Wenn man den Korrelationskoeffizienten quadriert, erhält man das Bestimmtheitsmaß, das Werte zwischen Null und Eins annehmen kann. Das Bestimmtheitsmaß sagt aus, **welcher Anteil der Varianz einer Größe durch die Korrelation mit einer anderen Größe bestimmt wird**. Bei $r = +0{,}9$ hat das Bestimmtheitsmaß einen Wert von $0{,}81 \triangleq 81\,\%$, sodass 81 % der Varianz durch die Abhängigkeit zu einer anderen Größe erklärt wird. Bei $r = 0{,}1$ beträgt das Bestimmtheitsmaß jedoch nur $0{,}01 \triangleq 1\,\%$.

10.2.3 Fehlermöglichkeiten bei der Interpretation des Korrelationskoeffizienten

Die Bedeutung des Korrelationskoeffizienten wird häufig überschätzt. Der Korrelationskoeffizient sagt lediglich aus, wie groß der stochastische, d. h. statistische Zusammenhang ist, der sich unter der Hypothese einer Abhängigkeit zwischen x und y findet. Man muss prüfen, worauf der gefundene stochastische Zusammenhang zurückzuführen ist.

Eine Korrelation kann **rein rechnerisch oder formal** entstehen: Ein Vergleich der relativen Häufigkeiten der Grippeerkrankungen mit z. B. chronischen Herz- und Kreislauferkrankungen weist eine negative Korrelation auf. Während einer Grippeepidemie nimmt die Gesamtzahl der Erkrankungen stark zu, wodurch die *relative* Häufigkeit der chronischen Herz- und Kreislauferkrankungen abnimmt.

Ähnlich gelagert ist die Entstehung einer Scheinkorrelation durch eine **einseitig selektierte Stichprobe**: Wenn man die Behandlungskosten für Brandverletzungen vergleicht, die beim Allgemeinarzt, beim Facharzt, im Kreiskrankenhaus und in der Universitätsklinik entstehen, so wird zumindest ein Teil der beobachteten Unterschiede darauf zurückzuführen sein, dass sich die Schwere der Fälle unterscheidet.

Eine Korrelation zwischen zwei Größen x und y kann auch dadurch entstehen, dass **beide Größen zu einer dritten Größe z korreliert** sind. So hat man eine hohe Korrelation zwischen der Geburtenrate und der Anzahl der Storchennester gefunden. Der dahinterliegende gesetzmäßige Zusammenhang liegt in der zunehmenden Industrialisierung, die sowohl einen Geburtenrückgang als auch ein Aussterben der Störche bewirkt.

Abbildung 10.3: Darstellung verschiedener Punktwolken mit Angabe des Produktmoment-Korrelationskoeffizienten r und des Spearmanschen Rangkorrelationskoeffizienten r_s.

10.2 Korrelation

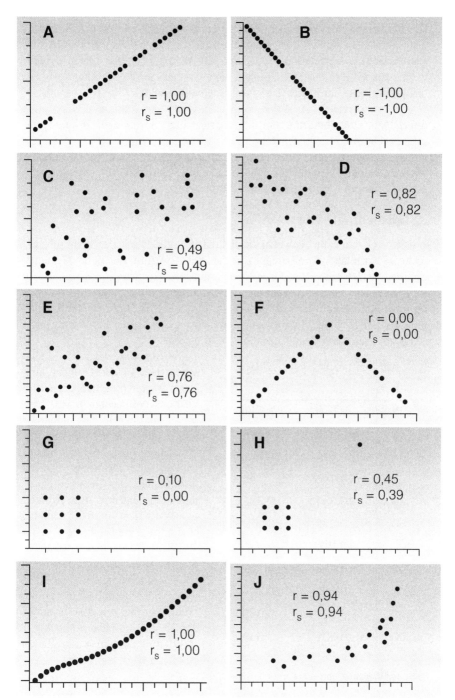

Die Berechnung des partiellen Korrelationskoeffizienten (s. u.) ermöglicht es, den Einfluss der dritten Größe z statistisch auszuschalten und zu errechnen, welcher Anteil der Korrelation nicht durch die Abhängigkeit zur dritten Größe z verursacht wird. In der Medizin sind viele Größen zum Lebensalter korreliert (z. B. Blutdruck). Eine zeitliche Korrelation heißt Trend.

Wie ein Vergleich der Abbildungen G und H zeigt, kann eine Korrelation **durch Ausreißer bedingt** sein. Man spricht hierbei von einer **Inhomogenitätskorrelation**. Die Interpretation des Korrelationskoeffizienten setzt an sich voraus, dass beide Variablen x und y annähernd normalverteilt sind. Wenn dies, wie in Abbildung H, nicht der Fall ist, sollte der **Spearmansche Rangkorrelationskoeffizient** r_s bestimmt werden (s. u.).

Zufallsbedingte Korrelation

Eine Korrelation kann auch **rein zufallsbedingt** sein. Der in der Stichprobe berechnete Korrelationskoeffizient r dient als Schätzwert für den in der Grundgesamtheit tatsächlich vorhandenen Korrelationskoeffizienten ϱ (ϱ: griech. Buchstabe rho). Die Tabelle 10.4 gibt an, welchen Betrag r bzw. r_s in 5 % der Fälle überschreitet, wenn ϱ bzw. ϱ_s tatsächlich gleich null ist. Für den Maßkorrelationskoeffizienten r gilt hierbei als Voraussetzung, dass beide Variablen x und y aus normalverteilten Grundgesamtheiten stammen.

n	r	r_s
5	±0,878	±1,000
10	±0,632	±0,648
15	±0,514	±0,521
20	±0,444	±0,445
30	±0,361	±0,362
50	±0,279	±0,279
100	±0,197	±0,197
200	±0,139	±0,139
300	±0,113	±0,113
500	±0,088	±0,088
1000	±0,062	±0,062

Tabelle 10.4: Streuung von r und r_s bei $\varrho = 0$.

Tabelle 10.4 zeigt, dass zwischen dem in der Grundgesamtheit tatsächlich vorhandenen Korrelationskoeffizienten $\varrho = 0$ bzw. $\varrho_s = 0$ und den in der Stichprobe vom Umfang n berechneten Koeffizienten r bzw. r_s beträchtliche Unterschiede bestehen können, insbesondere bei kleineren Stichprobenumfängen n. Ein Korrelationskoeffizient von + 0,3 kann bei einem Stichprobenumfang von $n = 30$ allein aufgrund der zufallsbedingten Streuung entstanden sein; bei einem Stichprobenumfang von $n = 50$ oder $n = 100$ ist mit großer Wahrscheinlichkeit zu vermuten, dass in der Grundgesamtheit tatsächlich eine positive Korrelation besteht, d. h., dass $\varrho > 0$ ist.

10.2 Korrelation

Statistische Hinweise für einen kausalen Zusammenhang zwischen den Variablen x und y sind nur dann gegeben, wenn sich alle oben genannten Möglichkeiten der Fehlerinterpretation des Korrelationskoeffizienten r bzw. r_s ausschließen lassen: formale Korrelation, Gemeinsamkeitskorrelation, Inhomogenitätskorrelation, zufallsbedingte Korrelation, d.h. eine so kleine Stichprobe, um den Zufall als Ursache der gefundenen Korrelation möglich erscheinen zu lassen.

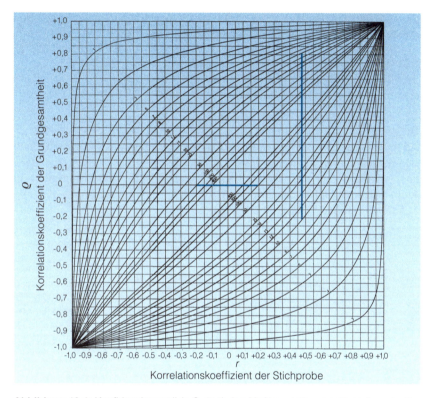

Abbildung 10.4: Konfidenzintervall (s. S. 314) des Maßkorrelationskoeffizienten r in Abhängigkeit vom Stichprobenumfang n. Der senkrechte blaue Strich deutet ein Beispiel an, bei dem in einer Stichprobe von $n = 10$ ein r von +0.45 bestimmt worden ist. Das ϱ in der Grundgesamtheit liegt mit einer Wahrscheinlichkeit von 95% im Bereich von −0,22 bis +0,82.
Auch die Daten der Tabelle 10.4 lassen sich aus dem Diagramm ablesen: Tabelle 10.4 geht davon aus, dass ϱ den Wert $\varrho = 0$ hat. Deshalb muss man in dem Diagramm die waagerechte Linie bei $\varrho = 0$ betrachten. Die beiden Kennlinien mit der Fallzahl n = 100 beispielsweise schneiden diese Linie bei $r = -0,2$ und $r = +0,2$ (waagerechter blauer Strich). Tabelle 10.4 gibt einen Wert von $r = \pm 0,197$ an
(aus F. N. David: Tables of the Ordinates and Probability Integral of the Distribution of the Correlation Coefficient in Small Samples, The Biometrica Office, London 1938).

10.2.4 Partielle Korrelation

Sind zwei Größen x und y mit einer dritten Größe z korreliert, so sind sie häufig (nicht notwendigerweise!) allein deshalb untereinander korreliert. Es ist deshalb schwer zu beurteilen, wie weit die zwischen x und y gefundene Korrelation auf die gemeinsame Abhängigkeit zu z zurückgeführt werden muss oder Ausdruck einer speziellen kausalen Beziehung zwischen x und y ist. Zur Beantwortung dieser Frage dient der partielle Korrelationskoeffizient $r_{xy.z}$, der die Korrelation zwischen x und y unter Ausschluss des Einflusses von z angibt:

$$r_{xy.z} = \frac{r_{xy} - r_{xz} \cdot r_{yz}}{\sqrt{(1-r_{xz}^2) \cdot (1-r_{yz}^2)}}$$

Beispiel: In einer Zufallsstichprobe von 142 älteren Frauen fand sich eine Korrelation von $r_{BC} = 0{,}2495$ zwischen Blutdruck und Cholesterin. Gleichzeitig fand sich zwischen Alter und Blutdruck ein Korrelationskoeffizient von $r_{AB} = 0{,}3332$ und zwischen Alter und Cholesterin von $r_{AC} = 0{,}5029$ (nach Swanson et al, Journal for Gerontology 10 (1955), zitiert nach L. Sachs, Angewandte Statistik, 5. Auflage, Springer Verlag, Heidelberg).

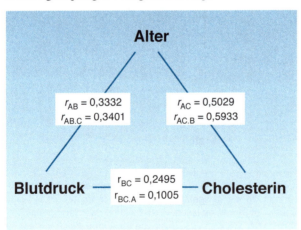

Abbildung 10.5: Gegenseitige Wechselbeziehung zwischen den Größen Alter, Cholesterin und Blutdruck. Es sind sowohl die normalen Maßkorrelationskoeffizieten r_{xy} als auch die partiellen Korrelationskoeffizienten $r_{xy.z}$ angegeben.

Nach der oben genannten Formel ergibt sich für den partiellen Korrelationskoeffizienten $r_{BC.A} = 0{,}1005$. Wie die Tabelle 10.4 zeigt, kann diese Korrelation in einer Stichprobe von 142 Personen auch bei einem tatsächlichen $\varrho = 0$ aufgrund des Zufalls entstanden sein. Diese Daten können deshalb nicht als statistisch signifikanter Beleg (siehe Kapitel 15 *Schätzen und Testen*) auf eine Beziehung zwischen Cholesterinspiegel und Blutdruck gelten.

10.3 Regression

10.3.1 Regressionsgerade von y auf x

Die Punktwolke lässt vermuten, dass im Rahmen einer zufallsbedingten Streuung ein linearer Zusammenhang zwischen der Körpergröße x und dem Körpergewicht y besteht. Dieser Zusammenhang kann zur Schätzung des y-Wertes aus dem x-Wert benutzt werden.

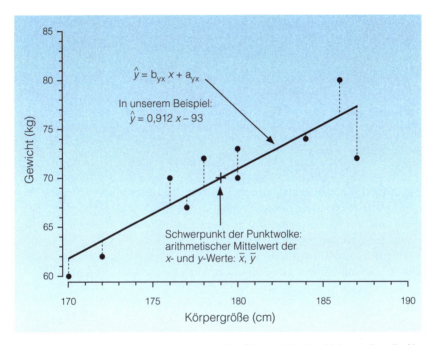

Abbildung 10.6: Regressionsgerade von y auf x. Die gestrichelten Linien stellen die Abweichungen $y_i - \hat{y}_i$ der beobachteten y_i-Werte von den mit Hilfe der Regressionsgeraden geschätzten $\hat{y}_i$-Werten dar. Die Regressionsgerade liegt so, dass die Summe der Quadrate dieser Abweichungen $\sum(y_i - \hat{y}_i)^2$ minimal ist.

Für die Schätzung des y-Wertes sollte die Gerade so liegen, dass die Streuung in y- oder in vertikaler Richtung möglichst klein ist.

Unter den vielen möglichen Geraden, die man durch die Punktwolke legen kann, gibt es eine Gerade, bei der die Summe der vertikalen Fehlerkomponenten minimal ist. Diese Gerade schätzt die y-Werte am besten. Dies ist die **Regressionsgerade von y auf x**.

Es gibt aber noch eine zweite Regressionsgerade. Diese dient der Schätzung der x-Werte aus den y-Werten: die **Regressionsgerade von x auf y**, bei der die Streuung in horizontaler Richtung minimal ist.

Beide Regressionsgeraden schneiden sich im **Schwerpunkt der Punktwolke**. Die Koordinaten des Schwerpunktes ergeben sich aus den arithmetischen Mittelwerten aller x- und y-Werte, also als $\bar{x}, \bar{y}$.

Berechnung der Regressionsgeraden von y auf x

Die Regressionsgerade von y auf x gibt das durchschnittliche Körpergewicht $\hat{y}$ für die Körpergröße x an und hat die Form

$$\hat{y} = b_{yx} x + a_{yx}$$

Die Steigung b_{yx} und der Achsenabschnitt a_{yx} werden so berechnet, dass die beobachteten Gewichte y_i möglichst wenig von den Werten $\hat{y}_i$ abweichen, die von der Regressionsgeraden als Durchschnittsgewicht für die jeweilige Körpergröße $\hat{x}_i$ angegeben werden. Dies bedeutet, die Summe aller Abweichungsquadrate

$$\sum (y_i - \hat{y})^2 = \sum (y_i - (b_{yx} x_i + a_{yx}))^2$$

soll möglichst gering sein. Ebenso wie bei der Varianz wird auch hier mit dem Quadrat der Abweichungen und nicht mit den Absolutbeträgen gerechnet. Die in Abbildung 10.6 durch senkrechte Striche veranschaulichte Streuung soll möglichst klein gehalten werden.

Wie sich mit Hilfe der Differenzialrechnung zeigen lässt, ergibt die Summe der Abweichungsquadrate ein Minimum, wenn für die Steigung b gilt:

$$b_{yx} = \frac{\sum (x_i - \bar{x})(y_i - \bar{y})}{\sum (x_i - \bar{x})^2} = \frac{\text{Summe der Abweichungsprodukte}}{\text{Summe der Abweichungsquadrate}} = \frac{SAP}{SAQ_x}$$

Eine alternative Schreibweise lautet:

$$b_{yx} = \frac{\text{Kovarianz}}{\text{Varianz der } x\text{-Werte}}$$

wobei man unter Kovarianz den Ausdruck $\frac{1}{n} \sum (x_i - \bar{x})(y_i - \bar{y})$ versteht.

Die Werte für SAP und SAQ_x können wir der Tabelle 10.3 entnehmen:

$$b_{yx} = \frac{SAP}{SAQ_x} = \frac{259 \text{ kg cm}}{284 \text{ cm}^2} = 0{,}912 \, \frac{\text{kg}}{\text{cm}}$$

10.3 Regression

Die Steigung b_{yx} der Regressionsgeraden von y auf x beträgt 0,912 kg/cm, d.h. nach den Werten der Stichprobe zu urteilen ist eine Größenzunahme um 1 cm im Durchschnitt mit einer Gewichtszunahme von 0,912 kg verbunden.

Außerdem ist bekannt, dass die Regressionsgerade durch den Schwerpunkt $\bar{x}, \bar{y}$ verläuft. Hieraus lässt sich der Achsenabschnitt a_{yx} errechnen, indem die Werte für x und b_{yx} in die Formel eingesetzt werden. Wir setzen ein:

$$\bar{y} = b_{yx} \bar{x} + a_{yx}$$

Daraus folgt:

$$a_{yx} = \bar{y} - b_{yx} \bar{x}$$

Errechnung für unser Beispiel

Wir setzen die Werte unseres Beispiel für $\bar{y}, b_{yx}$ und $\bar{x}$ ein und berechnen damit den y-Achsenabschnitt der gesuchten Geraden:

$$a_{yx} = 70 \text{ kg} - 0{,}912 \, \frac{\text{kg}}{\text{cm}} \cdot 179 \text{ cm} = 70 \text{ kg} - 163{,}2 \text{ kg} = -93{,}2 \text{ kg}$$

Wir erhalten damit die Regressionsgerade von y auf x:

$$\hat{y} = 0{,}912 \, \frac{\text{kg}}{\text{cm}} \cdot x - 93{,}2 \text{ kg}$$

Man sollte sich vom Rechenaufwand nicht abschrecken lassen. Die üblichen Programme wie SPSS, SAS, Excel, Numbers, QtiPlot, Kaleidagraph usw., aber auch Taschenrechner mit statistischen Funktionen führen diese Rechnungen nach Eingabe der Wertepaare selbstständig aus. Die hier vorgestellten Beispielrechnungen sollen lediglich das Prinzip verdeutlichen.

10.3.2 Regressionsgerade von x auf y

Die Regressionsgerade **von x auf y** dient der **Schätzung des x-Wertes aus dem y-Wert** (Gedächtnisstütze: „auf" heißt soviel wie „auf Grund von"). Sie liegt so, dass die Streuung der x-Werte minimal ist:

$$\sum (x_i - \hat{x})^2 = \text{Minimum}$$

Bei der Regressionsgeraden von x auf y ist mathematisch gesehen y die unabhängige (frei wählbare) Variable und x ist die (von y) abhängige Variable. Die unabhängige Variable wird auch als **Prädiktor** und die abhängige Variable als **Kriterium** bezeichnet. Bei der Regressionsgeraden von y auf x ist die Situation umgekehrt.

Es hängt von der Fragestellung ab, welche Variable als unabhängig und welche als abhängig zu betrachten ist. Demnach hängt es von der Fragestellung ab, ob die Regressionsgerade von x auf y (zur Schätzung des x-Wertes) oder von y auf x (zur Schätzung des y-Wertes) bestimmt wird. Wenn man generell am Zusammenhang zwischen x und y interessiert ist, sollte man beide Regressionsgeraden bestimmen.

Wir errechnen den Regressionskoeffizienten von x auf y nach der bekannten Formel:

$$b_{yx} = \frac{SAP}{SAQ_y} = \frac{259 \text{ kg cm}}{306 \text{ kg}^2} = 0{,}846 \frac{\text{cm}}{\text{kg}}$$

Unter Berücksichtigung, dass x die abhängige und y die unabhängige Variable ist, lautet die Formel für die Regressionsgerade von x auf y:

$$\hat{x} = b_{xy} y + a_{xy}$$

Nach Einsetzen der Werte für b_{xy}, $\bar{x}$ und $\bar{y}$ erhalten wir:

$$a_{xy} = 179 \text{ cm} - 0{,}846 \frac{\text{cm}}{\text{kg}} \cdot 70 \text{ kg} = 179 \text{ cm} - 59{,}2 \text{ cm} = 119{,}8 \text{ cm}$$

In die übliche Schreibweise umgeformt ergibt sich:

$$0{,}846 \frac{\text{cm}}{\text{kg}} \cdot y = \hat{x} - 119{,}8 \text{ cm}$$

$$y = 1{,}18 \frac{\text{kg}}{\text{cm}} \cdot \hat{x} - 141{,}5 \text{ kg}$$

Wir erkennen, dass die Steigung der Regressionsgeraden von x auf y durch den Kehrwert des Regressionskoeffizienten b_{xy} angeben wird. Dies hängt damit zusammen, dass die Regressionsgerade von x auf y die Form $\hat{x} = b_{xy} y + a_{xy}$ hat, dass also gegenüber der üblichen Schreibweise $y = kx + c$ die x- und y-Werte vertauscht sind.

Die Bedeutung der Regressionsgeraden

Die gefundenen Regressionsgeraden von y auf x und von x auf y gelten zunächst nur für die untersuchte Stichprobe. Sofern die Stichprobe repräsentativ aus einer Grundgesamtheit gezogen ist, gelten die Regressionsgeraden auch für die Grundgesamtheit, allerdings nur im Rahmen einer zufallsbedingten Streuung.

10.3 Regression

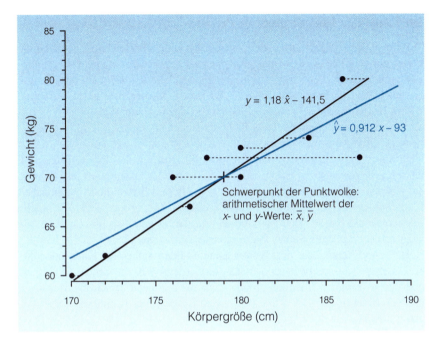

Abbildung 10.7: Regressionsgerade von x auf y. Diese Gerade liegt so, dass die Abweichungen $x_i - \hat{x}_i$ eine möglichst kleine Quadratsumme ergeben.
Die Regressionsgerade von y auf x ist grau gestrichelt eingezeichnet. Beide Regressionsgeraden schneiden sich im Schwerpunkt $\bar{x}$, $\bar{y}$ der Punktwolke.

Die Annahme, dass die Abhängigkeit zwischen den Variablen x und y linear ist, ist häufig nur hypothetisch, wäre aber Voraussetzung dafür, die gefundene Beziehung zu extrapolieren.

Deshalb ist es nicht zulässig, den Wertebereich von x und y über den untersuchten Bereich hinaus auszudehnen, etwa anhand der studentischen Daten auszurechnen, wie schwer ein Neugeborenes von 50 cm Körperlänge ist oder wie groß ein Säugling mit dem Körpergewicht von 5 kg ist. In unserem Beispiel würden sich folgende Schätzwerte ergeben:

für die Körperlänge $x = 50$ cm:
$$\hat{y} = 0{,}912 \, \frac{\text{kg}}{\text{cm}} \cdot 50 \text{ cm} - 93{,}2 \text{ kg}$$
$$\hat{y} = 45{,}6 \text{ kg} - 93{,}2 \text{ kg} = \mathbf{-47{,}4 \text{ kg}}$$

für das Körpergewicht $y = 5$ kg:
$$\hat{x} = 0{,}846 \, \frac{\text{cm}}{\text{kg}} \cdot 5 \text{ kg} + 119{,}8 \text{ cm}$$
$$\hat{x} = \mathbf{120 \text{ cm}}$$

Im Land der Liliputaner

Zur Frage der Extrapolation der vermuteten linearen Beiehung noch einige Überlegungen: Die Gestalt eines großen Menschen entspricht ungefähr der Gestalt eines kleinen Menschen. Aus geometrischen Überlegungen ergibt sich, dass demnach das Körpergewicht mit der 3. Potenz der Körpergröße ansteigen sollte. Die Werte unserer sehr kleinen Stichprobe lagen in einem relativ kleinen Bereich, sodass wir diese Beziehung nicht entdecken konnten.

Als Gulliver auf seinen Reisen, die er in dem Roman von Jonathan Swift 1726 unternahm, ins Land der Liliputaner kam, billigte ihm die dortige Regierung täglich 1728 normale Tagesrationen Verpflegung zu. Man hatte festgestellt, dass er zwölfmal so groß wie ein Liliputaner war. Hieraus hatten die liliputanischen Mathematiker den zutreffenden Schluss gezogen, dass er das $12^3 = 1728$-fache Körpergewicht eines Liliputaners besaß und daraus gefolgert, dass er auch die 1728-fache Verpflegung eines Durchschnitts-Liliputaners benötigte.

Heute weiß man, dass der Grundumsatz und damit auch der Kalorienbedarf eines Lebewesens in etwa proportional zur Körperoberfläche steigt. Die Körperoberfläche verhält sich jedoch proportional zur 2. Potenz der Größe. Demnach hätte Gulliver mit der $12 \cdot 12 = 144$-fachen Ration eines Liliputaners auskommen müssen.

Die Beziehung zwischen Grundumsatz und Körpergröße spielt bei pharmakokinetischen Überlegungen eine wichtige Rolle. Viele Medikamente, vor allem in der Onkologie, werden proportional zu Körperoberfläche dosiert.

10.4 Die Beziehung zwischen Tabakkonsum und Lungenkrebs

Das folgende Anwendungsbeispiel mag nicht besonders glücklich gewählt erscheinen, weil es gar nicht möglich sein wird, den Korrelationskoeffizienten und die Regressionsgeraden zu errechnen. Es ist jedoch ein medizinisch sehr relevantes Beispiel und vor allem zeigt es, dass man zunächst stets ermitteln muss, in welcher tatsächlichen Beziehung zwei Größen zueinander stehen und ob es von dem vorhandenen Vorwissen her überhaupt gerechtfertigt ist, den Korrelationskoeffizienten und die Regressionsgeraden zu bestimmen.

Problemstellung

Der Lungenkrebs ist in allen zivilisierten Ländern seit Beginn des 20. Jahrhunderts in einem Maß angestiegen wie keine andere Krebsart. So ist die Zahl der

10.3 Regression

Lungenkrebstodesfälle in der Schweiz von 1900 bis 1952 auf das 32-fache gestiegen. Die Zunahme der Lungenkarzinomfälle ist nicht durch eine verfeinerte Diagnostik zu erklären, denn die Gesamtzahl der Todesfälle an Krebs hat in dem oben genannten Zeitraum nur um das 1,9-fache zugenommen.

Es fällt auf, dass von diesem Anstieg lediglich die kleinzelligen und undifferenzierten Karzinome und die Plattenepithelkarzinome betroffen sind, die Anzahl der Adenokarzinome ist ungefähr gleich geblieben.

Man hat beobachtet, dass es sich bei den Patienten mit Lungenkrebs meist um starke Raucher handelt; auch war das weibliche Geschlecht, das erst mit einigen Jahrzehnten Verzögerung zur Zigarette gegriffen hatte, Mitte des 20. Jahrhunderts vom Lungenkrebs weit weniger betroffen als die männliche Bevölkerung.

Aus diesen Beobachtungen hat man in den Fünfzigerjahren den Verdacht abgeleitet, dass der Tabakkonsum zur Entstehung des Lungenkrebses beigetragen haben könnte. Dieser Verdacht ist tierexperimentell schwer zu belegen, da man – zumindest in den Fünfzigerjahren, als man sich mit der Frage beschäftigte – Tiere schwer zum Aktiv-Rauchen bewegen konnte. Der beim Passiv-Rauchen inhalierte Qualm ist jedoch anders zusammengesetzt und vor allem wesentlich kühler als der beim Zug an der Zigarette eingeatmete Rauch. Ein nicht minder großes Problem besteht in der Latenzzeit: Beim Menschen tritt das Lungenkarzinom meist erst nach ca. 20-Jähriger Exposition auf. Tierexperimente dauern meist nur wenige Monate oder wenige Jahre.

Wenn die Tierexperimente auch schwierig waren, so standen doch die Daten aus einem riesigen internationalen menschlichen „Großversuch" zur Verfügung: nämlich die Rauchgewohnheiten und Todesursachen von Millionen Menschen aus vielen Ländern. Die Abbildung 10.8 zeigt, dass sich im internationalen Vergleich eine deutliche Korrelation der 1953 beobachteten Zahl von Lungenkrebstodesfällen zur Zahl der 23 Jahre vorher pro Kopf konsumierten Zigaretten findet. Die Abbildung 10.9 zeigt für die Schweiz, dass die Häufigkeit der Lungenkarzinome in gleichem Maße angestiegen ist wie der Zigarettenkonsum.

Insgesamt zeigt sich eine deutliche Korrelation zwischen Zigarettenkonsum und Lungenkrebssterblichkeit. Wir verzichten jedoch auf die Ausrechnung des Korrelationskoeffizienten r, da wir wissen, dass der Tabakkonsum erst nach langer Latenzzeit zum Lungenkarzinom führt. Wenn wir also die pro Jahr beobachteten Lungenkarzinomfälle mit der Zahl der im selben Jahr gerauchten Zigaretten korrelieren würden, wäre dies medizinisch unsinnig. Wenn wir die Korrelation mit dem 20 Jahre vorher gerauchten Quantum Zigaretten herstellen würden, wäre dieses ebenfalls ungenau, weil wir wissen, dass die in der Zwischenzeit konsumierten Zigaretten eine nicht unerhebliche Rolle bei der Krebsentwicklung spielen.

Obwohl wir keinen sinnvollerweise errechneten Korrelationskoeffizienten r angeben können, müssen wir die Parallelität der Kurven doch als starkes Indiz

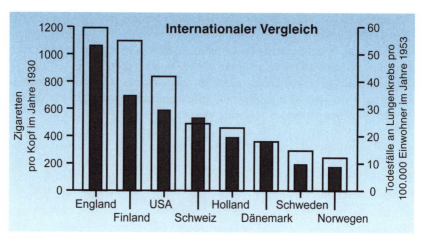

Abbildung 10.8: Internationaler Vergleich der im Jahre 1930 pro Kopf konsumierten Zigaretten (weiße Balken) mit den Todesfällen (schwarze Balken) an Lungenkrebs im Jahre 1953. Nach Licknit, F, Zigarette und Lungenkrebs, Hoheneck-Verlag, Hamm, 1957.

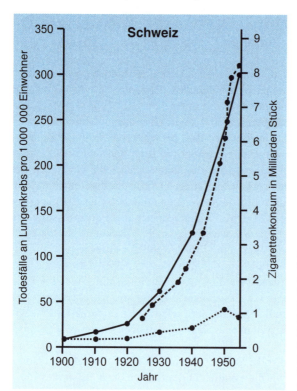

Abbildung 10.9: Zigarettenkonsum und Sterbefälle durch Lungenkrebs in der Schweiz von 1900 bis 1955. Nach Gsell, O, 1957. Durchgezogene Linie: Zigarettenkonsum Gestrichelte Linie: männliche Sterbefälle Gepunktete Linie: weibliche Sterbefälle

10.4 Tabakkonsum und Lungenkrebs

der pathogenetischen Bedeutung des Zigarettenkonsums für das Lungenkarzinom gelten lassen.

Ist die gefundene Korrelation lediglich Indiz oder bereits Beweis? Als Beweis kann man sie keineswegs ansehen, da es viele Größen gibt, die im selben Zeitraum auf die gleiche Art und Weise angestiegen sind, vielleicht der Verbrauch an elektrischer Energie oder das Pro-Kopf-Einkommen oder ...

Wir wären zumindest am Nachweis zweier Sachverhalte interessiert:

- an einer individuellen Dosis-Wirkung-Kurve, aus der hervorgeht, dass die Wahrscheinlichkeit für den Einzelnen, ein Lungenkarzinom zu bekommen, mit der von ihm konsumierten Zahl der Zigaretten steigt;

- an dem Nachweis, dass die Wahrscheinlichkeit des Lungenkrebses abnimmt, nachdem der Einzelne nicht länger dem schädigenden Agens ausgesetzt ist, also mit dem Rauchen aufgehört hat.

Untersuchung von Doll und Hill

Die unter 1. und 2. geforderten Sachverhalte sind von Doll und Hill an einer groß angelegten Studie an 25 000 britischen Ärzten nachgewiesen worden. Doll und Hill haben am 1. November 1951 einen Fragebogen an alle 59 600 Ärztinnen und Ärzte des Vereinigten Königreichs geschickt.

Die Ärzte sollten beantworten, ob sie zu diesem Zeitpunkt (1.11.1951)

a)   Tabakraucher waren,

b)   das Rauchen aufgegeben hatten oder

c)   niemals geraucht hatten, d.h. niemals eine Zigarette oder das entsprechende Pfeifen- oder Zigarrenäquivalent pro Tag mindestens ein Jahr langkonsumiert hatten.

Die Raucher und Exraucher wurden zusätzlich über Beginn, Menge und Art (Zigaretten, Zigarren, Pfeifen) des Rauchens befragt. Die Raucher sollten ihre am 1. November 1951 vorherrschenden Gewohnheiten angeben.

Daraufhin wurde sichergestellt, dass die Todesursache eines jeden ab diesem Zeitpunkt gestorbenen Mediziners in einem besonderen Formular festgehalten wurde, welches an eine zentrale Auswertungsstelle geschickt wurde. Bei Todesfällen aufgrund eines Lungenkarzinoms wurde der den Totenschein ausstellende Arzt, und wenn nötig das Krankenhaus, angeschrieben, um die Todesursache noch einmal zu bestätigen.

Ungefähr die Hälfte der Lungenkarzinome wurden aufgrund einer Sektion mit oder ohne histologische Untersuchung gesichert, ungefähr eine weitere Hälfte aufgrund einer Operation, der Bronchoskopie oder Röntgenuntersuchung und weniger als 10 % lediglich aufgrund des klinischen Bildes.

Die Studie sollte untersuchen, welche Beziehung zwischen den Todesursachen und den Rauchgewohnheiten besteht, wie sie am 1.11.1951 angegeben wurden. Man hatte erwartet, dass die Häufigkeit der Lungenkarzinome mit der Menge des Tabakkonsums ansteigen würde, was sich nachher auch bestätigt hat.

Nun kann man einwenden, dass diese Untersuchung von vornherein auf schwachen Füßen stand, da die von den Ärzten gegebene Einschätzung ihrer Rauchgewohnheiten in vielen Fällen sicherlich unkorrekt gewesen ist. Auch mögen viele, die am 1.11.1951 starke Raucher waren, ihren Tabakkonsum später eingeschränkt haben; es ist auch möglich, dass jemand, der bis zum Stichtag viel geraucht hat, am 1.11.1951 gerade das Rauchen reduziert oder aufgegeben hatte und von Doll und Hill als schwacher Raucher oder sogar als Exraucher eingestuft wurde.

Aufgrund dieser Fehlermöglichkeiten wurden schwache Raucher als starke und starke Raucher als schwache eingestuft. Auf diese Weise wurde der erwartete Mortalitätsunterschied zwischen Nichtrauchern, schwachen und starken Rauchern verwischt, das heißt, die ermittelten Ergebnisse sind als **Untertreibung** der wirklichen Verhältnisse zu betrachten.

Man hatte diese Studie an Ärzten durchgeführt, weil man einerseits angenommen hatte, dass diese Berufsgruppe bereit wäre, über ihre Rauchgewohnheiten einigermaßen ehrlich Auskunft zu geben, weil man andererseits davon ausging, dass bei einem Arzt die spätere Todesursache besser nachvollziehbar sein würde als bei Angehörigen anderer Berufe (mit schlechterem Zugang zum Gesundheitssystem) und vor allem auch, weil es in Großbritannien ein zentrales Arztregister gibt, so dass es eine vollständige Liste aller dort damals praktizierenden Mediziner gab.

Ursprünglich war die Studie als Querschnittsuntersuchung geplant, indem jeder Beteiligte nur einmal befragt werden sollte. In den Jahren 1957, 1966, 1971, 1978, 1991 und 2001 wurden jedoch erneut Fragebögen versandt und es wurde um Auskunft über die aktuellen Rauchgewohnheiten und den aktuellen Gesundheitszustand eingeholt. Auf diese Weise entstand eine Längsschnittuntersuchung, (s. S. 291) und interessanterweise zeigte gerade auch die letzte Auswertung im Jahre 2004 unerwartete Trends in Bezug auf die Mortalität von Rauchern und Nichtrauchern.

Die ursprüngliche Frage nach dem Zusammenhang zwischen Tabakkonsum und Lungenkrebs ist bereits 1956 beantwortet worden, aber die Studie ergab immer neue Aspekte, die eine Fortsetzung lohnend erscheinen ließ.

Der große Erfolg dieser Untersuchung ist auch auf die gute Compliance der

10.4 Tabakkonsum und Lungenkrebs

Studienteilnehmer zurückzuführen. 94 bis 98 Prozent der Fragebögen wurden zurückgeschickt. Dies ist bei einer so langen Laufzeit ein erstaunliches Resultat, was nur dadurch erklärlich ist, dass die Befragten vom Sinn der Untersuchung überzeugt waren. Im Jahre 2001 konnte der Verbleib von 99,2 % der ursprünglichen Studienteilnehmer aufgeklärt werden. In 98,9 % aller Todesfälle war die Todesursache bekannt.

Ergebnisse

Die Ergebnisse dieser Studie wurden im Laufe der letzten Jahrzehnte mehrfach ausführlich publiziert. Nachdem bereits 1956 der Beleg erbracht worden war, dass ein Zusammenhang zwischen den Rauchgewohnheiten und dem Auftreten

Tabelle 10.5: Todesursachen von 25 346 britischen Ärzten, die zwischen 1951 und 2001 gestorben sind in Abhängigkeit von ihren Rauchgewohnheiten.
NR: Nichtraucher, Ex.R: Exraucher, 1-14/d: 1-14 Zigaretten pro Tag, 15-24/d: 14-24 Zigaretten pro Tag, ≥25: mindestens 25 Zigaretten pro Tag.
Die Mortalität bezieht sich auf 1 000 Personen, z. B. erkranken durchschnittlich 0,17 Nichtraucher, aber 4,17 starke Raucher pro Jahr an Lungenkrebs.

Mortalität britischer Ärzte zwischen 1951 und 2001						
Todesursache	Todesfälle	NR	Ex.R	1-14/d	15-24/d	≥ 25/d
Lungenkrebs	1052	0,17	0,68	1,31	2,33	4,17
Mund-, Phar.-, Lar.-, Ösoph.-Ca	340	0,09	0,26	0,36	0,47	1,06
andere Karzinome	3893	3,34	3,7	4,21	4,67	5,38
COPD	640	0,11	0,64	1,04	1,41	2,61
andere Atemwegserkrankungen	1701	1,27	1,70	1,76	2,65	3,11
ischämische Herzkrankheiten	7628	6,19	7,61	9,10	10,07	11,11
cerebrovaskuläre Erkrankung	3307	2,75	3,18	3,76	4,35	5,23
andere vaskuläre Erkrankungen	3052	2,28	2,83	3,37	4,40	5,33
andere Erkrankungen	2565	2,26	2,47	2,94	3,33	4,60
nichtmediz. Todesursachen	891	0,71	0,75	1,08	0,79	1,76
Todesursache unbekannt	277	0,17	0,28	0,39	0,57	0,59
insgesamt	25 346	19,38	24,15	29,34	34,79	45,34

von Lungenkrebs besteht, ging es bei den späteren Veröffentlichungen vor allem darum, dass auch das Auftreten vieler anderer Erkrankungen durch das Rauchen maßgeblich gefördert wird. Die folgenden Ergebnisse beziehen sich auf die Veröffentlichung von Richard Doll aus dem Jahre 2004 im British Medical Journal.

Mediziner unter 35 Jahren und Frauen waren so selten am Lungenkarzinom gestorben, dass sich diese beiden Gruppen zur Durchführung der Untersuchung nicht eigneten.

Die Daten in Tabelle 10.5 beziehen sich deshalb auf 34 439 männliche Ärzte, die zwischen 1851 und 1930 geboren sind und im Zeitraum von 1951 bis 2001 beobachtet wurden. 25 346 von ihnen waren bis zum Jahre 2001 gestorben und bilden die Grundlage der Mortalitätsstatistik. Die Ärzte wurden in fünf Gruppen unterteilt: Nichtraucher, Exraucher, leichte Raucher, mittlere Raucher und starke Raucher. Für jede dieser fünf Gruppen wird die Mortalität (s. S. 302) angegeben.

Die Tatsache, dass die Sterblichkeit an Lungenkrebs mit zunehmendem Tabakkonsum steigt, ist bereits seit den 50er Jahren vermutet worden und zeigt sich deutlich: Starke Raucher haben mit 4,17 (pro 1000) eine fast um den Faktor 25 höhere Mortalität an Lungenkrebs als Nichtraucher mit 0,17. Erstaunlich ist jedoch, dass auch bei allen anderen Krankheiten, sogar bei nichtmedizinischen und bei unbekannten Todesursachen die Mortalität der Nichtraucher am niedrigsten ist. Über die Ursache-Wirkungsbeziehung kann hier nur spekuliert werden. Das Rauchen ist eine Frage des Lebensstils. Dies zeigt sich auch in Deutschland: In den 50er und 60er Jahren war die Zigarre oder Pfeife ein Statussymbol, heute ist das Rauchen Kennzeichen einer eher niedrigen sozioökonomischen Schichtzugehörigkeit: Der Bauarbeiter raucht, der Architekt nicht.

Insgesamt weisen Nichtraucher mit 19,38 eine weniger als halb so hohe Sterblichkeit auf wie starke Raucher mit 45,34. Der Lungenkrebs trägt zu diesem Unterschied mit 4,17 − 0,17 = 4,00 nur in geringem Maße bei.

Um den Einfluss auf die Lebenserwartung zu untersuchen, hat Doll die Kohorten der in den ersten drei Jahrzehnten des 20. Jahrhunderts geborenen Mediziner gegenübergestellt. Hier zeigt sich, dass die Schere zwischen der Lebenserwartung der Raucher und Nichtraucher immer weiter aufgeht. Es scheint so, als ob die Raucher vom medizinischen Fortschritt nicht profitieren würden. Es bedarf weiterer Forschungstätigkeit, um die Ursachen zu ermitteln. Es handelt sich hierbei nicht um L'art pour l'art, denn die Lebenserwartung stellt gerade in Zeiten des demografischen Wandels die entscheidende Stellgröße für die Frage dar, unter welchen Bedingungen unser Sozialsystem auch in Zukunft noch finanzierbar sein wird.

Abbildung 10.10–12: Überlebenszeit in Abhängigkeit von den Rauchgewohnheiten. Blau: Nichtraucher, schwarz: Raucher. Die Zahlen geben an, wie viel Prozent der Kohorte die jeweilige Lebensdekade erreichen. Nach: Doll R et al, BMJ 2004; 328:1519

10.4 Tabakkonsum und Lungenkrebs

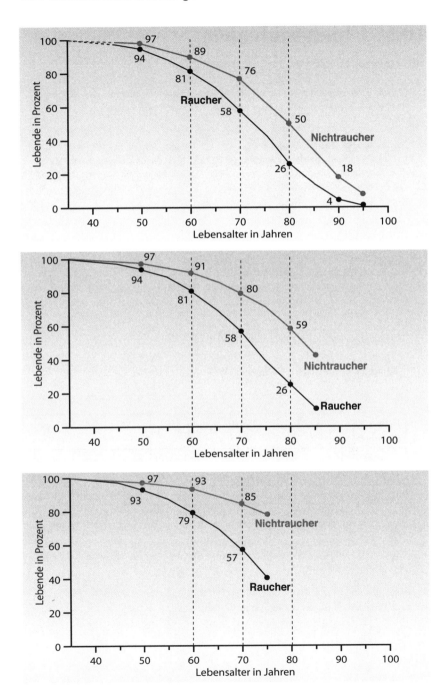

10.5 Übungsaufgaben

10.1 Graphische und tabellarische Darstellung

1. An den Probanden einer Stichprobe werden die Merkmale „Geschlecht" und „Körpergröße" beobachtet. Die Daten sollen in einer Kontingenztafel dargestellt werden. Dazu muss man

   (A) die Daten beider Merkmale klassieren
   (B) für die Daten beider Merkmale eine Rangliste aufstellen
   (C) die Daten des Merkmals „Körpergröße" klassieren
   (D) eine Punktwolke zeichnen
   (E) für die Daten beider Merkmale ein Konfidenzintervall berechnen

2. Welche Aussage über Kontingenztafeln trifft **nicht** zu?

   (A) In Kontingenztafeln werden Häufigkeiten eingetragen.
   (B) Die Vierfeldertafel ist ein Spezialfall der Kontingenztafel.
   (C) Beobachtungen von zwei qualitativen Merkmalen können in einer Kontingenztafel dargestellt werden.
   (D) Zur Prüfung der Unabhängigkeit der Merkmale in einer Kontingenztafel benutzt man den χ^2-Test.
   (E) Die Summe der Werte jeder Zeile ist stets gleich.

3. Es wurden folgende Blutdruckwerte bei 1000 Personen beobachtet:

Diastol. Blutdruck	Systolischer Blutdruck				Summe
	≤ 120	121–140	141–160	161 ≥	
≤ 70	120	60	10	–	190
71–90	100	500	80	20	700
91 >	–	10	20	80	110
	220	570	110	100	1000

   Hypertonie wurde durch systolischen Blutdruck über 140 mm Hg oder diastolischen Druck über 90 mm Hg definiert.

   Wie viele Personen mit Hypertonie wurden beobachtet?

   (A) 100
   (B) 120
   (C) 200
   (D) 210
   (E) 220

10.5 Übungsaufgaben

4. Gegeben sind folgende Werte x_{ij}. Wie viel beträgt dann $\sum_{j=1}^{j=3} x_{ij}$?

i	j		
	1	2	3
1	2	9	4
2	3	5	6
3	1	8	7

(A) 6
(B) 9
(C) 14
(D) 15
(E) 45

10.2 Regression

5. Die graphische Darstellung, die man in der linearen Regressionsanalyse benutzt, um die Daten darzustellen, ist ein(e)

(A) Histogramm
(B) Punktwolke
(C) Polygonzug
(D) Netztafel
(E) Flussdiagramm

Lösung der Übungsaufgaben

1. (C) Eine Kontingenztafel ist eine Tabelle mit Zeilen und Spalten, wobei jeweils eine Zeile oder Spalte einer Klasse entspricht. Die Körpergröße ist eine stetige Größe und muss zunächst klassiert werden, bevor sie einer Zeile bzw. Spalte der Kontingenztafel zugeordnet werden kann. Beim Geschlecht gibt es nur zwei Ausprägungen, so dass die Klassierung bereits vorgegeben ist.

2. (E) Aussage E ist unsinnig, allenfalls könnte man folgende Aussage machen:

   Summe aller Zeilensummen = Summe aller Spaltensummen = Gesamtsumme

3. (E) 110 Personen haben einen systolischen Blutdruck zwischen 141 und 160 mmHg. Hinzu kommen 100 Personen mit einem systolischen Blutdruck über 160 mmHg sowie 10 Personen, die zwar einen systolischen Blutdruck unter 140 mmHg, aber einen diastolischen Wert von über 90 mmHg aufweisen.

4. (E) Es sollen alle x_{ij}-Werte von $j = 1$ bis $j = 3$ aufaddiert werden, unabhängig vom i-Wert. Die drei Werte mit $j = 1$ ergeben als Summe den Wert 6. Für $j = 2$ ergibt sich analog eine Summe von 22 und für $j = 3$ ist die Summe 17. Insgesamt ergibt sich als Summe über alle j von 1 bis 3 der Wert 45.

5. (B) Ein Histogramm oder Polygonzug dient zur Darstellung relativer oder absoluter Häufigkeiten. Eine Netztafel ist die graphische Darstellung der Beziehung zwischen drei Variablen. Ein Beispiel ist die Abbildung 5.4, die die Beziehung zwischen dem Korrelationskoeffizienten in der Stichprobe, dem Korrelationskoeffizienten in der Grundgesamtheit und dem Stichprobenumfang n darstellt. Ein Flussdiagramm veranschaulicht das Ablaufschema eines EDV-Programms. Dort werden die einzelnen Programmschritte mit ihren Verzweigungen dargestellt.

10.3 Korrelation

6. Welche Aussage über die Punktwolken 1 bis 3 trifft zu?

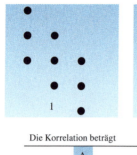
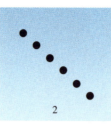
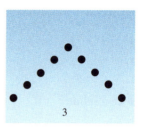

Die Korrelation beträgt	1.	2.	3.
A	−0,7	−1	+1
B	+0,1	−1	0
C	−0,7	0	+1
D	−0,7	−1	0
E	−0,1	+1	+1

7. Der Korrelationskoeffizient ist ein Maß für

(A) die Lokalisation
(B) die Variabilität
(C) die Kovarianz
(D) den nichtlinearen Zusammenhang
(E) den linearen Zusammenhang

8. Ist der aus einer Stichprobe berechnete empirische Korrelationskoeffizient r größer als 0, dann ist der aus derselben Stichprobe berechnete Regressionskoeffizient b

(A) größer als 0
(B) nur dann größer als 0, wenn b signifikant von 0 abweicht
(C) nur dann größer als 0, wenn r größer als 0,5 ist
(D) kleiner als 0
(E) Das Vorzeichen von b lässt sich aus dem Vorzeichen von r nicht bestimmen.

9. Wenn der empirische Korrelationskoeffizient zweier Merkmale X und Y den Wert 1 hat, dann

(A) hat auch der Regressionskoeffizient b_{yx} den Wert 1
(B) fallen beide Regressionsgeraden zusammen
(C) stehen beide Regressionsgeraden senkrecht aufeinander
(D) verläuft die Regressionsgerade von Y auf X parallel zur y-Achse
(E) verlaufen die beiden Regressionsgeraden zueinander parallel mit positivem Abstand

10.5 Übungsaufgaben

10. Für die Punktwolke

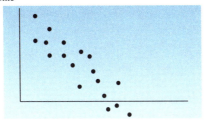

ist der empirische Korrelationskoeffizient negativ,

weil

in der abgebildeten Punktwolke negative y-Werte auftreten.

Antwort	Aussage 1	Aussage 2	Verknüpfung
A	richtig	richtig	richtig
B	richtig	richtig	falsch
C	richtig	falsch	–
D	falsch	richtig	–
E	falsch	falsch	–

Lösung der Übungsaufgaben

6 (D) In Abbildung 3 ist zwar ein Zusammenhang zwischen den Größen X und Y anzunehmen, jedoch kein linearer, weshalb $r = 0$. r ist nur deshalb genau Null, weil die Punkte genau symmetrisch liegen.

7 (E) In dieser Aufgabe ist der Punktmoment-Korrelationskoeffizient r gemeint. Der Spearmansche Rangkorrelationskoeffizient rs kann auch als Maß für einen nichtlinearen Zusammenhang dienen.

8 (A) Die Vorzeichen der Regressionskoeffizienten b_{xy}, b_{yx} und des Korrelationskoeffizienten r stimmen überein.

9 (B) Der Korrelationskoeffizient r ist ein Maß für die Streuung der Punkte um die Regressionsgeraden.
Bei einem Wert von $r = 1$ oder $r = -1$ ist die Streuung Null. Deshalb kann dieselbe Regressionsgerade zur Schätzung der y-Werte aus den x-Werten wie zur Schätzung der x-Werte aus den y-Werten verwendet werden, und beide Regressionsgeraden sind identisch.

10 (C) Die erste Aussage ist richtig, die zweite ist falsch. Der Korrelationskoeffizient ist dann negativ, wenn mit steigenden x-Werten fallende y-Werte zu erwarten sind, d.h. wenn die Regressionsgeraden eine negative Steigung aufweisen.

11. In der abgebildeten Punktwolke

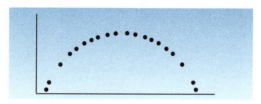

ist der empirische Korrelationskoeffizient gleich 0,

weil

in der abgebildeten Punktwolke kein Zusammenhang zwischen den Merkmalen X und Y besteht. (Antwortschema siehe Frage 10)

12. In der Regressionsgleichung $y = a + bx$, die aufgrund von Beobachtungspaaren der Zufallsvariablen X und Y aufgestellt wurde, bedeutet ein positiver Regressionskoeffizient, dass

(A) Y und X kausal abhängen
(B) Y und X voneinander stochastisch abhängen
(C) die bedingten Mittelwerte von Y mit wachsendem x ansteigen
(D) a positiv ist
(E) die Regressionsgerade oberhalb des gemeinsamen Mittelwertes (x, y) verläuft

13. Welches der folgenden Intervalle umfasst alle Zahlenwerte, die der Regressionskoeffizient b annehmen kann?

(A) $[-\infty, +\infty]$
(B) $[0, \infty]$
(C) $[0, 1]$
(D) $[-1, 1]$
(E) $[1, +\infty]$

14. Wann stimmt die Regressionsgerade von x auf y mit der Regressionsgeraden von y auf x überein?

(A) wenn der Korrelationskoeffizient 1 ist
(B) wenn der Korrelationskoeffizient zwischen 0 und 1 liegt
(C) wenn die Regressionsgerade durch den Nullpunkt geht
(D) wenn der Nullpunkt und der Schwerpunkt zusammentreffen
(E) wenn die Varianz gleich ist

15. Für den Korrelationskoeffizienten r bzw. den Regressionskoeffizienten b gilt stets:

(A) Die Regressionsgerade läuft parallel zur x-Achse, wenn $r^2 = 1$.
(B) b ist der Sinus des Winkels zwischen der Regressionsgeraden und der x-Achse.
(C) r ist der Tangens des Winkels zwischen den beiden Regressionsgeraden.
(D) $b = 1$ bedeutet, alle Punkte liegen auf einer Geraden.
(E) r und b haben das gleiche Vorzeichen.

10.5 Übungsaufgaben

16. In einem Korrelationsdiagramm (Punktwolke) mit linearer Regression gibt es zwei Regressionsgeraden. Wie unterscheiden sie sich? (Abszissenbezeichnung: X, Ordinatenbezeichnung: Y)

(1) Die flachere bedeutet die Schätzung der zu vorgegebenen x-Werten durchschnittlich gehörenden y-Werte.
(2) Die steilere bedeutet die Schätzung der zu vorgegebenen y-Werten durchschnittlich gehörenden x-Werte.
(3) Die steilere erhält man aus der flacheren, indem man deren Gleichung nach x auflöst.
(4) Die flachere hat als Richtungskoeffizienten den Regressionskoeffizienten, die steilere den Korrelationskoeffizienten.

(A) nur 1 ist richtig (B) nur 3 ist richtig (C) nur 1 und 2 sind richtig
(D) nur 1 und 4 sind richtig (E) nur 3 und 4 sind richtig

Lösung der Übungsaufgaben

11 (C) Die erste Aussage ist richtig, die zweite ist falsch. Der Korrelationskoeffizient ist Null, weil kein linearer Zusammenhang zwischen X und Y besteht. Es ist jedoch durchaus ein enger Zusammenhang zwischen X und Y anzunehmen, denn die Werte liegen ohne Streuung genau auf einem Kreisradius.

12 (C) Ein positiver Regressionskoeffizient bedeutet, dass die Gerade ansteigt. Beide Regressionsgeraden verlaufen stets durch den gemeinsamen Mittelpunkt (Schwerpunkt) (x, y).

13 (A) Der Regressionskoeffizient kann grundsätzlich alle Werte zwischen $-\infty$ und $+\infty$ annehmen. Allerdings bedeutet ein Wert von $+\infty$, 0 oder $-\infty$, dass die x- und y-Werte unabhängig voneinander sind, d.h. dass eine Voraussage des x-Wertes aus dem y-Wert oder umgekehrt nicht möglich ist.

14 (A) Der Winkel zwischen beiden Regressionsgeraden ist umso kleiner, je stärker die Größen X und Y korreliert sind, d.h. je höher der Betrag des Korrelationskoeffizienten r ist. Wenn $r = +1$ oder wenn $r = -1$ ist, fallen beide Regressionsgeraden zusammen.

15 (E) Ein positiver Korrelationskoeffizient r bedeutet eine Zunahme der durchschnittlichen y-Werte bei wachsendem x, d.h. eine ansteigende Regressionsgerade.

Die umgekehrte Überlegung gilt für ein negatives r.

16 (C) Ohne Kenntnis des x-Wertes bzw. der Regressionsgeraden würde man den y-Wert stets als $\bar{y}$ schätzen. Die Kenntnis des x-Wertes bzw. der Regressionsgeraden von y auf x führt in der Regel zu einer etwas anderen Schätzung als $\bar{y}$. Deshalb verläuft die Regressionsgerade zur Schätzung von y relativ flach, damit sich die Schätzwerte bei einem gegebenen x-Wert nicht zu weit von $\bar{y}$ entfernen müssen. Diese Argumentation wird besonders plausibel, wenn die x- und y-Werte fast unabhängig voneinander sind.

Ähnliche Überlegungen gelten für die Regressionsgerade von x auf y zur Schätzung des x-Wertes. Diese Regressionsgerade verläuft deshalb relativ steil.

Kapitel 11
Kausalität

Die Suche nach Kausalität bestimmt seit jeher das menschliche Denken. Erst wenn man analysiert hat, was Ursache und was Wirkung ist, hat man ein Geschehen verstanden und kann gestaltend eingreifen.

Die Statistik liefert in erster Linie Assoziationen, die die Frage offen lassen, was Ursache und was Folge ist. Um die Frage der Kausalität zu beantworten, bedarf es einer geschickten Versuchsplanung und diese setzt ein detailliertes Wissen über den Untersuchungsgegenstand voraus.

Die gesuchte Kausalbeziehung zwischen Ursache und Wirkung wird einerseits durch zufallsabhängige Schwankungen überdeckt, aber andererseits auch durch das Einwirken anderer Einflussfaktoren modifiziert.

11.1 Assoziation

Unter einer Assoziation zwischen zwei Messwerten versteht man eine Abhängigkeit zwischen den Werten, indem beim Steigen (Fallen) eines Wertes auch der andere Wert steigt (fällt). Bei einer negativen Assoziation verhalten die Werte umgekehrt zueinander, d.h. wenn einer fällt, steigt der andere.

Wenn zwei Werte A und B assoziiert sind, kann diese Beobachtung viele mögliche Ursachen haben:

- A kann in Abhängigkeit von B stehen

- B kann in Abhängigkeit von A stehen

- A und B können in Abhängigkeit zu einer dritten Größe C stehen

- Zufallsbedingte Schwankungen können die Assoziation vorgetäuscht haben, d.h. bei einer Fortsetzung der Messreihe würde sich die beobachtete Assoziation nicht bestätigen

Die oben genannten Ursachen schließen sich nicht gegenseitig aus, es können mehrere Faktoren gleichzeitig wirksam sein, die sich in ihrer Wirkung verstärken oder abschwächen können.

Bei biologischen Prozessen ist es in der Regel so, dass Regelkreise bestimmte Parameter konstant halten. Innerhalb eines Regelkreises ist festgelegt, was

11.1 Assoziation

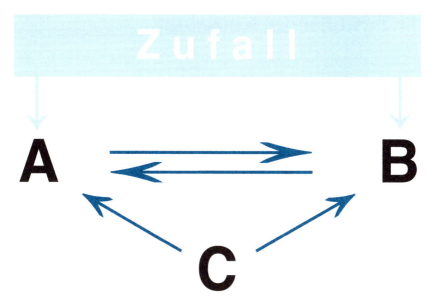

Abbildung 11.1: mögliche Abhängigkeiten zwischen den Größen A, B und C und dem Zufall.

Ursache und was Folge ist. Allerdings greifen häufig mehrere Regelkreise ineinander, sie sind vermascht, wie der Physiologe sagt. Dies bedeutet, dass Größe A in einem Regelkreis die Führungsgröße ist und in einem anderen Regelkreis als Regelstrecke oder Stellgröße dient und damit sind Ursache und Wirkung dann kaum voneinander zu trennen. Dasselbe gilt auch für die Zyklen in der Biochemie wie z. B. den Zitratzyklus.

In den Wirtschaftswissenschaften, bei denen Voraussagen über die zukünftige Wirtschaftsentwicklung bares Geld wert sind, z. B. wenn es um Börsenkurse oder die Erweiterung einer Fabrik geht, hat man sich schon lange von der Vorstellung einer strengen (Mono)-Kausalität verabschiedet. Für Prognosen erfasst man stets viele Parameter aus unterschiedlichen Wirtschaftsbereichen gleichzeitig. Dreh- und Angelpunkt aller Prognosen ist anschließend eine abstrakte Größe, die es als konkreten Messwert überhaupt nicht gibt: die Konjunktur. Im Lateinischen bedeutet dieses Wort soviel wie „Zusammenhang" und damit ist gemeint, dass sich die verschiedenen Bereiche der Wirtschaft wie der Arbeitsmarkt, der private Konsum, die Steuereinnahmen, die Umsätze des produzierenden Gewerbes, des Dienstleistungsbereichs, die Importe und Exporte usw. gegenseitig beeinflussen (im Zusammenhang miteinander stehen). Es handelt sich hierbei um dieselbe Problematik wie bei den vermaschten Regelkreisen in der Physiologie.

11.2 Stufen der Kausalität

Ein beobachteter Zusammenhang zwischen zwei Größen ist zunächst nur eine Assoziation, die keine Aussage über eine mögliche Kausalbeziehung zulässt. Falls es einen ursächlichen Zusammenhang geben sollte, muss man unterscheiden, welche Art von Kausalität vorliegt:

Man unterscheidet eine *hinlängliche Kausalität*, bei der immer dann, wenn die Ursache vorhanden ist, die Wirkung eintritt, von einer *notwendigen Voraussetzung*, bei der die Wirkung nur eintritt, wenn die Ursache vorhanden ist.

Schließlich gibt es Ursachen, d*ie hinlänglich und notwen*dig sind, so dass die Wirkung imm*er dann und nur d*ann eintritt, wenn die Ursache vorhanden ist.

In den meisten Fällen haben die Ursachen jedoch nur die Funktion eines *Risikofaktors*, so dass bei Vorliegen der Ursache die Wahrscheinlichkeit für das Eintreten der Wirkung mehr oder weniger stark steigt. So ist es zum Beispiel bei der Beziehung zwischen Lungenkrebs und Rauchen. Das Rauchen ist keine hinreichende Ursache, weil nicht jeder Raucher an Lungenkrebs erkrankt, das Rauchen ist auch keine notwenige Ursache, weil es auch Nichtraucher gibt, die an Lungenkrebs erkranken. Die Worte „hinlänglich" und „hinreichend" werden synonym benutzt.

Hinlängliche Ursache (*sufficient cause*)

In diesem Fall zieht die Ursache stets die Wirkung nach sich. Ein gutes Beispiel ist eine Vergiftung im Falle einer ausreichenden Dosierung. Wenn die Dosierung schwächer ist, liegt nur eine Assoziation vor, wobei man in der Regel eine Dosis-Wirkungs-Beziehung ermitteln kann.

Notwendige Ursache (*necessary cause*)

Ein typisches Beispiel für eine notwendige Ursache ist der Erreger für eine Infektionskrankheit. Eine Tuberkuloseinfektion setzt die Anwesenheit von Mykobakterien voraus. Mykobakterien sind aber keine hinreichende Ursache, weil nicht jeder Infizierte auch erkrankt.

Wenn eine Ursache als notwendig angesehen wird, bedeutet es, dass es nur *einen* pathophysiologischen Wirkungsmechanismus gibt, der angestoßen werden muss. In der Regel können eine ganze Reihe von verschiedenartigen Noxen den Wirkungsmechanismus „Entzündung" anstoßen und damit dieselbe oder eine zumindest eine ganz ähnliche Schädigung hervorrufen.

Die fünf klassischen Entzündungszeichen (rubor, dolor, tumor, calor, functio laesa) sind weitgehend unabhängig davon, wodurch die Schädigung eingetreten ist. Das bedeutet, dass in der Regel eine größere Anzahl von schädigenden Faktoren – jeder für sich allein oder in Kombination – ursächlich infrage kommt.

11.2 Stufen der Kausalität

Zur Definition von hinlänglich und notwendig
Die nach rechts zeigenden Pfeile vermitteln eine Wirkung, der nach links zeigende Protektion

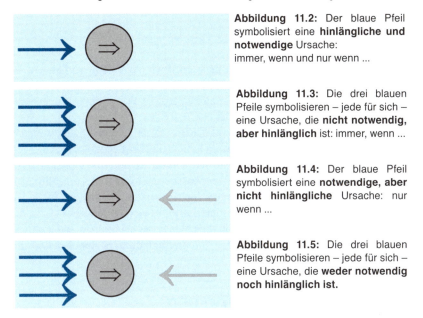

Abbildung 11.2: Der blaue Pfeil symbolisiert eine **hinlängliche und notwendige** Ursache: immer, wenn und nur wenn ...

Abbildung 11.3: Die drei blauen Pfeile symbolisieren – jede für sich – eine Ursache, die **nicht notwendig, aber hinlänglich** ist: immer, wenn ...

Abbildung 11.4: Der blaue Pfeil symbolisiert eine **notwendige, aber nicht hinlängliche** Ursache: nur wenn ...

Abbildung 11.5: Die drei blauen Pfeile symbolisieren – jede für sich – eine Ursache, die **weder notwendig noch hinlänglich ist.**

Aus diesem Grunde ist es sehr selten, dass man von einer notwendigen Ursache sprechen kann: Bei einer Infektionskrankheit ist es meist nur notwenig, dass *irgendein* Erreger am Werke ist, weil andere Erreger ein fast gleiches Krankheitsbild hervorrufen können.

Assoziation

In aller Regel handelt es sich bei der Pathogenese um das Zusammenwirken diverser schädigender Faktoren, oft damit kombiniert, dass protektive Faktoren schwach ausgebildet sind, z. B. wegen Vorerkrankungen oder aufgrund genetischer Disposition.

Sobald mehrere Faktoren wirksam sind, ist es schwierig, eine Kausalbeziehung zu analysieren. Als Ergebnis erhält man eine mehr oder weniger deutlich ausgeprägte Assoziation, obwohl die Faktoren selbst möglicherweise jeder für sich eine klare Ursache-Wirkungs-Beziehung zeigen. Die Kunst der Versuchsplanung besteht deshalb darin, dafür zu sorgen, dass *nur* die untersuchte Einflussgröße wirksam ist und dass andere krankheitsfördernde oder protektive Faktoren nicht zur Wirkung kommen oder zumindest auf konstantem Niveau wirken. Abbildung 11.5 würde eine Assoziation ergeben.

Vierfeldertafel

Zur Auswertung einer Assoziation bietet sich ein Scatterdiagramm an, wie es im letzten Kapitel besprochen wurde. Um den Zusammenhang näher zu beschreiben, lassen sich die beiden Regressionsgeraden bestimmen und natürlich auch der Korrelationskoeffizient.

Vierfeldertafel

Wenn man die Werte in zwei Stufen klassiert (vorhanden/nicht vorhanden), ergibt sich eine Vierfeldertafel, wie sie in Kapitel 4 besprochen wurde.

Bei einer **hinlänglichen Ursache**, also wenn die Erkrankung immer dann vorliegt, wenn die Ursache vorliegt, ist das Feld b leer.

Bei einer **notwendigen Ursache** tritt die Erkrankung nur dann auf, wenn die fragliche Ursache gegeben ist. In diesem Fall ist das Feld c leer.

Wenn die Ursache **hinlänglich und notwendig** ist, sind die Felder b und c leer, aber diese Fälle sind im Bereich der Medizin eher selten. Bei einer hinlänglichen und notwendigen Ursache handelt es sich um gesetzmäßige Abhängigkeit, die nicht mit statistischen Methoden analysiert werden muss.

Als Maß der Assoziation kann man die Odds Ratio bestimmen und natürlich sind auch alle anderen Größen, die bei der Vierfeldertafel besprochen wurden,

		Wirkung		
		krank	gesund	
Ursache	Ursache vorhanden	a	b	Wenn Ursache hinlänglich: $b = 0$
	Ursache nicht vorhanden	c	d	Wenn Ursache notwendig: $c = 0$

Abbildung 11.6: Wie hinlängliche und notwendige Ursachen in einer Vierfeldertafel ihren Niederschlag finden.

11.3 Verkettung von Ursachen

geeignet, um den Zusammenhang zwischen Ursache und Wirkung zu beschreiben. Diese Maßzahlen gelten aber nur für das untersuchte Patientenkollektiv und dürfen nur dann verallgemeinert werden, wenn man dies explizit begründen kann.

Bisher haben wir den Fall besprochen, dass mehrere pathogene und/oder protektive Faktoren auf die Zielgröße einwirken und sich damit gegenseitig verstärken oder abschwächen können.

Am Beispiel der Blutgerinnung sieht man, dass auch eine Konstellation möglich ist, dass im Sinne einer Kaskade mehrere Ursachen nacheinander einwirken müssen, um eine Wirkung zu erzielen. Das Besondere einer **kaskadenartigen Verkettung** besteht darin, dass in *jeder* Stufe der Wirkungskette der spezifische Faktor vorhanden sein muss. Wenn ein Faktor (z.B. der Blutgerinnung) fehlt, können die anderen Faktoren dies nicht ausgleichen, auch dann nicht, wenn sie in einer ungewöhnlich hohen Konzentration vorhanden sind. Eine kaskadenartige Verkettung von Faktoren ist biologisch sinnvoll, wenn die ausgelöste Wirkung irreversibel ist.

	Name	Funktion
I	Fibrinogen	Bildet das Fibrinnetz.
II	Prothrombin	Die aktive Form Thrombin (IIa) aktiviert die Faktoren I, V, VII und XIII.
III	Thromboplastin	Im subendothelialen Gewebe, Kofaktor von VIIa.
IV	Calcium	Viele Faktoren benötigen das Calcium-Kation Ca^{2+}, um an die negativ geladenen Phospholipide der Plasmamembranen zu binden.
V	Proaccelerin	Kofaktor von X, mit dem es einen Komplex bildet.
VII	Proconvertin	Aktiviert IX und X, wird durch Kontakt mit TF aktiviert.
VIII	Antihäm. Glob. A	Kofaktor von IX, mit dem es einen Komplex bildet.
IX	Christmas-Faktor	Aktiviert X, bildet einen Komplex mit VIII.
X	Stuart-Prower-Fak.	Aktiviert Prothrombin, bildet einen Komplex mit VII.
XI	Rosenthal-Faktor,	Aktiviert XII und IX.
XII	Hageman-Faktor	Aktiviert die Fibrinolyse.
XIII	Fibrinstabil. Fakt.	Stabilisiert Fibrin durch Bildung von Quervernetzungen.

Tabelle 11.1: Gerinnungsfaktoren als Beispiel für eine kaskadenartige Verkettung von Ursachen.

11.3.1 Technische Sicherungssysteme

Eine ähnliche Konstellation findet sich oft bei technischen Sicherungssystemen, die darauf ausgelegt sind, folgenschwere Unfälle zu vermeiden. Im Straßenverkehr gibt es die Pflicht zum Führerschein, das Alkoholverbot, die Beschilderung, den TÜV, die Scheibenwischer, die Lichthupe, die Hupe, die Bremse und, wenn alles nicht hilft, noch die Leitplanken, den Standstreifen, die Handbremse und schließlich Sicherheitsgurte und Airbags.

Eine Analyse schwerer Unfälle zeigt, dass meist eine „Verkettung unglücklicher Umstände" vorgelegen hat, wenn es zu einem schweren Unfall gekommen ist. In der Regel haben dann mehrere der oben skizzierten Sicherheitsmaßnahmen nicht gegriffen. Auch das Sicherheitskonzept von großtechnischen Anlagen wie Kernkraftwerken muss von der Verkettung ungünstiger Umstände ausgehen, wenn der „größte anzunehmende Unfall" durchgespielt wird.

Eintrittswahrscheinlichkeiten

Die Eintrittswahrscheinlichkeiten für den Teilausfall der Sicherungssysteme sind schwer zu schätzen. Vom statistischen Standpunkt her stellt sich die Frage, ob man die Wahrscheinlichkeit für den gleichzeitigen Ausfall mehrerer Sicherungssysteme durch Multiplikation der Einzelwahrscheinlichkeiten berechnen darf. Nach den Grundsätzen der Wahrscheinlichkeitsrechnung wäre dies nur erlaubt, wenn die einzelnen Sicherheitssysteme komplett unabhängig voneinander funktionieren würden.

Doch im Falle von Störungen wie einem Erdbeben, einer Überschwemmung, einem Flugzeugabsturz, einem Stromausfall, einer kriegerischen Auseinandersetzung, einer Fehlbedienung oder Ähnlichem ist diese Unabhängigkeit zu verneinen. So ist es nicht nur möglich, sondern geradezu plausibel, dass wir innerhalb weniger Jahrzehnte mit Harrisburg, Tschernobyl und Fukushima Zeitzeuge von Unfällen werden, die nach den Berechnungen der Betreiber „höchstens alle 10000 Jahre" einmal auftreten können.

Das Beispiel von Fukushima

Der Tsunami hat in Fukushima nur deshalb zur Nuklearkatastrophe geführt, weil nacheinander alle Sicherheitssysteme versagt hatten. Aus statistischer Sicht geht es um die Frage, ob es sich um die unglückliche Verkettung von voneinander unabhängigen Zufällen gehandelt hat oder ob ein Muster erkennbar ist, nach dem die Ausfallwahrscheinlichkeit eines Systems steigt, sobald ein anderes System ausgefallen ist. Nur im Fall einer zufälligen Verkettung würde sich die Wahrscheinlichkeit für den schließlich eingetretenen GAU als Produkt der Einzelwahrscheinlichkeiten errechnen.

11.3 Verkettung von Ursachen

Das Versagen technischer Systeme in Fukushima

1.) Das Erdbeben beschädigte mehrere Reaktorblöcke, weil die Reaktoren trotz Lage in einem Erdbebengebiet nicht auf ein Beben mit Stärke 9 ausgelegt waren.

2.) Die Atomanlage war nicht an das Tsunami-Frühwarnsystem angeschlossen.

3.) Die Schutzmauer gegen Tsunamis hatte eine Höhe von 5,70 Metern. Die Tsunamiwellen waren bis zu 15 Meter hoch.

4.) Die Reaktorblöcke 1 bis 4 liegen nur 10 Meter über dem Meeresspiegel und wurden bis zu fünf Meter überspült, die Blöcke 5 und 6 liegen drei Meter höher und wurden nur einen Meter überspült.

5.) Die Meerwasserkühlpumpen wurden von der Flutwelle zerstört.

6) Die Notstromaggregate wurden mit Ausnahme eines höher gelegenen Aggregates von der Flutwelle zerstört.

7.) Fremdfirmen wie die Kraftwerkshersteller Toshiba und Hitachi zogen ihre Mitarbeiter während der Katastrophe ab.

8.) Gleichzeitige Unfälle in mehreren Blöcken waren im Notfallplan nicht vorgesehen.

9.) Straßenschäden, ausgefallene Tür- und Toröffner und nicht funktionierende Kommunikationseinrichtungen behinderten die weiteren Arbeiten.

10.) Die Notstrombatterien reichten zum Betrieb der Notkühlsysteme nicht aus.

11.) Generatorfahrzeuge konnten wegen der Straßenschäden nicht herangeschafft werden. In Block 1 bis 3 versuchten die Arbeiter Autobatterien und tragbare Stromgeneratoren zum Betrieb der Kühlpumpen einzusetzen.

12.) Die mangelhafte Kühlung führte zur Druckerhöhung in den Reaktoren, zur Bildung von Wasserstoff und letztlich zur Kernschmelze.

13.) Durch gezielte Druckentlastungen der Reaktoren gelangten radioaktive Stoffe in die Umwelt, was die Arbeiten am Reaktor weiter erschwerte.

14.) Der freigesetzte Wasserstoff führte zu Explosionen, die die Reaktorgebäude zerstörten.

15.) Die Reaktoren mussten von außen gekühlt werden, wozu mangels ausreichender Süßwasservorräte Meerwasser verwendet werden musste, was aufgrund chemischer Reaktionen zur weiteren Beschädigung der Reaktoren führte.

Es ist offensichtlich, dass man ein Erdbeben bzw. einen Tsunami dieses Ausmaßes nicht einkalkuliert hat, obwohl die Erde in Japan ständig in Bewegung ist. Alleine im 20. Jahrhundert hat es in Japan zwölf Erdbeben mit Stärke sieben oder acht auf der Richter-Skala gegeben. Aufgrund der statistischen Streuung zufälliger Ereignisse hätte man davon ausgehen müssen, dass auch ein Beben mit Stärke 9,0 im Bereich des Möglichen liegt.

Dasselbe gilt für einen Tsumami mit besonders großer Wellenhöhe, denn eine Beben mit einem Epizentrum im Meer löst zwangsläufig einen Tsunami aus. Insbesondere die Gleichzeitigkeit von Erdbeben und Tsunami liegt in der Natur der Sache. Die Ereigniskonstellation von Erdbeben und Tsunami ergibt sich eben nicht durch die Multiplikation der Eintrittswahrscheinlichkeiten von Erd- und Seebeben, sondern entspricht der Eintrittswahrscheinlichkeit eines schweren Erdbebens multipliziert mit dem Faktor von vielleicht 0,3 dafür, dass das Epizentrum im Meer liegt. Dies ist den Japanern durchaus bewusst, denn überall an der Küste gab und gibt es Tsunami-Schutzmaßnahmen.

Rückblickend gesehen hätten bereits kleinste Variationen der Sicherheitsvorkehrungen den GAU verhindert: Die Schutzmauer hätte höher sein können, die Reaktorblöcke hätten einige Meter höher gebaut worden sein können, zumindest die Notstromaggregate hätten vor dem Tsunami geschützt werden können, Tür- und Toröffner und Kommunikationseinrichtungen hätten eine eigene Notstromversorgung haben können, die Notfallpläne hätten den gleichzeitigen Ausfall mehrerer Blöcke vorsehen können usw.

Bei den Notfallplanungen ist man offenbar nach der Devise verfahren, dass nicht sein kann, was nicht sein darf. Inzwischen ist bekannt geworden, dass in Japan Atomindustrie und Atomaufsicht aufgrund einer systematischen Personalfluktuation zwischen beiden Bereichen deratig miteinander verquickt sind, dass von einer unabhängigen Aufsicht nicht gesprochen werden kann.

Kehren wir zum medizinischen Alltag zurück und betrachten Patienten, die mit kardiovaskulären Zwischenfällen in die Notaufnahme kommen. Auch dort wurden jahrelang wider besseren Wissens alle Augen zugedrückt, denn der Geist ist durchaus willig, aber das Fleisch ist schwach. Die Atomaufsicht (pardon der Verstand) kann sich einfach nicht gegen die Verlockungen des guten Essens, des Alkohols und vor allem des Rauchens durchsetzen.

Erstens kommt es anders und zweitens als man denkt

Die Erfahrungen mit kerntechnischen Anlagen sind neu, aber seit jeher wird das Leben von Überraschungen und Zufällen bestimmt, so dass sich im Umgang mit Unvorhergesehenem ein gewisser Erfahrungsschatz gebildet hat, der seinen Niederschlag in allerlei Redewendungen gefunden hat:

Beispielsweise spricht man von der *Duplizität der Fälle*, wenn sich kurz hintereinander unwahrscheinliche Konstellationen ereignen. Es scheint, dass manchmal „kein guter Stern" über einer Sache steht oder dass ein Projekt „wie verhext" ist. Darüber soll in diesem Buch natürlich nicht einmal spekuliert werden, aber der naturwissenschaftlich denkende Mensch stellt sich die Frage, ob die Eintrittswahrscheinlichkeiten erstens richtig geschätzt wurden und zweitens unabhängig voneinander sind.

Eintrittswahrscheinlichkeiten sind nicht in Stein gemeißelt, sondern nur eine Schätzung, die durch die Gegebenheiten des Einzelfalls modifiziert werden sollten. Versicherungen nehmen solche Modifikationen vor, indem die Tarife für die KFZ-Haftpflicht von auf den ersten Blick sachfremden Randbedingungen abhängig gemacht werden, wie Typ und Baujahr des Fahrzeugs, Vorhandensein einer Garage, Besitz eines Eigenheims und Ähnlichem.

Auf jeden Fall tut man gut daran, immer dann, wenn etwas schief gegangen ist, besonders wachsam zu sein, denn „ein Unglück kommt selten allein".

11.3.2 Todesursachen

Beim Ausfüllen des Leichenschauscheins muss der Arzt die Todesursache angeben. Hierbei wird unterschieden zwischen dem Krankheitsbild, das unmittelbar zum Tode geführt hat, und der Grunderkrankung. In deutschen Todesbescheinigungen sind drei Angaben zu machen:

- unmittelbare Todesursache,

- als Folge von ...

- und diese wiederum als Folge von (Grundleiden)

Bei den US-amerikanischen *Death Certificates* und auch in den meisten anderen Ländern gibt es noch eine vierte Kaskadenstufe der Kausalität:

a) Immediate Cause ...

b) due to or as consequence of ...

c) due to or as consequence of ...

d) due to or as consequence of ...

Von a) bis d) soll eine pathophysiologische Ursache-Wirkungskette dargestellt werden, während darüber hinaus Gelegenheit besteht, außerhalb dieser Wirkungskette stehende Komplikationen anzugeben. Eine typische Verkettung von Ursachen könnte z. B. lauten: a) Herz-Kreislauf-Versagen, b) Herzflimmern, c) Herzinfarkt, c) Hochdruckerkrankung und als Komplikation akute Lungenentzündung.

Darüber hinaus wird nach weiteren wichtigen Umständen gefragt, die zum Tod beigetragen haben könnten, aber nicht in direkter pathophysiologischer Beziehung zur Todesursache stehen. Insbesondere bei älteren, multimorbiden Patienten ist es für den den Totenschein ausstellenden Arzt manchmal schwierig zu entscheiden, welche Erkrankung für den tödlichen Verlauf ausschlaggebend war. Genau genommen sollte es sich bei der Ausstellung des Totenscheins nicht um eine Entscheidung handeln, denn Entscheidungen werden nur in Situationen der Unsicherheit gefällt, sondern um eine abgesicherte Diagnose.

Generell wird die Qualität der Todesbescheinigungen bemängelt, denn

- wenn sie von einem fremden Arzt ausgestellt werden, fehlen häufig wichtige Informationen zur Vorgeschichte.

- wenn der behandelnde Arzt den Totenschein ausstellt, gibt es einerseits eine Scheu, die eigene langjährige Diagnose zu korrigieren und andererseits im Falle des Verdachts eines Fremdverschuldens oder auch nur eines Suizids wird mit Rücksicht auf das Verhältnis zu den Angehörigen oft darauf verzichtet, die Kategorie „Todesart unklar" anzukreuzen, obwohl der Arzt ein ungutes Gefühl bezüglich der näheren Umstände hat. Auch entfällt aus Pietätsgründen oft die vorgeschriebene komplette Entkleidung des Verstorbenen, wodurch manches übersehen wird.

Abschied von der Monokausalität?

Bevor die Daten der Todesbescheinigungen vom Statistischen Bundesamt übernommen werden, werden sie dort von geschulten Fachkräften auf Plausibilität überprüft und ggf. wird bei den Ärzten zurückgefragt, die die Bescheinigung ausgestellt haben. Als Todesursache bzw. als Vorerkrankung sind nur Krankheitsbilder zugelassen, die sich nach der *International Classification of Disease* (ICD, z.Zt. 10. Version) verschlüsseln lassen. Dies erleichtert die Überprüfung der Kausalitätsketten.

Weil jedoch vielfach eine Multimorbidität vorliegt, muss man aus medizinischer Sicht davon ausgehen, dass es Fälle gibt, bei denen nicht *eine* isolierte Kausalitätskette zum Tode geführt hat, sondern bei denen mehrere Ursachen zusammenkamen, von denen *keine für sich alleine* tödlich gewesen wäre. Das Statistische Bundesamt arbeitet derzeit an einem Computerprogramm, um der Multikausalität gerecht zu werden.

Jeder, der einmal als Stationsarzt gearbeitet hat, kennt das mulmige Gefühl, wenn der Pathologe das Sektionsergebnis eines Problempatienten präsentiert: Es ist gar nicht so selten, dass sich alle hochtrabenden Erwägungen über Pathophysiologie und Pharmakokinetik als irrelevant erweisen, weil der Pathologe etwas gefunden hat, an das niemand gedacht hat. Letztlich lässt sich die Todesursache nur auf dem Sektionstisch verlässlich feststellen, und zwar deshalb, weil nur hier neue und zuverlässige Befunde erhoben werden können.

Ätiologische Faktoren

Aus epidemiologischer Sicht sind auch vier Stufen der Kausalität nicht ausreichend, um neue Volkskrankheiten rechtzeitig erkennen zu können, denn es können ja nur Krankheiten angegeben werden, die nach der ICD verschlüsselt werden können. Wenn eine Bevölkerung durch Infektionskrankheiten, Unfälle oder Tumorerkrankungen dezimiert wird, ist dieses Verfahren ausreichend, aber so wichtige ätiologische Faktoren wie Rauchen, Bewegungsmangel oder überkalorische Ernährung können nach der ICD nicht verschlüsselt werden.

Die eben genannten ätiologischen Faktoren können zu einer Vielzahl von verschiedenen Krankheitsbildern führen. Rauchen beispielsweise führt keineswegs nur zu Lungenkrebs, sondern auch zu Neubildungen im HNO-Bereich, des Magens oder des Pankreas und vor allem zu Herzkreislauferkrankungen. Ähnlich sieht es mit der neuen Volkskrankheit aus, die im Begriff ist, von Jahr zu Jahr das Gesundheitssystem stärker zu belasten: das Übergewicht. Auch hier handelt es sich um Dutzende verschiedener Krankheitsbilder, von Diabetes über Herz-Kreislauf-Erkrankungen bis in den orthopädischen und psychiatrischen Bereich hinein. Während das Rauchen – bei aller Tragik des Einzelfalls – letztlich der Überalterung der Gesellschaft entgegenwirkt, sind die langfristigen Folgen der übermäßigen Kalorienaufnahme noch nicht abschätzbar.

11.4 Nachweis der Kausalität

Wir haben im Abschnitt 11.1. *Assoziationen* gesehen, dass die Beziehung zwischen Ursache und Wirkung manchmal schwierig zu analysieren ist, weil zufallsabhängige Schwankungen und vor allem andere ursächliche oder protektive Faktoren die untersuchte Kausalbeziehung maskieren können.

Dies darf jedoch kein Grund sein, den Kopf in den Sand zu stecken, denn es geht bei diesen Fragen oft um das Leben von Millionen Menschen. Im Kapitel 10 *Korrelation und Regression* haben wir gesehen, welchen Aderlass der Tabak fordert und vor allem, dass das wahre Ausmaß erst im Jahre 2004, also 53 Jahre nach Beginn der epidemiologischen Studie von Doll und Hill in vollem Ausmaß offenbar wurde. Bereits 1951 hat man bereits gute Gründe gehabt, die Gefahren des Rauchens ernst zu nehmen, aber es hat etwa 50 Jahre gedauert, bis diese Erkenntnisse in die Gesetzgebung eingeflossen sind, was die Verbannung des Rauchens aus dem öffentlichen Raum betrifft.

In den letzten Jahren stehen neue Volkskrankheiten beziehungsweise Risikofaktoren im Mittelpunkt des Interesses: Übergewicht, Bewegungsmangel, Diabetes Mellitus Typ II.

Sozialpolitisch ist das Übergewicht eventuell sogar noch gravierender als das Rauchen, denn der Raucher bezahlt mit der Verkürzung des eigenen Lebens: Die Kosten der medizinischen Versorgung halten sich in Grenzen und sind zumindest deutlich niedriger als die eingesparten Renten. Außerdem sind die meisten Raucher fast bis zum Eintritt in das Rentenalter fest in das Arbeitsleben integriert, so dass das Rauchen das soziale Sicherungssystem kaum belastet, nach einigen Schätzungen sogar entlastet.

Bei Übergewicht und Diabetes II hingegen sind die Behandlungskosten und Fehlzeiten bereits im mittleren Lebensalter sehr hoch. Die Gesamtkosten für das Sozialsystem hängen davon ab, wie weit die Lebenserwartung verkürzt wird und wie hoch die Krankheits- und Pflegekosten im Alter sein werden. Darüber lässt sich im Moment nur spekulieren.

Deshalb bereits zum jetzigen Zeitpunkt das reichhaltige Essen und die bequeme Lebensführung prophylaktisch zu verteufeln, ist in einer freien Gesellschaft nicht möglich, ganz abgesehen davon, dass der Schlankheitswahn auch seine Tücken hat. Aber man kann auch nicht die Hände in den Schoß legen und untätig zusehen, wie der Einzelne seine Gesundheit ruiniert und wie andererseits eine Kostenlawine auf die Gesellschaft zurollt.

Daraus folgt, dass die Medizin in der Pflicht steht, der Sache auf den Grund zu gehen auch und gerade, weil die Kausalität und die sich daraus ergebenden Folgen noch unklar sind.

Gegenstand epidemiologischer Forschung sind aber nicht nur potenzielle Risikofaktoren, sondern auch protektive Maßnahmen wie Impfungen, die Jodierung von Speisesalz oder der Zusatz von Fluor zum Trinkwasser.

Die Kausalität sollte idealerweise durch Klärung pathophysiologischer Mechanismen nachgewiesen werden. Ein statistischer Nachweis der Kausalität ist einem Indizienprozess vergleichbar: Die Statistik kann lediglich wichtige Indizien liefern, die jedoch um so wertvoller sind, je mehr der sachlich-fachliche Nachweis nicht überzeugend geführt werden kann.

Dass sich hinter einer beobachteten Assoziation eine kausale Beziehung verbirgt, ist in der Regel nur dann anzunehmen, wenn eine Reihe weiterer Bedingungen erfüllt ist:

Zeitliche Beziehung

Wichtig ist die zeitliche Abfolge: Die Ursache muss der Wirkung vorangehen. Die Latenzzeit muss lang genug sein, dass sich die postulierten biologischen Prozesse, die zwischen Ursache und Wirkung liegen, entfalten können. Im Falle des Tabakrauchs und bei Fettstoffwechselstörungen sind dies Jahre und Jahr-

11.4 Nachweis der Kausalität

zehnte, bei Infektionskrankheiten in der Regel Tage, bei Vergiftungen meistens Stunden, manchmal aber auch Wochen oder nur Minuten und bei allergischen Reaktionen vom Soforttyp meistens nur Minuten oder Sekunden.

Stärke der Assoziation

Wenn wir von einer Assoziation sprechen, handelt es sich in der Regel nicht um eine notwendige Ursache, d.h. es gibt weitere mögliche Ursachen, weil die Wirkung auch in Abwesenheit der mutmaßlichen Ursache beobachtet wird. Die mutmaßliche Ursache muss deshalb in Relation gesetzt werden zu den anderen infrage kommenden Ursachen. Bei der Stärke der Assoziation spielt auch die zufällige Streuung eine Rolle.

Je schwächer die Assoziation zwischen vermeintlicher Ursache und vermuteter Wirkung ist, desto eher ist es möglich, dass die beobachtete Assoziation ausschließlich ein Ergebnis der zufallsbedingten Streuung ist. Eine scheinbare Assoziation kann sich einstellen, wenn Einflussfaktoren nicht ausbalanciert sind: Es kann zufälligerweise so sein, dass bei Abwesenheit der „Wirkung" auch die fördernden Einflussfaktoren fehlen und dass diese Faktoren bei Anwesenheit der „Wirkung" jedoch vorhanden sind.

Eine scheinbare Wirkung kann auch vorgetäuscht werden, wenn protektive Faktoren ungleich verteilt sind.

Wegen dieser vielfältigen Fehlermöglichkeiten durch zufallsbedingte Streuung ist es wichtig, dass eine randomisierte Zufallszuteilung vorgenommen wird (s. S. 271). In diesem Fall spielt zwar der Zufall immer noch eine Rolle, aber es wird vermieden, dass ein Bias (s. S. 169) zu einer systematisch falschen Zuordnung von Stör- und Einflussfaktoren führt.

Dosis-Wirkungs-Beziehung

Unter einer Dosis-Wirkungs-Beziehung versteht man eine Korrelation zwischen der verabreichten Dosis und der erzielten Wirkung. Bei Pharmaka hat die Dosis-Wirkungs-Beziehung meist einen S-förmigen Verlauf, d.h. die Dosis-Wirkungs-Beziehung besteht aus drei Abschnitten: einem flach verlaufenden Anfangsteil, der besonders empfindlich reagierende Patienten umfasst, einem fast linear verlaufenden Mittelteil für das Gros der Patienten und einem wieder flach verlaufenden Endabschnitt, in dem sich die Patienten wiederfinden, die auf die Medikation nur schwer ansprechen.

Doll und Hill konnten bereits 1956 eine fast lineare Beziehung zwischen der Stärke des Tabakkonsums und der Sterblichkeit an Lungenkrebs finden. Nach den 2004 veröffentlichten Daten (Tabelle 10.5) beträgt die Mortalität für Nichtraucher 0,17 pro 1000, für Raucher beträgt die Mortalität je nach der Intensität, mit der sie ihrer Sucht frönen, 1,31, 2,33 oder 4,17 pro 1000 und Jahr.

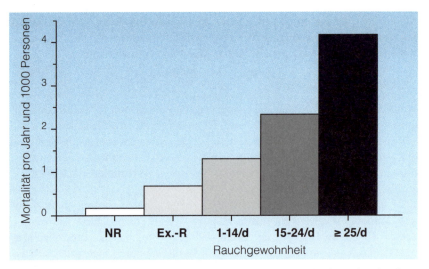

Abbildung 11.7: Mortalität an Lungenkrebs in Abhängigkeit von der Intensität des Rauchens. NR: Nichtraucher, Ex-R: Ex-Raucher, 1–14/d: 1–14 Zigaretten pro Tag, 15–24/d: 15–24 Zigaretten pro Tag. Zitiert nach: Doll R et al. BMJ 2004; 328: 1519

Andererseits wurde bei dem klassischen Beispiel der Epidemiologie, der Choleraepidemie in London im Jahre 1849, ebenfalls eine sehr gute Übereinstimmung zwischen der beobachteten und der aufgrund der Chiasmatheorie vorausgesagten Cholerasterblichkeit gefunden. Eine Dosis-Wirkungs-Beziehung ist also kein Beweis, sondern nur ein Indiz.

Reproduzierbarkeit der Befunde

Die Befunde einer Erhebung oder eines (klinischen) Versuchs stehen stets unter der Einschränkung, dass die beobachtete Beziehung ein Produkt des Zufalls oder einer besonderen Verteilung von Einfluss- und Störgrößen sein könnte. Dieser Vorbehalt lässt sich nur dadurch ausräumen, dass man die Erhebung oder den Versuch unter anderen Randbedingungen wiederholt. Dies ist ein allgemeines Prinzip in der Wissenschaft.

Die *Chiasmatheorie* ging davon aus, dass Cholera durch verseuchte Luft übertragen würde und dass deshalb eine strenge Beziehung zwischen Luftdruck und Erkrankungshäufigkeit vorliegen sollte, was sich bei der Epidemie in London 1849 auch bestätigt hatte. Aber diese Beobachtung war bei anderen Epidemien nicht reproduzierbar, obwohl die Bekämpfung „über Gerüche" die allgemeine Hygiene förderte und damit die Cholera tatsächlich eindämmte. Max von Pettenkofer sanierte unter der Vorstellung eines den Boden verunreinigenden „Faktors X" das Münchener Abwassersystem, was München fortan vor Choleraepidemien bewahrte. Dichtung und Wahrheit liegen auch in der Wissenschaft manchmal eng beieinander.

Biologische Plausibilität

Die Plausibilität ist das A und O des wissenschaftlichen Fortschritts. Aber auch hier lauern Fallstricke, denn der Fortschritt besteht manchmal gerade darin, dass biologisch bisher für plausibel gehaltene Theorien über Bord geworfen werden.

Die Theorie, dass ein Magenulkus eine Infektionskrankheit sei, passte bis 1982 überhaupt nicht in das Weltbild der Internisten und Chirurgen. Sobald man aber das Bakterium *Helicobacter pylori* isoliert hatte und es bei fast allen Patenten mit Magenulkus nachweisen konnte, und vor allem, seit man nachweisen konnte, dass eine antibiotische Behandlung das Krankheitsbild verschwinden ließ, war die Pathogenese vollkommen plausibel. Angesichts der Häufigkeit des Leidens und des manchmal Jahrzehnte langen Leidensweges der Patienten bekamen 2005 die Querdenker *John Robin Warren* und *Barry Marshall* den Nobelpreis für ihre so simple wie geniale Idee.

Ausschluss anderer Erklärungsmöglichkeiten

Viele Wege führen nach Rom und häufig gibt es mehrere konkurrierende Modelle, um Befunde zu erklären. In der Regel schließen sich alternative Erklärungsmodelle aus. Bei sich gegenseitig ausschließenden Modellen muss eine Möglichkeit gefunden werden, wie die Modelle auf die Probe gestellt werden können. Dies ist manchmal nicht einfach. Bei Galileo Galilei gab es nicht nur Leute, die das geozentrische Weltbild verteidigten, weil sie glaubten, das heliozentrische Weltbild schmälere die Stellung der Kirche, sondern auch, weil das geozentrische Weltbild den Lauf der Gestirne relativ gut voraussagen konnte.

Abnahme des Risikos nach Ende der Exposition

Gerade für die ärztliche Tätigkeit hat die Frage, ob eine Beendigung der Exposition das Risiko verringert, eine zentrale Bedeutung. Andernfalls wären Ermahnungen an die Patienten vergeblich, auf einen gesünderen Lebensstil zu achten.

Doll und Hill haben überzeugend zeigen können, dass die Mortalität nach Beendigung des Rauchens schnell absinkt. Dies geht aus Tabelle 10.5 hervor, wurde aber auch schon in früheren Veröffentlichungen plausibel nachgewiesen. Diese Erkenntnis ist natürlich schon aus pädagogischen und präventiven Überlegungen heraus zu begrüßen. Die Reversibilität der Wirkung nach Ende der Exposition des Tabakkonsums ist aus biologischer Sicht plausibel.

Man sollte vermuten, dass hierbei eine Latenzzeit auftritt, die dem Zeitraum entspricht, die eine entartete Zelle benötigt, bis sie als klinisch wahrnehmbarer Tumor in Erscheinung tritt.

11.5 Übungsaufgaben

1. Um zu prüfen, in welcher Weise sich bei Beckenendlage der Geburtsverlauf vom Verlauf bei Normalgeburten unterscheidet, wird eine retrospektive Studie durchgeführt.
   Die Tatsache einer Beckenendlage ist dann

   (A) Prüfgröße
   (B) Einflussgröße
   (C) Störgröße
   (D) Zielgröße
   (E) Identifikationsgröße

2. Es soll untersucht werden, ob eine Bestrahlung mit einer Gesamtdosis von 60 Gy bei unterschiedlichen malignen Tumoren zu einer unterschiedlichen Erhöhung der Lebenserwartung führt.
   Bei dieser Untersuchung ist das Merkmal „Art des malignen Tumors" ein/eine

   (A) Einflussgröße
   (B) Identifikationsgröße
   (C) Zielgröße
   (D) Störgröße
   (E) Confounder

3. In der Epidemiologie ist bei der Beurteilung eines Kausalzusammenhanges der Kriterienkatalog nach A. Bradford Hill (1965) hilfreich. Welches Kriterium dieses Katalogs hat hinsichtlich der Beurteilung der Frage, ob Rauchen in einem kausalen Zusammenhang mit Lungenkrebs steht, die geringste Aussagekraft?

   (A) Dosis-Wirkungs-Beziehung
   (B) Konsistenz
   (C) Spezifität
   (D) Stärke der Assoziation
   (E) zeitlicher Zusammenhang

11.5 Übungsaufgaben

Lösung der Übungsaufgaben

1 (B) Das Ziel der Studie besteht darin, den Einfluss der Beckenendlage auf den Geburtsverlauf zu untersuchen. Man wird zu diesem Zweck Patientinnen mit Beckenendlage mit Patientinnen ohne Beckenendlage miteinander vergleichen.
Andere Faktoren, die ebenfalls Einfluss auf den Geburtsverlauf haben oder haben könnten, wie die Zahl der bisherigen Geburten, das Alter der Mutter, die Teilnahme an einem Geburtsvorbereitungskurs, der Kopfumfang des Kindes, das Geburtsgewicht des Kindes usw. können sich auf den Vergleich der Gruppen mit und ohne Beckenendlage störend auswirken. Sie heißen **Störgrößen**.
Die **Zielgröße** ist das Kriterium, an dem der Geburtsverlauf gemessen werden soll. Dies könnte die Geburtsdauer sein, es wären aber auch andere Zielgrößen denkbar, z. B. der Verbrauch an Schmerzmitteln, die Häufigkeit eines Kaiserschnitts oder von kindlicher Seite her der Apgar-Score.
Die **Identifikationsgröße** könnte der Name der Gebärenden sein, ggf. auch das Datum der Geburt in Kombination mit dem Namen der Hebamme o.Ä. Identifikationsgrößen müssen einerseits so eindeutig sein, dass keine Verwechslungen möglich sind, andererseits verlangt der Datenschutz eine Anonymisierung, sofern nicht mit Sicherheit ausgeschlossen werden kann, dass sich Unbefugte Zugriff auf die Daten verschaffen könnten.
Bei der statistischen Auswertung der Daten wird eine **Prüfgröße** errechnet. Dieser Wert wird mit einer Tabelle verglichen, um festzustellen, ob sich die Daten möglicherweise nur aufgrund zufallsbedingter Schwankungen ergeben haben könnten oder ob sie statistisch signifikant sind. Näheres wird im Kapitel 16 besprochen.

2 (A) Wenn verschiedene Tumorarten miteinander verglichen werden, ist die Tumorart die untersuchte Einflussgröße.
Wenn man nur die Überlebenszeit untersuchen würde, würde die Tumorart als Störgröße oder Confounder wirken.

3 (C) Die Spezifität würde bedeuten, dass Rauchen in erster Linie Lungenkrebs hervorruft. Dies ist jedoch nicht der Fall, denn Rauchen verursacht eine große Zahl diverser Erkrankungen, angefangen bei chronischer Bronchitis über Herz-Kreislauf-Erkrankungen bis hin zu diversen Malignomen wie Pankreas- oder Blasenkarzinomen.
Mit Konsistenz ist gemeint, dass der Zusammenhang zwischen Rauchen und Lungenkrebs in verschiedenen Untersuchungen immer wieder (in konsistenter Form) bestätigt wurde.
Mit der Stärke der Assoziation ist das Ausmaß der Dosis-Wirkungs-Beziehung gemeint.

Kapitel 12
Versuchsplanung

Die Versuchsplanung und -durchführung hat die Gewinnung von statistisch auswertbaren Daten zum Ziel, um eine vorgegebene Fragestellung zu beantworten. Wie die letzten beiden Kapitel gezeigt haben, gibt es auf dem Weg dorthin zahlreiche Fallstricke.

Eine erfolgreiche Forschung muss sich an der Fragestellung orientieren und daran, welche anderen Einflussgrößen in Beziehung zur Zielgröße stehen und welche Störgrößen am Werk sind.

Vom Prinzip her versucht man, andere Einfluss- und Störgrößen auszuschalten oder zumindest konstant zu halten, um dann zu beobachten, wie sich eine Veränderung der Einflussgröße auf die Zielgröße auswirkt.

Dies gilt für alle Bereiche der Naturwissenschaft, aber im Bereich der Medizin sind dem Forscher aus ethischen und rechtlichen Gründen häufig die Hände gebunden, ganz abgesehen davon, dass oft einfach nicht bekannt ist, welche anderen Größen als *Confounder* infrage kommen. Auch ist die Latenzzeit zwischen Ursache und Wirkung oft unbekannt, sie beträgt manchmal Jahre und Jahrzehnte, so z. B. bei der Langzeitwirkung von niedrig dosierter ionisierter Strahlung oder beim Rauchen.

In der Regel besteht eine große Diskrepanz zwischen den erhobenen Daten und den Daten, die für die Auswertung notwendig wären. Häufig ist der größte Teil der tatsächlich vorhandenen Daten statistisch nicht auswertbar, etwa wegen Unvollständigkeit oder wegen Irrelevanz in Bezug auf die Fragestellung. Hingegen sind oft viele Daten, die für eine Auswertung dringend erforderlich wären, wegen mangelnder Voraussicht nicht erhoben worden.

Die Planung und Methodik eines Versuchs stellt neben der zu prüfenden Hypothese das zentrale Element einer erfolgreichen wissenschaftlichen Tätigkeit dar. Viele Doktorarbeiten, die im Stadium der Versuchsdurchführung mit Schwung und Elan begonnen werden, geraten im Stadium der Auswertung ins Stocken, weil bei der Versuchsplanung Fehler begangen wurden.

Man sollte sich deshalb im Stadium der Planung Zeit lassen, alle Eventualitäten durchdenken und nach Möglichkeit einen Statistiker beratend hinzuziehen. Häufig empfiehlt sich die Durchführung einer Vorstudie, um die spezifischen Probleme kennenzulernen. Die speziellen Probleme, die mit der Durchführung einer medizinischen Dissertation verbunden sind, werden im Kapitel 21 ausführlich besprochen.

In diesem Kapitel werden die allgemeinen Gesichtspunkte bei der Planung und Durchführung einer Studie besprochen. Die speziellen Probleme bei der

Durchführung einer Randomisierten Klinischen Studie (Randomised Clinical Trial (RCT)) werden im Kapitel 13 *Der klinische Versuch* besprochen. Die Details von Querschnittserhebungen, Kohortenstudien und Fall-Kontroll-Studien werden im Kapitel 14 *Epidemiologische Erhebungen* erläutert.

12.1 Grundbegriffe der Versuchsplanung

Im Mittelpunkt der Versuchsplanung steht stets die Fragestellung:

- Was will man wissen? (Hauptfragestellung und eventuell weitere Nebenfragestellungen)

- Welches sind die Ziel-, Einfluss- und Störgrößen?

- Auf welches Kollektiv bezieht sich die Fragestellung? (z. B. Grundgesamtheit aller Patienten mit der Krankheit XYZ)

- Kann man von der untersuchten Stichprobe auf die interessierende Grundgesamtheit schließen? Zum Beispiel werden in die Universitätsklinik in der Regel hauptsächlich Patienten mit einer besonders schweren Verlaufsform eingewiesen.

- Rechtfertigt das zu erwartende Ergebnis die Studie? Insbesondere bei Therapiestudien ergeben sich häufig ethische Probleme.

Ziel-, Einfluss- und Störgrößen

Unter der **Zielgröße** versteht man die Variable, die als Ergebnis einer Untersuchung interessiert, beispielsweise die Wachstumsgeschwindigkeit einer Bakterienkultur.
    Einflussgrößen sind Variable, die in funktionalem Zusammenhang zur Zielgröße stehen, beispielsweise die Zusammensetzung des Nährmediums und die Temperatur. Anstelle von Einflussgrößen spricht man häufig auch von **Faktoren**. Verschiedene Ausprägungen einer Einflussgröße heißen dann Stufen des Faktors oder **Faktorstufen**. Beispiel: Faktor Temperatur mit den drei Stufen 10 °C, 20 °C, 30 °C.
    Störgrößen beeinflussen ebenfalls die Zielgröße, sind jedoch nicht quantifizierbar wie z. B. die unterschiedliche Geschicklichkeit von MTAs im Umgang

mit Bakterienkulturen. Störgrößen sind für die zufallsabhängige Streuung der Versuchsergebnisse verantwortlich. Um den Einfluss einer Einflussgröße auf die Zielgröße zu untersuchen, muss durch eine geeignete Versuchsplanung versucht werden, alle übrigen Einfluss- und alle Störgrößen konstant zu halten.

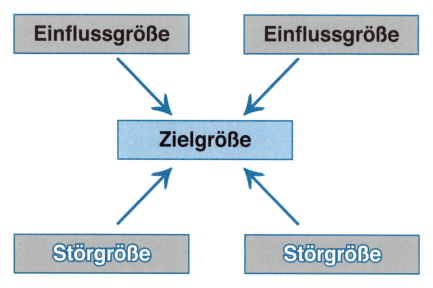

Abbildung 12.1: Beziehung zwischen Ziel-, Einfluss- und Störgröße. Die Störgrößen werden auch als Confounder bezeichnet.

Sofern die Konstanthaltung der übrigen Einfluss- und Störgrößen nicht möglich ist, müssen die Einfluss- und Störgrößen zumindest sorgfältig erfasst werden. Die Auswertung kann sich in diesem Fall jedoch als sehr schwierig, ggf. als unmöglich erweisen. Je nachdem, wie die nicht ausgeschalteten Einfluss- und Störgrößen auf die Zielgröße einwirken, bewirken sie einen systematischen, d.h. immer in eine Richtung weisenden, oder einen zufälligen Messfehler.

Möglicherweise können Wechselwirkungen zwischen den verschiedenen Einflussgrößen bestehen, d.h., der Effekt verschiedener Einflussgrößen kann sich eventuell gegenseitig „potenzieren" (Alkohol und Psychopharmaka).

Unter **Confoundern** versteht man Einfluss- und Störgrößen, die sich von der untersuchten Einflussgröße nicht trennen lassen. Der englische Begriff kommt ursprünglich aus dem Lateinischen und bedeutet „zusammengießen". Es ist wie bei einem Krug, in den man verschiedene Weine gegossen hat: Es gibt keine Möglichkeit, das Gemisch wieder in seine Bestandteile zu zerlegen.

Deshalb: Gründlich planen!

12.1 Grundbegriffe der Versuchsplanung

Vergleich zweier oder mehrerer Gruppen

Beim geplanten Vergleich verschiedener Gruppen ist die Struktur-, Behandlungs- und Beobachtungsgleichheit der Gruppen zu beachten.

Strukturgleichheit bedeutet, dass die Zusammensetzung der Gruppen bezüglich aller wesentlichen Merkmale (Einfluss- und Störgrößen) identisch ist, abgesehen von dem Merkmal, in dem sich die Gruppen unterscheiden (z. B. der Therapie).

Behandlungsgleichheit bedeutet, dass die zu vergleichenden Gruppen in gleicher Weise behandelt werden, abgesehen von dem Merkmal, in dem sich die Gruppen unterscheiden, wie z. B der zur Prüfung anstehenden Therapie. Bei Therapiestudien muss die begleitende Therapie in den zu vergleichenden Gruppen gleich sein.

Beobachtungsgleichheit bedeutet, dass beide Gruppen in derselben Art und Weise untersucht bzw. beobachtet werden.

Die Missachtung der Struktur-, Behandlungs- und Beobachtungsgleichheit der Gruppen bewirkt einen systematischen Fehler und entwertet die gefundenen Ergebnisse.

Das Ziehen einer Stichprobe

Die Grundgesamtheiten, die untersucht werden sollen, sind häufig so umfangreich, dass nicht jede einzelne Beobachtungseinheit untersucht werden kann. Beispiele sind das Kollektiv aller Patienten, die an einer bestimmten Krankheit leiden, oder alle wahlberechtigten Bundesbürger.

Man behilft sich in diesen Fällen mit einer **repräsentativen Stichprobe**, die man aus der Grundgesamtheit zieht. Repräsentativ heißt, dass **in der Stichprobe alle Ausprägungen der Ziel- und Einflussgrößen in vergleichbarem Verhältnis enthalten sind wie in der Grundgesamtheit**.

Eine **selektive Stichprobe** liegt vor, wenn die verschiedenen Einflussgrößen in der Stichprobe in einem anderen Verhältnis enthalten sind als in der Grundgesamtheit.

Beispielsweise ist das Krankengut einer Universitätsklinik nicht repräsentativ für alle stationär behandelten Patienten, weil in die Universität besonders die diagnostisch und therapeutisch schwierigen Fälle eingewiesen werden.

Wenn die aus einer Stichprobe gewonnenen Ergebnisse ohne Einschränkung auf die Grundgesamtheit übertragen werden sollen, ist es unbedingt erforderlich, dass die untersuchte Stichprobe repräsentativ für die Grundgesamtheit ist. Eine repräsentative Stichprobe ergibt sich in der Regel, wenn jedes Element der Grundgesamtheit die gleiche Chance erhält, in die Stichprobe zu gelangen. Man spricht in diesem Zusammenhang von einer *zufälligen Stichprobe* oder *Zufallsstichprobe*.

Bei überschaubaren Grundgesamtheiten kann man so vorgehen, dass man alle Elemente der Grundgesamtheit durchnummeriert und dann aus einer Zufallszahlentabelle, einer Tabelle mit zufällig angeordneten Ziffern, so lange Zahlen zieht, bis die Stichprobe voll ist.

Man kann auch jedes soundsovielte, beispielsweise jedes 10., 100. oder 280. Element der Grundgesamtheit in die Stichprobe einreihen oder jedem Element der Grundgesamtheit ein Los zuordnen und Lose ziehen.

Es muss bedacht werden, dass auch eine zufällig gewonnene Stichprobe nicht unbedingt repräsentativ für die Grundgesamtheit sein muss, weil – besonders bei kleinen Stichprobenumfängen – zufallsbedingte Abweichungen eine Rolle spielen können. Wie bereits erwähnt ist das Ziehen einer zufälligen Stichprobe erforderlich, wenn die geplante Auswertung die Beschreibung der Grundgesamtheit zum Ziel hat.

Wenn der Vergleich zweier Gruppen beabsichtigt ist, ist es notwendig, die *Strukturgleichheit der Gruppen* herzustellen. Auch hierzu ist in der Regel die Zufallszuteilung der Versuchseinheiten (Patienten oder Versuchstiere) notwendig.

Bildung von Blöcken und Schichten

Oft unterscheiden sich die Versuchs- oder Beobachtungseinheiten (Versuchstiere oder Patienten) in Bezug auf viele wichtige Einfluss- und Störgrößen wie z. B. Alter, Vor- und Begleiterkrankungen, erbliche Konstitution usw.

Deshalb lässt sich beispielsweise nur sagen, dass eine bestimmte Dosis eines Giftes 50 % aller Versuchstiere tötet. Ob dieselbe Dosis bei einem anderen, bisher noch nicht behandelten Versuchstier eine tödliche Wirkung hat, lässt sich nicht voraussagen. In biologischen Experimenten bewirkt die Heterogenität der Versuchseinheiten einen oft erheblichen Zufallsfehler, denn die Zielgröße wird oft mehr durch die unbekannten Störgrößen beeinflusst als von der untersuchten Einflussgröße.

Beim Vergleich verschiedener Gruppen kann sich ein Fehler einstellen, indem die verglichenen Gruppen unterschiedlich zusammengesetzt sind, beispielsweise, wenn sich die schwerer erkrankten Patienten hauptsächlich in einer Gruppe befinden.

Dieser Zufallsfehler lässt sich reduzieren, wenn bei der Versuchsplanung berücksichtigt wird, dass bestimmte Untergruppen, sog. Blöcke der Versuchseinheiten, homogener sind als die Gesamtheit der Versuchseinheiten. Solche Blöcke sind beispielsweise eineiige Zwillinge, die rechte und linke Niere (Ohr, Vorderpfote etc.) desselben Tieres, alle Tiere desselben Wurfes, Impfstoff derselben Produktionscharge usw.

Bei Experimenten mit Vergleichsgruppen (z. B. Therapie *A* und Therapie *B*) lässt sich eine optimale *Strukturgleichheit der Vergleichsgruppen* erreichen, in-

12.1 Grundbegriffe der Versuchsplanung

dem jeder Block gleichmäßig auf die Vergleichsgruppen aufgeteilt wird. Bei einem Zweierblock (Paar) aus zwei eineiigen Zwillingen sollte ein Zwilling Therapie A erhalten, und der andere Zwilling sollte in die Vergleichsgruppe mit Therapie B eingeteilt werden.

Beispielsweise sollen zwei Substanzen A und B in Bezug auf ihre Kanzerogenität verglichen werden, indem die Ohren von Versuchstieren damit eingepinselt werden. Es ist empfehlenswert, von jedem Tier jeweils ein Ohr mit A und das andere Ohr mit B zu behandeln. Wenn es einige Tiere gibt, bei denen sich aufgrund ihrer Konstitution besonders leicht Krebs auslösen lässt, wird der Vergleich hierdurch nicht beeinträchtigt. Wenn aber bei der Hälfte der Tiere beide Ohren mit A und bei der anderen Hälfte beide Ohren mit B behandelt würden, könnte durch eine zufälligerweise ungleiche Verteilung der krebsempfindlichen Tiere auf die A- und die B-Gruppe ein Zufallsfehler entstehen.

Die bisher besprochenen Blöcke sind natürlicherweise vorhandene Blöcke. Es ist auch möglich, die Versuchseinheiten nach einer besonders wichtigen Einflussgröße künstlich in Blöcken zusammenzufassen. Beispielsweise soll eine Schulklasse in zwei Gruppen aufgeteilt werden, in denen vergleichend zwei verschiedene Unterrichtsmethoden erprobt werden sollen.

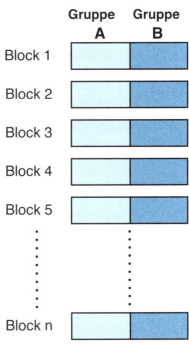

Abbildung 12.2: Schema der Blockbildung bei einem Versuch mit zwei Gruppen (A und B).

Stratifikation

Zu diesem Zweck könnte man die Schüler nach der Einflussgröße „Leistung" in drei Blöcke aufteilen: gute, mittelmäßige und schlechte Schüler. Nach einem *Zufallsverfahren* (z. B. Lose oder Zufallszahlen) würde dann jeder Block gleichmäßig auf beide Unterrichtsgruppen verteilt werden.

Die Blockbildung hat hier auch noch den Vorteil, dass beide Unterrichtsgruppen übersichtlich strukturiert werden. Hierbei könnte sich möglicherweise ergeben, dass eine Unterrichtsmethode für die guten Schüler und dass die andere Methode für den Block der schlechten Schüler besser ist.

240 12. Kapitel: Versuchsplanung

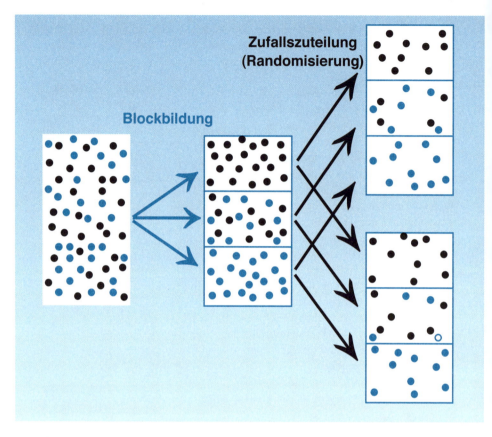

Abbildung 12.3: Blockbildung als Vorbereitung der Randomisierung. Bei kleinen Stichproben und einem heterogen zusammengesetzten Untersuchungsgut kann die Zufallszuteilung dazu führen, dass wichtige Einfluss- und Störgrößen in den Vergleichsgruppen stark unterschiedlich verteilt sind. Eine vorherige Blockbildung und eine anschließende nach Blöcken getrennte Randomisierung können diesen zufälligen Selektionsfehler stark vermindern.

Vergleiche zwischen den verschiedenen Blöcken leiden jedoch häufig an der geringen Fallzahl innerhalb der einzelnen Blöcke.

Statt Blockbildung spricht man häufig von **Bildung von Schichten** oder von der **Stratifikation**. Im allgemeinen Sprachgebrauch sind Blöcke homogener und kleiner als Schichten, d. h. die rechte und linke Niere bilden einen Block, bei den Schülern würde man eher von Schichten sprechen, aber zum Teil werden die Begriffe Block und Schicht auch synonym verwendet.

Eine spezielle Form der Blockbildung ist die **Matched-Pairs-Technik** und die **Fall-Kontroll-Studie** (s. S. 298). Auch hier wird die Strukturgleichheit der Vergleichsgruppen angestrebt.

Verbundene Stichproben

Besonders interessant sind die Untersuchungen an Zweierblöcken, zum Beispiel an der rechten und linken Niere desselben Tieres oder Blutdruckwerte desselben Patienten vor und nach einer Therapie: Wenn man beispielsweise die Wirkung eines Blutdruckmittels an 20 Patienten untersuchen will, ist es günstiger, bei jedem einzelnen Patienten die Werte vor und nach der Behandlung zu vergleichen als beim gesamten Kollektiv vor und nach der Behandlung. Man spricht von verbundenen Stichproben.

Es gibt spezielle Testverfahren für verbundene Stichproben, bei denen sich im Falle eines wirklich vorhandenen Unterschieds eher ein signifikantes Ergebnis ergibt, als wenn die Stichproben als unverbunden behandelt würden. Näheres wird im Kapitel 16 *Statistische Testverfahren* besprochen.

12.2 Unterschiedliche Typen von Studien

Je nachdem, welche Fragestellung bearbeitet wird und wie sich das Untersuchungsgut zusammensetzt, ergeben sich unterschiedliche Studientypen mit jeweils spezifischen Problemen bei der Planung, Durchführung und Auswertung.

12.2.1 Erhebungen

Eine Erhebung beschränkt sich auf das Erfassen der Daten, ohne dass der Untersucher modifizierend in das untersuchte Geschehen eingreift.

Erhebungen lassen sich nach verschiedenen Kriterien unterteilen, einerseits als prospektive oder retrospektive Erhebungen, andererseits als Längs- oder Querschnittsuntersuchungen.

Längs- und Querschnittserhebung

Bei einer **Querschnittsuntersuchung** wird jede Beobachtungseinheit nur einmal erfasst. Unter der Annahme, dass sich die verschiedenen Patienten zum Zeitpunkt der Untersuchung in verschiedenen Krankheitsstadien befinden, lässt sich aber auch bei einer Querschnittsstudie die Krankheit in ihren verschiedenen Stadien beobachten.

Bei einer **Längsschnitterhebung** wird dieselbe Beobachtungseinheit, z. B. der Patient, über einen längeren Zeitraum mehrfach hintereinander untersucht. Dadurch wird der Krankheitsverlauf bei *einem* Patienten in den verschiedenen Stadien festgehalten.

Unter einer **Follow-up-Untersuchung** versteht man eine systematische und gründliche Nachuntersuchung. Hierzu wird der Patient nach einer Operation oder Krankheit, über deren Spätfolgen man sich informieren will, in regelmäßigen Abständen in die Klinik bestellt. Die Follow-up-Untersuchung ist per se zwar eine Erhebung, aber sie schließt sich in der Regel an eine therapeutische Intervention an und ist oft Bestandteil eines Klinischen Versuchs (siehe Kapitel 13).

Prospektiv – retrospektiv

Eine **retrospektive Erhebung** ist eine **rückblickende** Untersuchung. Viele medizinische Dissertationen beschäftigen sich mit der nachträglichen Auswertung von Krankengeschichten und sind ein Beispiel für eine retrospektive Untersuchung. Dem Vorteil eines geringen zeitlichen und finanziellen Aufwandes steht häufig der Nachteil einer mangelhaften Datenqualität gegenüber, weil viele interessierende Einflussgrößen nicht oder nur unzureichend erhoben wurden.

Eine **prospektive Studie** ist eine **vorausschauende** Untersuchung, bei der mit der Datenerhebung begonnen wird, bevor die interessierenden Ereignisse eingetreten sind. Die Untersuchung von Doll und Hill über den Zusammenhang zwischen Rauchen und Lungenkrebs (s. S. 202) ist ein Beispiel für eine prospektive Erhebung, weil die Probanden zu einem Zeitpunkt über ihre Rauchgewohnheiten befragt wurden, als sie noch nicht erkrankt waren. Der Vorteil einer hohen Datenqualität (keine Erinnerungslücken) muss in der Regel mit einem hohen finanziellen und organisatorischen Aufwand und mit einer langen Dauer der Untersuchung erkauft werden.

12.2.2 Epidemiologische Studien

Epidemiologische Studien beschäftigen sich damit, die Wirkung von Risikofaktoren zu ermitteln. Es handelt sich dabei um Ursachen von Krankheiten, die nicht in jedem Einzelfall zwangsläufig zur Erkrankung führen, sondern nur mit einer gewissen – häufig sehr geringen – Wahrscheinlichkeit die manifeste Erkrankung zur Folge haben. Oft spielen das Zusammenwirken verschiedener Risikofaktoren und der zeitliche Ablauf eine wichtige Rolle, so dass die Bewertung einzelner Risikofaktoren sehr kompliziert sein kann.

Kohortenstudie

Dieser Begriff bezeichnet eine **epidemiologische, meist prospektive Studie**, bei der eine Gruppe oder mehrere größere Gruppen **von gesunden Personen**, die **einem bestimmten Risiko** ausgesetzt sind, über einen längeren Zeitraum beobachtet werden. Das Wort Kohorte stammt aus dem Lateinischen und be-

12.2 Unterschiedliche Typen von Studien

zeichnet dort den 10. Teil einer Legion oder allgemein eine größere Menschengruppe. Die Studie von Doll und Hill ist ein typisches Beispiel für eine Kohortenstudie. Es ist Auffassungssache, ob vier Kohorten (Nicht-, leichte, mittlere, starke Raucher) beobachtet wurden oder ob nur eine Kohorte (männliche Ärzte) erfasst wurde, die sich in vier Untergruppen oder Schichten unterteilen lässt.

Kohortenstudien gehen von gesunden Personen aus, die zwar alle einem bestimmten Risiko ausgesetzt sind, aber trotzdem nur zu einem kleinen Teil erkranken. Deshalb wird eine sehr umfangreiche Personengruppe benötigt, damit sich eine ausreichend große Zahl von Erkrankungsfällen ergibt, die eine statistische Analyse erlaubt.

Die notwendige Beobachtungsdauer beträgt in der Regel Jahre, bisweilen sogar Jahrzehnte. Deshalb spielt das **Drop-out-Problem** eine große Rolle. Es handelt sich hierbei um Personen, die sich der weiteren Beobachtung entziehen. Wenn von beispielsweise 10 000 untersuchten Personen 150 erkrankt sind und 400 nicht mehr auffindbar (z. B. unbekannt verzogen) sind, ergibt sich der Verdacht, dass unter den 400 Drop-outs zusätzlich eine größere Anzahl erkrankter Personen sein könnte. Möglicherweise sind viele Personen deshalb nicht mehr auffindbar, weil sie aufgrund ihrer Erkrankung in ihre Heimat (z. B. bei ausländischen Arbeitnehmern) verzogen sind.

Bei prospektiven Studien muss stets damit gerechnet werden, dass durch die Drop-outs eine systematische Verzerrung der Ergebnisse eintritt.

Fall-Kontroll-Studie

Hierbei handelt es sich um eine **retrospektive Studie mit Kontrollgruppe**, die in der Regel der Klärung **ätiologischer Faktoren** dienen soll. Die Kontrollgruppe wird so zusammengestellt, dass es für jeden Probanden aus der Fallgruppe einen Probanden in der Kontrollgruppe gibt, der in Bezug auf möglichst viele Einflussfaktoren vergleichbar ist. Es werden also passende Paare gebildet, wobei eine Hälfte des Paares zur Kontroll- und die andere zur Fallgruppe gehört.

Wenn eine Erkrankung nur sehr selten auftritt, würde man riesige Kohorten benötigen, damit sich nach der Latenzzeit eine ausreichende Zahl von Erkrankten ergibt. Dies wäre teuer und langwierig.

Es gibt zusätzlich das prinzipielle Problem, dass man bei vielen Erkrankungen gar nicht weiß, welche Risikofakturen als Ursache infrage kommen, sodass man gar nicht weiß, welche Kohorten man beobachten soll.

Deshalb wird bei Fall-Kontroll-Studien ein anderer Ansatz verfolgt, bei dem man von den Erkrankten ausgeht und zunächst mit detektivischem Spürsinn untersucht, welchen gemeinsamen Expositionen die Erkrankten ausgesetzt waren. Wenn man auf diese Weise potenzielle Risikofaktoren identifiziert hat, stellt man in einem zweiten Schritt eine Kontrollgruppe von Gesunden zusammen und prüft, ob die Gesunden ebenfalls den vermeintlichen Risikofaktoren ausgesetzt waren. Wenn ja, scheinen die vermeintlichen Risikofaktoren keine Rolle zu spielen, wenn nein, ist man der Lösung einen großen Schritt näher gekommen. Während also bei der Kohortenstudie die Exposition das Kriterium für die Zusammenstellung der Kohorten ist, ist bei Fall-Kontroll-Studien die Erkrankung Ausgangspunkt der Forschung. Näheres wird im Kapitel 14 *Epidemiologische Studien* besprochen.

12.2.3 Experimente

Bei Experimenten ist der Untersucher häufig in der glücklichen Lage, die Versuchsanordnung so zu planen, dass die Störgrößen weitgehend ausgeschaltet werden. Bei biologischen Experimenten kann die natürliche Variabilität der Versuchsobjekte oft ein Problem darstellen:

- Wenn es darum geht, eine **funktionale Beziehung** zu ermitteln, z.B. die pharmakologische Wirkung einer neuen Substanz, kann es günstig sein, diese Beziehung an genetisch weitgehend einheitlichen Versuchstieren zu untersuchen, z.B. an einer speziell gezüchteten Mäuserasse. Dadurch werden in diesem Zusammenhang nicht interessierende Störgrößen ausgeschaltet.

  Allerdings muss dann in einer zweiten Untersuchung geprüft werden, ob die gefundene funktionale Beziehung auch auf andere Tiere übertragbar ist.

- Wenn es darum geht, einen **Gruppenvergleich** durchzuführen, indem z.B. eine Gruppe mit einem neuen Therapieverfahren behandelt wird und eine andere Gruppe mit dem herkömmlichen Verfahren, müssen die Versuchstiere nach einem Zufallsverfahren auf die Gruppen verteilt werden. Wie unter 12.1 beschrieben, kann es eventuell günstig oder sogar notwendig sein, die Versuchstiere vor der Randomisierung in weitgehend homogene Blöcke oder Schichten einzuteilen.

Bei Tierexperimenten müssen selbstverständlich die Tierschutzbestimmungen beachtet werden, die unter anderem festlegen, dass die Tiere keine unnötigen Qualen erleiden dürfen und dass die wissenschaftliche Bedeutung der Experimente in angemessenem Verhältnis zu den Belastungen stehen muss, die den Tieren zugemutet werden.

Für die Medizin besonders wichtig ist der **klinische Versuch**, bei dem eine neue Therapieform an kranken Menschen erprobt wird.

12.2.4 Der klinische Versuch

Beim klinischen Versuch handelt es sich um eine prospektive Studie, bei der eine Therapie unter genau standardisierten Bedingungen (nach den Richtlinien eines Studienprotokolls, s. u.) durchgeführt wird.

Der klinische Versuch nimmt eine Zwischenstellung ein zwischen einem Experiment, bei dem der Untersucher die Einfluss- und Störgrößen weitgehend manipulieren kann, und einer Erhebung, bei der nicht modifizierend in das untersuchte Geschehen eingegriffen werden kann. Diese Zwischenstellung ergibt sich daraus, dass das Wohl des Patienten stets im Vordergrund stehen muss, was einerseits Beschränkungen bei der Erstellung des Studienprotokolls bedeutet und andererseits unter der Therapie zu häufigen Abweichungen vom Studienprotokoll führen kann.

Die Probleme bei der Durchführung eines klinischen Versuchs werden im 13. Kapitel im Detail besprochen. An dieser Stelle soll zunächst auf allgemeine Gesichtspunkte eingegangen werden, damit man einen Überblick bezüglich der prinzipiellen Vorgehensweise erhält.

Die Phasen der klinischen Erprobung

Bei der Erprobung eines neuen Medikamentes wird stufenweise vorgegangen. Nach Abschluss umfangreicher Tierversuche schließt sich eine **Phase-I-Studie** an, in der häufig an gesunden Versuchspersonen in erster Linie Fragen der Pharmakokinetik und der Dosierung geklärt werden.

Phase-II-Studien befassen sich mit dem orientierenden Test der Wirksamkeit bei verschiedenen Krankheiten (meistens ohne Kontrollgruppe).

Phase-III-Studien gehen von einer bereits nachgewiesenen Wirksamkeit aus und dienen dem exakten Vergleich der Wirksamkeit mit konkurrierenden Therapieverfahren sowie der genauen Erfassung von Nebenwirkungen an einem größeren Patientenkollektiv.

Phase-IV-Studien beziehen sich auf bereits zugelassene Medikamente und dienen der Erfassung auch seltener Nebenwirkungen und der Abgrenzung des Anwendungsbereiches.

In den Phasen I und II umfassen die Studien oft nur 20 oder 30 Patienten, bei der Phase III häufig mehrere Hundert und bei der Phase IV oft mehrere Tausend. Weil das Medikament bei der Phase IV bereits zugelassen ist, spielen in dieser Phase auch Marketingüberlegungen eine Rolle, denn bei je mehr Patienten getestet wird, desto lauter klingelt die Kasse des Herstellers.

Phase-IV-Studien werden oft auch im ambulanten Bereich durchgeführt, was sinnvoll und notwendig ist, um auch seltene Nebenwirkungen überhaupt erfassen zu können.

Kontrollgruppe

Der Verlauf einer Erkrankung hängt häufig weniger von der angewandten Therapie als vielmehr von Einflussgrößen oder Prognosefaktoren wie dem Alter oder der Konstitution des Patienten ab. Im Einzelfall ist es häufig schwer zu beurteilen, ob ein Patient von seiner Therapie profitiert hat. Deshalb ist es zur exakten Beurteilung der Wirksamkeit erforderlich, einer Gruppe von behandelten Patienten eine Vergleichsgruppe von unbehandelten oder mit einem konkurrierenden Verfahren (z.B. der bisherigen Standardtherapie) behandelten Patienten gegenüberzustellen.

Am einfachsten ist es, die früher mit der Standardtherapie behandelten Patienten als Vergleichsgruppe zu wählen. Man spricht hierbei von der **historischen Kontrolle**. Dieser Vergleich ist ausreichend, wenn eine früher fast unheilbare Krankheit jetzt häufig heilbar ist.

Randomised (Controlled) Clinical Trial

Therapieverfahren, die sich nur geringfügig unterscheiden, lassen sich nicht mithilfe einer historischen Kontrolle vergleichen, weil das Krankengut der Kontrollgruppe möglicherweise anders zusammengesetzt ist und weil häufig andere Untersuchungsverfahren angewendet wurden (mangelnde Struktur- und Beobachtungsgleichheit). Hier muss die prospektive **randomisierte Studie** eingesetzt werden, bei der die Patienten **nach einem Zufallsverfahren einer der beiden Gruppen zugeteilt werden**, also entweder der Gruppe, die nach der neuen Therapie behandelt wird, oder der Vergleichsgruppe, die die Standardtherapie oder keinerlei Therapie erhält.

Wenn es in das Belieben von Arzt und Patient gestellt wird, sich in eine der beiden Gruppen einzuordnen, ist mit einem systematischen Fehler zu rechnen, etwa indem sich Schwerkranke eher für die neue Therapie entscheiden.

Ein randomisiertes Zuteilungsverfahren ist ethisch und juristisch nur dann vertretbar, wenn tatsächlich unbekannt ist, welche Therapie überlegen ist. Beim Vergleich der therapeutischen Optionen spielen auch Risiken und Nebenwirkungen eine Rolle. Insgesamt muss eine *vergleichbare Ungewissheit* herrschen, damit die Durchführung der Studie ethisch gerechtfertigt ist.

Der Patient muss nach ausführlicher Aufklärung seine Zustimmung zum Randomisierungsverfahren geben (*informed consent*).

Die randomisierte Studie (Randomised (Controlled) Clinical Trial, abgekürzt *RCCT* oder *RCT*) ist das schärfste Instrument der klinischen Therapieprüfung und ist in der Lage, bei ausreichender Fallzahl auch geringfügige Wirksamkeitsunterschiede aufzudecken.

Das RCT gilt als Goldstandard der Therapieforschung. Details zur Durchführung werden im Kapitel 13 *Der klinische Versuch* besprochen.

12.2 Unterschiedliche Typen von Studien

Blind- und Doppelblindversuch

Wenn der Therapieerfolg oder die Beurteilung des Therapieerfolges von der Erwartungshaltung des Patienten oder des Arztes abhängig ist, kann es zur Ausschaltung eines systematischen Fehlers (Bias) notwendig sein, in einem einfachen Blindversuch den Patienten oder in einem Doppelblindversuch den Patienten und den Arzt über die im Einzelfall angewandte Therapie im Unklaren zu lassen.

Falls die Kontrollgruppe keine Therapie bekommen soll, erhält sie ein Scheinmedikament (Placebo), das im Aussehen, Geschmack und Geruch von der wirksamen Substanz nicht zu unterscheiden ist. Placebos können aufgrund der Erwartungshaltung des Patienten und aufgrund von bedingten Reflexen objektiv nachweisbare Wirkungen und auch Nebenwirkungen haben! Näheres wird unter 13.2. besprochen.

Studienprotokoll

Im Interesse der Standardisierung der Behandlung aller Patienten müssen die Einzelheiten einer klinischen Studie vor ihrem Beginn in einem Studienprotokoll festgelegt werden. Der Begriff *Kontrollierte Klinische Studie* leitet sich nicht vom Terminus „Kontrollgruppe" ab, sondern vom englischen Ausdruck „controlled clinical trial", womit der durch das Studienprotokoll definierte Versuchsablauf betont wird. Zum Studienprotokoll gehören insbesondere:

- die Fragestellung;

- der Versuchsplan (Kontrollgruppe? Randomisierung?);

- genaue Angaben über Behandlung, Kontrolluntersuchungen;

- Vorgehen bei Komplikationen;

- Ein- und Ausschlusskriterien für die Auswahl der Patienten;

- geplante Fallzahl, Kriterien für einen evtl. vorzeitigen Abbruch der Studie (Zwischenauswertung);

- Kriterien der Wirksamkeit, Art der vorgesehenen Auswertung, Art des Testverfahrens und Höhe des Fehlers 1. und 2. Art (s. Kapitel 15).

Die Ein- und Ausschlusskriterien definieren das Patientengut. Ein möglichst homogenes Patientengut bedeutet einerseits zwar eine große Reproduzierbarkeit der Ergebnisse, andererseits aber eine geringe Verallgemeinerungsfähigkeit.

Fallzahl

Um den finanziellen und zeitlichen Aufwand in Grenzen zu halten, ist man bestrebt, mit einer möglichst geringen Fallzahl auszukommen. Um ein signifikantes, d. h. nicht durch den Zufall erklärbares, Ergebnis zu erhalten, ist jedoch eine gewisse Mindestfallzahl erforderlich.

Diese Mindestfallzahl ist umso größer, je kleiner die tatsächlich vorhandene Differenz ist. Außerdem hängt sie von der Art des verwendeten statistischen Tests ab. Welcher Test verwendet werden kann, richtet sich nach dem Versuchsplan (verbundene oder unverbundene Stichproben) und danach, wie die Zielgröße erfasst wird, ob beispielsweise die Zielgröße „Heilung" nur in den beiden Ausprägungen ja/nein oder in den Abstufungen Heilung nach ... Tagen erfasst wird. Näheres zur Anwendung der verschiedenen Tests ergibt sich aus dem Kapitel 16 *Statistische Testverfahren*. Die Berechnung der benötigten Fallzahl ist im Einzelfall schwierig und sollte mit einem Biometriker besprochen werden.

Wenn die Wirkungen, die geprüft werden sollen, schneller eintreten als die Aufnahme neuer Patienten oder Versuchstiere, muss der Stichprobenumfang nicht im Voraus festgelegt werden, sondern man kann einen **sequenziellen Test** anwenden. Hierbei wird vor der Aufnahme einer neuen Versuchseinheit jeweils geprüft, ob die gewünschte Signifikanz bereits erreicht ist. Für diesen Zweck existieren spezielle Testverfahren, die auf der fortlaufenden Eintragung der Ergebnisse in ein bestimmtes geometrisches Schema beruhen.

Multizentrische Studien

Die randomisierten klinischen Studien vergleichen Therapieverfahren, die in ihrer Wirksamkeit um möglicherweise nur 10 %, häufig auch noch weniger, differieren. Für einen exakten Vergleich werden in der Regel einige Hundert, häufig einige Tausend Patienten benötigt. Um die Studie trotzdem in einem vertretbaren Zeitraum von einigen Jahren durchführen zu können, arbeiten mehrere Krankenhäuser zusammen (multizentrisch). Die Randomisierung der Patienten erfolgt gewöhnlich telefonisch bei einer Randomisierungszentrale. Eventuelle Unterschiede zwischen den mitarbeitenden Krankenhäusern in Bezug auf den medizinischen Standard bewirken wegen der Randomisierung der Patienten keine Verzerrung der Ergebnisse beim Vergleich beider Vergleichsgruppen. Dennoch kann es Probleme geben durch unterschiedliche Standards bei der Erhebung der Daten, der Interpretation der Ein- und Ausschlusskriterien, der Beurteilung des Therapieerfolges usw.

Die Therapieergebnisse von multizentrischen Studien sind in der Regel etwas schlechter als die Ergebnisse von spezialisierten Zentren. Andererseits sind die Ergebnisse von multizentrischen Studien besser verallgemeinerungsfähig als die Ergebnisse spezialisierter Zentren.

12.2.5 Cross-Over-Design

Beim Cross-Over-Design dienen die Fälle als ihre eignen Kontrollen. Das Cross-Over-Design ist sowohl für beobachtende Studien, bei denen keine Intervention erfolgt, als auch für bestimmte Fälle des klinischen Versuchs oder eines Laborversuchs geeignet, bei denen der Experimentator bzw. der behandelnde Arzt steuernd eingreift.

Voraussetzung für diese Studienform ist, dass die Exposition, sei es eine Umweltbelastung oder die Wirkung eines Medikamentes, nur eine kurze Wirkungsdauer hat, sodass das Versuchstier, der Proband oder der Patient mindestens jeweils eine Zeitperiode unter der Wirkung der Exposition beobachtet werden kann und eine Zeitperiode ohne Exposition. Die Exposition darf keine Langfristwirkung haben und muss nach ihrem Ende schnell an Wirksamkeit verlieren. Diese Voraussetzung ist bei vielen Pharmaka und Umweltbedingungen gegeben, nicht aber bei chronischen Noxen wie etwa dem Rauchen, wo sich die Wirkung oft erst nach einer Latenzzeit von vielen Jahren zeigt.

Oft befinden sich zwischen den Zeiträumen mit Exposition und denen ohne Exposition indifferente Zeiträume, bei denen noch eine Restwirkung vorhanden ist oder bei denen das neue Pharmakon noch nicht den vollen Serumspiegel erreicht hat.

Die Zeiträume, während derer die Exposition wirksam oder nicht wirksam ist, sollten deutlich länger sein als die pathophysiologisch notwendige Latenzzeit. Je nachdem, welche Wirkungsmechanismen im Spiel sind, kann es sich um Minuten oder auch Monate handeln, während derer die Exposition vorhanden sein oder fehlen muss, um einen Vergleich der Wirkung mit und ohne Exposition zu ermöglichen.

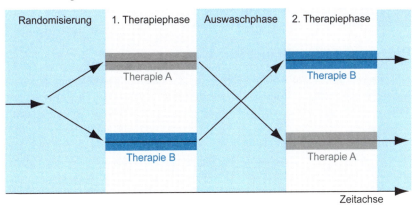

Abbildung 12.4: Cross-Over-Design: am Anfang und Ende jeder Therapiephase werden Messungen vorgenommen. Die Randomisierung entscheidet über die Reihenfolge der Therapien.

12.2.6 Diagnosestudien

Diagnosestudien untersuchen die **Aussagekraft diagnostischer Verfahren**. Mit der zunehmenden Technisierung der Medizin stehen immer mehr diagnostische Möglichkeiten zur Verfügung.

Viele dieser Verfahren sind teuer und belasten den Patienten. Das Schlagwort von der „diagnostischen Mühle", durch die der Patient im Krankenhaus gedreht wird, ist nicht immer völlig aus der Luft gegriffen.

Die Ergebnisse eines diagnostischen Verfahrens sind in den seltensten Fällen eindeutig: Beispielsweise kann ein erhöhter Laborwert viele Ursachen haben. Deshalb ist es notwendig, genau zu untersuchen, in welchen Situationen welche diagnostischen Maßnahmen sinnvoll sind.

Bei Diagnosestudien spielen die im Zusammenhang mit der Bayesschen Formel (s. S. 94) besprochenen Begriffe **Sensitivität**, **Spezifität** und der **Vorhersagewert** eine wichtige Rolle. Sensitivität und Spezifität sind Eigenschaften des Testverfahrens, für den behandelnden Arzt ist jedoch alleine der Vorhersagewert wichtig, mit dem das Ergebnis des Testverfahrens zutreffend ist. Der Vorhersagewert hängt in erster Linie von der **Prävalenz** der Erkrankung ab, wie auf Seite 96 ausführlich dargestellt wurde.

Will man die Güte eines Testverfahrens unabhängig von der Prävalenz in einer einzigen Zahl zusammenfassen, eignet sich dafür die **Odds Ratio**, wie auf Seite 127 erläutert wurde.

Insgesamt ergibt sich, dass auch das Ergebnis eines guten Tests in aller Regel nicht eindeutig ist, sondern nur eine Wahrscheinlichkeitsaussage liefert, den bereits erwähnten *positiven* oder *negativen Vorhersagewert* für die Richtigkeit eines positiven oder negativen Ergebnisses. Im Kapitel 15 *Schätzen und Testen* kommen wir im Zusammenhang mit dem Fehler 1. und 2. Art auf das Problem der Entscheidung in einer Situation der Unsicherheit zurück.

Diagnostik in Klinik und Praxis

Bei der Diagnostik im Rahmen der Patientenbehandlung spielen Risikoüberlegungen und zeitliche Fragen eine wichtige Rolle, denn eine Diagnose ist nur dann sinnvoll, wenn sie so rechtzeitig gestellt wird, dass man therapeutisch noch erfolgreich intervenieren kann.

Umgekehrt sollte die Diagnostik nur so weit getrieben werden, wie sich daraus therapeutische Konsequenzen ergeben. Die Diagnostik stellt für den Patienten eine erhebliche Belastung dar, gerade auch in psychischer Hinsicht.

Die Furcht vor einer übertriebenen Diagnostik führt dazu, dass viele Patienten einen großen Bogen um Universitätskliniken machen und das gilt übrigens auch und gerade für Ärzte, wenn diese einmal krank sind.

12.2 Unterschiedliche Typen von Studien

Vorsorgeuntersuchungen und Screening

Bei Vorsorge- und Screeninguntersuchungen, etwa auf Mammakarzinom, untersucht man keine Patienten, sondern Probanden, also Menschen, die keinen Leidensdruck haben und meistens gesund sind. Daraus folgt, dass die Prävalenz der gesuchten Erkrankung sehr niedrig ist, und dass deshalb eine große Zahl von falsch positiven Resultaten zu erwarten ist (s. S. 96).

Dies bedeutet, dass der positive Vorhersagewert wegen der niedrigen Prävalenz eher klein ist. Auch bei einer Sensitivität von weit über 90 % wird es wegen der großen Zahl getesteter Probanden sehr viele geben, bei denen falscher Alarm geschlagen und eine kostspielige Maschinerie in Gang gesetzt wird, um die vermeintliche Erkrankung zu verifizieren und ggf. zu behandeln. Hierbei entstehen hohe Kosten und eine enorme Verunsicherung und seelische Belastung der Betroffenen. Die große Zahl falsch positiver Resultate sind der Grund dafür, dass der PSA-Test zum Screening auf Prostatakarzinom in Deutschland keine Kassenleistung ist und dass in den USA diskutiert wird, die bisherige Finanzierung durch Medicare und Medicaid zu streichen.

Lead-Time-Bias

Vorsorgeuntersuchungen sollen die Erkrankung zu einem Zeitpunkt entdecken, in dem noch eine effektive Behandlung möglich ist. Dies ist plausibel und sicherlich auch oft der Fall, aber keineswegs bei allen Erkrankungen nachgewiesen.

Der Begriff des Lead-Time-Bias bezieht sich auf die *Überlebenszeit nach Diagnosestellung*: Angenommen, man hat es mit einer therapeutisch nicht beeinflussbaren Erkrankung zu tun (bei der das Sterbedatum nicht hinausgeschoben werden kann), so ist die Überlebenszeit nur davon abhängig, wann die Erkrankung diagnostiziert wird. Bei den meisten Erkrankungen kann man jedoch davon ausgehen, dass eine therapeutische Beeinflussung möglich ist, dass es also sinnvoll ist, möglichst frühzeitig zu diagnostizieren und zu behandeln. Aber auch in diesen Fällen täuscht der Lead-Time-Bias eine Verlängerung der Überlebenszeit vor, die zumindest *im errechneten Ausmaß* nicht vorhanden ist.

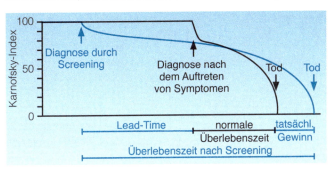

Abbildung 12.5: Lead-Time-Bias bei einer Erkrankung, die therapeutisch nur schwer zu beeinflussen ist. Der tatsächliche Gewinn an Überlebenszeit ist relativ gering.

12.3 Kindbettfieber und Asepsis

Im folgenden, auch medizingeschichtlich interessanten Beispiel gehen wir auf eine ab 1847 ca. 20 Jahre dauernde Auseinandersetzung über die Entstehung des Kindbettfiebers ein. Diese Auseinandersetzung markiert den Beginn der Asepsis. Ein starkes Argument für Semmelweis in diesem Streit waren die Sterbefallstatistiken des Wiener Gebärhauses.

Ignaz Semmelweis arbeitete ab 1844 als provisorischer Assistent im Wiener Gebärhaus, der damals größten geburtshilflichen Klinik der Welt. Das Wiener Gebärhaus war in zwei ungefähr gleich große und gleich strukturierte Abteilungen unterteilt, die Abteilung für Ärzte und die Abteilung für Hebammen. Aufgrund damals unerklärlicher Umstände wurde die Abteilung für Ärzte ständig vom Kindbettfieber heimgesucht, während die Abteilung für Hebammen davon weitgehend verschont blieb. Die folgende Todesfallstatistik untertreibt die auf der Abteilung für Ärzte aufgetretene Zahl an Todesfällen, da viele an Kindbettfieber schwer erkrankten Patientinnen in ein anderes Krankenhaus verlegt wurden, bevor sie starben. In der Statistik des Wiener Gebärhauses sind sie jedoch als lebend entlassen registriert. In der Abteilung für Hebammen wurden solche Verlegungen todkranker Patientinnen nur in ganz seltenen Ausnahmefällen vorgenommen.

Jahr	Abteilung für Ärzte			Abteilung für Hebammen		
	Geburten	Todesfälle	Prozent	Geburten	Todesfälle	Prozent
1841	3036	237	7,81	2442	86	3,52
1842	3287	518	15,76	2659	202	7,60
1843	3060	274	8,95	2739	164	5,99
1844	3157	260	8,24	2956	68	2,30
1845	3492	241	6,90	3241	66	2,04
1846	3352	459	13,69	3754	105	2,80
Summa	**19384**	**1989**	**10,26**	**17.791**	**691**	**3,88**

Tabelle 12.1: Vergleich der Geburtenzahl und der Häufigkeit von Todesfällen zwischen der Abteilung für Ärzte und der Abteilung für Hebammen des Wiener Gebärhauses für die Jahre 1841 bis 1846.

Von staatlicher Seite wurden mehrmals Kommissionen eingesetzt, die die Ursache des Mortalitätsunterschieds zwischen den beiden Abteilungen ergründen sollten. Diese Kommissionen kamen zu den abenteuerlichsten Ergebnissen,

12.3 Kindbettfieber und Asepsis

meist machten sie „atmosphärisch tellurische Einflüsse" geltend, ohne jedoch erklären zu können, warum stets nur die Abteilung für Ärzte von diesen Einflüssen betroffen wurde.

Ende 1846 gelangte eine Kommission zur Ansicht, dass die ausländischen Studenten, die auf der Abteilung für Ärzte ihren geburtshilflichen Kurs absolvierten, bei der Untersuchung der Schwangeren besonders grob zu Werke gingen und auf diese Weise das Kindbettfieber verursachten.

Daraufhin wurde die Zahl der Studenten von 42 auf 20 reduziert, und die Ausländer wurden fast gänzlich vom Unterricht ausgeschlossen. Nach diesen Maßnahmen ging die Zahl der Todesfälle in den Monaten Dezember, Januar, Februar und März auffallend zurück, um allerdings im April und Mai 1847 wieder auf die alte Höhe anzusteigen:

Monat	Abteilung für Ärzte		
	Geburten	Todesfälle	Prozent
Januar 1846	336	45	13,39
Februar 1846	293	53	18,09
März 1846	311	48	15,43
April 1846	253	48	18,97
Mai 1846	305	41	13,44
Juni 1846	266	27	10,15
Juli 1846	252	33	13,10
August 1846	216	39	18,06
September 1846	271	39	14,39
Oktober 1846	254	38	14,96
November 1846	297	32	10,77
Dezember 1846	298	16	5,37
Januar 1847	311	10	3,22
Februar 1847	312	6	1,92
März 1847	305	11	3,61
April 1847	312	57	18,27
Mai 1847	294	36	12,24
Summe	**4.886**	**579**	**11,85**

Tabelle 12.2: Geburtenzahlen und Todesfälle auf der Abteilung für Ärzte in der Zeit von Januar 1846 bis Mai 1847.

Als Semmelweis Ende März 1847 von einer Urlaubsreise zurückkehrte, erfuhr er, dass sein Freund Kolletschka verstorben war, nachdem er bei einer Sektionsübung versehentlich mit dem Messer in den Finger gestochen worden war. Prof. Kolletschka erkrankte daraufhin an Phlebitis und Lymphangitis der entsprechenden oberen Extremität und verstarb an Pleuritis, Pericarditis, Meningitis und Peritonitis.

Der durch die Urlaubserinnerungen noch unbefangene und unbeschwerte Semmelweis erkannte die Parallelität der Krankheitsbilder, an denen Kolletschka und unzählige Wöchnerinnen gestorben waren. Da Kolletschkas Krankheit durch eine mit – wie er es nannte – „Kadaverteilchen" verunreinigte Messerspitze hervorgerufen wurde, schöpfte Semmelweis den – zumindest unter den damaligen Umständen genialen – Verdacht, dass das Kindbettfieber von der mit „Kadaverteilchen" verunreinigten Hand des Geburtshelfers übertragen werden könnte.

Es war nämlich üblich, dass sich die auf der Abteilung für Ärzte tätigen Studenten und Ärzte ausgiebig mit pathologischen Studien in der Totenkammer beschäftigten, meistens in den frühen Morgenstunden, bevor sie die Patientinnen untersuchten. Demgegenüber kamen die auf der Abteilung für Hebammen tätigen Hebammen und Hebammenschülerinnen nicht mit Leichen in Kontakt.

Mitte Mai ordnete Semmelweis gegen heftigen Widerspruch an, dass sich Ärzte und Studenten vor der Untersuchung die Hände mit Chlorkalk waschen mussten, um die an den Händen klebenden „Kadaverteilchen" zu zerstören.

Die Todesraten sind der Tabelle 12.3 zu entnehmen. Die besonders niedrigen Sterbeziffern der Monate Dezember 1846, Januar, Februar und März 1847 ließen sich nachträglich dadurch erklären, dass in diesen Monaten aus anderen Gründen sehr wenig pathologische Studien in der Totenkammer durchgeführt worden waren.

Es ließ sich auch nachträglich verfolgen, dass die Sterbeziffern erst in den Zwanzigerjahren des 19. Jahrhunderts in die Höhe geschnellt waren, und zwar zur selben Zeit, als die Wiener Medizinische Schule die – wie es damals hieß – anatomische Richtung annahm, also als anatomische Studien üblich wurden. Semmelweis konnte auch an Tierexperimenten seine Theorie von der Übertragung des Kindbettfiebers beweisen.

Man sollte annehmen, dass die erdrückende Beweiskraft schnell zur allgemeinen Anerkennung seiner Lehre geführt hätte. Dem war jedoch nicht so, man verweigerte ihm die Verlängerung seines Vertrages als Assistent des Wiener Gebärhauses, und auch in Budapest, wo er später Professor für Geburtshilfe wurde, verstieß das Personal seiner Klinik häufig gegen die hygienischen Vorschriften.

Von den ständigen Auseinandersetzungen zermürbt, geriet er in einen Zustand geistiger Umnachtung und wurde 1865 in eine Nervenheilanstalt gebracht.

12.3 Kindbettfieber und Asepsis

Die Ironie des Schicksals wollte es, dass er dort kurze Zeit später ausgerechnet an einer Sepsis starb, also jener Krankheit, vor der er Hunderttausende bewahrt hat. Doch inzwischen hatte sein 1861 veröffentlichtes Buch, dem die oben zitierten Statistiken entnommen sind, seiner Lehre weitgehend zum Durchbruch verholfen.

Es handelt sich bei den oben zitierten Statistiken nicht um das Datenmaterial einer methodisch durchdachten Studie, sondern „nur" um die Mortalitätsstatistik eines Krankenhauses. Trotzdem waren diese Zahlen ein wichtiges Argument im Kampf gegen das Wochenbettfieber. Dieses Argument wäre jedoch noch erheblich überzeugender gewesen, wenn die todkrank in andere Kliniken verlegten Wöchnerinnen als „moribund entlassen" registriert worden wären.

1847	Abteilung für Ärzte		
	Geburten	Todesfälle	Prozent
Juni 1847	268	6	2,24
Juli 1847	250	3	1,20
August 1847	264	5	1,89
September 1847	262	12	4,58
Oktober 1847	278	11	3,96
November 1847	246	11	4,47
Dezember 1847	273	8	2,93
Januar 1848	283	10	3,53
Februar 1848	291	2	0,69
März 1848	276	0	0,00
April 1848	305	2	0,66
Mai 1848	313	3	0,96
Juni 1848	264	3	1,14
Juli 1848	269	1	0,37
August 1848	261	0	0,00
September 1848	312	3	0,96
Oktober 1848	299	7	2,34
November 1848	310	9	2,90
Dezember 1848	373	5	1,34
Summe	**5397**	**101**	**1,87**

Tabelle 12.3: Geburtenzahlen und Todesfälle auf der Abteilung für Ärzte in der Zeit von Juni 1847 bis Dezember 1848. Zitiert nach: Ign. Phil. Semmelweis, Ätiologie, Begriff und Prophylaxis des Kindbettfiebers (1861), Barth-Verlag, Leipzig, 1912.

12.4 Übungsaufgaben

12.1 Grundbegriffe der Versuchsplanung

1. Der beste Zeitpunkt für die Einschaltung statistischer Methoden bei medizinischen wissenschaftlichen Untersuchungen liegt im Allgemeinen

   (A) vor Beginn der Versuche (vor Sammlung der Daten)
   (B) unmittelbar nach Abschluss der Datensammlung
   (C) nachdem sich herausgestellt hat, dass gewisse auffällige Ergebnisse noch mit statistischen Methoden abgeklärt werden müssen
   (D) nach der Interpretation der Versuchsergebnisse
   (E) wenn Unterschiede in den Daten mit anderen Methoden nicht mehr zu erkennen sind

2. Um zu prüfen, in welcher Weise sich bei Beckenendlage der Geburtsverlauf vom Verlauf bei Normalgeburten unterscheidet, wird eine retrospektive Studie durchgeführt. Die Tatsache einer Beckenendlage ist dann

   (A) Prüfgröße (B) Einflussgröße (C) Störgröße
   (D) Zielgröße (E) Identifikationsgröße

3. In einem klinischen Versuch soll die durchschnittliche Gewichtsabnahme nach 14-tägiger Behandlung mit einem Schlankheitsmittel bestimmt werden.

   Die Beobachtungseinheit(en) in diesem Versuch ist (sind)

   (A) das Schlankheitsmittel
   (B) die behandelten Patienten
   (C) die behandelnden Ärzte
   (D) die Grundgesamtheit, aus der die behandelten Patienten stammen
   (E) die Grundgesamtheit, aus der die behandelnden Ärzte stammen

4. Bei der Prüfung eines Medikaments gegen Hypertonie werden als Versuchsgruppe die Teilnehmer einer Voruntersuchung ausgewählt, bei denen ein diastolischer Blutdruck von mehr als 100 mmHg gemessen wird. Bei dem 14 Tage späteren Beginn der Prüfung werden diese Patienten nochmals untersucht.

   Es ist zu erwarten, dass der Mittelwert des diastolischen Blutdrucks dieser Patienten bei der zweiten Untersuchung kleiner ist als ihr Mittelwert bei der Voruntersuchung,

   weil

   als Versuchspersonen auch Personen ausgewählt wurden, deren diastolischer Blutdruck bei der ersten Untersuchung 100 mmHg nur zufällig nach oben überschritt.

Antwort	Aussage 1	Aussage 2	Verknüpfung
A	richtig	richtig	richtig
B	richtig	richtig	falsch
C	richtig	falsch	–
D	falsch	richtig	–
E	falsch	falsch	–

12.4 Übungsaufgaben

5. Strukturgleichheit
(A) ist in der Versuchsplanung die Forderung, dass alle benutzten statistischen Kenngrößen die mathematisch gleiche Struktur haben
(B) ist immer auch die Beobachtungsgleichheit
(C) ist die Gleichheit der Versuchs- und Beobachtungsbedingungen
(D) kann durch eine streng zufällige Auswahl der Probanden in der Regel nicht erreicht werden
(E) ist die Übereinstimmung der Verteilungen wichtiger Einflussgrößen in den zu vergleichenden Gruppen

Lösung der Übungsaufgaben

1 (A) Die Beratung durch einen Statistiker vor Beginn der Untersuchung führt häufig dazu, dass durch eine geringe Modifikation des Versuchsplans die Aussagekraft der Ergebnisse erheblich gesteigert werden kann.

2 (B) Es wird der Einfluss der Beckenendlage auf den Geburtsverlauf untersucht. Der Geburtsverlauf ist die Zielgröße. Störgrößen sind alle weiteren Faktoren, die den Geburtsverlauf beeinflussen. Identifikationsgröße ist der Name der Patienten. Die Prüfgröße ist ein Zahlenwert, der bei der Durchführung eines statistischen Testverfahrens errechnet wird.

3 (B) Beobachtungseinheit oder Merkmalsträger sind die Patienten, die Ärzte sind als Untersucher oder – falls sie durch zusätzliche therapeutische Maßnahmen den Gewichtsverlauf beeinflussen – als Einfluss- oder sogar Störgrößen anzusehen. Das Schlankheitsmittel ist eine Einflussgröß

4 (A) Beide Aussagen und die Verknüpfung sind richtig. Der beschriebene Effekt könnte alleine durch die Selektion der Stichprobe entstanden sein: Als vereinfachtes Modell stellen wir uns vor, dass der Blutdruck bei allen Patienten den individuellen Erwartungswert 100 hat und dass die übliche physiologische Schwankung der Messwerte auftritt. Wenn nach der Erstuntersuchung nur solche Patienten in die Stichprobe aufgenommen werden, bei denen zum Zeitpunkt der Messung der Wert über 100 lag, ergibt sich für die Erstmessung ein Mittelwert über 100. Dies ändert jedoch nichts daran, dass der individuelle Erwartungswert der Patienten 100 beträgt, so dass als Mittelwert späterer Untersuchungen ein Wert in der Nähe von 100 zu erwarten ist, also mit einer Senkung des Mittelwertes zu rechnen ist.

5 (E) Die streng zufällige Auswahl der Probanden, die randomisierte Zuteilung, ist die sicherste Methode, Strukturgleichheit zu erreichen. Allerdings kann bei kleinen Stichproben die zufallsbedingte Streuung trotz Randomisierung zu einer ungleichen Verteilung von wichtigen Einfluss- und Störgrößen führen.

12. Kapitel: Versuchsplanung

6. Für verschiedene Erkrankungen ist ein Zusammenhang mit dem Rauchen statistisch belegt. In welchem der nachstehenden Fälle beruht dieser Zusammenhang auf Confounding?

(A) chronische Bronchitis
(B) Harnblasenkrebs
(C) koronare Herzkrankheit
(D) Leberzirrhose
(E) Nierenkrebs

7. In einer Inneren Klinik (A) sind 3 % aller Patienten männliche Infarktkranke, in einer anderen Klinik (B) 10 %. Als Ursache wurden folgende Möglichkeiten in Betracht gezogen:

(1) mehr Männer im Einzugsgebiet der Klinik B
(2) mehr Ältere im Einzugsgebiet der Klinik B
(3) mehr Infarkte im Einzugsgebiet der Klinik B
(4) bessere Erkennung der Infarkte in Klinik B
(5) frühere Einlieferung der Infarkte in Klinik B

Welche Ursachen können an der Differenzierung beteiligt sein?

(A) nur 3
(B) nur 1 und 3
(C) nur 1, 2 und 3
(D) nur 2, 4 und 5
(E) 1–5 = alle

8. Welche Aussage trifft zu?
Bei der Versuchsplanung versteht man unter der Grundgesamtheit

(A) die Menge der möglichen Zielgrößen
(B) das Ergebnis einer zufälligen Stichprobe
(C) die Menge der Beobachtungseinheiten, die über eine Aussage gemacht werden soll
(D) die Menge der möglichen Einflussgrößen
(E) Keine der Aussagen ist richtig.

9. Welche Aussage trifft zu?
Bei der Versuchsplanung versteht man unter der Stichprobe die Menge der Beobachtungseinheiten,

(A) über die eine Aussage gemacht werden soll
(B) die untersucht werden soll
(C) auf die die zu prüfende Hypothese zutrifft
(D) die bezüglich der interessierenden Einflussgrößen extrem verschieden sind
(E) Keine der Aussagen (A) bis (D) trifft zu.

10. Aus der Bevölkerung einer deutschen Großstadt wird mit Hilfe von Zufallszahlen eine zufällige Stichprobe vom Umfang n gezogen. Welche der folgenden Teilstichproben ist **keine** zufällige Stichprobe aus dieser Bevölkerung?

(A) die Teilstichprobe der ersten 10 Personen
(B) die erste Hälfte der Stichprobe

12.4 Übungsaufgaben

(C) die aus jeder zweiten Person bestehende Teilstichprobe
(D) die Teilstichprobe, die man erhält, wenn die Ziehung dann abgebrochen wird, wenn die Anzahl der Männer die Anzahl der Frauen überschreitet
(E) eine zufällige Teilstichprobe vom Umfang ($n/2$)

11. Aus der Menge der in einer Klinik wegen Diabetes mellitus behandelten Patienten („Diabetiker") wird eine zufällige Stichprobe gezogen. Ordnen Sie den Teilstichproben die Grundgesamtheit zu, aus der die Teilstichprobe eine zufällige Stichprobe ist.

Teilstichprobe	Grundgesamtheit
(1) weibliche Diabetiker in der Stichprobe	(a) Diabetiker
(2) Stichprobenelement Nr. 1 bis 100 in der Reihenfolge der Ziehung	(b) weibliche Diabetiker
(3) weibliche Diabetiker mit erstmaliger Behandlung	

(A) 1–a, 2–a, 3–a
(B) 1–a, 2–a, 3–b
(C) 1–b, 2–a
(D) 1–b, 2–a, 3–a
(E) 1–b, 2–a, 3–b

Lösung der Übungsaufgaben

6 (D) Die Erkrankungen (A), (B) und (C) sowie (E) werden durch die mit dem Rauch eingeatmeten Noxen hervorgerufen, die Leberzirrhose jedoch unter anderem durch übermäßigen Alkoholkonsum. Sie hat also primär nichts mit dem Rauchen zu tun. Allerdings ist bekannt, dass starke Raucher auch gerne im Übermaß zur Flasche greifen. Deshalb leiden starke Raucher auch vermehrt unter den Folgen eines übermäßigen Alkoholkonsums.

7 (E) Der Grund 3 könnte Folge von 1 und 2 sein.

8 (C) Wenn nicht die gesamte Grundgesamtheit untersucht werden kann, beschränkt man sich meistens auf eine Stichprobe, die allerdings repräsentativ für die Grundgesamtheit sein muss.

9 (B) Zur Erläuterung siehe Aufgabe 8.

10 (D) Bei Vorgehen D entsteht ein systematischer Fehler, der dazu führt, dass in der Stichprobe die Geschlechter im Verhältnis 1:1 verteilt sind, obwohl in der Grundgesamtheit meistens ein ungleiches Verhältnis Männer/Frauen vorliegt.

11 (C) Die zufällig gezogene Teilstichprobe „weibliche Diabetiker in der Stichprobe" kann nicht als zufällige Stichprobe aller Diabetiker sondern nur als zufällige Stichprobe aller weiblichen Diabetiker angesehen werden. Deshalb trifft 1–b zu.

Bei (2) kann man davon ausgehen, dass es sich um eine zufällige Stichprobe handelt.

Die Teilstichprobe „weibliche Diabetiker mit erstmaliger Behandlung" kann weder als zufällige Stichprobe aller Diabetiker noch als zufällige Stichprobe aller weiblichen Diabetiker angesehen werden, denn durch das Zusatzkriterium „mit erstmaliger Behandlung" liegt eine systematische Verzerrung vor. Diese Patienten leiden noch nicht so lange an der Erkrankung und sind andererseits vermutlich auch noch nicht optimal eingestellt.

12. Der Einfluss verschiedener Therapien auf die Zielgröße „Überlebensdauer" soll untersucht werden. Bei der Erstellung des Versuchsplanes werden die Patienten (Beobachtungseinheiten) in Blöcken zusammengefasst. Dieses Zusammenfassen in Blöcke ist zweckmäßig, weil

(A) der systematische Fehler ausgeschaltet wird
(B) der zufällige Fehler reduziert wird
(C) dann die Therapie kein Faktor sein muss
(D) der Versuchsablauf einfacher wird
(E) dadurch der Einfluss im Modell nicht erfasster Störgrößen auf die Faktoren ausgeschaltet wird

13. Warum soll bei einem Experiment die Versuchsanordnung in Blöcke aufgeteilt werden?

(1) um den systematischen Fehler auszuschalten
(2) um den Zufallsfehler zu verkleinern
(3) um übersichtliche Gruppen zu haben

(A) nur 2 und 3 sind richtig
(B) nur 1 ist richtig
(C) alle Aussagen sind richtig
(D) alle Aussagen sind falsch
(E) nur 1 und 3 sind richtig

14. Bei der Versuchsplanung versteht man unter Blockbildung

(A) eine Methode zur Reduktion des zufälligen Fehlers
(B) die Zusammenfassung von Teilversuchen zu Mehrfachtests
(C) die Zusammenfassung von Einflussgrößen zu Zielgrößen
(D) die gleichzeitige Durchführung mehrerer Tests
(E) Keine der Aussagen A bis D trifft zu.

12.1 Unterschiedliche Typen von Studien

15. Welche Aussage trifft **nicht** zu?
Bei prospektiven Untersuchungen

(A) geht man häufig von einem Kollektiv gesunder Personen aus
(B) besteht meist die Notwendigkeit, die Untersuchungsgruppen längere Zeit zu beobachten
(C) ist man nicht so sehr auf das Erinnerungsvermögen der Patienten angewiesen wie bei retrospektiven Untersuchungen
(D) können evtl. Auswahlfehler durch statistische Tests besser ausgeglichen werden als bei retrospektiven Untersuchungen
(E) kommt der Aussagewert der Methode dem des Experiments ziemlich nahe

16. Welche Aussage trifft **nicht** zu? Bei prospektiven Untersuchungen

(A) geht man häufig von einem Kollektiv gesunder Personen aus
(B) besteht meist die Notwendigkeit, die Untersuchungsgruppen längere Zeit zu beobachten
(C) ist man nicht so sehr auf das Erinnerungsvermögen der Patienten angewiesen wie bei retrospektiven Untersuchungen
(D) braucht die Beobachtung nicht so weitgehend standardisiert zu sein wie bei retrospektiven Untersuchungen
(E) ist die Ausgangspopulation meist eine Stichprobe von exponierten und nichtexponierten Personen

12.4 Übungsaufgaben

17. Bei einer Erhebung kann der Untersucher alle Störgrößen

(A) konstant halten
(B) modifizieren
(C) ausschalten
(D) verifizieren
(E) Keine der Aussagen trifft zu.

18. Zu den Nachteilen retrospektiver Untersuchungen gehören:

(1) in der Regel höhere Kosten als bei prospektiven Untersuchungen
(2) Verfälschung der Ereignisse durch unterschiedliches Erinnerungsvermögen
(3) lange Beobachtungszeit
(4) Überbewertung unbedeutender Ereignisse aus Kausalitätsbedürfnis

(A) nur 1 und 3 sind richtig
(B) nur 2 und 4 sind richtig
(C) nur 1, 2 und 3 sind richtig
(D) nur 1, 2 und 4 sind richtig
(E) nur 2, 3 und 4 sind richtig

Lösung der Übungsaufgaben

12 (B) Der zufällige Fehler könnte darin bestehen, dass Patienten mit günstiger Prognose hauptsächlich mit Therapie A und Patienten mit ungünstiger Prognose hauptsächlich mit Therapie B behandelt werden. Es können die Blöcke „günstige Prognose" und „ungünstige Prognose" gebildet und jeweils getrennt zur Hälfte auf Therapie A und Therapie B verteilt werden. Die Verringerung des zufälligen Fehlers kommt also dadurch zustande, dass die Strukturgleichheit der verglichenen Therapiegruppen erhöht wird.

13 (A) Ein weiterer Vorteil der Blockbildung liegt darin, dass das Untersuchungsgut in übersichtliche Gruppen aufgeteilt wird. Ein systematischer Fehler (beispielsweise durch eine falsche Messmethode) kann durch die Blockbildung nicht vermindert und schon gar nicht ausgeschaltet werden.

14 (A) Durch die Blockbildung wird eine bessere Strukturgleichheit der Vergleichsgruppen erreicht. Normalerweise führt der zufällige Fehler zu einer ungleichen Verteilung wichtiger Einfluss- und Störgrößen auf die Vergleichsgruppen.

15 (D) Es ist immer problematisch, Fehler in der Versuchsanlage durch statistische Methoden korrigieren zu wollen. Auf jeden Fall lassen sich Auswahlfehler bei der Zusammenstellung der Vergleichsgruppen in prospektiven Studien nicht leichter als in retrospektiven Studien ausgleichen.

16 (D) Selbstverständlich muss auch in prospektiven Studien die Beobachtung standardisiert werden (Struktur- und Beobachtungsgleichheit der Gruppen).

17 (E) Der Untersucher kann nicht modifizierend eingreifen.

18 (B) (2) wird sicherlich zumindest teilweise durch (4) verursacht.

19. Bei Fall-Kontroll-Studien

(A) werden die Fälle durch prospektive Beobachtung besonders gut kontrolliert
(B) ist wegen der durchgeführten Randomisierung eine genauso sichere Aussage möglich wie bei kontrollierten klinischen Studien
(C) geht man von einer Gruppe von Fällen aus und sucht sich dazu die passenden Kontrollen
(D) ist ein Bias durch Selektion wegen der Art der Gewinnung der Fälle und Kontrollen nicht zu erwarten
(E) Keine der Aussagen trifft zu.

20. Die Prüfung eines neuen Arzneimittels auf Teratogenität erfolgt vorwiegend in

(A) präklinischen Studien
(B) Phase-I-Studien
(C) Phase-II-Studien
(D) Phase-III-Studien
(E) Phase-IV-Studien

21. Eine Phase-IV-Studie in der Arzneimittelprüfung dient vor allem der Gewinnung von Erkenntnissen über

(A) die Pharmakokinetik
(B) die Pharmakodynamik
(C) die Dosisfindung
(D) die Wirksamkeit
(E) unerwünschte Wirkungen

22. Phase-I-Studien in der Arzneimittelforschung

(A) prüfen die Wirksamkeit eines Medikamentes bei verschiedenen Erkrankungen
(B) prüfen die Pharmakokinetik eines Medikamentes bei gesunden Probanden
(C) ermitteln die effektive Dosierung eines Medikamentes bei Patienten
(D) sind meist doppelblinde Studien
(E) sind meist Placebo-kontrolliert

23. Welche Aussage zu kontrollierten klinischen Studien im Rahmen von Phase-III-Studien in der Arzneimittelprüfung trifft **nicht** zu?

(A) Sie sind häufig doppelblind
(B) Sie sind randomisiert
(C) Kontrollgruppen sind häufig Gesunde
(D) Sie dienen der Ermittlung der Wirksamkeit des Medikaments
(E) Sie dienen der Prüfung der Verträglichkeit des Medikaments.

24. Ein einfacher Blindversuch wird durchgeführt, um

(A) Strukturgleichheit zu erreichen
(B) Beobachtungsgleichheit zu erreichen
(C) den Datenschutz zu garantieren
(D) beim Patienten Autosuggestion zu vermeiden
(E) den Therapieerfolg zu kontrollieren

12.4 Übungsaufgaben

Lösung der Übungsaufgaben

19 (C) (s. S. 243)

20 (A) Der Begriff Teratogenität kommt aus dem Griechischen und heißt soviel wie „Erzeugung eines Ungeheuers". Es geht also um Fehlbildungen, die während der Embryonalzeit entstehen. Das prominesteste Beispiel hierfür ist der Contergan-Skandal, als es nach Einnahme eines vermeintlich sehr gut verträglichen Schlafmittels, welches auch Schwangeren ausdrücklich empfohlen worden war, vermehrt zu Fehlbildungen gekommen war. Contergan war von 1957 bis 1961 auf dem Markt und hat weltweit zur Schädigung von etwa 5000 bis 10 000 Menschen geführt.
Weil die klinischen Studien in der Phase I bis IV an Menschen durchgeführt werden, lässt sich der Test auf Teratogenität nur in präklinischen Studien an Versuchstieren durchführen. Das Problem besteht jedoch darin, dass Tiere oft wesentlich weniger empfindlich auf eine mögliche teratogene Wirkung reagieren als Menschen. So ist es auch beim Contergan, wo die Empfindlichkeit der üblichen Versuchstiere etwa um den Faktor 100 niedriger liegt als beim Menschen (Maus 60-fach, Hamster 700-fach). Aus diesem Grunde ist es kaum möglich, bei neuen Substanzen mit Sicherheit auszuschließen, dass sie beim Menschen teratogen wirken.

21 (E) Nebenwirkungen sind in der Regel eher seltene Ereignisse. Daraus folgt, dass man sie nur dann nachweisen kann, wenn eine größere Zahl von Patienten bzw. Probanden behandelt wird. Dies ist erst nach der Zulassung möglich.
In **Phase I** wird an einigen Dutzend gesunden Probanden die Pharmakokinetik untersucht.
In der **Phase II** wird in mehreren kleineren Studien mit vielleicht jeweils 20 (häufig austherapierten) Patienten die Wirkung bei verschiedenen Indikationen geprüft.
Die Erfolg versprechendsten Indikationen werden in randomisierten **Phase-III**-Studien mit den aktuellen Standard-Therapien verglichen. Es geht hierbei meistens um einige Hundert, maximal einige Tausend Patienten
Sollten die Ergebnisse der Phase-III-Studien positiv ausgefallen sein, erfolgt die **Zulassung**.
Studien nach erfolgter Zulassung werden als **Phase IV** bezeichnet und dienen vor allem dazu, auch seltene Nebenwirkungen zu erkennen, sowie dazu, Indikationen und Kontraindikationen genauer festzulegen, als dies auf der Grundlage der relativ kleinen Phase-III-Studien möglich war. Für den Hersteller bieten Phase-IV-Studien die Möglichkeit, die Substanzen in der Ärzteschaft bekannter zu machen. Die Phase-IV-Studien erfordern eine genaue Dokumentation, die auch aus Marketinggründen großzügig vergütet wird. Phase IV wird üblicherweise in Praxen durchgeführt, Phase III in großen Kliniken und Phase II in spezialisierten Zentren.

22 (B) Siehe Frage 21.

23 (C) Siehe Frage 21.

24 (D) Bei einem einfachen Blindversuch ist nur der Patient im Unklaren darüber, welche Therapie bei ihm zum Einsatz kommt. Damit wird die Autosuggestion vermieden. Dieses Vorgehen ist immer dann sinnvoll, wenn keine objektiven Zielkriterien zur Verfügung stehen und subjektive Angaben des Patienten als Zielgrößen dienen.

25. Welche Aussage über doppelblinde Therapiestudien trifft **nicht** zu?
(A) Es werden mindestens zwei Behandlungen verglichen.
(B) Dem einzelnen Patienten ist unbekannt, welche Behandlung er erhält.
(C) Dem Patienten muss unbekannt bleiben, dass er eine Placebotherapie erhalten kann.
(D) Dem Studienleiter ist bekannt, welche Behandlung der einzelne Patient erhält.
(E) Dem behandelnden Arzt ist unbekannt, welche Behandlung der einzelne Patient erhält.

26. Welche Maßnahme dient nicht zur Erreichung von Strukturgleichheit in kontrollierten klinischen Therapiestudien?

(A) Randomisierung
(B) Blockbildung
(C) Verblindung
(D) Schichtung nach Alter und Geschlecht
(E) Schichtung nach Krankheitsstadien

27. Bei der Beurteilung der Wirkung von Früherkennungsuntersuchungen bei Krebserkrankungen in der Gesamtbevölkerung ist das Phänomen des Lead-Time-Bias zu beachten. Darunter versteht man:

(A) falsche Beurteilung von Ursache-Wirkungs-Zusammenhängen infolge fehlender Separierung von Effekten
(B) Fehler bei der Auswahl der zu untersuchenden Personen
(C) Fehler bei der Zuordnung von Personen zu unterschiedlichen Untersuchungsgruppen
(D) scheinbare Verlängerung der Überlebenszeit infolge Vorverlagerung des Diagnosezeitpunkts
(E) Verzerrung, die dadurch zustande kommt, dass die präklinische Phase bei schnellen Krankheitsverläufen kürzer ist

28. Der Einsatz von Röntgenuntersuchungen als Methode der Früherkennung bei Lungenkrebs galt zunächst als erfolgreich, da die Überlebenszeit von Personen, bei denen ein Malignom entdeckt wurde, verlängert war gegenüber solchen Patienten, die mit klinisch relevanten Symptomen zur Behandlung kamen. Die Methode wurde aber nicht allgemein eingeführt, weil sie nicht zu einer Senkung der Mortalität an Lungenkrebs führte. In der Epidemiologie gilt die in dieser Untersuchung aufgetretene Fehlerquelle als Beispiel für

(A) Lead-Time-Bias
(B) Confounder
(C) Fehler 1. Ordnung
(D) Fehler 2. Ordnung
(E) negative Prädiktion

12.4 Übungsaufgaben

Lösung der Übungsaufgaben

25 (C) Schon aus juristischen Gründen darf man den Patienten nicht falsch informieren. Wenn im Studienprotokoll ein Vergleich gegen Placebo vorgesehen ist, muss der Patient dies wissen. Andernfalls würde seine Zustimmung zur Teilnahme an der Studie auf falschen Voraussetzungen beruhen und damit unwirksam sein.
Nicht jede Doppelblindstudie verwendet ein Placebo. Oft wird Verum gegen Verum getestet, also Therapie A gegen Therapie B. Eine Doppelblindstudie wird vor allem dann eingesetzt, wenn die Beurteilung des Therapieerfolges durch den Arzt subjektiver Natur ist. Das ist durchaus häufig der Fall, denn der gesamte Bereich der Lebensqualität, der Leistungsfähigkeit und des Schmerzempfindens entzieht sich oft objektiven Kriterien, vor allem, wenn die zu erwartenden Unterschiede nur gering sind.

26 (C) Bei der Verblindung geht es um die Beobachtungsgleichheit.

27 (D) Den Lead-Time-Bias würde man im Deutschen wahrscheinlich als Vorlaufzeit-Fehler bezeichnen. Die Früherkennungsmaßnahme führt zunächst dazu, dass die Erkrankung einige Monate früher diagnostiziert wird, als wenn der Patient erst dann zum Arzt geht, wenn er Symptome spürt. Das ist die Vorlaufzeit, um die die Überlebensdauer auf jeden Fall verlängert wird.

In der Regel ist eine maligne Erkrankung in einem frühen Stadium wesentlich besser therapierbar als zu einem späteren Zeitpunkt, wenn Organgrenzen bereits überschritten worden sind und oft auch eine Metastasierung eingesetzt hat. Hieraus ergibt sich eine verlängerte Überlebenszeit. Zu dieser tatsächlichen Verlängerung der Überlebenszeit addiert sich die oben definierte Vorlaufzeit, die Lead-Time.

Weil die Lead-Time keine tatsächliche Verlängerung der Überlebenszeit bedeutet, sondern nur einer Vorverlagerung des Diagnosezeitpunkts geschuldet ist, spricht man vom Lead-Time-Bias.

28 (A) Hier gilt dieselbe Erläuterung wie bei der letzten Aufgabe.

Die Begründung für die Abschaffung der Screeningmethode war, dass die Mortalität auf lange Sicht nicht abgefallen sei. Die Mortalität kann nur dann abfallen, wenn eine Heilung möglich ist oder zumindest eine Lebensverlängerung, die ausreichend ist, dass die Patienten zwischenzeitlich an anderen Erkrankungen sterben. In der Regel ist bei aggressiven Tumoren bereits mit einer Verlängerung der Überlebenszeit schon viel erreicht. Bei aggressiven Tumoren ist die Letalität fast 100 % und die Mortalität entspricht der Inzidenz der Erkrankung.

Bei Vorsorgeuntersuchungen spielt immer das Problem der falsch positiv Getesteten eine große Rolle, weil dies mit erheblichen Kosten und mit einer großen Verunsicherung der Betroffenen verbunden ist.

Kapitel 13
Der klinische Versuch

Der klinische Versuch ist der Motor des therapeutischen Fortschritts. Häufig sind es nur kleine Schritte, die erreicht werden, also minimale Verbesserungen in der therapeutischen Effizienz oder eine geringfügige Verminderung der Nebenwirkungen, aber das Entscheidende ist, dass die Richtung stimmt, damit sich die Forschung nicht im Kreise dreht.

Bei wegweisenden Fortschritten wie der Entdeckung des Penicillins, der Einführung von Stents oder der Entdeckung des Helicobacter pylori bedarf es keiner ausgefeilten statistischen Methoden, um den therapeutischen Gewinn zu erkennen, aber Sternstunden sind auch in der Medizin selten.

Doch auch der graue Klinikalltag mit seinen Trippelschritten kann die Medizin voranbringen und das soll das Thema dieses Kapitels sein.

13.1 Grundbegriffe

In den Abschnitten 12.2.4, 12.2.5 und 12.2.6 wurden bereits die Grundbegriffe erläutert. In diesem Kapitel wird schwerpunktmäßig auf zwei Aspekte eingegangen, die für den klinisch tätigen Arzt bei jedem Patienten aufs Neue eine Herausforderung bedeuten können: der Placeboeffekt und die Randomisierung. Darüber hinaus wird anhand von Beispielen aus der Hämatologie und Orthopädie gezeigt, dass die therapeutische Bewertung neuer Verfahren ohne den klinischen Versuch nicht möglich ist.

RCCT, RCT und RFC

Der klinische Versuch läuft wegen seiner großen Bedeutung unter genau standardisierten Bedingungen ab, die durch ein Studienprotokoll definiert werden. Man spricht deshalb vom kontrollierten Versuch, im Englischen vom *Controlled Trial,* das *controlled* bezieht sich weder auf eine Kontrollgruppe – obwohl fast immer mit einer solchen gearbeitet wird – noch auf eine Kontrollbehörde, sondern auf die im Studienprotokoll festgelegten Bedingungen.

Wenn mit einer Kontrollgruppe gearbeitet wird, erfolgt die Zuordnung randomisiert, so dass der englische Fachterminus *Randomised Controlled Clinical Trial* (*RCCT*) oder oft auch nur *RCT* für *Randomised Clinical Trial* lautet. Unter einem *RFC* versteht man einen *Randomised Field Trial,* das ist ein *RCT*, der in Praxen statt in Kliniken stattfindet.

13.1 Grundbegriffe

Der Spontanverlauf

Der therapeutische Effekt einer Behandlung lässt sich nur schwer beurteilen, weil die Variabilität alles maskiert: Jeder Patient ist anders, einmal von seiner genetischen Disposition her, aber auch wegen seiner Vor- und Begleiterkrankungen, wegen seines Alters, seiner psychischen Verfassung, und oft spielen auch das Geschlecht, der hormonelle Status, seine körperliche Fitness und vorhandene Impfungen eine Rolle.

Aber auch jede Erkrankung ist anders, bei Infektionskrankheiten spielt die Virulenz des Erregers, aber auch die erhaltene Dosis eine Rolle. Ähnliche Überlegungen gelten auch für andere ätiologische Faktoren. Hinzu kommt der Zeitpunkt, an dem der Patient ärztliche Hilfe in Anspruch nimmt, sowie die erste, oft nur symptomatische Therapie, die er erhalten hat.

Insgesamt gibt es bei den meisten Erkrankungen die Tendenz zur Selbstheilung: Auch ohne therapeutische Intervention würden viele Erkrankungen spontan abheilen. Dies gilt umso mehr, weil das Körpergefühl oft in Kombination mit Fieber, Schmerzen und Appetitlosigkeit eine Schonung erzwingt.

Viele Patienten gehen erst zum Arzt, wenn die Krankheit und der damit verbundene Leidensdruck bereits relativ weit fortgeschritten ist. Ungefähr zur gleichen Zeit setzt die Spontanheilung ein, was der Volksmund mit dem Sprichwort zum Ausdruck bringt „Gott kuriert und der Arzt kassiert".

Wahrscheinlich ist nur durch die zeitliche Koinzidenz zwischen dem Beginn der Therapiebemühungen und der einsetzenden Spontanheilung erklärlich, dass sich völlig unsinnige Therapieverfahren wie der Aderlass über lange Zeit halten konnten.

Die Psyche

Bei vielen Erkrankungen spielt die Psyche eine entscheidende Rolle. Bei einigen Organen wie dem Herzen, der Haut, dem Magen oder dem Darm ist die psychovegetative Koppelung sprichwörtlich, etwa, wenn man sich etwas zu Herzen nimmt. Auch bei der neuen Volkskrankheit, den Rückenschmerzen, können die Orthopäden nur selten organische Veränderungen finden.

Aber auch psychische Erkrankungen im engeren Sinne wie Depressionen oder Angststörungen haben in den letzten Jahren zugenommen.

In diesem Zusammenhang soll es jedoch nicht um die Psyche an sich gehen, sondern darum, dass der Placeboeffekt oft auf bis heute noch nicht im Einzelnen verstandene Weise organische Erkrankungen lindern und dabei manchmal auch schwere Nebenwirkungen auslösen kann.

Für den Patienten und den Arzt ist der Placeboeffekt etwas überaus Nützliches, für den Forscher ist er eine Quelle zusätzlicher Varianz. Näheres wird im nächsten Abschnitt behandelt.

Es gibt Patienten, die zur Übertreibung neigen und dem Arzt und in der Regel auch den nächsten Angehörigen und oft auch sich selbst etwas vormachen, indem sie eine Krankheit simulieren. Dies kann geschehen, um Aufmerksamkeit und Zuwendung zu bekommen, vielleicht aber auch aus einer tief verwurzelten Angst heraus, dass sie nur durch eine Übertreibung der gefühlten oder eingebildeten Symptomatik die ersehnte Diagnostik und Therapie bekommen können. Der umgekehrte Fall kommt vor, wenn Patienten dissimulieren und eine durchaus vorhandene Symptomatik einfach verdrängen, vor sich selbst wie auch vor dem Arzt. Die Kraft des Placebos lässt aus Ängsten und Wünschen reale Befindlichkeiten und tatsächliche Beschwerden werden.

Es ist gar nicht selten, dass auch Ärzte im Umgang mit dem eigenen Körper ein irrationales Verhalten zeigen. Die Mediziner glauben oft, bei sich die Symptome einer besonders seltenen Erkrankung zu diagnostizieren.

Ob als Hypochonder, als Dissimulant oder aus mangelnder Aufmerksamkeit, Patienten sind in eigener Sache gelegentlich ähnlich unzuverlässig, wie man es von Zeugenaussagen kennt.

13.2 Der Placeboeffekt

Placebo heißt im Lateinischen: „Ich werde gefallen". Damit ist die pathophysiologisch und biochemisch nicht erklärbare Wirkung einer Scheinbehandlung gemeint.

Man kennt das vom Trostpflaster, das ein Kind bekommt, wenn es sich gestoßen hat. Zunächst pustet die Mutter, was ja pathophysiologisch wegen der damit verbundenen Kühlung durchaus sinnvoll ist. Dann gibt es vielleicht ein Pflaster, was medizinisch sinnlos ist, aber immerhin verhindert, dass es überall Blutflecken gibt und vom Kind als Zeichen der Wertschätzung empfunden wird. Wenn alles nicht hilft, gibt es einen Lolly, der besonders dann den Schmerz vergessen macht, wenn die Geschwister einen solchen nicht bekommen.

Ähnlich ist es auch einige Jahrzehnte später, wenn die Therapie mit großem Brimborium inszeniert wird: Es fängt an mit dem weißen Kittel des „Herrn oder der Frau Doktor", den ungewöhnlichen Gerüchen in der Arztpraxis, geht weiter mit den lateinischen Bezeichnungen und findet seinen Höhepunkt in der ärztlichen Zuwendung, sei es durch die körperliche Untersuchung auch an allerlei sonst tabuisierten Stellen oder durch das Gespräch, das – falls notwendig – ebenfalls keine Schamgrenzen kennt. Kurzum, der Patient macht eine Regression durch, er benimmt sich wie ein Kleinkind seiner Mutter gegenüber.

Und das trifft umso mehr zu, als man auch bei relativ harmlosen Beschwerden oft die Befürchtung hat, diese könnten Vorboten einer ernsthaften, vielleicht sogar lebensbedrohlichen Erkrankung sein. Dadurch erscheint der Arzt mit sei-

13.2 Der Placeboeffekt

nem Einblick in die Labordaten als Vertreter einer höheren Macht, als Halbgott in Weiß. Aus dieser Konstellation heraus ist der Patient für die vermeintliche Suggestion des Arztes besonders empfänglich.

Es geht nicht so sehr darum, dass der Arzt dem Patienten eine Besserung zu suggerieren versucht, sondern vielmehr geht es um die Erwartung des Patienten, also um eine *Autosuggestion*: Unsere Wahrnehmung gegenüber der Außenwelt aber auch gegenüber unserem eigenen Körper wird von unserer Erwartungshaltung bestimmt. Wenn wir glauben, das vom Arzt verschriebene Medikament werde helfen, und gleichzeitig haben wir ein unbekanntes diffuses Gefühl in der Magengegend, liegt es nahe, dieses als Zeichen der erwarteten Besserung zu interpretieren. Hier ist wie so oft der Wunsch der Vater des Gedankens, und dies umso mehr, als sich ein kranker Körper anders anfühlt als ein gesunder.

Bei fast jeder medizinischen Behandlung ist die Placebowirkung mit im Spiel. Man spricht auch von der *Droge Arzt* und meint damit die psychotrope Wirkung des Mediziners und der gesamten Behandlungssituation.

Üblicherweise behandeln Ärzte ihre Familienangehörigen nicht selbst, zum einen, weil sie nicht unvoreingenommen sind, aber auch, weil bei ihnen kein Placeboeffekt aufkommen mag.

Nocebo

Es gibt auch den umgekehrten Fall, dass man sich in eine Krankheit hineinsteigert, insbesondere wenn Gratifikationen in Form von Aufmerksamkeit, Krankschreibung und Ähnlichem winken. In einer solchen Situation kann der Krankheitswunsch manchmal schnell Realität werden. Die Psychologen sprechen vom *sekundären Krankheitsgewinn*.

Dies könnte auch eine der Ursachen für die Nebenwirkungen sein, die mit der Placebogabe gelegentlich verbunden sind. Unter einem *Nocebo* versteht man ein Placebo, welches Nebenwirkungen hat: „Ich werde schaden."

Kinderärzte fürchten sich vor der *Nocebowirkung* des weißen Kittels und arbeiten in Zivilkleidung, weil sie befürchten, dass der weiße Kittel wie die pawlowsche Glocke längst vergessene Pein reaktivieren könnte.

Wirkungsmechanismen

Weil ein Placebo oder auch ein Nocebo keine pharmakologisch aktiven Substanzen enthält, kann seine Wirkung nicht biochemisch erklärt werden.

Wenn man die Wirkung eines Placebos durch den Vergleich des Zustandes vor der Gabe zum Zustand nach der Gabe definiert – was wissenschaftlich eigentlich nicht zulässig ist, aber der Einfachheit halber immer wieder geschieht – ist zunächst der **Spontanverlauf**, in den meisten Fällen also die Spontanheilung, als Ursache der (scheinbaren) Wirkung zu nennen. Doch abgesehen vom

Spontanverlauf ist auch von einer tatsächlichen Wirkung eines Placebos auszugehen. Hier sind nach jetzigem Kenntnisstand zwei Mechanismen am Werk:

- Zum einen handelt es sich um die **Selbstwahrnehmung**, die von der Erwartungshaltung des Patienten gesteuert wird. Möglicherweise handelt es sich oft nur um eine eingebildete Verbesserung des Zustandes, für die sich keine Befunde z.B. laborchemischer Art finden lassen müssen. Insbesondere in der Schmerztherapie kommt der Placebogabe große Bedeutung zu. Placebos können der Einsparung von biochemisch wirksamen und damit nebenwirkungsbehafteten Schmerzmitteln dienen.

- Zum anderen sind oft **bedingte Reflexe** am Werk, die durch die Placebogabe getriggert werden und sich physiologisch und biochemisch nachweisen lassen. Dies entspricht dem pawlowschen Hund, bei dem nach kurzer Zeit des Lernens bereits eine Glocke ausreichte, die Magensaftsekretion anzuregen.

Genauso, wie beim pawlowschen Hund nicht irgendeine Glocke die Magensaftsekretion anregt, sondern nur die, die vor der Futtergabe ertönte, kommt es auch bei der Placebogabe darauf an, dass der Schein gewahrt wird: Farbe, Größe und Geschmack des Placebos müssen dem Original gleichen, und das Prozedere der Verabreichung muss der Erwartungshaltung entsprechen.

Die Placebowirkung bezieht sich nicht nur auf die Gabe einer pharmakologisch unwirksamen Tablette oder einer anderen Scheinintervention, z.B. einer Scheinoperation, sondern das gesamte Ambiente und Prozedere der Behandlung löst Assoziationen, Hoffnungen und Ängste aus, die zur Placebowirkung im weiteren Sinne beitragen. Man kennt das vielleicht von Zahnschmerzen, die bereits im Wartezimmer des Zahnarztes verschwunden sind, möglicherweise wegen einer endogenen Opiatausschüttung.

Harte und weiche Daten

Gerade bei der Placebowirkung zeigt sich, dass der Mensch mehr ist als eine Maschine aus Fleisch und Blut: Leib und Seele bilden eine untrennbare Einheit. Das Seelische greift modifizierend in physiologische Vorgänge ein, steuert die Wahrnehmung des Patienten und muss auch bei der Versuchsplanung unbedingt berücksichtigt werden:

- Insbesondere, wenn es um subjektive Daten geht, etwa um die Schmerzempfindung, die Verträglichkeit von Therapien, die Leistungsfähigkeit oder die Lebensqualität, spielen psychische Aspekte eine oft entscheidende Rolle.

- Bei objektiven, sog. harten, Kriterien, wie der Lebensdauer oder der Remission eines Tumors, tritt die Placebowirkung in den Hintergrund.

13.3 Die Zufallszuteilung

Abgesehen von den wenigen Fällen, in denen eine früher fast unheilbare Krankheit plötzlich heilbar ist, benötigt man eine Kontrollgruppe, um die Wirkung einer neuen Behandlung nachzuweisen und insbesondere um nachzuweisen, dass sie der bisherigen Standardtherapie überlegen ist.

Die Forderung nach einer Kontrollgruppe sagt sich als naturwissenschaftlich denkender Mensch sehr leicht, aber die Zufallszuteilung kratzt zutiefst am Selbstverständnis von Patient und Arzt:

- Der Patient hat den weiten Weg zur Universitätsklinik auf sich genommen in der Hoffnung, dass der berühmte Professor sich dort seiner annehmen und mit einer maßgeschneiderten, auf ihn zugeschnittenen Therapie sein Leben retten werde. Im Aufklärungsgespräch muss er jedoch erfahren, dass der Herr Professor auch nicht weiß, wie ihm am besten zu helfen ist und zum Würfel greifen will, damit es späteren Patienten einmal besser gehen wird ...

- Dem Arzt geht es dabei nicht besser, er arbeitet in dem Bewusstsein, für seine Patienten das Beste herauszuholen. Dass er nicht immer weiß, was das Beste ist, verdrängt er am liebsten. Der bekannte Epidemiologe Leon Gordis von der Johns Hopkins Universität beschreibt in seinem Lehrbuch diesen Rollenkonflikt mit einer schon einige Jahre zurückliegenden Anekdote: Ein berühmter Chirurg hielt einen Vortrag über ein bestimmtes Operationsverfahren. In der Diskussion fragte ein junger Assistent zaghaft, ob er die Ergebnisse anhand einer Kontrollgruppe geprüft habe. Der Herr Professor plusterte sich zu seiner vollen Größe auf und fragte, ob der Fragesteller meinte, dass er die Hälfte seiner Patienten nicht operiert habe. Der Fragesteller bejahte und der Professor donnerte mit der Faust auf das Pult und polterte los, dann hätte er die Hälfte seiner Patienten dem Tode geweiht. Die Stille wurde von einem kaum wahrnehmbaren „Welche Hälfte?" unterbrochen.

Aber genau das fordert der Gesetzgeber: Eine randomisierte klinische Studie darf nur durchgeführt werden, wenn eine „**vergleichbare Ungewissheit**" besteht, welche Therapie die bessere ist. Dieser Begriff bezieht sich nicht nur auf die Wirkung, sondern auf das gesamte therapeutische Prozedere, auf Nebenwirkungen, die Lebensqualität und zu erwartende Risiken.

Eine randomisierte Therapiezuteilung stellt für Arzt und Patient gleichermaßen eine Zumutung dar. Für den Patienten deshalb, weil es oft um für ihn existentielle Therapieentscheidungen geht, von denen sein weiteres (Über-)Leben abhängig und weil er das Eingeständnis des behandelnden Arztes nicht gewohnt ist, dass dieser am Ende seines Lateins sei. Der behandelnde Arzt sieht sich als Anwalt seines Patienten und hat aufgrund seiner klinischen Erfahrung meist eine deutliche Präferenz, welche Therapie für seinen Patienten die bessere wäre, muss jetzt aber aus wissenschaftlichen Gründen dem Zufall die Therapieentscheidung überlassen.

Das Studienprotokoll

Weil der oben geschilderte Konflikt zwischen Wissenschaftlichkeit und individueller Behandlung immer wieder zu Problemen geführt hat, ist die Teilnahme an einer klinischen Studie inzwischen stark formalisiert worden. Andererseits ist die Studienteilnahme für Arzt und Patient mit allerlei Anreizen verbunden, die die Nachteile in der Regel mehr als wettmachen.

Das Studienprotokoll legt alle wesentlichen Details der Studie fest: die untersuchte Fragestellung, den Therapieplan in den zwei oder mehreren Therapiearmen, die Ein- und Ausschlusskriterien für die Patienten, die an der Studie teilnehmen sollen, die Art der Randomisation, die an der Studie beteiligten Kliniken oder Praxen, die eingesetzten diagnostischen Verfahren, das Vorgehen bei Komplikationen, erlaubte und nicht erlaubte Begleitmedikation, Art und Dauer der Follow-up-Untersuchungen, die vorgesehene Dokumentation, die Zahl der zu rekrutierenden Patienten, Zwischenauswertungen, Bedingungen für einen eventuellen vorzeitigen Abbruch der Studie aufgrund der Zwischenergebnisse, die Art der späteren Auswertung, die Berücksichtigung von Patienten, die abweichend vom Studienprotokoll behandelt wurden oder die die weitere Teilnahme verweigert haben, und last, but not least die Art der späteren Veröffentlichung und die Rolle, Verantwortlichkeit und Honorierung des für die Dokumentation und Auswertung zuständigen biometrischen Instituts sowie die Honorierung der beteiligten Prüfärzte und der im Rahmen der Studie durchzuführenden zusätzlichen Diagnostik bzw. Therapie.

Bei eher seltenen Erkrankungen werden Studien *multizentrisch*, d.h. an mehreren Kliniken gleichzeitig, durchgeführt, um auf diese Weise schneller die notwendigen Fallzahlen zu erreichen.

Häufig werden spezielle Dokumentationskräfte eingesetzt, die sicherstellen sollen, dass die Dokumentation zeitnah und vollständig erfolgt. Weil es bei einer klinischen Studie genügend Fehlerquellen und Möglichkeiten von Protokollverletzungen gibt, soll zumindest bei der Dateneingabe und Auswertung alles korrekt ablaufen. Aus diesem Grunde wird in der Regel eine doppelte Dateneingabe vorgenommen, d.h., die Dokumentationsbögen werden zweimal unabhängig voneinander in den Computer eingegeben, und dieser meldet sich bei eventuellen Diskrepanzen.

Oft besuchen sog. *Studienmonitore* die an der Studie beteiligten Kliniken und haben das Recht, Einblick in die Originalkrankenakten zu nehmen. Dies

13.3 Die Zufallszuteilung

dient einerseits der Entlastung der beteiligten Ärzte, vor allem aber der besseren Datenqualität.

Dass die Auswertung in den Verantwortungsbereich eines biometrischen Instituts fällt, geschieht einmal deshalb, weil hier eine größere methodische Expertise vorhanden ist als bei den Klinikern, aber auch wegen des Vier-Augen-Prinzips, denn kleinste Variationen bei den Daten können zu dramatischen Änderungen bei den Ergebnissen führen.

Good Clinical Practice

Was hier in wenigen Worten geschildert wird, ist inzwischen weltweit Standard und in einem Regelwerk zusammengefasst, das sich *Good Clinical Practice* nennt. Dieses Regelwerk soll sicherstellen, dass bei der Durchführung einer klinischen Studie sowohl der Patient als auch die Wissenschaft zu ihrem Recht kommen.

Wenn es um die Erprobung noch nicht zugelassener Medikamente geht, ist auch eine Genehmigung der zuständigen Behörden einzuholen. Außerdem ist vor Studienbeginn eine Registrierung in einem Studienregister notwendig, damit im Falle von Ergebnissen, die der Geldgeber der Studie am liebsten verschweigen würde, die Arbeit nicht aus dem Blickfeld der internationalen „scientific community" geraten kann.

Ethikkommission

Bei der Teilnahme an einer Studie verpflichtet sich der Arzt, das im Studienprotokoll vorgesehene Prozedere einzuhalten. Dazu gehören neben einer manchmal belastenden Diagnostik, die man ohne Studie in dieser Ausführlichkeit nicht machen würde, und neben der von der Randomisierungszentrale diktierten Behandlung auch eine supportive Therapie oder ein Verzicht auf eine solche. Kurzum, der Patient wird in vielerlei Hinsicht anders diagnostiziert und therapiert, als dies ohne Studie der Fall wäre. Die Liegezeit im Krankenhaus kann sich deutlich verlängern.

Es geht bei der Studienteilnahme aus Sicht des Arztes und der Klinik keineswegs immer nur um die „Förderung der Wissenschaft", sondern oft um handfeste finanzielle Interessen, Drittmittelfinanzierung von teuren Apparaten und Personal, um Kongressreisen und um Karrierevorteile, die sich aus international beachteten Publikationen ergeben.

Aus alledem kann ein Interessenkonflikt resultieren, der Arzt mutiert zum Mediziner, der Patient zum bloßen Versuchsobjekt. Deshalb muss jede Studie vor Beginn durch eine fachkundige und unabhängige Ethikkommission geprüft und genehmigt werden. Solche Ethikkommissionen gibt es bei den Hochschulen und bei Ärztekammern.

Informed consent

In einer freien Gesellschaft muss mit offenen Karten gespielt werden. Die Teilnahme an einer Studie ist aus der Sicht des Patienten freiwillig. Wenn er nicht zustimmt, darf er keine Nachteile erleiden. Aber seine Zustimmung ist nur dann wirksam, wenn er weiß, worum es geht.

Gerade im Bereich der Onkologie kommt die Erkrankung oft aus heiterem Himmel und trifft den Patienten wie ein Schock. Während in den USA die Ärzte auch aus juristischen Grünen gezwungen sind, dem Patienten reinen Wein einzuschenken: „Sie haben noch zwei bis drei Monate zu leben, mit Therapie vielleicht vier bis fünf Monate und drei bis fünf Prozent der Patienten können sogar geheilt werden," ist es in Deutschland immer noch Usus, dem Patienten „nicht alle Hoffnung zu nehmen":

„Herr Doktor, sagen Sie mir, habe ich Krebs?"

„Ach wissen Sie, Krebs ist so ein Schlagwort, bei Ihnen wuchern Zellen, die ohne Behandlung zum Tode führen würden, aber wir haben da zwei gute Mittel, mit denen können wir diese Zellen vergiften."

„Wie lange habe ich noch zu leben?"

„Gestern war ein Patient da, der hatte vor drei Jahren dieselbe Krankheit wie Sie."

„Seien Sie ehrlich, wie lange geben Sie mir noch?"

„Wir tun alles für Sie, das wissen Sie doch. Wir geben Ihre Daten an eine Randomisierungszentrale, und der Computer sagt dann, mit welchem unserer beiden Mittel wir Sie behandeln sollen. Im Rahmen der Studie scheuen wir keine Mühen und Kosten, Sie optimal zu behandeln. Letzte Woche war ich gerade in Amerika, und selbst dort ist unser neues Mittel noch nicht verfügbar. Sie bekommen das Allerneuste. Das wollen Sie doch, oder wollen Sie lieber mit dem herkömmlichen Mittel behandelt werden? Wir können Sie dann aber leider nicht so gründlich untersuchen, Sie wissen ja, die Kosteneinsparungen. Es ist Ihre freie Entscheidung."

Etwas überzeichnet könnte so der *Informed consent* in der Praxis aussehen. Das Konzept der Zufallszuteilung ist dem Patienten in der Regel nur schwer zu vermitteln, zumal dieser in erster Linie damit beschäftigt ist, mit seiner eigenen Situation zurechtzukommen und seine Angelegenheiten zu regeln.

Wenn der behandelnde Arzt im Laufe der Behandlung glaubt, der Patient werde im Rahmen der Studie übertherapiert oder überdiagnostiziert, bleibt als Notbremse immer noch, dem Patienten zum Studienausstieg bzw. zum Verzicht auf einzelne Maßnahmen zu raten. Der Patient darf jederzeit ohne Angabe von Gründen seine Teilnahme an einer Studie abbrechen.

Mit oder ohne Studie, der Wunsch des Patienten ist Maßstab aller ärztlichen Bemühungen.

13.3 Die Zufallszuteilung

Warum randomisieren?

Therapiestudien sind häufig mit einem aufwendigen diagnostischen und therapeutischen Prozedere verbunden, welches viel Arbeit macht und den Patienten belastet, aber keine der Maßnahmen stößt auch nur annähernd auf soviel Widerstand beim behandelnden Arzt, wie die Zufallszuteilung zur Therapie. Das hat mehrere Gründe:

Zunächst setzt das Konzept einer randomisierten Therapiestudie eine *vergleichbare Ungewissheit* voraus. Diese vergleichbare Ungewissheit liegt aus Sicht der behandelnden Ärzte in der Regel gar nicht vor, sondern man macht die Studie, weil man fest davon überzeugt ist, die neue Therapie sei besser.

Selbst wenn insgesamt gesehen bezüglich der zu vergleichenden Therapien eine vergleichbare Ungewissheit bestehen sollte, glaubt der behandelnde Arzt doch ein *unterschiedliches Spektrum an Haupt- und Nebenwirkungen* erkennen zu können, meint also, dass für den einen Patienten die eine und für den anderen Patienten die andere Therapie geeigneter sei.

Und drittens betrachtet der behandelnde Arzt die Randomisation als *Bevormundung seiner ärztlichen Kompetenz*.

Wenn der behandelnde Arzt sich bereits eine Meinung über die zu prüfende Behandlung gebildet hat, ist dies zunächst eine subjektive Auffassung, die von einer objektiven Datenlage noch weit entfernt ist. Das ist ja gerade der Sinn wissenschaftlicher Forschung, von der Meinung zur überprüfbaren Erkenntnis zu gelangen. Trotz vorhandener Meinung der Prüfärzte ist die gesetzlich und ethisch geforderte Voraussetzung der *vergleichbaren Unsicherheit* also objektiv gesehen weiterhin gegeben. Aber als Mensch und Arzt fühlt sich der behandelnde Arzt seinen Patienten verpflichtet. Und das hat Folgen:

Randomisieren heißt ja nur soviel wie Zufallszuteilung, z.B. durch Münzwurf, Verwendung eines Würfels oder ein anderes vom Zufall gesteuertes Verfahren. In der Anfangszeit randomisierter Studien war es üblich, dass man die Zuteilung der Patienten nach Wochentagen vorgenommen hat oder dem behandelnden Arzt verschlossene Umschläge gegeben hat, in dem die Therapiezuweisungen für die nächsten Patienten enthalten waren. Es hat sich immer wieder herausgestellt, dass die behandelnden Ärzte im wohlverstandenen Interesse ihrer Patienten manipuliert haben, indem sie die Umschläge vorab geöffnet hatten oder den Patienten zum nächsten oder übernächsten Tag wieder einbestellt hatten, damit der Patient der Therapiegruppe zugeteilt wurde, die nach Meinung des Arztes für ihn optimal wäre.

Dieses Vorgehen erzeugt einen Bias, z.B. indem Patienten mit besserer Prognose dem neuen Verfahren zugeordnet werden. Der behandelnde Arzt hat häufig ein Gespür dafür, welche Chancen der Patient hat, und wenn dieses Gefühl die Therapiezuteilung der Patienten steuert, ist die Vergleichbarkeit der beiden Gruppen und damit die Auswertbarkeit der gesamten Studie gefährdet.

Telefonische Randomisierung

Deshalb ist es heute Standard, dass das Zuteilungsverfahren auch für den Arzt unvorhersehbar ist. Wichtig ist auch, dass der Patient erst in die Studie aufgenommen wird, bevor die Randomisierung stattfindet, denn andernfalls wird ein Patient nur dann in die Studie aufgenommen, wenn die Therapiezuteilung den Vorstellungen des Arztes entspricht. Auch das führt zu einer Verzerrung in der Zusammensetzung der Vergleichsgruppen.

Üblicherweise geschieht die Randomisation heute, indem der behandelnde Arzt bei der Randomisierungszentrale anruft, die Personalien und häufig auch die ersten Untersuchungsergebnisse des Patienten durchgibt und die Therapiezuteilung erhält. Oft wird bei dieser Gelegenheit eine *stratifizierte Randomisation* vorgenommen, bei der aufgrund der ersten Untersuchungsdaten, z.B. über den Schweregrad der Erkrankung, eine stratifizierte Therapiezuteilung vorgenommen wird. Damit wird die Strukturgleichheit der Therapiegruppen verbessert. Auch im Fall einer stratifizierten Randomisation ist für den behandelnden Arzt nicht vorhersehbar, in welche Therapiegruppe sein Patient im Falle einer Studienaufnahme fallen würde.

Die Therapiezuteilung erfolgt in diesem Fall nicht ausschließlich nach dem Zufallsprinzip, sondern in Abhängigkeit von den Patientendaten, was das Aufklärungsgespräch erleichtern kann, weil der Patient in der (irrigen) Meinung verbleibt, der Computer würde eine für ihn maßgeschneiderte Therapie ermitteln. Immerhin entspricht das seiner Erwartungshaltung, was ja viel wert ist.

Intention to treat

Bei der Auswertung randomisierter Studien ist es üblich, dass die Strukturgleichheit der Vergleichsgruppen bezüglich wichtiger prognostischer Faktoren dargestellt wird. Diese Strukturgleichheit ist Voraussetzung für einen fairen Vergleich der Ergebnisse und offenbart gleichzeitig, ob es Unregelmäßigkeiten bei der Randomisierung gegeben hat. Man kann davon ausgehen, dass andere für die Prognose entscheidende Faktoren, die das Gespür des behandelnden Arztes bestimmen, aber nicht explizit erfasst wurden und auch oft nicht erfassbar sind, ähnlich verteilt sind wie die bekannten prognostischen Faktoren.

Es ist gar nicht selten, dass ein Patient anders behandelt wurde, als er eigentlich hätte behandelt werden sollen. Wenn der Therapiewechsel hauptsächlich in eine Richtung erfolgt, muss man der Sache auf den Grund gehen. Oft liegt es an der Unverträglichkeit oder auch an der Wirkungslosigkeit eines Therapiearms. Schließlich ist bei neuen Therapieformen die Praktikabilität noch nicht ausgereift.

Üblicherweise werden Therapiewechsler nach dem Prinzip „Intention to treat" ausgewertet, also in der Endauswertung dem Therapiearm zugeschlagen, für den sie randomisiert wurden. Die Logik dahinter besteht darin, dass man herausfinden will, mit welcher *Anfangsstrategie* zukünftige Patienten behandelt werden sollten. Ein möglicher Therapiewechsel steht nicht im Widerspruch zur Anfangsstrategie, sondern entspricht der üblichen, am Patientenwohl orientierten Vorgehensweise, die auch außerhalb einer Studie allgemeine Praxis ist.

13.4 Hämatologie und Orthopädie

Kindliche Leukämien

Im Bereich kindlicher Leukämien wird seit Jahrzehnten sowohl in den USA als auch in Deutschland die Mehrzahl der behandelten Kinder im Rahmen von randomisierten Studien behandelt. Dies hat dazu geführt, dass heute etwa 80 Prozent der ALL-Fälle heilbar sind, früher verlief die Akute Leukämische Leukämie innerhalb weniger Wochen tödlich.

In anderen Bereichen der Onkologie sind die Ergebnisse weniger spektakulär, aber auch kleine Fortschritte sind Fortschritte.

Die randomisierte klinische Studie ist schließlich nur ein Hilfsmittel, um trotz der Variabilität des klinischen Verlaufs zu verallgemeinerungsfähigen Ergebnissen zu gelangen. Therapeutische Fortschritte setzen effektive Behandlungsmethoden, z. B. wirksame Zytostatika, voraus.

Randomisierung gegen Placebo oder gegen Verum?

Eine Randomisierung darf – schon aus ethischen und rechtlichen Überlegungen – nur gegen eine solche Therapie vorgenommen werden, der gegenüber eine *vergleichbare Ungewissheit* besteht. In der Regel wird man also gegen ein Verum, gegen ein wirksames Medikament testen. Bei neuen Therapieverfahren testet man üblicherweise gegen das zur Zeit etablierte Standardverfahren.

Die Placebowirkung (aufgrund der gesamten Behandlungssituation, nicht aufgrund eines Placebopräparates) ist dann in *beiden* Therapiearmen vorhanden und dürfte insofern keinen Einfluss auf das Ergebnis haben.

In letzter Zeit gibt es immer mehr Querdenker, die alles auf den Prüfstand stellen wollen und der Meinung sind, auch viele der seit Jahren bewährten Therapiemaßnahmen seien im Grunde wirkungslos. Die beobachtete Besserung sei dem Spontanverlauf zuzuschreiben, vielleicht auch noch dem Placeboeffekt: „Eine Grippe dauert mit Arzt zwei Wochen, ohne Arzt 14 Tage." Nach diesem Sprichwort wäre sogar der Placeboeffekt gleich Null. Die *evidenzbasierte Medizin* hat diese medizinbetriebskritische Haltung zur Forschungsmaxime erhoben und die Gesundheitspolitiker frohlocken angesichts leerer Kassen, was man alles einsparen könnte.

Nur wenn man der Meinung ist, das zur Zeit eingesetzte Standardverfahren sei wirkungslos, ist man berechtigt, gegen Placebo zu testen. Aber solche Fälle dürften eher die Ausnahme sein.

Knie- versus Scheinoperation

Kniebeschwerden sind im mittleren und höheren Lebensalter häufig. Aus diesem Grunde nimmt die Zahl der arthroskopischen Interventionen durch Lavage oder Debridement zu. Man geht von mehr als 200 000 Eingriffen pro Jahr in den USA aus, was mit Kosten von mehr als einer Milliarde Dollar verbunden ist. In Europa dürfte es ähnlich aussehen.

Um die Effektivität zu überprüfen, hat man eine Reihe von randomisierten Studien durchgeführt, bei denen entweder operiert wurde oder auf eine Behandlung verzichtet wurde, mit dem Ergebnis, dass bei den operierten Patienten der Schmerz zurückging und die Beweglichkeit verbessert wurde. Allerdings fiel auf, dass die Ergebnisse bei einer bloßen Spülung mit Kochsalz gleich gut waren wie bei einer echten Intervention, dem Debridement. Dies zeigte sich insbesondere bei Studien, bei denen der Patient über die angewandte Methode im Unklaren gelassen wurde.

Aufgrund dieser Datenlage wurden 180 Patienten mit Osteoarthritis des Knies randomisiert einer von drei Behandlungsgruppen zugewiesen:

- Debridement (der Standardbehandlung)

- Lavage mit Kochsalz

- Scheinoperation

Bei der Scheinoperation wurde in Narkose ein Hautschnitt vorgenommen, aber kein Arthroskop eingeführt. Der Patient und auch die nachfolgend behandelnden und untersuchenden Ärzte wurden über das individuell angewandte Verfahren im Unklaren gelassen (Doppelblindstudie).

Zielgröße waren die Schmerzen und die Beweglichkeit, die anhand der *Arthritis Impact Measurement Scales* ermittelt wurde. Die Zielgrößen wurden unmittelbar vor dem Eingriff, zwei, sechs und zwölf Wochen danach und dann in sechsmonatigen Abständen über einen Zeitraum von zwei Jahren erhoben.

Bei keiner der Zielgrößen zeigt sich ein signifikanter Unterschied zwischen den drei Therapieverfahren, von der Tendenz her zeigt die Scheinoperation sogar die besten Ergebnisse.

Interessanterweise nimmt der Schmerz als am stärksten vom Placeboeffekt abhängige Größe nach der Operation deutlich ab und hat auch nach zwei Jahren noch nicht wieder sein Ausgangsniveau erreicht, während die stärker objektivierbare Beweglichkeit kaum Veränderungen zeigt.

13.4 Hämatologie und Orthopädie

Dies spricht dafür, dass der Placeboeffekt (der in allen drei Gruppen gleichermaßen aktiv ist) bei jeder Nachuntersuchung erneut aktiviert wird, zumal man bei einer degenerativen Veränderung davon ausgehen sollte, dass das Krankheitsbild innerhalb von zwei Jahren eher fortschreitet als abklingt.

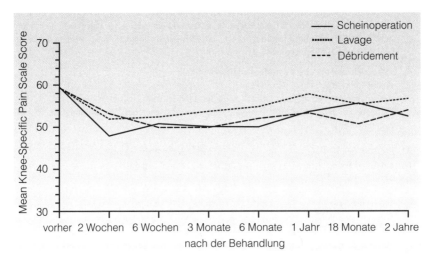

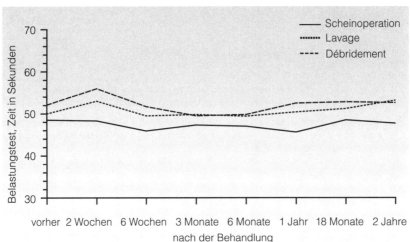

Abbildung 13.1 und 13.2: Ergebnisse einer randomisierten Doppelblindstudie an 180 Patienten mit Kniegelenkarthrose. Beim Belastungstest in Abb. 13.2 mussten die Patienten 30 Meter gehen und einige Stufen hinauf- und wieder hinabsteigen. Die Zeit wurde in Sekunden gemessen. Nach: Mosely JB, O'Mallery K, Petersen NJ, Menke TJ, et al: A controlled trial of arthroscopic surgery for osteoarhritis of the knee. N Engl J Med 347: 81–88, 2002

13.5 Übungsaufgaben

1. Zum Vergleich der Wirksamkeit zweier Medikamente bei einer bestimmten Krankheit K wird der folgende Versuch geplant:
Aus einer Grundgesamtheit wird eine gerade Anzahl n von Patienten mit der Krankheit K zufällig ausgewählt und in $n/2$ Paare eingeteilt, so dass die Patienten eines Paares möglichst „ähnlich" bezüglich wichtiger Einflussgrößen sind. Den Patienten jedes Paares werden die beiden Medikamente zufällig zugeteilt.

   (1) Es handelt sich um eine kontrollierte klinische Studie.
   (2) Es handelt sich um einen Blockversuch.
   (3) Ein solcher Versuch ist nicht sinnvoll, weil die „Ähnlichkeit" nicht messbar ist.
   (4) Es handelt sich um eine retrospektive Studie, weil erst nach der Blockbildung die Therapie zugeteilt wurde.

   (A) nur 1 ist richtig
   (B) nur 1 und 2 sind richtig
   (C) nur 3 und 4 sind richtig
   (D) nur 1, 2 und 4 sind richtig
   (E) nur 2, 3 und 4 sind richtig.

2. Von 119 Leberkranken einer klinischen Studie werden 59 während 4 Wochen, 41 während 8 Wochen, 19 während 12 Wochen mit dem Präparat V behandelt. Vor Beginn und nach Abschluss der Behandlung lassen die Prüfer bei jedem Leberkranken die SGOT bestimmen.
Welcher Test kann bei diesen Daten nachweisen, dass V bei Leberkranken wirksam ist?

   (A) Wilcoxon-Paar-Test
   (B) Rangsummentest mit den Differenzen zum Aussagewert
   (C) Vorzeichentest
   (D) χ^2-Test
   (E) kein Test, weil die Vergleichsgruppe fehlt

3. Im klinischen Versuch soll eine Entscheidung zwischen einer neuen Therapie N und einer Standardtherapie S gefällt werden; welches Vorgehen ist korrekt?

   (A) Man behandelt im gleichen Zeitraum nach N und S und teilt die Patienten den Verfahren streng zufällig zu. Beim Auftreten von Übelkeit unter der neuen Therapie erhält der betreffende Patient die Standardtherapie.
   (B) Man vergleicht die nach N behandelten Patienten aus Klinik A mit den nach S behandelten Patienten aus Klinik B.
   (C) Man behandelt eine kleine Gruppe nach N und vergleicht gegen den Standard, d. h. alle bis zum Versuchsbeginn nach S behandelten Patienten.
   (D) Man vergleicht eine vom Zeitpunkt T_0 an nach N behandelte Gruppe mit einer etwa gleich großen bis zum Zeitpunkt T_0 nach S behandelten Gruppe.
   (E) Man behandelt im gleichen Zeitraum nach N und S, teilt die Patienten den Verfahren streng zufällig zu, legt die Dosis und Behandlungsdauer fest, lässt aber zu, dass die Patienten bei vitaler Indikation aus dem Versuch genommen werden.

13.5 Übungsaufgaben

4. Welche Aussage trifft **nicht** zu?

Eine kontrollierte klinische Studie ist geeignet zur Prüfung der Wirksamkeit

(A) eines neuen Medikaments
(B) einer neuen Operationstechnik
(C) einer neuen Diagnosetechnik
(D) einer neuen Narkosetechnik
(E) einer neuen Bestrahlungstechnik

5. Bei einer klinischen Therapiestudie ist für die Vergleichbarkeit der Gruppen unbedingt erforderlich:

(1) Beobachtungsgleichheit
(2) Strukturgleichheit
(3) Gleichheit des Stichprobenumfangs
(4) keine Überschreitung des Normbereiches

(A) nur 3 ist richtig
(B) nur 1 und 2 sind richtig
(C) nur 1, 2 und 3 sind richtig
(D) nur 2, 3 und 4 sind richtig
(E) 1–4 = alle sind richtig

Lösung der Übungsaufgaben

1 (A) Es handelt sich um eine Matched-Pairs-Technik. Von Blockbildung spricht man nur in biologischen Experimenten, wo man eine wesentlich größere Homogenität innerhalb der Blöcke erreichen kann. Der Versuch ist deshalb prospektiv, weil die Zuteilung der Behandlungsverfahren erfolgte, bevor die Therapieergebnisse absehbar waren, und er ist randomisiert, weil die Zuteilung zufällig erfolgt.

2 (E) Hier könnte man höchstens den Einfluss der Dauer der Therapie auf die Normalisierung der SGOT untersuchen. Aber diese Untersuchung wäre nur dann sinnvoll, wenn die Patienten durch ein Zufallsverfahren den unterschiedlichen Therapieintervallen zugeordnet worden sind. Vermutlich wurden die Patienten jedoch so lange behandelt, bis sich die SGOT-Werte normalisiert hatten. In diesem Fall lässt sich von statistischer Seite nur eine Beschreibung, etwa eine graphische Darstellung des Datenmaterials, vornehmen. Man kann weder eine Aussage darüber machen, ob das Präparat überhaupt wirksam ist (weil die unbehandelte Vergleichsgruppe fehlt), noch eine Aussage über den Effekt der Zeitdauer der Behandlung (weil dieser Effekt nicht von der Indikation zur Fortsetzung der Therapie getrennt werden kann).

3 (E) Die Vorgehensweisen (A) bis (D) könnten einen systematischen Fehler erzeugen.

4 (C) Bei der Prüfung einer Diagnosetechnik kann man nicht von Wirksamkeit sprechen. Sensitivität und Spezifität sind die in diesem Zusammenhang wichtigen Begriffe.

5 (B) (s. S. 237)

6. Warum muss man, wenn man z.B. die Wirksamkeit verschiedener Medikamente prüfen will, die Versuchseinheiten (Patienten) den Verfahren (Medikamenten) streng zufällig einteilen?

(A) um zwischen den Verfahren zu alternieren
(B) um die Behandlungschancen gerecht zu verteilen
(C) um doppelblind prüfen zu können
(D) um jede Einseitigkeit bei der Zuteilung auszuschließen
(E) Alle Aussagen sind richtig.

7. Eine streng zufällige Zuteilung von Patienten zu Behandlung wird am sichersten erzielt

(A) nach dem Aufnahmedatum
(B) nach den Anfangsbuchstaben der Familiennamen
(C) nach der Stationszugehörigkeit in der Klinik
(D) mit Zufallsvariablen
(E) durch systematisches Alternieren

8. In einer kontrollierten klinischen Studie teilt der Prüfer die Probanden den Verfahren A und B zunächst zufällig zu. Nachdem die ersten Behandlungsergebnisse vorliegen, gibt der Prüfer nur noch den schweren Fällen das Verfahren B. Als Gründe gibt der Prüfer an:

(1) Auf diese Weise kommt die Wirksamkeit des Verfahrens B deutlicher heraus.
(2) Die Vergleichbarkeit innerhalb der beiden Behandlungsgruppen wird erhöht, weil zufällig zunächst mehr leichtere Fälle mit B behandelt werden.
(3) Die Voraussetzungen zur Anwendung des χ^2-Tests werden verbessert.

Welche dieser Begründungen sind richtig?

(A) keine
(B) nur 2
(C) nur 1 und 2
(D) nur 1 und 3
(E) nur 2 und 3

9. Ein gut ausgearbeiteter statistischer Versuchsplan sollte Angaben enthalten über

(1) die Ein- und Ausschlusskriterien für Versuchseinheiten
(2) die Wahrscheinlichkeit für den Fehler 1. Art
(3) die Testmethode
(4) den Stichprobenumfang in jeder der Stichproben

(A) nur 3 ist richtig
(B) nur 1 und 4 sind richtig
(C) nur 3 und 4 sind richtig
(D) nur 2, 3 und 4 sind richtig
(E) 1–4 = alle sind richtig

10. Bei einer kontrollierten klinischen Prüfung müssen in jedem Fall folgende Bedingungen eingehalten werden:

(1) Randomisierung
(2) Definition von Ein- und Ausschlusskriterien
(3) Placebo als Vergleich
(4) genaues Studienprotokoll
(5) Block- oder Schichtbildung

(A) nur 1 und 2 sind richtig
(B) nur 3 und 4 sind richtig
(C) nur 3 und 5 sind richtig
(D) nur 1, 2 und 4 sind richtig
(E) nur 2, 3 und 4 sind richtig

13.5 Übungsaufgaben

11. Bei klinischen Prüfungen sind sequentielle Tests besonders angebracht, wenn

(A) multizentrische Langzeitstudien geplant sind
(B) Wirkungen, die innerhalb kurzer Zeit eintreten, geprüft werden
(C) man viele gleichwertige Zielkriterien hat und alle gemeinsam auswerten will
(D) bis zum Eintreten des Behandlungserfolges wesentlich längere Zeit verstreicht als bis zur Aufnahme des nächsten Patienten
(E) man nicht randomisieren kann

Lösung der Übungsaufgaben

6 (E) Siehe Kommentar zur Frage 7.

7 (D) Eine Zufallsvariable wäre beispielsweise das Ergebnis eines Münzwurfes oder eine aus einer Zufallszahlentabelle entnommene Zahl.

Die Zuordnung nach dem Aufnahmedatum ist ungünstig, weil sich dies herumsprechen könnte und die Patienten dann zu dem Termin kommen, dessen Therapie ihnen gefällt. Außerdem ist diese Regelung häufig nicht eindeutig, etwa wenn der Patient mehrfach hintereinander kurzfristig aufgenommen wird.

Die Zuordnung nach dem Familiennamen ist ungünstig, weil dann bestimmte Sippen jeweils gänzlich einem Therapiearm zugewiesen werden, so dass eine evtl. vorhandene genetische Disposition etwa zu bestimmten Nebenwirkungen voll zu Lasten eines Therapiearmes gehen würde.

Die Zuordnung nach Stationszugehörigkeit würde zur Folge haben, dass ein unterschiedlicher Standard der medizinischen Versorgung auf verschiedenen Stationen die Beobachtungsgleichheit zwischen den Vergleichsgruppen gefährden könnte.

Ein systematisches Alternieren würde bedeuten, dass der behandelnde Arzt im Voraus wüsste, in welche Therapiegruppe ein Patient kommen würde, falls dieser Patient in die Studie aufgenommen würde. Die Entscheidung zur Aufnahme in die Studie würde dann möglicherweise unter dem Gesichtspunkt geschehen, dass der Patient in Gruppe A oder B kommen würde. Hierdurch könnte eine Selektion der Gruppen entstehen, etwa indem leichter Erkrankte vorzugsweise mit der weniger aggressiven Therapie A und schwer Erkrankte mit der mutmaßlich wirkungsvolleren Therapie B behandelt würden.

8 (A) Der Prüfer setzt sich dem Verdacht der Manipulation aus, besonders weil er das Zuteilungsverfahren erst nach dem Vorliegen der ersten Ergebnisse ändert.

9 (E) (s. S. 272)

10 (D) Die unter 3 und 5 genannten Bedingungen sind häufig wünschenswert, aber nicht in jedem Fall unabdingbar.

11 (B) Die Fallzeit braucht bei Verwendung eines sequentiellen Tests nicht im Voraus festgelegt zu werden.

13. Kapitel: Der klinische Versuch

12. Wenn zwei Beobachter zu verschiedenen Aussagen kommen, kann das liegen

(1) am Ausbildungsstand der Untersucher
(2) an der Qualität des angewandten Tests
(3) an der Einstellung der Untersucher zu der Methodik
(4) an der Blutgruppenverteilung des zu untersuchenden Kollektivs
(5) an der Exaktheit der gegebenen Arbeitsanleitung

(A) nur 3 ist richtig
(B) 1 und 3 sind richtig
(C) 1, 2 und 5 sind richtig
(D) 1, 2, 3 und 5 sind richtig
(E) 1–5 = alle sind richtig

13. Stellen Sie sich zwei völlig gleichwirksame Behandlungsmethoden vor. Der Behandlungserfolg sei auf einer stetigen Skala messbar. Patient N.N. wird streng zufällig der einen, ein zweiter Patient N.M. der anderen Behandlung zugeteilt.

    Wie groß ist die Wahrscheinlichkeit, dass N.N. am Ende der Behandlung die günstigeren Werte zeigt?

(A) 0,0
(B) 0,25
(C) 0,5
(D) 0,75
(E) 1,0

14. Unter „Randomisierung" versteht man in einer kontrollierten klinischen Therapiestudie

(A) die Aufteilung der Einflussgröße in Zielgrößen und Störgrößen
(B) den Einfluss des zufälligen Fehlers auf das Versuchsergebnis
(C) die zufällige Zuteilung der Patienten zu den einzelnen Behandlungsgruppen
(D) die Aufteilung des Fehlers in einen systematischen und in einen zufälligen Fehler
(E) die Berechnung des zufälligen Fehlers

15. Die Bedeutung der randomisierten Zuweisung von Patienten zu verschiedenen Therapieverfahren im Rahmen eines klinischen Versuches liegt vor allem in der Vermeidung von

(A) Strukturungleichheiten zwischen den Behandlungsgruppen
(B) Kontaminationseffekten
(C) unbewussten Verfälschungstendenzen bei Ärzten und Kranken
(D) Beobachtungsungleichheiten
(E) zufälligen Fehlern

13.5 Übungsaufgaben

16. Bei Aufnahme eines Patienten in eine kontrollierte klinische Therapiestudie ist es in der Regel **nicht** erforderlich,

(A) den Patienten über die Zielsetzung der Studie zu informieren
(B) den Patienten über mögliche Risiken aufzuklären
(C) das Vorliegen von Ein- und Ausschlusskriterien zu überprüfen
(D) das Ansprechen des Patienten auf eine der zu untersuchenden Therapieformen zu überprüfen
(E) das schriftliche Einverständnis des Patienten einzuholen

Lösung der Übungsaufgaben

12 (D) Ursache (4) wäre nur möglich, wenn jeder Untersucher ein anderes Kollektiv untersucht. Dies scheint hier jedoch nicht der Fall zu sein.

13 (C) Die Wahrscheinlichkeit für ein günstigeres Abschneiden von Herrn N.N. ist deshalb 0,5, weil der Behandlungserfolg auf einer stetigen Skala messbar ist, sodass praktisch ausgeschlossen werden kann, dass die Herren N.N. und N.M. gleich abschneiden. Entscheidend ist auch der Hinweis, dass die Behandlungsmethoden völlig gleichwirksam seien.

14 (C) Weil sich Störgrößen nur schwer oder meistens gar nicht quantifizieren und kontrollieren lassen, versucht man durch die Zufallszuteilung der Patienten zu den zu vergleichenden Therapiegruppen eine Strukturgleichheit der Therapiegruppen zu erzeugen, damit sich die Störgrößen auf beide Therapiegruppen in gleicher Weise verteilen. Man hofft, dass die Störgrößen auf diese Weise das Ergebnis möglichst wenig beeinflussen.

15 (A) Siehe Erläuterung zur letzten Aufgabe.
Der Begriff Kontaminationseffekt bezieht sich auf Studien mit Cross-Over-Design, wenn die Wash-out-Phase zu kurz ist und sich der Behandlungseffekt einer Therapiephase erst nach erfolgtem Cross-Over zeigt.
Um unerwünschte Verfälschungstendenzen bei Patienten und Ärzten zu vermeiden, kann man eine Studie als Blind- bzw. Doppelblindstudie durchführen.
Die Beobachtungsgleichheit zwischen den Therapiegruppen muss durch das Studiendesign sichergestellt werden.
Zufällige Fehler lassen sich niemals komplett vermeiden, aber das Studiendesign kann darauf achten, dass die Variabilität in Bezug auf alle Einfluss- und Störgrößen möglichst gering ist und vor allem in den zu vergleichenden Therapiegruppen gleich ist. Dies gilt insbesondere auch für die Begleittherapie.

16 (D) Diese Frage ist etwas unglücklich formuliert. Selbstverständlich darf ein Patient nur in eine Studie aufgenommen werden, wenn zu erwarten ist, dass er auf die im Rahmen der Studie angebotenen Therapiemaßnahmen ansprechen wird und wenn bezüglich der Gesamtheit von Wirkungen und Nebenwirkungen eine vergleichbare Ungewissheit darüber besteht, welche Therapie für den Patienten die bessere wäre.

17. Welche der folgenden Studien zum Nachweis der Wirksamkeit eines Medikamentes hat den höchsten konfirmatorischen Charakter?

Die

(A) Fall-Kontroll-Studie
(B) ökologische Studie
(C) Beobachtungsstudie
(D) kontrollierte klinische Studie
(E) Querschnittsstudie

18. Die Erfolgsrate einer bestimmten Behandlungsstrategie beträgt laut Angaben in verschiedenen Publikationen etwa 70 %. Eine neue Behandlung wird vorgeschlagen.
Um zu überprüfen, ob die neue Behandlung die Erfolgsrate um den medizinisch relevanten Unterschied von 5 % verbessert, führt man am besten folgende Studie durch:

(A) Fall-Kontroll-Studie (Fälle = alte Behandlung, Kontrolle = neue Behandlung)
(B) Kohortenstudie
(C) kontrollierte klinische Therapiestudie
(D) Querschnittstudie
(E) Matched-Pairs-Studie

19. In einer kontrollierten klinischen Therapiestudie sollen zwei Analgetika geprüft werden. Welche der folgenden Aussagen über die Rahmenbedingungen dieser Studie trifft **nicht** zu?

(A) Alle Patienten werden über Zweck und Umfang der Studie und mögliche Risiken aufgeklärt.
(B) Alle Patienten sollen ihre Einwilligung zur Teilnahme an der Studie schriftlich erteilen.
(C) Alle Patienten können ihre Einwilligung zur Teilnahme an der Studie jederzeit widerrufen.
(D) Alle Patienten, die ihre Einwilligung zur Teilnahme während der Studie zurückziehen, werden trotzdem mit dem Abbruchgrund dokumentiert.
(E) Von allen Patienten, die ihre Einwilligung zur Teilnahme an der Studie zurückziehen, sind die Unterlagen über den bisherigen Verlauf zu vernichten.

20. Bei kontrollierten klinischen Studien wird das Intention-to-treat-Prinzip angewandt. Nach diesem Prinzip

(A) werden die Patienten zufällig den Therapiegruppen zugeteilt
(B) werden die Studien doppelblind angelegt
(C) werden auch die aus der Studie ausscheidenden Patienten bei der Auswertung berücksichtigt
(D) wird eine Blockbildung vorgenommen
(E) werden die Patienten mit Ausnahme der ihnen zugeteilten Therapie gleich behandelt

13.5 Übungsaufgaben

Lösung der Übungsaufgaben

17 (D) Die kontrollierte klinische Studie hat den höchsten konfirmatorischen Charakter, weil die Zuteilung der Patienten zu den Therapiegruppen randomisiert erfolgt, weil die Behandlungs- und Beobachtungsgleichheit gewährleistet ist und weil es sich um eine prospektive Studie handelt.

18 (C) In der Aufgabenstellung ist angegeben, dass von der neuen Therapie nur eine vergleichsweise geringe Verbesserung der Wirksamkeit von etwa 70 % auf 75 % erwartet wird. Dies bedeutet, dass das schärfste Instrument der Therapieprüfung, die RCCT (Randomised Controlled Clinical Trial), zum Einsatz kommen muss. Wenn eine Verbesserung der Wirksamkeit von beispielsweise 25 % auf 75 % erwartet würde, wäre eventuell der Vergleich der jetzigen Ergebnisse mit den Ergebnissen früherer Behandlungen als historische Kontrolle gerechtfertigt. In diesem (sehr seltenen) Fall wäre den Patienten angesichts der deutlichen Überlegenheit der neuen Methode die Randomisierung nicht zuzumuten, weil die vergleichbare Ungewissheit fehlen würde.

Bei der Fall-Kontroll-Studie und der Kohortenstudie handelt es sich um epidemiologische Studien, um die ätiologische Bedeutung von Risikofaktoren zu untersuchen. Eine Matched-Pairs-Studie ist eine Fall-Kontroll-Studie, bei der die Kontrollen so ausgesucht werden, dass zu jedem Fall eine (oder mehrere) Kontrollen gesucht werden, die in Bezug auf möglichst wichtige Einflussfaktoren möglichst gut zu dem jeweiligen Fall passen.

Mit einer Querschnittstudie wird die Prävalenz einer Erkrankung erfasst. Alle Elemente der untersuchten Kohorte, z. B. alle Schüler einer Schule, werden einmal untersucht. Im Gegensatz dazu steht die Längsschnittstudie, bei der die betreffenden Personen in zeitlichen Abständen mehrfach untersucht werden, um Verlaufsbeobachtungen machen zu können.

19 (E) Es ist sehr wichtig, zu wissen, warum Patienten eine Behandlung abbrechen, denn oft werden die Nebenwirkungen einer Therapie unterschätzt.

Nach dem Prinzip Intention to Treat werden die Patienten in dem Therapiearm ausgewertet, dem sie ursprünglich bei der Randomisierung zugeteilt worden waren, weil man mithilfe der Studie die beste Anfangsstrategie ermitteln will. Die individuelle Anpassung des Therapiekonzeptes an die Verträglichkeit und Wirkung gehört zum üblichen ärztlichen Prozedere.

20 (E) Siehe Antwort zur letzten Frage

Kapitel 14
Epidemiologische Studien

Epidemiologische Studien dienen der Ursachenforschung, um die Bedeutung ätiologischer Faktoren zu ermitteln. Dies ist in einer Zeit mit sich wandelnden Lebensbedingungen von großer Bedeutung, denn die geänderten Lebensumstände bringen neue Gefahren mit sich. Früher war man froh, wenn alle satt wurden, heute sind Zucker und Fett die preiswertesten Mittel der Lustbefriedigung und Frustbewältigung.

Früher war Arbeit für fast alle Menschen mit Bewegung und Anstrengung verbunden und nach der Arbeit ruhte man sich aus. Heute sind die meisten Menschen während der Arbeit an Stuhl und Monitor gefesselt, erst nach der Arbeit geht es in den Fitnessclub – wenn überhaupt.

Beim Rauchen hat es viele Jahrzehnte gedauert, bis die Gefahren in ihrem vollen Umfang erkannt wurden. Für Millionen von Menschen kam die Einsicht zu spät.

Die Epidemiologie trägt seit mehr als 100 Jahren mit der Erforschung der Infektionswege zur Bekämpfung von Epidemien bei, die früher immer wieder die großen Städte und Staaten heimsuchten. Inzwischen sind die Herausforderungen andere geworden, unser Lebensstil entfernt sich für immer mehr Menschen von der Lebensweise, an die wir uns über Hunderttausende von Jahren angepasst haben:

Nicht mehr die nackte Not und Elementarbedürfnisse wie Kleidung, Wohnen und Essen bestimmen unser Leben. Stattdessen hat die Wohlstandsgesellschaft ein ganz anderes Spektrum an Belastungen und Verführungen hervorgebracht: Angststörungen, Depressionen, Spielsucht, Fettleibigkeit, Bewegungsmangel, Stoffwechselerkrankungen und wegen der immer mehr zunehmenden Langlebigkeit auch Alzheimer und Pflegebedürftigkeit. Zu alledem stellt die Kinderlosigkeit die Alterspyramide auf den Kopf.

Gerade weil die existenzielle Not gewichen ist und weil der Einzelne wie auch die Gesellschaft insgesamt immer mehr Optionen haben, das zukünftige Leben zu gestalten, gibt es einen großen Forschungsbedarf für die Epidemiologie und Sozialmedizin. Wenn die jetzige Entwicklung wie bisher weitergeht, droht eine ungeahnte Kostenlawine, wenn die chronischen Krankheiten der älteren Generation von den (dann) wenigen jungen Leuten nicht mehr finanziert werden können.

Epidemiologische Forschung hat im Gegensatz zur klinischen Forschung mit zwei Einschränkungen zu kämpfen:

14.1 Querschnittserhebung

- Der Epidemiologe kann nur beobachten und nicht intervenieren.
- Der Zeithorizont beträgt oft Jahre, häufig sogar Jahrzehnte.

Wie auch in der klinischen Forschung werden die untersuchten Abhängigkeiten durch die Individualität des Einzelfalls und durch allerlei Einflussgrößen, Confounder und Störgrößen maskiert. Deshalb benötigt man eine größere Zahl von Probanden, damit sich zufallsabhängige Einflüsse einigermaßen ausgleichen und man benötigt eine Versuchs- bzw. Beobachtungsanordnung, bei der sich keine systematischen Fehler einschleichen.

Letztlich fließen auch bei der epidemiologischen Forschung die Daten in eine Vierfeldertafel ein, sodass man beurteilen kann, ob ein Zusammenhang besteht oder nicht. Ob es sich bei einem statistisch erkennbaren Zusammenhang um eine bloße Assoziation – gegebenenfalls zu einer dritten Größe – oder um eine kausale Beziehung handelt, muss sich aus der inhaltlichen und sachlichen Prüfung ergeben. Die Vierfeldertafel ergibt sich in der Regel erst dann, wenn man die Fragestellung auf eine einzelne Frage zuspitzt. Aus der Kontingenztafel Tabelle 14.1 auf der nächsten Seite würde eine Vierfeldertafel, indem man die Schulnoten und den Body Mass Index auf je zwei Kategorien komprimiert: gut/schlecht bzw. Übergewicht: ja/nein.

Wenn man die vielfältigen epidemiologischen Studienformen in ein grobes Raster pressen will, gibt es vom Grundsatz her drei Typen: die Querschnittserhebung, die Kohortenstudie und die Fall-Kontroll-Studie. Zwischenformen kommen durchaus vor.

14.1 Querschnittserhebung

Bei einer Querschnittserhebung wird die untersuchte Studienpopulation zu einem einzigen Zeitpunkt untersucht. Eine Querschnittsuntersuchung findet in der Gegenwart statt und ist deshalb weder prospektiv noch retrospektiv. Jedes Element der Stichprobe oder – je nach Größe – auch der Grundgesamtheit wird einmal auf die interessierenden Merkmale hin untersucht.

Bei der Untersuchung kann es sich um ein Interview, eine ärztliche Untersuchung, eine Laboruntersuchung, die Datenabfrage bei einem Amt oder eine andere Form der Informationsgewinnung handeln, ggf. auch um eine Kombination, z. B. um eine schulärztliche Untersuchung bei gleichzeitiger Abfrage der Noten im Schulsekretariat. Dadurch, dass man jedes Element der Grundgesamtheit bzw. Stichprobe genau einmal erfasst, kann man normalerweise davon ausgehen, dass auch eine Verlaufsbeurteilung möglich ist. Beim Beispiel der Schuluntersuchung würde man Daten von der ersten bis zur letzten Klasse gewinnen, allerdings von jedem Schüler nur einmal, so dass eine individuelle Verlaufsbeurteilung nicht möglich ist.

Der Sinn von Querschnittsuntersuchungen besteht darin, sich einen Überblick über die Verteilung der Merkmale zu verschaffen. Insbesondere die Prävalenz von Krankheiten kann auf diese Weise erfasst werden. Im Englischen wird eine Querschnittsstudie als **Cross Sectional Study** oder auch als **Prevalence Study** bezeichnet. Ein weiteres Synonym ist **transversale Studie**.

Kausale Abhängigkeit?

Wenn es um kausale Zusammenhänge geht, wird es schwieriger. Betrachten wir das Beispiel mit der Schuluntersuchung und nehmen wir an, der Schularzt habe das Merkmal *Body Mass Index (BMI)* erfasst und gleichzeitig die Schulnote in Sport abgefragt.

Sicherlich gibt es hier einen Zusammenhang, aber in welche Richtung? Schlecht in Sport, weil zu dick oder zu dick, weil schlecht in Sport? Aufgrund der Daten der Querschnittsuntersuchung kann man diese Frage nicht beantworten, weil man nicht weiß, was zuerst aufgetreten ist, die Adipositas oder die schlechte Sportnote. Es können auch beide Mechanismen gleichzeitig wirksam sein. Das ist wahrscheinlich sogar die Regel.

Schulnoten in Sport

BMI	1	2	3	4	5	Summe
≤ 20	53	44	31	2	0	130
20,1–25	66	76	64	33	3	242
25,1–30	34	75	68	43	2	222
> 30	0	3	4	15	13	35
Summe	153	198	167	93	18	629

Tabelle 14.1: Fiktives Beispiel zum Zusammenhang zwischen BMI und Sportnoten

Die Interpretation von Daten zur Prävalenz ist manchmal nicht einfach, insbesondere, wenn neue Therapieverfahren eingeführt werden. Unterstellen wir eine konstante Inzidenz von z. B. juvenilem Diabetes. Früher war die Prävalenz sehr niedrig, weil die Erkrankung innerhalb kürzester Zeit zum Tode führte. Nach Einführung der Insulintherapie begann die Prävalenz kontinuierlich anzusteigen. Sollte in den nächsten Jahren eine *kurative* Therapie möglich werden, würde die Prävalenz wieder sinken.

Eine Querschnittsuntersuchung liefert eine Momentaufnahme der Situation und dient der Ermittlung der Prävalenz. Die Interpretation der Daten in Bezug auf eine kausale Abhängigkeit liefert Spielraum zur Spekulation und ist zur Generierung, aber nicht zur Prüfung von Hypothesen geeignet.

14.2 Kohortenstudien

Eine Kohortenstudie ist dadurch gekennzeichnet, dass eine Gruppe von Probanden, die Kohorte, einem bestimmten Risiko ausgesetzt wird und dann mit einer Gruppe verglichen wird, die diesem Risiko nicht ausgesetzt war. Wenn das Risiko nur selten zur Erkrankung führt, muss die Kohorte entsprechend groß sein, damit man eine ausreichende Zahl von Erkrankungsfällen erhält, die eine statistische Analyse möglich macht. Wenn die Latenzzeit lang ist, muss die Beobachtungszeit entsprechend lang sein, bevor man zu Ergebnissen kommt.

Bei der Untersuchung von Doll und Hill (s. S. 202) hat sich die Schere zwischen der Lebenserwartung der Raucher und Nichtraucher erst nach einer Beobachtungszeit von fünfzig Jahren in voller Breite geöffnet. Die Gründe dafür müssen noch untersucht werden. Dies zeigt, wie aufwendig und langwierig Kohortenstudien sein können. Die Studie von Doll und Hill war zunächst eine Querschnittsstudie über das Rauchverhalten, durch die später wiederholten Befragungen der Ärzte und durch die Auswertung der Death Certificates wurde sie zur Längsschnittuntersuchung (Longitudinalstudie).

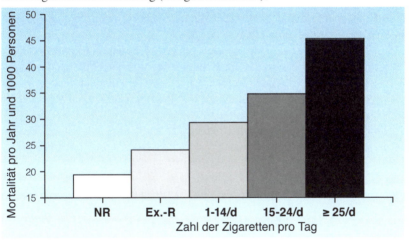

Abbildung 14.1: Kohorte der männlichen britischen Ärzte: Gesamtmortalität in Abhängigkeit von den Rauchgewohnheiten. Daten aus der Tabelle 10.5 auf S. 207.

Framinghamstudie

Unser Wissen über die ätiologischen Faktoren, die zur koronaren Herzkrankheit (Coronary Heart Disease, CHD) beitragen, stammt im Wesentlichen aus der Framinghamstudie. Framingham ist eine Kleinstadt in der Nähe von Boston. 1948 wurden etwa 5000 Bewohner ausgesucht, die im Alter zwischen 30 und 62 Jahren waren und noch keine Anzeichen einer koronaren Herzkrankheit hatten.

Probanden unter dreißig Jahren wurden nicht aufgenommen, weil es unwahrscheinlich erschien, dass diese in der damals auf zwanzig Jahren veranschlagten Studiendauer an CHD erkranken würden, Personen über 62 wurden nicht aufgenommen, weil man davon ausging, dass sich bei vielen dieser bereits eine CHD entwickelt hätte, was die Auswertung erschweren würde. Die Probanden wurden alle zwei Jahre untersucht, und außerdem wurde jede Aufnahme in der einzigen Klinik des Ortes daraufhin überprüft, ob es sich um einen Studienprobanden handelte.

Die Studie wurde immer wieder verlängert und wird auch heute noch mit großem Engagement fortgeführt. Die Daten der Probanden sind aufgrund der langen Vorgeschichte heute besonders wertvoll. Es gibt inzwischen über 1200 wissenschaftliche Veröffentlichungen zu den Framingham-Daten. Die Daten werden auch anderen Forschungsgruppen zur Verfügung gestellt. 1971 wurden auch die Kinder der ursprünglichen Probanden in die Erhebung aufgenommen, inzwischen auch die Enkel. Die Studie umfasst jetzt etwa 15 000 Personen. 1994 wurden im Interesse einer besseren Verallgemeinerbarkeit der Ergebnisse zusätzlich Angehörige von Minoritäten (Schwarze und Hispanics) aufgenommen, weil diese in der ursprünglichen Studienpopulation stark unterrepräsentiert sind. Schwerpunkt dieser inzwischen generationsübergreifenden Kohortenstudie sind seit einigen Jahren DNA-Analysen.

Seit Beginn der Studie 1948 wurden zahlreiche Daten und Laborwerte der Probanden erfasst. 1998 wurde ein Risiko-Score veröffentlicht, nach dem die Wahrscheinlichkeit errechnet werden kann, dass ein Patient innerhalb der nächsten zehn Jahre an einer koronaren Herzkrankheit erkranken wird. Dieser Score vergibt für sechs Risikofaktoren Punkte.

Die bekannten Risikofaktoren Übergewicht und Bewegungsmangel werden bei dieser Kalkulation nicht separat berücksichtigt, weil sie stark mit den Blutfett-

	Frauen	Männer
Lebensalter	(−9 bis +8 Pt.)	(−1 bis +7 Pt.)
erhöh. LDL oder Cholesterin	(−2 bis +3 Pt.)	(−3 bis +3 Pt.)
erniedrigtes HDL	(−2 bis +5 Pt.)	(−1 bis +2 Pt.)
Hypertonie	(−3 bis +3 Pt.)	(0 bis +3 Pt.)
Diabetes mellitus	(0 oder +4 Pt.)	(0 oder +2 Pt.)
Rauchen	(0 oder +2 Pt.)	(0 oder +2 Pt.)

Tabelle 14.2: Risikofaktoren für die Entwicklung einer CHD innerhalb der nächsten zehn Jahre nach dem 1998 veröffentlichten Risk Score. Zitiert nach: Wilson, D'Agostino, Levy et al, Prediction of Coronary Heart Disease using Risk Factor Categories, Circulation 1998

14.2 Kohortenstudien

werten und der Hypertonie assoziiert sind und bereits über diese Werte Eingang in die Rechnung finden. Für Frauen und Männer gelten andere Punktwerte. Damit kommt zum Ausdruck, dass Frauen vor der Menopause äußerst selten an CHD erkranken. Die negativen Punktwerte spiegeln die protektiven Faktoren aufgrund der besonderen hormonellen Situation jüngerer Frauen wider.

Bei der anschließenden Umrechnung des Gesamtpunktwertes in die Wahrscheinlichkeit für eine CHD gibt es wiederum zwei getrennte Tabellen. Bei Frauen wird mit einem Punktwert von 17 oder mehr ein Risiko von 32 % angegeben, bei Männern hingegen liegt das Risiko bei einem Punktwert von 14 oder mehr bei 56 %.

Das Risiko steigt mit steigender Punktzahl, aber nicht proportional, sondern stark überproportional: Im Bereich einer niedrigen Punktzahl bedeutet eine Erhöhung um einen Punkt eine Erhöhung des CHD-Risikos um weniger als ein Prozent, bei einer höheren Punktzahl zieht eine Erhöhung um einen Punkt jedoch eine Risikoerhöhung um bis zu neun Prozent nach sich. Dieser Algorithmus gilt für beide Geschlechter. Das spricht für einen multiplikativen statt additiven Effekt der Risikofaktoren.

Die genauen Punktzahlen sind unter www.framinghamheartstudy.org einsehbar. Dort sind auch die Scores zu andern Risiken wie Tod durch CHD oder Kammerflimmern oder zum 30-Jahres-Risiko auf CHD aufgeführt. Es gibt verschiedene Punktescores; bei einigen werden die Punktwerte für das Rauchen vom Alter abhängig gemacht: Bei jungen Leuten werden für das Rauchen neun Punkte vergeben, bei älteren nur einer.

Es gibt auch interaktive Risikorechner, die nicht mit Punkten arbeiten, sondern bei denen die Werte des Patienten direkt eingegeben werden. Durch Variation z. B. der Rauchgewohnheiten oder der Blutfettwerte kann der Patient innerhalb von Sekunden abschätzen, ob es sich – statistisch gesehen – für ihn überhaupt lohnt, sich zu einem gesünderen Lebensstil aufzuraffen. Wie lange die guten Vorsätze dann halten, ist natürlich eine andere Sache.

Die Risikofaktoren der koronaren Herzkrankheit erscheinen uns heute als Binsenwahrheit, aber in den 60er Jahren wurde wissenschaftliches Neuland betreten. Damals galt eine fettreiche Ernährung noch als gesunde Ernährung. Die Erkenntnisse der Framinghamstudie haben maßgeblich die Fitnesswelle initiiert und damit Millionen von Menschen zusätzliche Lebensjahre und eine verbesserte Lebensqualität beschert.

Im Unterschied zur Studie von Doll und Hill war in Framingham am Beginn der Studie noch nicht klar, auf welche Risikofaktoren untersucht werden sollte. Man konnte sich den Luxus leisten, ein breites Spektrum an möglichen Risikofaktoren auf ihre Assoziation zur Zielerkrankung hin zu prüfen. Zu Beginn der Studie gingen die Initiatoren lediglich davon aus, dass es Risikofaktoren für die CHD geben müsse und dass diese auch in Framingham zu finden sein sollten.

British Regional Heart Study

2004 wurde eine Studie veröffentlicht, in der die Häufigkeit der Koronaren Herzkrankheit in Großbritannien mit den Ergebnissen der Framinghamstudie verglichen wurde. Zu diesem Zweck wurden in 24 britischen Städten 6643 nach dem Zufallsprinzip ausgesuchte Männer im Alter von 40 bis 59 Jahren, die keine kardiovasculäre Erkrankung hatten, über einen Zeitraum von zehn Jahren beobachtet.

2,8 % der Männer starben als Folge einer CHD verglichen mit den 4,1 %, die nach den Daten der Framinghamstudie zu erwarten waren. Eine CDH trat in 10,2 % der Fälle auf, verglichen mit den 16,0 %, die nach den Framinghamdaten erwartet worden waren. Eine Analyse der einzelnen Risikogruppen zeigte, dass in allen Gruppen das erwartete Risiko größer gewesen ist als das eingetretene.

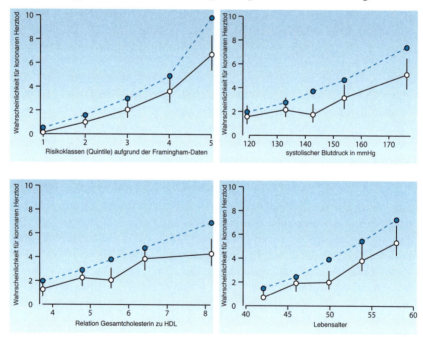

Abbildung 14.2 bis 14.5: Vergleich der Mortalität in der British Regional Heart Study mit den Werten, die aufgrund der Framinghamdaten zu erwarten waren: **14.2:** Die Probanden wurden in fünf Risikoklassen (Quintile) eingeteilt, **14.3** Risiko aufgrund der RR-Werte, **14.4** Risiko aufgrund der HDL-Werte, **14.5** Risiko aufgrund des Alters. Die gestrichelte Linie gibt die nach den Framingham-Daten zu erwartenden Werte wieder. Die in der British Regional Heart Study beobachteten Werte sind mit ihren Fehlerbalken (95 % Konfidenzintervall) in schwarz eingezeichnet. Zitiert nach: Brindle P, Emberson J, Lampe F, Walker M, Whincup P, Fahey T, et al. Predictive accuracy of the Framingham coronary risk score in British men: prospective cohort study. BMJ 2003; 327: 1267–70.

14.3 Fall-Kontroll-Studien

Es ist nicht gänzlich geklärt, warum das Risiko in Großbritannien niedriger war als in Framingham. Weltweit sinken seit den 60er und 70er Jahren die Risiken der CHD, was sicherlich auch damit zu tun hat, dass dank der Framinghamstudie die Risikofaktoren bekannt sind. Alle Teilnehmer der British Regional Heart Study wurden über die Risikofaktoren aufgeklärt, was sicherlich auch zu einem gesundheitsbewussteren Verhalten beigetragen hat, unter anderem auch zur Behandlung von Hochdruck und Fettstoffwechselstörungen.

Die Diskrepanz zwischen den Ergebnissen in Framingham und in der British Regional Heart Study zeigt, dass epidemiologische Forschung und gesellschaftliche Wirklichkeit interagieren. Die Epidemiologie findet nicht im Elfenbeinturm statt.

Risiko definiert die Kohorte

Es gibt auch den Fall, dass die Kohorte sich durch das Vorhandensein eines Risikofaktors definiert, z. B. bei Kindern, die im Mutterleib bestrahlt wurden. Es gibt Kohortenstudien über die Kinder, deren Mütter sich während der Schwangerschaft im Umkreis der Atombomben von Hiroshima und Nagasaki aufgehalten haben. Anhand des genauen Standortes und der Art und Dicke von Wänden, die sich zwischen der Bombe und der Mutter befunden hatten, lässt sich die erhaltene Dosis recht genau rekonstruieren und mit dem Gestationsalter von Fötus oder Embryo zur Zeit der Bestrahlung vergleichen.

Noch in den 50er Jahren hat man das Risiko von Röntgenstrahlung unterschätzt, und es war – wahrscheinlich besonders bei Privatpatienten – teilweise üblich, vor der Geburt das Becken der Mutter radiologisch zu vermessen. 1962 konnte MacMahon anhand einer Kohortenstudie zeigen, dass die so bestrahlten Kinder ein 1,4-fach höheres relatives Risiko hatten, einen Tumor zu entwickeln als Kinder, deren Mütter sich nicht dieser Prozedur unterzogen hatten.

Wenn ein auf diese Weise bestrahltes Kind einen Tumor entwickelt, ist der Nachweis der Ursächlichkeit im Einzelfall nicht möglich, weil Kinder auch ohne erkennbare Ursache an Tumoren erkranken können. Ein relatives Risiko von 1,4 bedeutet, dass weniger als 1/3 der bestrahlten und danach erkrankten Kinder aufgrund der Bestrahlung erkrankt sind: 40 % von 140 Prozent.

Dauer von Kohortenstudien

Weil man weiß, dass Traumata, die man im Mutterleib oder in früher Kindheit erlitten hat, das ganze Leben negativ beeinflussen können, gibt es Forderungen, Kohortenstudien von der Embryonalzeit bis zum Tode durchzuführen. Für solche aufwendigen Studien fehlen jedoch die Mittel und Forschungskapazitäten. Forschungsprojekte werden heute oft nur für zwei oder drei Jahre bewilligt, eine Bewilligung über Jahrzehnte scheitert schon daran, dass die bewilligende Institution auch bezüglich ihrer eigenen Existenz nicht so weit in die Zukunft blicken kann. Außerdem verschieben sich aus wissenschaftlichen und gesellschaftlichen Gründen die Forschungs- und Interessensschwerpunkte im Laufe der Zeit.

Retrospektive Kohortenstudien

Vom Grundsatz her kann man eine Kohortenstudie auch retrospektiv durchführen, was die Zeitdauer ganz wesentlich verkürzt. Voraussetzung dafür ist, dass man die dem Risiko ausgesetzte Gruppe rückwirkend identifizieren kann. Dies war zum Beispiel bei den Atombombenabwürfen oder bei den Kindern der Fall, deren Mütter kurz vor der Geburt geröntgt wurden.

Hätte man die Studie von Doll und Hill retrospektiv durchgeführt, hätte man sich nach dem Tode eines jeden Mediziners an die Angehörigen wenden müssen, um die Rauchgewohnheiten in Erfahrung zu bringen. Dies wäre vom Prinzip her sicherlich möglich gewesen, aber erstens wesentlich arbeitsaufwendiger und zweitens mit einer deutlich schlechteren Datenqualität als bei prospektiver Durchführung der Studie.

Hätte man versucht, die Framinghamstudie retrospektiv durchzuführen, so wäre dies aus prinzipiellen Gründen unmöglich gewesen. Viele der späteren CHD-Patienten fühlten sich mit ihrer Chipstüte bei der allabendlichen TV-Sendung sehr wohl, ahnten nichts von ihrem Hochdruck und Fettstoffwechselstörung und hätten deshalb gar keine Veranlassung gesehe, zum Arzt zu gehen, bis dann irgendwann das böse Erwachen gekommen ist. Das bedeutet, dass die für die Studie erforderlichen Labordaten ohne prospektiven Ansatz überhaupt nicht erhoben worden wären.

14.3 Fall-Kontroll-Studien

Bei seltenen und auch bei neu aufgetretenen Erkrankungen tappt man bezüglich der möglichen Ursache häufig im Dunkeln. Die Durchführung einer Kohortenstudie wäre nur dann möglich, wenn man bezüglich möglicher ätiologischer Faktoren zumindest Vermutungen hat, um eine Kohorte mit entsprechender Exposition zusammenzustellen. Allerdings muss die Kohorte bei einer seltenen Erkrankung sehr groß sein, und darüber hinaus muss die Beobachtungsdauer mindestens so lang wie die – in der Regel ebenfalls unbekannte – Latenzzeit sein.

Wegen dieser Schwierigkeit beschreitet man in der Regel den umgekehrten Weg und beginnt die Forschung bei den Erkrankten. In einem ersten Schritt erhebt man eine genaue Expositionsanamnese und richtet das Augenmerk dabei in erster Linie auf ungewöhnliche Expositionen, die erstens in einem zeitlichen und zweitens in einem möglichen pathophysiologischen Zusammenhang mit der

14.3 Fall-Kontroll-Studien

Erkrankung stehen. Im günstigsten Fall findet man eine Exposition, der zumindest die meisten der Erkrankten ausgesetzt waren.

Dass diese Exposition ursächlich für die Erkrankung ist, ist jedoch zunächst nur ein Verdacht, der erhärtet werden muss, indem man eine Gegenprobe macht: Man sucht sich eine Kontrollgruppe von Gesunden und prüft, ob auch diese dem potentiellen ätiologischen Faktor ausgesetzt war.

An diesem Punk ist man bei der Problematik angekommen, die im Kapitel 11 *Kausalität* im Einzelnen besprochen wird: der Unterscheidung zwischen einer bloßen Assoziation und einer Ursache-Wirkungs-Beziehung.

Die Zusammenstellung der Kontrollgruppe ist eine heikle Angelegenheit, weil die sich in der Fall-Kontroll-Studie ergebende Assoziation in gleicher Weise davon abhängt, wie die Kontrollgruppe zusammengestellt wurde, wie davon, wie stark die Fälle exponiert waren.

Um die zahlreichen Möglichkeiten, die sich die Epidemiologen für die Zusammenstellung der Kontrollgruppe ausgedacht haben, und die damit verbundenen Fallstricke zu erläutern, sollen einige Beispiele vorgestellt werden. Es ist hier wie immer im Leben: Wenn viele konkurrierende Verfahren existieren, ist das Ei des Kolumbus noch nicht gefunden worden.

Schützt Tuberkulose vor Krebs?

In den 20er Jahren wurde diskutiert, ob Tuberkulose möglicherweise vor Krebs schützen könne. Hintergrund der Überlegungen war, dass sich nur dann eine Krebserkrankung entwickeln könne, wenn das Immunsystem es versäume, den Tumor in einem frühen Stadium anzugreifen und auszumerzen. Und auch Tuberkulose ist eine Krankheit, deren Manifestation vom Immunsystem abhängt.

Der Epidemiologe Pearl – Namensgeber des Pearl-Index für die Sicherheit der Kontrazeption – hat in 7500 aufeinanderfolgenden Sektionen des Johns Hopkins Hospital 816 Patienten gefunden, die an Krebs gestorben waren. Von diesen hatten 54 Tuberkulose. Um die Hypothese zu überprüfen, dass Tuberkulose vor Krebs schützt, hat Pearl eine Kontrollgruppe von ebenfalls 816 Patienten ausgewählt, die an anderen Krankheiten gestorbenen waren. Von diesen waren 133 an Tuberkulose erkrankt.

Unter den an Krebs Gestorbenen betrug die Prävalenz von Tuberkulose $54/816 \approx 6{,}6\,\%$, unter den an anderen Krankheiten Gestorbenen jedoch $133/816 \approx 16{,}3\,\%$. Dieser Unterschied sprach nach Meinung von Pearl für den protektiven Effekt der Tuberkulose.

Von den Zahlen her hatte er recht, aber die Zahlen gelten zunächst natürlich nur für die untersuchte Fall- und Kontrollgruppe. Man kann diese Aussage nur verallgemeinern, wenn auch in der Allgemeinbevölkerung eine Prävalenz von etwa $16\,\%$ für Tuberkulose gilt. Und das war nicht der Fall, weil damals vor Einführung der Tuberkulostatika die Tuberkulose einer der wichtigsten Gründe für die Einweisung ins Hospital war. Die in der Kontrollgruppe gefundene Prävalenz von 16,3 % war deshalb viel höher als in der Allgemeinbevölkerung. Die Kontrollgruppe war falsch zusammengestellt und für die untersuchte Fragestellung nicht brauchbar. Später stellten Carlson und Bell eine Kontrollgruppe aus Patienten zusammen, die im Johns Hopkins Hospital an Herzerkrankungen gestorben waren. Mit dieser Kontrollgruppe konnten die Ergebnisse von Pearl nicht reproduziert werden.

Die optimale Kontrollgruppe

Bei der Zusammenstellung der Fallgruppe muss man nehmen, was man bekommen kann. Wenn die Ein- und Ausschlusskriterien einmal definiert sind, hat der Epidemiologe kaum Möglichkeiten der Einflussnahme. Ganz anders sieht es aus bei der Zusammenstellung der Kontrollgruppe.

Die ideale Kontrollgruppe würde man erhalten, wenn man eine Zeitreise in die Vergangenheit machen könnte und die Fälle vor der Exposition schützen würde, *sonst aber alles beim Alten lassen würde.* Auf diese Weise könnte man ermitteln, welche Wirkung die Exposition gehabt hat. Die so entstandene Kontrollgruppe wäre wahrscheinlich nicht vollkommen vor der Erkrankung gefeit und wäre deshalb keine lupenreine Kontrollgruppe im Sinne einer Fall-Kontroll-Studie, denn per Definition darf die Erkrankung in der Kontrollgruppe nicht vorkommen, aber wir argumentieren hier ohnehin nur im Bereich der Spekulation.

Alle Kriterien, in denen sich die Fall- von der Kontrollgruppe unterscheidet, kommen als (Mit-)Ursache dafür in Frage, dass die Mitglieder der Fallgruppe erkrankt sind. Aus diesem Grunde ist anzustreben, dass sich abgesehen von der Exposition die Fall- und Kontrollgruppe möglichst wenig unterscheiden.

Es gibt zwei Probleme: zum einen die Kontrollgruppe zu identifizieren und zur Mitarbeit zu motivieren und zum anderen, dass man oft nicht genau weiß, welcher Faktor genau die für die Krankheitsentstehung entscheidende Exposition darstellt. Beim Vergleich von Fall- und Kontrollgruppe können nur solche Risikofaktoren bewertet werden, für die eine unterschiedliche Exposition vorliegt.

Rekrutierung der Kontrollgruppe

Die Krankheitsentstehung wird von einer großen Zahl von Randbedingungen modifiziert, dazu gehören Alter, Geschlecht, Vorerkrankungen, sozioökonomischer Status, Rauchen, ethnische Herkunft usw. Wünschenswert ist, dass sich Fall- und Kontrollgruppe nur bezüglich der untersuchten Risikofaktoren unterscheiden, nicht jedoch bezüglich allgemeiner Risikofaktoren.

Aus diesem Grunde ist es sinnvoll, wenn die Kontrollen im Freundeskreis oder in der Nachbarschaft der Erkrankten rekrutiert werden.

14.3 Fall-Kontroll-Studien

Meistens bittet man die Kontrollen um ein Interview zu ihren Lebensumständen, Vorerkrankungen und Expositionen gegenüber den fraglichen Risikofaktoren. Die Rekrutierung erfolgt beim Nachbarschaftsmodell z.b. durch folgende Anweisung an den Interviewer: Gehe zum Haus des Erkrankten, wende Dich nach Westen (Osten, Süden, Norden), gehe mindestens 100 Meter und biege die erste Straße nach rechts. Jetzt klingele am 3. Haus, und wenn die Hausfrau zwischen 30 und 50 Jahren alt ist, dann ... Diese Rekrutierungsmodelle waren früher in den USA gang und gäbe, jetzt funktionieren sie nicht mehr so gut, weil die Leute in vielen Gegenden aus Angst vor Kriminellen die Tür nicht öffnen.

Stattdessen sucht man Kontrollen über Telefoninterviews: Hierbei werden z. B. die letzten drei Ziffern der Telefonnummer des Falls durch Zufallszahlen ersetzt, weil Nachbarn häufig ähnliche Telefonnummern haben.

Üblich ist auch das Modell „bester Freund": Man bittet den Fall um die Adresse seines besten Freundes. Hier hat man den Vorteil, dass der angesprochene eher motiviert ist, als Kontrolle mitzuarbeiten.

Von der Logistik her wäre es natürlich am einfachsten, sich im Krankenhaus Mitpatienten als Kontrollen zu suchen, aber es ist aus diversen Untersuchungen bekannt, dass Krankenhauspatienten in vielerlei Hinsicht wie Rauchverhalten, Alkoholkonsum, Vorerkrankungen usw. nicht für die Allgemeinbevölkerung repräsentativ sind. Am Beispiel der Untersuchung von Pearl über den Zusammenhang zwischen Tuberkulose und Krebs wurde deutlich, wie schnell die mangelnde Strukturgleichheit zwischen Kontrollen und Fällen zum Trugschluss führen kann.

Pankreaskarzinom

1981 führten MacMahon und Mitarbeiter eine Fall-Kontroll-Studie zur Ätiologie des Pankreaskarzinoms durch. Als Kontrollen wählten sie Krankenhauspatienten, die von denselben Ärzten eingewiesen worden waren wie die Pankreaskarzinompatienten, weil man sich dadurch eine größere Bereitschaft zur Mitarbeit versprach und weil man glaubte, auf diese Weise eine gut vergleichbare Kontrollgruppe gefunden zu haben.

Als Ergebnis fand man, dass die Fälle deutlich mehr Kaffee getrunken hatten als die Kontrollen, so dass sich die Frage ergibt, ob Kaffee Pankreaskarzinom verursachen kann. Für diese Beobachtung gibt es zwei Erklärungen:

1. Die Kontrollgruppe war unglücklich gewählt. Die meisten Pankreaskarzinompatienten wurden vom Gastroenterologen eingewiesen. Andere Patienten, die vom Gastroenterologen eingewiesen worden waren, litten an Magen-Darm-Erkrankungen wie Gastritis oder Ulkus, bei denen sie Kaffee schlecht vertrugen, d.h. die Kontrollgruppe hatte einen unterdurchschnittlich niedrigen Kaffeekonsum.

2. Kaffee- und Tabakkonsum weisen eine starke Assoziation auf. Man findet kaum einen Raucher, der keinen Kaffee trinkt. Eine der wichtigsten Ursachen des Pankreaskarzinoms ist das Rauchen, so dass es nicht erstaunlich ist, dass Patienten mit Pankreaskarzinom überdurchschnittlich viel Kaffee getrunken haben.

Matching

Unter Matching versteht man die Anpassung der Kontrollgruppe bezüglich wichtiger Einflussgrößen wie Alter, Geschlecht, Vorerkrankungen, sozioökonomischer Status usw. an die Fallgruppe.

Dies kann so geschehen, dass entweder die gesamte Gruppe bezüglich ihrer Mittelwerte gematcht wird, oder indem das Matching auf individueller Ebene geschieht, also für jeden Fall individuell eine Person für die Kontrollgruppe gesucht wird, die dem Fall bezüglich aller Faktoren genau gleicht. Man spricht hierbei von **Matched Pairs**. Dies wäre z.B. bei dem Modell „bester Freund" relativ gut machbar, weil Freunde sich bezüglich vieler sozioökonomischer Daten und Risikofaktoren oft gleichen.

Je genauer man matcht, desto schwieriger wird es, neue Kandidaten für die Kontrollgruppe zu finden.

Darüber hinaus entzieht sich jeder Faktor der Auswertung, der gematcht wurde. Da man häufig zu Beginn der Studie nicht mit Sicherheit sagen kann, welcher Faktor möglicherweise pathophysiologisch relevant sein könnte, sollte man sich durch ein zu genaues Matchen nicht zu viele Fesseln anlegen.

Mehrere Kontrollen pro Fall

Es ist durchaus möglich, zwei, drei oder auch vier Kontrollen pro Fall zu suchen. Dadurch wird die Variabilität der Daten reduziert, und die sog. Power (s. S. 319) der Studie steigt. Man benötigt dadurch weniger Fälle, um zu einer signifikanten Aussage zu gelangen.

Falls es schwierig ist, Fälle zu finden, könnte es sinnvoll sein, mehrere Kontrollen pro Fall zu suchen. Einzelheiten sollte man mit einem Statistiker besprechen, der bei Angabe der unterstellten Variabilität, des unterstellten Effektes und des gewünschten Fehlers 1. und 2. Art (s. S. 320) berechnen kann, welche Zahl von Fällen notwendig ist, um ein signifikantes Ergebnis zu erhalten und wie sich diese reduzieren lässt, indem man mit mehreren Kontrollen pro Fall arbeitet.

Wenn man mit mehreren Kontrollen pro Fall arbeitet, könnte man diese mit zwei oder drei verschiedenen Strategien rekrutieren und damit zusätzlichen Erkenntnisgewinn erzielen. Zum Beispiel könnte man eine Gruppe aus der Nachbarschaft rekrutieren und eine andere aus der Gruppe der Klinikpatienten und

14.3 Fall-Kontroll-Studien

auf diese Weise zusätzlich erfahren, ob sich die Häufigkeit der Risikofaktoren in den beiden Kontrollgruppen unterscheidet, und wenn ja, wie stark und in welche Richtung dies geschieht.

Eingebettete Fall-Kontroll-Studien

Abschließend soll noch eine Studienform erwähnt werden, die als Kohortenstudie beginnt und nach dem Auftreten der ersten Fälle als Fall-Kontroll-Studie weitergeführt wird, die sog. *Nested Case-Control-Study*.

Der Sinn diese Studiendesigns besteht darin, dass man zu Beginn von allen Probanden der anfänglichen Kohortenstudie Labormaterial wie Blut- und Urinproben sammeln und einfrieren kann. Nach dem Auftreten der ersten Erkrankungen (Fälle) sucht man sich aus der Kohorte die geeigneten Kontrollen. Erst dann taut man das Untersuchungsmaterial der Fälle und Kontrollen auf. Auf diese Weise muss man wesentlich weniger Material untersuchen, als wenn man die gesamte Kohorte zu Beginn untersucht hätte.

EMS

Die Durchführung von Fall-Kontroll-Studien ist nicht einfach und führt oft zu kontroversen Ergebnissen, ist aber häufig die einzige Methode, um die Ätiologie einer Erkrankung zu klären.

Abschließend soll über ein Beispiel berichtet werden, bei dem man sehr schnell zu einem eindeutigen Ergebnis gekommen ist: 1989 wurden in den USA drei Patienten mit schwerer Eosinophiler Myalgie, dem Eosinophilie-Myalgie-Syndrom (EMS), beobachtet, einem bis zu diesem Zeitpunkt fast unbekannten Krankheitsbild. Man fand heraus, dass alle drei L-Tryptophan genommen hatten und initiierte eine Fall-Kontroll-Studie mit elf EMS-Patienten und 22 Kontrollen. Alle elf EMS-Patienten hatten L-Tryptophan genommen, aber nur zwei aus der Kontrollgruppe. Daraufhin wurden binnen weniger Tage alle L-Tryptophan-Packungen zurückgezogen.

In einer zweiten Fall-Kontroll-Studie wurde anhand von 58 EMS-Fällen und 30 Kontrollen untersucht, welche Hersteller und Marken des L-Tryptophans betroffen waren, wobei sich ergab, dass 58% der Fälle und 44% der Kontrollen das Präparat eines bestimmten Herstellers verwendet hatten.

In einer dritten Fall-Kontroll-Studie ergab sich, dass 98% der Fälle und 60% der Kontrollen dieses Präparat verwendet hatten. Die Verunreinigung war durch die Inbetriebnahme einer neuen Produktionsanlage entstanden.

Weil das Eosinophilie-Myalgie-Syndrom sonst fast unbekannt ist, sollte man erwarten, dass in allen Fall-Kontroll-Studien 100% der Fälle das beanstandete Präparat genommen hatten. Die Tatsache, dass die Daten dies nicht hergaben, zeigt, wie lückenhaft das menschliche Erinnerungsvermögen ist.

14.4 Epidemiologische Maßzahlen

Die epidemiologischen Maßzahlen spielen überall in der Medizin eine Rolle, wenn es darum geht, Vergleiche durchzuführen. Vergleiche zwischen heute und gestern, zwischen verschiedenen Regionen der Welt, zwischen verschiedenen Gesundheitssystemen usw. Die meisten Maßzahlen werden an anderer Stelle im Buch hergeleitet oder genauer erläutert, an dieser Stelle sollen sie in übersichtlicher Form gegenübergestellt werden.

Wenn es um Erkrankungen geht, muss man unterscheiden zwischen der Zahl der Neuerkrankungen und der Zahl der zur Zeit erkrankten Menschen:

$$\text{Inzidenz} = \frac{\text{Zahl der Neuerkrankungen (einer best. Krankheit)}}{\text{Gesamtzahl der Bevölkerung}}$$

$$\text{Prävalenz} = \frac{\text{Zahl der Erkrankten (einer best. Krankheit)}}{\text{Gesamtzahl der Bevölkerung}}$$

Es gilt:

$$\text{Prävalenz} \approx \text{Inzidenz} \cdot \text{Krankheitsdauer}$$

Diese Beziehung setzt voraus, dass die Krankheitsdauer und Inzidenz auf gleiche Zeiträume bezogen werden, also z. B. pro Tag oder pro Jahr. Wenn beispielsweise eine Grippe im Durchschnitt zwei Wochen, d.h. 1/26 Jahr, dauert und jeder alle zwei Jahre an der Grippe erkrankt, so ergibt sich:

$$\text{Prävalenz} = \frac{0,5}{1 \text{ Jahr}} \cdot \frac{1 \text{ Jahr}}{26} = 1/52$$

Das bedeutet, dass im Jahresmittel 1/52 der Bevölkerung an Grippe erkrankt ist.

Der Begriff **Morbidität** wird teilweise als Synonym für Inzidenz und teilweise als Synonym für Prävalenz gebraucht. Während sich die Inzidenz und die Prävalenz immer auf eine bestimmte Erkrankung beziehen, wird mit der Morbidität oft Bezug auf irgendeine Erkrankung genommen. Die Morbidität gibt dann die Zahl aller Erkrankten an. Auch der Begriff Multimorbidität wird in diesem Sinne verwendet.

$$\text{Letalität} = \frac{\text{Zahl der an einer bestimmten Krankheit Gestorbenen}}{\text{Zahl der daran Erkrankten}}$$

$$\text{Mortalität} = \frac{\text{Zahl der Gestorbenen}}{\text{Gesamtzahl der Bevölkerung}}$$

Die Mortalität bezieht sich zunächst auf alle Gestorbenen. Man spricht zur Verdeutlichung oft auch von der Gesamtmortalität. Wenn man nur die an einer be-

14.4 Epidemiologische Maßzahlen

stimmten Erkrankung Verstorbenen meint, spricht man von der Mortalität an z. B. Lungenkrebs. Es gilt folgende Beziehung:

$$\text{Mortalität} \approx \text{Inzidenz} \cdot \text{Letalität}$$

wobei sich natürlich alle drei Maßzahlen auf dieselbe Krankheit beziehen.
Die Epidemiologie beschäftigt sich nicht nur mit Krankheit und Tod. In Bezug auf die Geburten ist zunächst die allgemeine oder rohe Geburtenrate interessant:

$$\text{allgemeine Geburtenrate} = \frac{\text{Zahl der Geburten}}{\text{Gesamtzahl der Bevölkerung}}$$

Wie im Kapitel 17 im Detail erläutert wird, unterscheidet man zwecks genauerer Analyse der Bevölkerungsdynamik die *Total Fertility Rate*, die sich auf alle Frauen im Alter von 15 bis 44 Jahre bezieht, von der *Cohort Fertility Rate*, die sich auf einen bestimmten Geburtsjahrgang der (potenziellen) Mütter bezieht.

Prozent, Promille und pro Hunderttausend

Die oben genannten relativen Häufigkeiten werden meistens mit 100, 1000 oder 100 000 multipliziert, sodass sich die genannten Maßzahlen als absolute Häufigkeiten für einen Personenkreis von 100, 1000 oder 100 000 Menschen ergeben. Wie bereits erwähnt muss der Zeitraum bzw. Zeitpunkt genau berücksichtigt werden, auf den sich die oben genannten Häufigkeiten beziehen.

Weitere Maßzahlen

Die Häufigkeit von erwünschten oder unerwünschten Wirkungen einer therapeutischen Intervention wird neuerdings oft als NNT oder NNH (Number Needed to Treat oder Harm) angegeben:

$$\text{NNT} = \frac{1}{\text{Häufigkeit der erwünschten Wirkung}}$$

$$\text{NNH} = \frac{1}{\text{Häufigkeit der unerwünschten Wirkung}}$$

Pearl-Index: Anzahl der Schwangerschaften bezogen auf 1200 Risikozyklen als Maß für die Zuverlässigkeit einer Verhütungsmethode.

Und zum Schluss die Kennzahlen zur **Güte eines Diagnoseverfahrens**:

$$\text{Sensitivität} = \frac{\text{Zahl der zutreffend als positiv (krank) erkannten Fälle}}{\text{Gesamtzahl der positiven (kranken) Fälle}}$$

$$\text{Spezifität} = \frac{\text{Zahl der zutreffend als negativ (gesund) erkannten Fälle}}{\text{Gesamtzahl der negativen (gesunden) Fälle}}$$

Vorhersagewert = predictive value = Wahrscheinlichkeit für die Richtigkeit des Ergebnisses

14.5 Übungsaufgaben

14.1 Querschnittserhebung

1. Die Prävalenz von Erkrankungen wird am besten ermittelt durch

(A) eine Kohortenstudie
(B) eine Fall-Kontroll-Studie
(C) eine Querschnittsstudie
(D) die Krankenhausdiagnosenstatistik
(E) die amtliche Todesursachenstatistik

2. Die Abbildung zeigt Auftreten und Dauer einer Infektionskrankheit in einer Gruppe von 20 prospektiv beobachteten Bewohnern eines Studentenwohnheims.

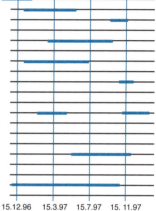

Die Punktprävalenz zum 15. März 1997 betrug

(A) 0,10
(B) 0,25
(C) 0,40
(D) 0,75
(E) 0,90

3. Im Rahmen von Qualitätssicherungsmaßnahmen wurde in einem Krankenhaus an einem bestimmten Datum eine standardisierte Umfrage bei den Patienten der Unfallstation durchgeführt. Diese Angaben erlauben die Feststellung, dass die Umfrage

(A) randomisiert ist   (B) prospektiv ist   (C) transversal ist
(D) kontrolliert ist   (E) multizentrisch ist

14.2 Kohortenstudien

4. Welche Aussage trifft **nicht** zu? Bei prospektiven epidemiologischen Studien

(A) entstehen im Allgemeinen höhere Kosten als bei retrospektiven Studien
(B) wird bevorzugt das Verfahren der Paarbildung angewendet
(C) werden exponierte und nichtexponierte Personen längere Zeit untersucht
(D) bilden Personen, die an der zu untersuchenden Krankheit noch nicht erkrankt, aber den vermutenden Einflussfaktoren ausgesetzt sind, den Ausgangspunkt
(E) werden die Ergebnisse nicht durch unterschiedliche Erinnerungsvermögen der Probanden verfälscht

5. Bei einer Kohortenstudie

(A) werden bei einer Gruppe von erkrankten Personen anamnestische Faktoren gesammelt, die möglicherweise die Krankheit ausgelöst haben
(B) wird einer Gruppe von erkrankten Personen eine Kontrollgruppe zugeordnet

14.5 Übungsaufgaben

(C) werden die Neugeborenen eines Jahrgangs mit denen der folgenden Jahrgänge verglichen
(D) werden in einer Gruppe aller erkrankten Personen festgestellt
(E) wird eine Gruppe von exponierten Personen für längere Zeit beobachtet

6. Die Framinghamstudie wurde 1949 in Framingham, einem Vorort von Boston, begonnen. Um welchen epidemiologischen Studientyp handelt es sich bei dieser Studie?

(A) Interventionsstudie
(B) Querschnittsstudie
(C) bevölkerungsbezogene Herzinfarktregisterstudie
(D) Kohortenstudie
(E) randomisierte kontrollierte Studie (randomized controlled trial)

Lösung der Übungsaufgaben

1 (C) Die Prävalenz einer Erkrankung in einer bestimmten Population kann durch eine Querschnittsstsudie in dieser Population bestimmt werden. Die Prävalenz hängt von vielen Faktoren ab wie z. B. der Geschlechtsverteilung, der Altersverteilung und den soziöokonomischen Daten.
Die Prävalenz der Patienten einer Praxis oder eines Krankenhauses wird vor allem von der Spezialisierung der Praxis bzw. der Klinik bestimmt. Im Falle einer Epidemie, z. B. einer Grippewelle, steigt die Prävalenz.

2 (B) Jeder waagerechte Strich stellt ein Element der Population dar. Im Bereich der dicken Striche ist der Proband an der Zielkrankheit erkrankt. Der senkrechte Strich am 15. 3. stellt eine Querschnittserhebung am 15. März dar und schneidet fünf dicke waagerechte Striche. Demnach sind zu diesem Stichtag fünf Probanden erkrankt. Das entspricht einer Punktprävalenz von $5/20 = 0{,}25$.

3 (B) Der Begriff transversale Studie ist ein Synonym für Querschnittstudie. Im Gegensatz hierzu steht die Longitudinalstudie, bei der jedes Element der Population mehrfach untersucht wird, um die zeitliche Entwicklung (z. B. von Erkrankungen) besser erfassen zu können.

4 (B) Das Verfahren der Paarbildung (Matched-Pairs-Technik) findet bei retrospektiven Studien Anwendung.

5 (E) Häufig werden auch mehrere Gruppen, die in unterschiedlicher Weise exponiert sind, beobachtet. Entscheidend ist, dass es sich bei einer Kohortenstudie um eine prospektive Untersuchung handelt.
Bei einer Kohortenstudie kommt es erst zur Exposition, dann wird die Erkrankung abgewartet. Bei einer Fall-Kontroll-Studie steht die Erkrankung der Fälle im Vordergrund, dann werden passende Kontrollen gesucht und dann wird analysiert, ob es Unterschiede in der Exposition zwischen den Fällen und Kontrollen gibt.

6 (D) Hier liegt eine typische Kohortenstudie vor: Erst die Exposition (Risikofaktoren), dann die Wirkung (Herz-Kreislauf-Erkrankungen) Eine Kohorte von anfänglich 5000 Bewohnern der Kleinstadt Framingham wurde über Jahrzehnte beobachtet, um zu ermitteln, welche Risikofaktoren für die Entwicklung von Herz-Kreislauf-Erkrankungen verantwortlich sind.

7. In einer offenen langjährigen Kohortenstudie mit einer größeren Anzahl von Individuen unter Beobachtung ist die Berechnung des Ergebnisses mit folgender Rate am zweckmäßigsten:

(A) Fälle/Jahr (B) Fälle/Individuen (C) Fälle/Individuen/Monat
(D) Fälle/Individuen/Jahr (E) Fälle/Personenmonate

8. Ziel der *Monica-Studie* der Weltgesundheitsorganisation ist am ehesten, die

(A) Effizienz der Gesundheitssysteme von Industrie- und Entwicklungsländern zu vergleichen
(B) Kosten-Nutzen-Relation für Präventionsstrategien gegen Herz-Kreislauf-Erkrankungen zu ermitteln
(C) Ursachen für Unterschiede und Trends in der Mortalität von Herz-Kreislauf-Erkrankungen in verschiedenen Ländern zu untersuchen
(D) Auswirkung von Früherkennungsmaßnahmen auf die Mortalität an Herz-Kreislauf-Erkrankungen im internationalen Vergleich zu analysieren
(E) Auswirkung der demographischen Alterung in verschiedenen Industrieländern auf das Morbiditätsspektrum zu erfassen

14.3 Fall-Kontroll-Studien

9. Auf welche Weise wird im Rahmen einer Fall-Kontroll-Studie mit der Matched-Pairs-Technik zu einer Patientengruppe eine Kontrollgruppe gebildet?

(A) Zu jedem Patienten wird als Kontrolle eine frühere Untersuchung des Patienten zugeordnet.
(B) Zu jedem Patienten wird aus einer Gruppe von Gesunden zufällig eine Kontrollperson ausgewählt.
(C) Zu jedem männlichen Patienten wird zufällig ein weiblicher Patient zugeordnet und umgekehrt.
(D) Jedem Patienten wird eine Kontrollperson zugeordnet, die in möglichst vielen Strukturmerkmalen mit dem Patienten übereinstimmt.
(E) Es wird zu jedem Patienten ein naher Verwandter, möglichst ein Zwilling, zugeordnet.

10. Welche Aussage zu Fall-Kontroll-Studien trifft zu?

(A) Der Studienansatz ist meist prospektiv.
(B) Der benötigte Stichprobenumfang ist in der Regel größer als bei Kohortenstudien.
(C) Die Laufzeit ist in der Regel länger als bei Kohortenstudien.
(D) Ausgangspunkt sind exponierte Personen.
(E) Es besteht eine Empfindlichkeit gegenüber Recall-Bias.

11. In einer Fall-Kontroll-Studie

(A) dient die Kontrollgruppe in erster Linie dazu, die Prävalenz einer Ursache unter den nichtkranken Personen zu schätzen
(B) wird der Zusammenhang von eingetretenen Effekten mit vermuteten Ursachen geprüft
(C) werden zwei Stichproben (Kranke und Nicht-Kranke) aus zwei Grundgesamtheiten gezogen
(D) wird dieselbe Personengruppe über einen längeren Zeitraum beobachtet
(E) wird die Vergleichbarkeit der Personen mit und ohne die fragliche Krankheit nicht vorausgesetzt

14.5 Übungsaufgaben

12. Die bei kontrollierten klinischen Therapiestudien erforderliche zufällige Zuordnung wird bei Fall-Kontroll-Studien ersetzt durch

(A) möglichst umfangreiche Stichproben, da dadurch die Wahrscheinlichkeit für den Fehler 2. Art verkleinert wird
(B) eine Stichprobe von Kontrollen, die – bis auf die Ausprägung des zu untersuchenden Faktors – der Stichprobe der Fälle möglichst strukturgleich ist
(C) Blindversuch
(D) Standardisierung
(E) Vermeidung von Störgrößen

Lösung der Übungsaufgaben

7   (E) Bei langjährigen Studien besteht immer das Problem der Drop-outs, d. h. es werden nicht alle Personen über den gesamten Zeitraum beobachtet. Die beobachteten Ereignisse darf man natürlich nur auf die Personen beziehen, die unter Beobachtung stehen.
Auf den ersten Blick könnte man meinen, dass auch die Antworten (C) und (D) richtig seien. Allerdings gibt es bei (C) und (D) zwei Bruchstriche, sodass der Zeitraum im Zähler statt im Nenner steht. Bei (E) ist der Begriff Personenmonate als „Personen x Monate" zu verstehen, d. h. der Zeitraum steht im Nenner.

8   (C) *Monica* steht für „MONItoring CArdiovascular disease". Die Studie wurde 1978 von der WHO ins Leben gerufen. Es beteiligten sich 37 Zentren in 21 Ländern an der Kohortenstudie, wobei Daten von über 10 Millionen Patienten gesammelt und ausgewertet wurden. Unter anderem wurden Risikofaktoren für Herz- und Kreislauferkrankungen wie arterielle Hypertonie, zu hohe Cholesterinwerte und Nikotin identifiziert. Letztlich war die Framinghamstudie für die Präventionsforschung wichtiger als die Monica-Studie. Wie auch sonst im Leben ist Qualität oft wichtiger als Quantität. Die besondere Qualität der Framinghamstudie ergab sich aus der engmaschigen Kontrolle der Studienteilnehmer.
Die unter (A), (B), (D) und (E) genannten Fragestellungen sind sehr speziell. Die Tatsache, dass die Teilnehmer aus verschiedensten Ländern und verschiedensten Gesundheitssystemen kommen, machen die unter (A), (B), (D) und (E) genannten Fragestellungen noch komplexer, als wenn man diese Fragestellungen in nur einem Land untersuchen würde.

9   (D) (s. S. 296 ff.)

10 (E) Die Auswertung der Fall-Kontroll-Studien geschieht, indem man die Exposition der Fälle mit der Exposition der Kontrollen vergleicht. Dies ist ein retrospektiver Ansatz, der auf dem Erinnerungsvermögen der Studienteilnehmer basiert. Dies wurde anlässlich der EHEC-Epidemie deutlich, als sich nur wenige der Fälle an den Verzehr von Sprossen erinnern konnten.

11 (B) Die Fall-Kontroll-Studie dient der Suche nach ätiologischen Faktoren für die Erkrankung der Fälle.
(A) ist falsch, weil es auf den Vergleich zwischen der Fall- und der Kontrollgruppe ankommt.
(C) ist falsch, weil Fälle und Kontrollen aus derselben Grundgesamtheit kommen müssen. (D) ist falsch, weil Fall-Kontroll-Studien retrospektive Untersuchungen sind.

12 (B) Das Problem besteht oft nur darin, dass man im Voraus nicht weiß, welcher Faktor ätiologisch wichtig ist. So war es auch bei der EHEC-Epidemie im Sommer 2011.

13. Im Vergleich zu einer prospektiven epidemiologischen Studie ist bei einer retrospektiven Fall-Kontroll-Studie der krankheitsauslösenden Wirkung eines exogenen Faktors

(A) die Randomisierung leichter
(B) die Inzidenz präziser zu berechnen
(C) die Prävalenz genauer zu ermitteln
(D) rascher mit Ergebnissen zu rechnen
(E) eine Intervention auch in der Kontrollgruppe möglich

14. Bei Fall-Kontroll-Studien mit Matched-Pairs-Technik, bei denen die Fälle an einer bestimmten Krankheit leiden,

(A) werden die Fälle stets zufällig ausgewählt
(B) werden jedem Fall mehrere gesunde Kontrollpersonen zugeordnet, bei denen sich die Ausprägungen der Einflussgrößen möglichst stark unterscheiden
(C) wird jedem Fall ein möglichst ähnlicher Partner, der nicht an dieser Krankheit leidet, zugeordnet
(D) werden die Fälle prospektiv beobachtet und möglichst häufig kontrolliert
(E) kann kein systematischer Fehler auftreten, da die Kontrollgruppe zufällig ausgewählt ist

15. Das Lungenkrebsrisiko passivrauchender Ehefrauen rauchender Männer untersucht man auf ökonomischste Weise in einer

(A) Kohortenstudie
(B) kontrollierten klinischen Studie
(C) Fall-Kontroll-Studie
(D) Interventionsstudie
(E) ökologischen Studie

16. Wenn allein durch Verhaltensänderungen die Häufigkeit der AIDS-Erkrankungen zurückginge, dann würde sich mit großer Wahrscheinlichkeit nicht ändern die

(A) Inzidenz   (B) kumulative Inzidenz   (C) Prävalenz
(D) Mortalität   (E) Letalität

14.4 Epidemiologische Maßzahlen

17. Bei der Erstuntersuchung im Rahmen einer epidemiologischen Studie hatten 17 pro 1000 Personen eine koronare Herzkrankheit (KHK). Welche der nachfolgenden epidemiologischen Maßzahlen erfasst diesen Sachverhalt am besten?

(A) Prävalenz   (C) kumulative Inzidenz   (D) standardisierte Morbiditäts-Ratio
(B) Inzidenzdichte   (E) altersstandardisierte Morbiditätsrate

18. Um die Häufigkeit verschiedener Erkrankungen wie Asthma bronchiale oder Glaukom festzustellen, wurden in einigen Ländern repräsentative Bevölkerungsstichproben untersucht. Die Ergebnisse der einzelnen Länder wichen dabei beträchtlich voneinander ab. Welche der folgenden Faktoren bieten für diese Unterschiede eine Erklärung?

(1) Erkrankungshäufigkeit   (2) Untersuchungsmethoden
(3) diagnostische Kriterien   (4) Klassifikation von Erkrankungen

(A) nur 1 ist richtig   (B) nur 1 und 2 sind richtig   (C) nur 1 und 3 sind richtig
(D) nur 2, 3 und 4 sind richtig (E) 1–4 = alle sind richtig

14.5 Übungsaufgaben

19. Bei einem Screeningprogramm an 1000 Männern im Alter von über 65 Jahren wurde in 100 Fällen ein behandlungsbedürftiger Diabetes mellitus diagnostiziert. Nach einem Jahr war in derselben Personengruppe eine Anzahl von Neuerkrankungen an Diabetes mellitus hinzugekommen.

Durch welche Maßzahl wird dieser Zuwachs in adäquater Weise angegeben?

(A) Recall
(B) Präzision
(C) relatives Risiko
(D) Prävalenz
(E) Inzidenz

Lösung der Übungsaufgaben

13 (D) Der große Vorteil von Fall-Kontroll-Studien besteht darin, dass schneller mit Ergebnissen zu rechnen ist, weil die interessierenden Ereignisse, nämlich der Ausbruch der Zielerkrankung und die Exposition durch die ätiologischen Faktoren, bereits eingetreten sind.

14 (C) Die Fälle liegen vor, weil sie bereits erkrankt sind. Die Kontrollen sollen bis auf den angeschuldigten ätiologischen Faktor den Fällen möglichst stark ähneln. Deshalb wird für jeden Fall eine möglichst gut passende Kontrollperson gesucht und dann wird geprüft, ob die Fälle den angeschuldigten ätiologischen Faktoren tatsächlich stärker ausgesetzt waren als die Kontrollen. Häufig weiß man zu Beginn einer Fall-Kontroll-Studie aber nicht, welche ätiologischen Faktoren in Frage kommen (Beispiel: EHEC-Epidemie im Sommer 2011).

15 (C) Bei einer Fall-Kontroll-Studie muss man zu einem Kollektiv an Lungenkrebs erkrankter, selbst nicht rauchender, aber mit einem rauchenden Partner zusammenlebender Frauen, den Fällen, Kontrollen finden. Das sind nicht rauchende Frauen von vergleichbarem sozioökonomischem Status und vergleichbaren Lebensbedingungen (Luftverunreinigung). Im nächsten Schritt muss man dann die Rauchgewohnheiten von deren Partnern in Erfahrung bringen. Insgesamt nicht einfach, aber ökonomischer als eine Kohortenstudie, bei der man Jahrzehnte lang abwarten müsste, bis sich bei passiv rauchenden Frauen ein Tumor bildet.

16 (E) Die Letalität würde sich nur bei besseren Behandlungsmöglichkeiten ändern.

17 (A) Die Inzidenzdichte bezieht sich auf die Inzidenz innerhalb eines bestimmten Zeitraumes, was eigentlich doppelt gemoppelt ist, denn ein definierter Zeitraum wird stets vorausgesetzt, wenn man von Inzidenz spricht. Unter kumulativer Inzidenz versteht man die gesamte Inzidenz, z. B bis zum Erreichen des 14. Lebensjahres.

18 (E) Alle genannten Gründe können eine Rolle spielen.

19 (E) Es handelt sich um Neuerkrankungen. Die Inzidenz gibt die Zahl der Neuerkrankungen an. Die Begriffe Recall und Präzision werden im Kapitel 21 im Zusammenhang mit den Gütekriterien für ein Dokumentationssystem besprochen.

20. Bei der Berechnung der Inzidenzdichte in einer Kohortenstudie steht die Anzahl der neuen Erkrankungsfälle während eines bestimmten Zeitraumes im Zähler. Im Nenner steht

(A) die Anzahl aller Personen, die von Anfang bis Ende an der Studie teilgenommen haben
(B) die Anzahl aller Personen, die während des Beobachtungszeitraumes in die Studie aufgenommen wurden
(C) die Anzahl der Personen zu Beginn der Untersuchung
(D) die durchschnittliche Anzahl der Personen, die zu den einzelnen Messzeitpunkten erfasst werden konnten
(E) die Summe der Beobachtungszeiträume aller Personen, die an der Studie teilnahmen

21. Prävalenz ist die Anzahl

(A) aller Krankheitsfälle einer bestimmten Krankheit pro 10000 Einwohner zu einem bestimmten Zeitpunkt
(B) aller Neuerkrankungen an einer bestimmten Infektionskrankheit zu einem gegebenen Zeitpunkt
(C) der erwarteten Todesfälle bei einer bestimmten Tumorkrankheit
(D) der erwarteten Krankheitsfälle, die durch eine Kohortenstudie ermittelt werden
(E) der erwarteten Krankheitsfälle, die durch eine Fall-Kontroll-Studie ermittelt werden

22. Hohe Prävalenz

(A) ist gleichbedeutend mit hohem Erkrankungsrisiko
(B) ist mit hoher Inzidenz gekoppelt, sofern es sich um eine chronische Krankheit handelt
(C) geht zwangsläufig mit kurzer Krankheitsdauer einher
(D) ist, wenn mit niedriger Inzidenz gekoppelt, charakteristisch für akute Krankheiten
(E) Keine der Aussagen (A)–(D) trifft zu.

23. Bei der Berechnung der Inzidenzdichte wird die Anzahl der Erkrankungsfälle, die in einer Bevölkerung in einem bestimmten Zeitraum auftreten, in Beziehung gesetzt zu

(A) der Gesamtbevölkerung, aus der die Erkrankungsfälle hervorgegangen sind
(B) der Anzahl der Personen einer Bevölkerung während des Zeitraumes der Erfassung
(C) der Anzahl der Personen einer Bevölkerung zu Beginn des Zeitraumes der Erfassung
(D) der Summe der Zeiträume, in denen jeder einzelne der Bevölkerung während der Zeit der Beobachtung erkranken konnte
(E) dem Anteil der unter Beobachtung stehenden Bevölkerung, die nicht erkrankte

24. Welcher epidemiologische Studientyp erlaubt die Berechnung von Inzidenzen?

(A) Fall-Kontroll-Studie
(B) Fallstudie
(C) Filteruntersuchung (Screening)
(D) Kohortenstudie
(E) Querschnittsstudie

25. Für den Zusammenhang zwischen Prävalenz, Inzidenz und Letalität gilt stets:

(A) Die Letalität steigt mit steigender Prävalenz.
(B) Die Inzidenz fällt mit steigender Prävalenz.
(C) Die Letalität fällt mit fallender Prävalenz.
(D) Die Letalität steigt mit steigender Inzidenz.
(E) Aus der Größe der Prävalenz kann nicht auf die Inzidenz und die Letalität geschlossen werden.

14.5 Übungsaufgaben

26. Hohe Inzidenz einer Krankheit

(A) bedeutet, dass eine wirksame Therapie noch nicht verfügbar ist
(B) bedeutet, dass ein hohes Erkrankungsrisiko besteht
(C) geht zwangsläufig mit langer Krankheitsdauer einher
(D) ist, wenn mit ebenso hoher Prävalenz gekoppelt, charakteristisch für chronische Krankheiten
(E) ist, wenn mit vergleichsweise niedriger Prävalenz gekoppelt, charakteristisch für chronische Krankheiten

Lösung der Übungsaufgaben

20 (E) Wenn im Nenner die unter Beobachtung stehenden Personenmonate aufgeführt sind, ergibt sich die Inzidenzdichte als „Neuerkrankung pro Person und Monat", wenn im Nenner Personenjahre stehen, lautet das Ergebnis „Neuerkrankung pro Person und Jahr".

21 (A) Häufig wird die Prävalenz auch pro 100, pro 1000 oder pro 100 000 Personen angegeben.

22 (E) Chronische Krankheiten weisen typischerweise eine niedrige Inzidenz auf.
Es gilt näherungsweise:
$$\text{Prävalenz} = \text{Inzidenz} \cdot \text{Krankheitsdauer}$$
Eine hohe Prävalenz kann demnach auch auf einer langen Krankheitsdauer beruhen.

23 (D) Eine Kohortenstudie geht von gesunden Probanden aus, und es wird registriert, wie viele von ihnen im Laufe der Zeit erkranken. Wegen der Drop-outs müssen die Neuerkrankungen immer auf die aktuell unter Beobachtung stehenden Patienten bezogen werden.

24 (D) In einer Fall-Kontroll-Studie kann man schon deshalb keine Inzidenzen bestimmen, weil die Fälle bereits erkrankt sind.

25 (E) Wenn in der Medizin etwas stets gelten soll, ist größte Skepsis angesagt. Die Letalität hängt von den Behandlungsmöglichkeiten ab, auch von den individuellen Risikofaktoren und natürlich von der Art der Erkrankung. Die Letalität hat jedoch nichts mit der Prävalenz oder Inzidenz zu tun.

26 (B) Hohe Inzidenzen, meist gekoppelt mit niedrigen Prävalenzen, beobachtet man typischerweise bei akuten Infektionskrankheiten. Chronische Erkrankungen sind dadurch gekennzeichnet, dass die Inzidenzen eher niedrig sind, aber wegen der langen Krankheitsdauer sind die Prävalenzen im Vergleich zu den Inzidenzen hoch.

Kapitel 15
Schätzen und Testen

In diesem Kapitel wollen wir uns damit beschäftigen, aus statistischen Daten Schlussfolgerungen zu ziehen. Die *Beschreibende Statistik* kann mit der medizinischen Befunderhebung verglichen werden, während die *Schließende Statistik* mit der Diagnosestellung gleichzusetzen ist:

Bei der Befunderhebung kommt man in der Regel zu auch von anderen Untersuchern nachvollziehbaren Ergebnissen. Die Befunde stellen objektive Daten da, während die aus den Befunden abgeleitete Diagnose eine vom Arzt gezogene Schlussfolgerung ist, bei der ein Ermessensspielraum vorliegt und bei der auch Randbedingungen berücksichtigt werden (z.B. die epidemiologische Situation), die nicht Bestandteil der erhobenen Befunde sind.

In Arztbriefen werden Befunde und Diagnose(n) deshalb stets deutlich voneinander getrennt. Es könnte durchaus sein, dass ein Befund, der zunächst für Krankheit *A* spricht, im Lichte weiterer Befunde eher für Diagnose *B* spricht.

Bei der Diagnosestellung handelt es sich um einen **Entscheidungsprozess in einer Situation der Ungewissheit**. Ähnlich sieht es bei der Interpretation statistischer Daten aus. Die erhobenen Daten sind nur dann sinnvoll umsetzbar, wenn sie interpretiert werden, d.h., wenn man aus ihnen Schlussfolgerungen zieht.

Die Interpretation der Daten geschieht z.B. durch Bildung von Kennzahlen wie arithmetischer Mittelwert, Median oder Standardabweichung. Dass auch hier eine Situation der Ungewissheit vorliegt, ist daran erkennbar, dass sich in der Regel bei unterschiedlichen Stichproben unterschiedliche Werte ergeben.

15.1 Schätzen

Beim *Schätzen* geht es darum, einen unbekannten Parameter der Grundgesamtheit möglichst genau zu festzulegen. Dabei liegt man in der Regel weder genau richtig noch völlig falsch, sondern man schätzt mehr oder weniger gut. Bei Berücksichtigung einer entsprechenden Genauigkeit ist fast immer ein Schätzfehler vorhanden.

Im Gegensatz dazu wird beim *Testen* eine Hypothese aufgestellt, und anhand der Daten wird entschieden, ob diese Hypothese angenommen oder abgelehnt werden soll. Diese Testentscheidung kann entweder richtig oder falsch sein. Eine halbrichtige Entscheidung ist nicht möglich. Einzelheiten werden im Abschnitt 15.2 *Statistische Testverfahren* besprochen.

Sowohl beim Testen als auch beim Schätzen handelt es sich darum, die in den

15.1 Schätzen

Daten vorhandenen Informationen in Bezug auf die Fragestellung maximal zu verwerten. Die Situation der Ungewissheit ergibt sich daraus,

- dass die vorhandene Information unvollständig ist, weil meist nur eine Stichprobe und nicht die Grundgesamtheit untersucht wird, und

- dass eine zufallsabhängige Streuung der Werte vorhanden ist: In der Physik lassen sich Experimente meistens so arrangieren, dass die Messgenauigkeit nur eine untergeordnete Rolle spielt. In den Biowissenschaften und insbesondere in der Medizin liegt oft eine erhebliche zufallsbedingte Streuung des Datenmaterials vor. Diese Streuung resultiert nicht nur aus Beobachtungsfehlern und unkontrollierten Einflussgrößen, sondern auch aus der unter anderem genetisch bedingten Individualität der „Untersuchungsobjekte", gleichgültig, ob es sich um Bakterien, Tiere oder Patienten handelt.

Im Kapitel 2 *Beschreibende Statistik* wurde erläutert, wie z. B. der Mittelwert $\bar{x}$ oder die Varianz s errechnet wird. Im Kapitel 12 *Versuchsplanung* wurde erarbeitet, wie eine Stichprobe gezogen werden muss, damit die Ergebnisse vom Prinzip her auf die Grundgesamtheit übertragen werden dürfen. In diesem Kapitel beschäftigen wir uns mit der verbleibenden Unsicherheit aufgrund der unvollständigen Datenlage.

Anforderungen an Schätzwerte

An einen Schätzwert werden folgende Anforderungen gestellt, die wir am Beispiel der Schätzung des Parameters μ einer Normalverteilung erläutern wollen:

- **Erwartungstreue**, d. h. der Schätzwert soll *unverzerrt* (*unbiased*) sein, also keinen systematischen Fehler (Bias) enthalten. Dieses Kriterium trifft bei Normalverteilungen sowohl für den Median als auch für den Modalwert und den Mittelwert $\bar{x}$ zu.

- **Konsistenz**, d. h. der Schätzwert soll mit steigender Größe der Stichprobe eine genauere Schätzung des Parameters geben. Auch diese Bedingung wird von Median, Modalwert und Mittelwert erfüllt.

- **Effizienz**, d. h. die Schätzung soll möglichst wirksam, d. h. mit geringer Streuung erfolgen. In diesem Kriterium ist $\bar{x}$ dem Median und Modalwert überlegen. Der arithmetische Mittelwert $\bar{x}$ ist das Lokalisationsmaß mit der geringsten Varianz. Die Standardabweichung des Modalwertes oder des Medians ist größer als der Standardfehler $s_{\bar{x}}$.

Das Konfidenzintervall (Vertrauensbereich)

Auf Seite 146 hatten wir bei der Besprechung der Normalverteilung gesehen, dass sich bei normalverteilten Größen genau angeben lässt, wie viel Prozent der Messwerte in welcher Entfernung vom Erwartungswert μ liegen. Beispielsweise liegen ca. 68 % aller x-Werte im Bereich $\mu \pm \sigma$, also in der Entfernung einer Standardabweichung σ vom Erwartungswert μ. Der Bereich, in dem ein bestimmter Anteil der x-Werte liegt, heißt *Referenzbereich*.

Um den Erwartungswert μ zu schätzen, bildet man den arithmetischen Mittelwert $\bar{x}$. Wenn man in verschiedenen Stichproben derselben Grundgesamtheit jeweils den arithmetischen Mittelwert $\bar{x}$ bildet, wird man in der Regel unterschiedliche Ergebnisse erhalten. Die $\bar{x}$-Werte sind normalverteilt. Allerdings ist die Streuung der $\bar{x}$-Werte geringer als die Streuung der x-Werte. Dies ist der Grund, weshalb sich μ besser aus $\bar{x}$ als aus den einzelnen x-Werten schätzen lässt.

Die Standardabweichung der $\bar{x}$-Werte wird auch als **mittlerer Fehler des Mittelwertes** oder **Standardfehler** $\sigma_{\bar{x}}$ bezeichnet, um die Unterscheidung zur Standardabweichung der x-Werte σ_x zu erleichtern.

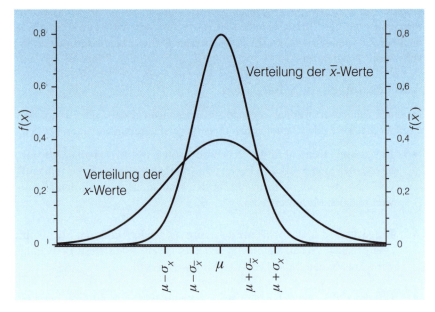

Abbildung 15.1: Gegenüberstellung der Verteilung der x-Werte mit der Verteilung der $\bar{x}$-Werte. Jeder x-Wert wird aus einer Stichprobe von vier $\bar{x}$-Werten gebildet. Beide Verteilungen haben denselben Erwartungswert μ, aber die Standardabweichung der $\bar{x}$-Werte ist um den Faktor $\sqrt{4} = 2$ kleiner. Deshalb lässt sich μ besser aus den $\bar{x}$-Werten schätzen als aus den x-Werten. Die Kuven wurde mit den in der Grundgesamtheit vorliegenden Parametern μ, σ und $\sigma_{\bar{x}}$ gezeichnet. Die Schätzwerte der Stichprobe heißen $\bar{x}$, s und $s_{\bar{x}}$.

15.1 Schätzen

Wenn wir den Mittelwert $\bar{x}$ einer Messreihe ermittelt haben, wissen wir, dass $\bar{x}$ in der Nähe von μ liegt, aber in aller Regel nicht mit μ identisch ist. Um angeben zu können, mit welcher Genauigkeit $\bar{x}$ μ schätzt, errechnet man das **Konfidenzintervall**, das den Erwartungswert μ mit einer vorgegebenen **Vertrauenswahrscheinlichkeit** $(1 - \alpha)$ umfasst. Normalerweise wird als Irrtumswahrscheinlichkeit $\alpha = 5\%$ gewählt. In diesem Fall ist das Konfidenzintervall so breit, dass es μ mit der Vertrauenswahrscheinlichkeit von $(1-5\%) = 95\%$ umfasst.

Im Kapitel 8 *Normalverteilung* wurde besprochen, dass bei einer Gaußverteilung 68,27 % aller Messwerte im Bereich einer Standardabweichung um den Mittelwert liegen und 95,45 % der Werte im Bereich von zwei Standardabweichungen. Wie sich durch Interpolation in Tabelle II im Anhang ermitteln lässt, liegen 95,00 % aller Werte im Bereich von 1,96 Standardabweichungen um den Mittelwert. Weil die Mittelwerte normalverteilt sind, gilt diese Situation auch hier: Wenn man aus einer Grundgesamtheit mit dem Erwartungswert μ Stichproben zieht, liegt der Mittelwert $\bar{x}$ einer beliebigen Stichprobe in 95 % der Fälle im Intervall $\mu \pm 1{,}96\ \sigma_{\bar{x}}$. Umgekehrt kann man auch argumentieren, dass das unbekannte μ mit 95 %iger Wahrscheinlichkeit im 95 %-Konfidenzintervall liegt, das sich wie folgt berechnet:

> 95 %-Konfidenzintervall = Mittelwert ± 1,96 Standardfehler

Als Beispiel betrachten wir die Schwangerschaftsdauern in der Göttinger Universitätsklinik (s. S. 154): Die Standardabweichung s beträgt 9,5 Tage, der arithmetische Mittelwert von 7968 Patienten 281,5 Tage.
Hieraus errechnet sich der mittlere Fehler des Mittelwerts als $s_{\bar{x}} = 9{,}5/\sqrt{7968} = 0{,}106$. Das 95 %-Konfidenzintervall umfasst demnach den Bereich:

$$281{,}5 \text{ Tage} \pm 1{,}96 \cdot 0{,}106 \text{ Tage} = 281{,}5 \text{ Tage} \pm 0{,}208 \text{ Tage}$$

Student-*t*-Verteilung

Das Konfidenzintervall wird mit Hilfe der tatsächlich in der Grundgesamtheit vorhandenen Standardabweichung σ berechnet. In der Regel ist jedoch σ nicht bekannt. Die Standardabweichung σ wird durch s_x geschätzt, so wie wir es im Beispiel für die Schwangerschaftsdauern gemacht haben. Weil auch die Schätzung von σ durch s_x, mit einer Streuung behaftet ist, ergibt sich eine zusätzliche Ungenauigkeit. Deshalb muss das Konfidenzintervall breiter werden, insbesondere bei einem kleinen Stichprobenumfang n, weil die Schätzung von σ durch s_x, dann besonders ungenau ist.

Um das Konfidenzintervall eines Mittelwertes $\bar{x}$ bei unbekanntem σ zu schätzen, wurde von dem englischen Statistiker *Gosset* die Student-*t*-Verteilung entwickelt. Die Form der t-Verteilung hängt von der Zahl der Freiheitsgrade ab. Unter den Freiheitsgraden versteht man die Anzahl der Messwerte n weniger 1, denn bei bekanntem Mittelwert μ können nur $n-1$ Messwerte frei gewählt werden, der letzte Messwert ergibt sich aus den übrigen Werten. Die Student-t-Verteilung ist umso flacher ausgezogen, je kleiner die Zahl der Freiheitsgrade ist, weil die Unsicherheit bei der Schätzung von σ dann besonders groß ist. Je größer die Anzahl der Freiheitsgrade, desto mehr nähert sich die t-Verteilung der Normalverteilung an. Bereits bei $n = 20$ gibt es nur noch unwesentliche Abweichungen.

Als Beispiel betrachten wir eine Messreihe mit $n = 16$ Messwerten. Es sei $\bar{x} = 100$ und $s_x = 4$. Daraus errechnet sich der Standardfehler $s_{\bar{x}}$ als:

$$s_{\bar{x}} = \frac{s_x}{\sqrt{n}} = \frac{4}{\sqrt{16}} = 1$$

Für das Konfidenzintervall bei zweiseitiger Fragestellung (s. S. 321), einer Irrtumswahrscheinlichkeit von $\alpha = 0{,}05$ (s. S. 318) und $f = n - 1 = 15$ Freiheitsgrade ist in Tabelle III im Anhang ein t-Wert von 2,13 angegeben. Das Konfidenzintervall reicht von $\bar{x} - 2{,}13\,s$ bis $\bar{x} + 2{,}13\,s$, in unserem Beispiel also von $100 - 2{,}13$ bis $100 + 2{,}13$.

Ergebnis: Als Schätzwert für μ dient $\bar{x} = 100$. Die Genauigkeit der Schätzung ergibt sich aus der Breite des Konfidenzintervalls: Mit 95 %iger Wahrscheinlichkeit liegt der Erwartungswert μ im Bereich von 97,87 bis 102,13.

Wenn wir das Konfidenzintervall mit Hilfe der Normalverteilung bestimmen, müssen wir u_1 für $\Phi(u_1) = 0{,}025$ und u_2 für $\Phi(u_2) = 0{,}975$ in Tabelle III im Anhang durch Interpolation bestimmen. Es ergibt sich ein Wert von $u_1 = -1{,}96$ und $u_2 = +1{,}96$, was dem Wert in der Student-t-Tabelle für $n = \infty$ Freiheitsgrade entspricht.

Konfidenzintervall für andere Parameter

Ebenso wie wir im obigen Beispiel das Konfidenzintervall für den Erwartungswert μ gebildet haben, kann man für alle anderen Parameter Konfidenzintervalle bilden, um anzugeben, mit welcher Ungenauigkeit die aus einer Stichprobe gebildeten Schätzwerte behaftet sind.

Fast immer, wenn man in den Biowissenschaften mit Parametern arbeitet, handelt es sich um Schätzwerte, denn die tatsächlichen Werte der Grundgesamtheit sind unbekannt. Hier soll nur auf eine grundsätzliche Problematik hingewiesen werden: Die Berechnung des Konfidenzintervalles ist häufig schwierig, weil die Schätzwerte nicht normalverteilt sind.

Klinisch wichtige Parameter sind z.B. die Sensitivität und Spezifität von diagnostischen Verfahren, die Prävalenz von Erkrankungen und die Häufigkeit von Haupt- und Nebenwirkungen therapeutischer Verfahren. Diese Größen sind keine Naturkonstanten, sondern unterliegen den diagnostischen und therapeutischen Randbedingungen, die im Zuge des medizinischen Fortschritts im ständigen Wandel begriffen sind. Es kommt deshalb weniger auf die tatsächliche Genauigkeit der Schätzwerte an als vielmehr darauf, sich bewusst zu machen, dass es sich nur um Schätzwerte handelt, die besonders bei kleinen Stichproben mit einem großen Konfidenzintervall versehen sind.

15.2 Statistische Testverfahren

15.2.1 Das Prinzip eines Testverfahrens

Das Ergebnis einer wissenschaftlichen Untersuchung gilt zunächst nur für das durchgeführte Experiment. Wenn man das Ergebnis verallgemeinern will, muss man eine Reihe zusätzlicher Überlegungen anstellen: Nach den Begriffen der Statistik stellt der Therapieversuch an z.B. 20 Patienten mit der Krankheit XYZ eine Stichprobe dar, während die Behandlungsmaßnahmen an allen jetzigen und zukünftigen Patienten mit der Erkrankung XYZ die **Grundgesamtheit** bilden.

Für unsere weiteren Überlegungen unterstellen wir, dass die im Kapitel 12 *Versuchsplanung* erwähnten Aspekte beachtet worden sind. Es verbleibt jedoch eine Quelle der Unsicherheit, die der Übertragung der in der Stichprobe gewonnenen Ergebnisse auf die Grundgesamtheit eventuell im Wege steht: **die zufallsbedingte Streuung.**

Unter dem Zufall verstehen wir die Störgrößen, die nicht erfassten Einflussgrößen, die Auswirkungen einer nicht ausbalancierten Selektion zwischen den Vergleichsgruppen sowie die Mess- und Beobachtungsfehler.

Ein in der Stichprobe beobachteter Effekt, also z.B. eine Überlegenheit eines Medikamentes im Vergleich zum Placebo, muss daraufhin geprüft werden, ob er ein Produkt des Zufalls sein könnte:

- Wenn der beobachtete Effekt innerhalb der Bandbreite der zufallsbedingten Streuung der Messwerte liegt, besitzt er nur eingeschränkte Aussagekraft.

- Wenn der beobachtete Effekt jedoch größer ist als die übliche Streuung der Messwerte, kann das gefundene Ergebnis nicht einfach als zufallsbedingt abgetan werden, es gilt als „statistisch signifikant."

Nullhypothese: Der postulierte Effekt hat den Betrag Null

Ein statistisches Testverfahren untersucht die Frage, ob die zufallsbedingte Streuung der Messwerte ausreicht, den beobachteten Effekt zu erklären. Es wird die sog. Nullhypothese H_0 aufgestellt, die besagt, dass in der Grundgesamtheit kein Effekt existiert.

Unter dieser Annahme ist der in der Stichprobe beobachtete Effekt ein Produkt des Zufalls. Das statistische Testverfahren errechnet, mit welcher Wahrscheinlichkeit sich die vorliegenden Ergebnisse (oder noch extremere) zufällig ergeben könnten, wenn H_0 tatsächlich zuträfe.

Wenn diese Wahrscheinlichkeit gering ist, z.B. kleiner als ein Prozent oder ein Promille, wird H_0 verworfen und das Ergebnis als statistisch signifikant bezeichnet.

Damit ist noch *nicht der Beweis* erbracht, dass sich der beobachtete Effekt auch in späteren Versuchsreihen reproduzieren lässt, aber man kann nicht mehr alles nur auf den Zufall schieben. Man muss davon ausgehen, dass außer der zufallsabhängigen Streuung noch weitere Faktoren das Ergebnis beeinflussen, dass also in der Grundgesamtheit tatsächlich ein Effekt vorhanden ist.

		Situation in der Grundgesamtheit	
		H_0 trifft nicht zu	H_0 trifft zu
Die Testentscheidung lautet	H_0 wird verworfen: signifikant	Richtige Entscheidung	**Fehler 1. Art** Irrtumswahrscheinlichkeit α
	H_0 wird nicht verworfen: nicht signifikant	**Fehler 2. Art** Irrtumswahrscheinlichkeit β	Richtige Entscheidung

Tabelle 15.1: Der Fehler 1. und 2. Art bei einem statistischen Testverfahren.

15.2 Statistische Testverfahren

Statistischer Test als Entscheidungsverfahren

Ein statistischer Test ist ein Entscheidungsverfahren, um zu ermitteln, ob die Nullhypothese H_0 mit den vorliegenden Daten vereinbar ist.

Je nachdem, was in der Grundgesamtheit tatsächlich gilt und wie die Testentscheidung ausfällt, gibt es vier Möglichkeiten, die sich in einer Vierfeldertafel darstellen lassen. Wie immer in einer Situation der Unsicherheit kann die gefällte Entscheidung richtig oder falsch sein. Man unterscheidet zwei Fehlermöglichkeiten, den Fehler 1. Art und den Fehler 2. Art:

Der Fehler 1. Art

Der *Fehler 1. Art* besteht darin, dass in der Grundgesamtheit H_0 *zutrifft, aber aufgrund der Stichprobe verworfen wird*. Hierbei ist das Ergebnis in Wirklichkeit zufallsbedingt, und trotzdem bezeichnet man das Ergebnis als „signifikant." Die Irrtumswahrscheinlichkeit für diese Fehlermöglichkeit heißt α und ist frei wählbar. Meist wird α als 0,05, 0,01 oder 0,001 gesetzt und das Ergebnis von manchen Autoren als „schwach signifikant", „signifikant" bzw. „hochsignifikant" bezeichnet.

Der Fehler 2. Art

Beim *Fehler 2. Art* liegt die umgekehrte Situation vor: Der beobachtete Effekt existiert tatsächlich, aber das Ergebnis wird als nicht „signifikant" bezeichnet, weil auch die zufallsbedingte Streuung groß genug ist, um solche Ergebnisse zu produzieren. Die Irrtumswahrscheinlichkeit β hängt von vielen Faktoren ab:

- von der Größe des tatsächlich vorhandenen Effektes;

- von der Fallzahl;

- von der zufallsbedingten Streuung der Messwerte;

- von der Art des statistischen Testverfahrens und der Fragestellung (einseitig oder zweiseitig), Näheres s. u.;

- von der Irrtumswahrscheinlichkeit α.

Power oder Teststärke $1-\beta$

Weil insbesondere die Größe des tatsächlich vorhandenen Effektes nicht bekannt ist, denn es ist ja nicht einmal bekannt, ob dieser Effekt überhaupt existiert, kann die Irrtumswahrscheinlichkeit β für den Fehler 2. Art nur grob geschätzt werden. Je kleiner der gesuchte Effekt ist, desto größer ist die Gefahr, einen Fehler 2. Art zu begehen. Wenn bei der Versuchsplanung der gesuchte Effekt in seiner Größe überschätzt wird, ergibt sich ein großer β-Fehler.

Ein β von 50, häufig sogar 80 und mehr Prozent ist keine Seltenheit! Ein hohes β lässt auf eine schlechte Versuchsplanung schließen, denn bei einem β von z.b. 90 % ist die Untersuchung eigentlich von Beginn an zum Scheitern verurteilt. Selbst wenn der gesuchte Effekt vorliegt, wird man in 90 % keine signifikanten Ergebnisse erhalten. Man müsste die Fallzahl vergrößern und die Streuung der Messwerte verringern, z.b. durch den Einsatz anderer Messverfahren. Wenn dies nicht möglich ist, sollte man die Untersuchung als orientierende Pilotstudie planen und bereits im Stadium der Versuchsplanung deutlich machen, dass und warum keine signifikanten Ergebnisse zu erwarten sind.

Die Größe $1-\beta$ heißt Power oder Teststärke: Je größer die Power eines Testverfahrens, desto eher stellt sich im Fall eines tatsächlich vorhandenen Unterschieds ein signifikantes Ergebnis ein.

Übertragbarkeit der Ergebnisse auf die Grundgesamtheit

Statistisch gesehen stellen die beobachteten Messwerte eine Stichprobe aus der Grundgesamtheit aller theoretisch möglichen Messungen dar. *Für die untersuchte Stichprobe*, z.B. 20 Patienten mit der *Krankheit* XYZ, haben die gefundenen Messwerte mit oder ohne statistische Signifikanz Gültigkeit. Die Frage lautet, *ob die Ergebnisse der Stichprobe auf die Grundgesamtheit, also alle Patienten mit der Krankheit XYZ, übertragen werden können* oder ob die zufallsbedingte Streuung eine Verallgemeinerung verbietet.

Hierbei wird vorausgesetzt, dass die Versuchsplanung, z.B. die Selektion der untersuchten Patienten, korrekt ist. **Die Richtigkeit der Versuchsplanung wird durch einen statistischen Test nicht überprüft.** Ein statistischer Test beantwortet lediglich die Frage, ob die Ergebnisse der untersuchten Stichprobe trotz der zufallsbedingten Streuung auf die Grundgesamtheit übertragen, d. h. verallgemeinert werden dürfen.

15.2.2 Hypothese und Fragestellung

Nachdem im vorigen Abschnitt das Prinzip eines statistischen Testverfahrens besprochen wurde, soll jetzt erläutert werden, was bei der Durchführung zu beachten ist und wie die Ergebnisse zu interpretieren sind. Unter 15.3 werden dann praktische Rechenbeispiele für einige häufig benutzte Tests vorgestellt.

15.2 Statistische Testverfahren

Nullhypothese – Alternativhypothese

Im vorigen Abschnitt wurde erläutert, dass ein Testverfahren ausrechnet, ob die *Nullhypothese* H_0 mit den vorliegenden Daten vereinbar ist. Der gesamte Rechenprozess des Testverfahrens bezieht sich also auf H_0.

Die **Nullhypothese** H_0 besagt, dass der beobachtete Effekt in der Grundgesamtheit nicht existiert. Das Ergebnis der Stichprobe ist nach der Nullhypothese auf die zufallsabhängige Streuung zurückzuführen.

Die **Alternativhypothese** H_1 besagt, dass der in der Stichprobe gefundene Effekt, z. B. die Differenz der Heilungsraten zwischen den Therapiegruppen A und B, auch in der Grundgesamtheit existiert. Die Alternativhypothese H_1 legt sich nicht auf einen bestimmten Betrag fest, indem es z. B. heißt, der Erwartungswert „A sei zwei Einheiten größer als der Erwartungswert B". Stattdessen lautet H_1 nur pauschal „μ_A ist größer als μ_B".

Einseitige und zweiseitige Fragestellung

Eine Alternativhypothese heißt *einseitig*, wenn ein Vorwissen über die Richtung der erwarteten Differenz existiert. Bei der einseitigen Fragestellung lautet die Alternativhypothese beispielsweise: „Therapie A ist besser als Therapie B" oder „Blonde Menschen erkranken häufiger am malignen Melanom als dunkelhaarige Menschen".

Bei zweiseitiger Fragestellung lauten die oben genannten Alternativhypothesen: „Therapie A ist entweder besser oder schlechter als Therapie B" sowie „Blonde Menschen erkranken entweder häufiger oder seltener am malignen Melanom als dunkelhaarige Menschen". Bei einer zweiseitigen Fragestellung lautet H_1 lediglich „μ_A hat einen anderen Wert als μ_B": $\mu_A \neq \mu_B$.

Die einseitige Fragestellung setzt ein Vorwissen über die Richtung des erwarteten Unterschiedes voraus. Die einseitige Fragestellung darf nur Verwendung finden, wenn sich sachlich begründen lässt, warum ein umgekehrtes Vorzeichen nicht zu erwarten ist.

Die Unterscheidung zwischen der ein- und der zweiseitigen Fragestellung ist wichtig, weil sich **unter der einseitigen Fragestellung eher ein signifikantes Ergebnis einstellt**, d. h. der Fehler 2. Art (β-Fehler) ist geringer. Deshalb ist man generell bestrebt, den statistischen Test unter der einseitigen Hypothese durchzuführen. Wenn dies unberechtigt geschieht, verdoppelt sich der Fehler 1. Art (α-Fehler). Unberechtigt heißt, dass kein gesichertes Vorwissen über das Vorzeichen der Differenz besteht.

Als Beispiel betrachten wir zwei gleichwertige Therapien A und B: Wenn man den Therapieerfolg auf einer so feinen Skala messen kann, dass sich so gut wie niemals ein identisches Ergebnis einstellt, wird sich in 50 % aller Studien Therapie A als überlegen erweisen und in 50 % Therapie B. Es hängt vom Fehler

1. Art α und von der Fragestellung (einseitig oder zweiseitig) ab, welche dieser Studien als signifikant bezeichnet werden:

- Bei $\alpha = 0{,}05$ und einseitiger Fragestellung (H_1 : A ist besser als B) werden die 5 % aller Studien als signifikant bezeichnet, bei denen A gegenüber B die stärkste Überlegenheit gezeigt hat.

- Bei $\alpha = 0{,}05$ und zweiseitiger Fragestellung (H_1 : A und B unterscheiden sich) gelten „nur" die 2,5 % der Studien als signifikant, bei denen sich A besonders überlegen gezeigt hat, und zusätzlich die 2,5 % der Studien, bei denen sich B besonders überlegen gezeigt hat.

Ein einseitiger Test ist auch dann vertretbar, wenn zwar über das Vorzeichen des erwarteten Unterschieds nichts Sicheres bekannt ist, wenn jedoch ein beispielsweise negatives Vorzeichen dieselben Konsequenzen nach sich zieht, als wenn kein Unterschied vorhanden ist: Zum Beispiel wird eine neue Therapie nur dann empfohlen, wenn sie besser ist als die bisherige. Wenn die neue Therapie der Standardtherapie gleichwertig oder unterlegen ist, wird die neue Therapie abgelehnt. Bei dieser Begründung für die Einseitigkeit der Fragestellung bezieht sich die **Irrtumswahrscheinlichkeit α auf die Konsequenzen und nicht auf den Inhalt der Entscheidung**: Bei Gleichwertigkeit der Therapien wird man in α Prozent der Fälle die neue Therapie fälschlicherweise bevorzugen.

15.2.3 Multiples Testen

Bei wiederholter Durchführung desselben Versuchs kann die Irrtumswahrscheinlichkeit α irreführend sein. Hierzu ein kleines Beispiel:

Die Firma Schein GmbH stellt „Heilwasser" her, indem sie Leitungswasser in hübsch etikettierte Flaschen abfüllt. Sie beauftragt zehn Kurkliniken, das „Heilwasser" in Doppelblindversuchen bei jeweils zehn Krankheiten zu testen. Als Placebo wird Leitungswasser verwendet:

$H_0 =$ „Heilwasser" beeinflusst den Heilungsverlauf genauso wenig wie Leitungswasser.
$H_1 =$ „Heilwasser" führt zu beschleunigter Heilung der Erkrankung XYZ.

Bei ordnungsgemäßer Durchführung dieser insgesamt 100 Versuche darf man fünf Ergebnisse erwarten, die auf dem 5 %-Niveau signifikant sind, und darunter ein Ergebnis, das auf dem 1 %-Niveau signifikant ist. Die Firma Schein GmbH wird sicherlich nur die signifikanten Ergebnisse veröffentlichen und die anderen verschweigen (Publication Bias).

15.2 Statistische Testverfahren

Die Irrtumswahrscheinlichkeit α ist ebenfalls irreführend, wenn während eines laufenden Versuchs wiederholt Zwischenauswertungen durchgeführt werden oder wenn nach Abschluss des Versuchs die Zwischenergebnisse zugrunde gelegt werden, bei denen der Trend am stärksten ausgeprägt war. Wiederholtes Testen bewirkt ein unkontrolliertes Ansteigen des vorgegebenen α-Fehlers, d.h. die Chancen steigen, dass aufgrund der zufallsbedingten Streuung H_0 zu Unrecht verworfen wird. Wenn ein wiederholtes Testen gewünscht wird, müssen Folgetestpläne (sequenzielle Tests) verwendet werden, für die dieser Einwand nicht gilt (s. S. 248).

Beim multiplen Testen kann ein unkontrolliertes Ansteigen des α-Fehlers vermieden werden, indem der kritische Wert der Testgröße (s. S. 331) entsprechend korrigiert wird (z. B. *Bonferroni-Abschätzung*). Hierdurch steigt jedoch der β-Fehler an.

Einzelheiten sind mit dem Statistiker zu besprechen und sollten schon bei der Versuchsplanung berücksichtigt werden, indem bereits im Voraus festgelegt wird, wann welche Tests durchgeführt werden sollen. Bei therapeutischen Studien kann es aus ethischen Gründen notwendig sein, in regelmäßigen Abständen Zwischenauswertungen vorzunehmen.

Aussagekraft eines Testverfahrens

Der Begriff „signifikant" wird häufig strapaziert, um eine Untersuchung mit dem Stempel der Wissenschaftlichkeit zu versehen. Das Wort leitet sich vom lateinischen „signum facere", d.h. ein Zeichen setzen, ab und bedeutet im statistischen Sinne, dass das betreffende Ergebnis nicht nur durch den Zufall erklärbar ist, sondern "ein Zeichen" setzt. Diese Aussage steht allerdings unter dem Vorbehalt der Irrtumswahrscheinlichkeit α für den Fehler 1. Art.

Der Begriff signifikant macht jedoch keine Aussagen darüber,

- ob die Versuchsplanung, z. B. die Auswahl der Stichprobe, korrekt ist und

- ob das gefundene Ergebnis relevant ist.

Beispielsweise sei in einer großen Studie bei Tausenden von Patienten die Wirkung eines Grippemittels gegen Placebo verglichen worden, wobei die Krankheitsdauer der behandelten Patienten im arithmetischen Mittel um 0,2 Tage kürzer war. Auch wenn sich die Verkürzung der Krankheitsdauer als statistisch signifikant erweisen sollte, hätte dieses Ergebnis nur geringe praktische Bedeutung.

Umgekehrt kann ein Ergebnis, das nicht oder noch nicht statistisch signifikant ist, große klinische Bedeutung erlangen. Dies ist beispielsweise der Fall, wenn eine bisher als fast unheilbar geltende Krankheit bei den ersten durch ein neues Verfahren behandelten Patienten geheilt werden konnte.

15.3 Übungsaufgaben

15.2 Statistische Testverfahren

1. Ein statistischer Test

(A) prüft die klinische Relevanz von Untersuchungsergebnissen
(B) prüft, ob die untersuchten Stichproben repräsentativ für die Grundgesamtheit sind
(C) prüft, ob die Versuchsbedingungen eingehalten wurden
(D) prüft, ob ein Stichprobenergebnis mit der Nullhypothese verträglich ist
(E) prüft nur Mittelwertdifferenzen normal verteilter Zufallsvariablen auf statistische Signifikanz

2. Man will prüfen, ob sich die Medikamente *A* und *B* in der Wirkung unterscheiden. Was bedeutet die Nullhypothese in diesem Test?

(A) *A* ist besser als *B*.
(B) *A* ist schlechter als *B*.
(C) Zwischen *A* und *B* bestehen Unterschiede in der Wirkung.
(D) Zwischen *A* und *B* bestehen keine Unterschiede in der Wirkung.
(E) *A* und B sind überhaupt wirksam.

3. Dr. XY entscheidet sich regelmäßig bei einem zweifach gemessenen Nüchternblutzuckerwert von 6,7 mmol/l (120 mg%) oder mehr zu der Diagnose Diabetes mellitus. Bei diesem Vorgehen habe Dr. XY mit einem Anteil von 10% falsch positiven Entscheidungen zu rechnen.

Diese Aussage besagt:

(A) Von den von Dr. XY als Diabetiker bezeichneten Patienten haben 10% tatsächlich einen Diabetes mellitus.
(B) Bei dem beschriebenen Vorgehen haben alle Patienten mit einem Nüchternblutzucker über 6,7 mmol/l einen Diabetes mellitus.
(C) 10% der von Dr. XY als gesund bezeichneten Patienten haben einen Diabetes mellitus, obwohl ihr Blutzuckerwert unter 6,7 mmol/l liegt.
(D) 10% der von Dr. XY als Diabetiker bezeichneten Patienten haben keinen Diabetes mellitus, obwohl ihr Blutzuckerwert bei oder über 6,7 mmol/l liegt.
(E) Von den vom Dr. XY als gesund bezeichneten Patienten sind 10% tatsächlich gesund, d.h. sie haben keinen Diabetes mellitus.

4. Ein statistischer Test dient

(A) zur Ermittlung des Betrags einer Differenz
(B) zum Prüfen der Nullhypothese
(C) zum Schätzen des Parameters
(D) zur Berechnung der Wahrscheinlichkeit der Nullhypothese
(E) zur Berechnung der Wahrscheinlichkeit der Alternativhypothese

15.3 Übungsaufgaben

5. Wann wird der Fehler 1. Art gemacht?

(A) Wenn H_0 zutrifft, aber verworfen wird.
(B) Wenn H_1 zutrifft, aber H_0 nicht verworfen wird
(C) Wenn H_0 nicht zutrifft, aber H_0 nicht verworfen wird.
(D) Wenn H_0 zutrifft und H_1 verworfen wird.
(E) Wenn H_1 zutrifft und H_0 verworfen wird.

6. Eine Irrtumswahrscheinlichkeit $a = 0{,}05$ bedeutet:

(A) H_1 wird mit der Wahrscheinlichkeit 0,05 nicht abgelehnt, wenn H_1 richtig ist.
(B) H_0 wird mit der Wahrscheinlichkeit 0,05 nicht abgelehnt, wenn H_0 richtig ist.
(C) H_0 wird mit der Wahrscheinlichkeit 0,05 nicht abgelehnt, wenn H_1 richtig ist.
(D) H_0 wird mit der Wahrscheinlichkeit 0,05 abgelehnt, wenn H_0 richtig ist.
(E) H_1 wird mit der Wahrscheinlichkeit 0,05 abgelehnt, wenn H_0 richtig ist.

7. Die klinische Prüfung eines neuen Medikaments B gegenüber einem Standardpräparat A ergab, dass der Unterschied bei einer Irrtumswahrscheinlichkeit von 5 % signifikant ist. Was bedeutet dieses Testergebnis?

(A) Bei gleicher Wirksamkeit beider Medikamente würde ein noch größerer Unterschied als der beobachtete nur mit einer Wahrscheinlichkeit kleiner als 5 % rein zufällig auftreten.
(B) Nur 5 % der Probanden zeigten unter der Behandlung mit B kein besseres Ergebnis als unter der Behandlung mit A.
(C) B wirkt nur mit einer Wahrscheinlichkeit von 5 % besser als A.
(D) In 5 % der zukünftigen Behandlungen wird B voraussichtlich nicht besser wirken als A.
(E) Die mittlere Wirksamkeit von B ist um 5 % höher als die von A.

Lösung der Übungsaufgaben

1 (D) Wenn z.B. die Versuchsbedingungen nicht eingehalten wurden oder die untersuchten Stichproben nicht repräsentativ für die Grundgesamtheit sind, bleibt das errechnete Ergebnis des Signifikanztests hiervon unberührt. Allerdings wird die Aussagekraft des Ergebnisses eingeschränkt.

2 (D) Die Nullhypothese H_0 lautet: „Zwischen A und B bestehen keine Unterschiede in der Wirkung."

3 (D) 10 % der Patienten, die als positiv, d.h. als Diabetiker eingestuft werden, werden falsch eingestuft, d.h. sie haben keinen Diabetes mellitus. Der Vorhersagewert der Diagnose „Diabetiker" beträgt 90 %.

4 (B) Die Plausibilität (Glaubwürdigkeit, Annehmbarkeit) der Nullhypothese wird überprüft, indem errechnet wird, mit welcher Wahrscheinlichkeit sich die vorliegenden Daten ergeben könnten, wenn H_0 zutrifft.

5 (A) Siehe Aufgabe 4.

6 (D) (s. S. 319)

7 (A) (s. S. 319)

8. Wird anstelle des Mittelwertes $\bar{x}$ ein Näherungswert x^* bei der Berechnung der Summe $\Sigma(x_i - \bar{x})^2$ der Abweichungsquadrate verwendet, erhält man anstelle der Standardabweichung s einen etwas größeren Wert. Diese Vergrößerung erzeugt einen

(A) Fehler 1. Art (C) systematischen Fehler (E) Stichprobenfehler
(B) Fehler 2. Art (D) zufälligen Fehler

9. Wenn wir als Nullhypothese die Hypothese bezeichnen, dass ein Patient gesund ist, dann entspricht der Wahrscheinlichkeit für „falsch negativ", d. h. irrtümlich als gesund eingestuft:

(A) die Wahrscheinlichkeit für den Fehler 2. Art
(B) die Wahrscheinlichkeit, die Nullhypothese zu Recht anzunehmen
(C) die Wahrscheinlichkeit, die Nullhypothese zu Recht zu verwerfen
(D) die Irrtumswahrscheinlichkeit α
(E) keine der genannten Wahrscheinlichkeiten

10. Welche Aussage trifft zu?

(A) Bei einseitigem Test wird geprüft, ob die Differenz zwischen beiden Vergleichsgruppen Null oder negativ (positiv) ist, gegen die Alternative, dass sie positiv (negativ) ist. Die Möglichkeit, dass sie ein entgegengesetztes Vorzeichen hat, bleibt außer Betracht.
(B) Man soll immer einseitig prüfen, weil dies präziser ist als die doppelseitige Prüfung.
(C) Bei doppelseitigem Test werden der Fehler α und der Fehler β berücksichtigt, bei einseitigem Test nur α.
(D) Bei einseitigem Test ist die Alternativhypothese genau dieselbe wie beim zweiseitigen Test, lediglich das statistische Modell wird einseitig betrachtet.
(E) Ein signifikantes Ergebnis wird beim doppelseitigen Test doppelt so leicht erreicht wie beim einseitigen Test, da man beide Seiten der Verteilung betrachtet.

11. In welcher der folgenden Fragen liegt für den durchzuführenden statistischen Test eine zweiseitige Fragestellung vor?

(A) Gibt es einen Mittelwertunterschied beim Vergleich der Blutdrucksenkung in zwei therapeutischen Vergleichsreihen mit den Antihypertonika A und B?
(B) Hat Zytostatikum X eine Wachstumsverzögerung eines Tumortyps gegenüber einer Kontrollreihe ohne diese Behandlung zur Folge?
(C) Senkt ein Medikament Y die Kreatininwerte stärker als ein Vergleichspräparat Z?
(D) Sind die Heilungschancen mit Medikament C größer als die mit Medikament D?
(E) Ist unter der Therapie mit einem Antirheumatikum R1 die Häufigkeit einer Darmblutung größer als die mit dem Präparat R2?

12. Es sei folgende Teststrategie gegeben:

Ein statistischer Test soll mit einem Stichprobenumfang von n auf dem Signifikanzniveau α durchgeführt werden. Kann die Nullhypothese nicht verworfen werden, dann soll eine weitere Stichprobe vom Umfang n gezogen und der Test mit dem Stichprobenumfang $2n$ auf dem Signifikanzniveau α wiederholt werden.

Dann ist die Wahrscheinlichkeit für den Fehler 1. Art bei dieser Strategie stets

(A) gleich α/n (B) gleich $\alpha/2$ (C) gleich α^2
(D) gleich $1 - \alpha$ (E) größer gleich α

15.3 Übungsaufgaben

13. Die klinische Prüfung eines neuen Medikaments B gegenüber einem Standardpräparat A ergab, dass der Unterschied bei einer Irrtumswahrscheinlichkeit von 5 % signifikant ist. Was bedeutet dieses Testergebnis?

(A) Bei gleicher Wirksamkeit beider Medikamente würde ein noch größerer Unterschied als der beobachtete nur mit einer Wahrscheinlichkeit kleiner als 5 % rein zufällig auftreten.
(B) Nur 5 % der Probanden zeigten unter der Behandlung mit B kein besseres Ergebnis als unter Behandlung mit A.
(C) B wirkt nur mit einer Wahrscheinlichkeit von 5 % besser als A.
(D) In 5 % der zukünftigen Behandlungen wird B voraussichtlich nicht besser wirken als A.
(E) Die mittlere Wirksamkeit von B ist um 5 % höher als die von A.

Lösung der Übungsaufgaben

8 (C) Es handelt sich deshalb um einen systematischen Fehler, weil alle Werte in derselben Richtung verändert werden. Der Begriff Fehler 1. Art bzw. Fehler 2. Art ist hier unpassend, weil kein Entscheidungsprozess durchgeführt wird.

9 (A) Der Patient ist in Wirklichkeit krank (positiv). „Falsch negativ" bedeutet demnach eine irrtümlicherweise abgelehnte Alternativhypothese, also einen Fehler 2. Art (β-Fehler).

10 (A) Im Gegensatz dazu besagt die Alternativhypothese beim zweiseitigen Test, dass die Differenz entweder positiv oder negativ ist. Beim einseitigen Test erhält man eher ein signifikantes Ergebnis.

11 (A) Bei Frage (A) wird nur nach dem Mittelwertunterschied gefragt. Damit handelt es sich um einen zweiseitigen Test.

12 (E) Bei der Festlegung des kritischen Wertes für ein bestimmtes α geht man davon aus, dass zu einem vorher festgelegten Zeitpunkt eine Auswertung durchgeführt wird und dass man nicht ständig Zwischenauswertungen durchführt und den Versuch in dem Moment abbricht, in dem die Daten mehr oder weniger zufälligerweise die Signifikanzgrenze überschritten haben. Bei einem solchen Vorgehen wäre der tatsächliche Fehler 1. Art höher als der angegebene α-Wert, d.h. man würde bei tatsächlich zutreffender Nullhypothese öfter ein signifikantes Ergebnis erhalten, als der α-Wert angibt.

13 (A) Ein statistischer Test geht von der Nullhypothese aus und gibt an, ob sich bei Gültigkeit der Nullhypothese die vorliegenden Ergebnisse oder noch extremere mit der Irrtumswahrscheinlichkeit α einstellen könnten. Nullhypothese heißt in diesem Fall Gleichwertigkeit der Medikamente.

Kapitel 16
Durchführung statistischer Testverfahren

Die praktische Durchführung von statistischen Testverfahren gehört normalerweise nicht zu den Aufgaben eines Arztes, wird hier aber anhand einiger einfacher Beispiele besprochen. Der Leser soll ein Gefühl dafür bekommen, welche Schritte notwendig sind, bevor sich ein p-Wert ergibt, der als Kumulation monate- oder jahrelanger Forschungstätigkeit darüber Auskunft gibt, ob sich die Ergebnisse vielleicht einfach aufgrund zufallsbedingter Streuung eingestellt haben könnten.

Der p-Wert, das signifikante oder (noch) nicht signifikante Ergebnis, entscheidet wie das Ja-Wort in der Kirche, wie es weitergehen soll, welche Forschungsansätze sinnvoll sind und weiterverfolgt werden sollten, oder ob die Variabilität von Patient, Methode und Randbedingungen wie eine Fata Morgana einen Zusammenhang vorgegaukelt hat, der tatsächlich wohl doch nicht existiert.

Die eigentliche Rechenarbeit wird von statistischen Programmen durchgeführt, die vorgestellten Rechenbeispiele sollen nur das Prinzip verdeutlichen.

16.1 Auswahl des Testverfahrens

Es gibt eine große Anzahl verschiedener statistischer Tests, die man nach den verschiedensten Kriterien einteilen kann.

Betrachtet man die Testverfahren unter dem Aspekt, **auf welche Eigenschaft** sie testen, ergibt sich folgende Einteilung, die aber keinen Anspruch auf Vollständigkeit erhebt:

- Für die Medizin am wichtigsten sind Testverfahren auf die **Lage eines Wertes** bzw. darauf, ob der gefundene **Lageunterschied** zwischen zwei Gruppen zufallsbedingt oder real ist (s. Abschnitt 16.2)

- Außerdem lässt sich testen, ob eine **Korrelation** zufallsbedingt ist (s. S. 192) und ob eine Abhängigkeit zwischen den Merkmalen einer **Kontingenztafel** besteht (s. Abschnitt 16.4).

16.1 Auswahl des Testverfahrens

- Beim **Vergleich mehrerer Stichproben** lässt sich feststellen, ob die Stichproben aus derselben Grundgesamtheit stammen (Varianzanalyse, s. 16.3).

- Bei der Analyse von **Überlebenszeiten** kann man feststellen, ob die gefundenen Unterschiede zufallsbedingt sind (s. Abschnitt 16.5).

- Andere Tests können prüfen, ob eine gegebene **Reihenfolge** von Messwerten zufallsbedingt sein kann oder ob ein **Trend** anzunehmen ist.

- Es ist auch möglich, eine gegebene Häufigkeitsverteilung daraufhin zu testen, ob sie beispielsweise einer **Normalverteilung** oder einer **Poissonverteilung** entspricht.

Viele der Testverfahren sind für den Mediziner relativ unwichtig, und hier soll nur auf ihre Existenz hingewiesen werden. Im Bedarfsfall, etwa für eine Dissertation, kann man sich belesen oder sich zur Beratung an einen Statistiker wenden. Einige Testverfahren sind in unterschiedlichen Varianten und unter verschiedenen Bezeichnungen gebräuchlich.

Weitere Kriterien für die Auswahl der Testverfahren

Für den Mediziner wichtig sind Testverfahren zum Vergleich zweier oder mehrerer Gruppen, etwa zum Vergleich der Gruppe der behandelten und der Gruppe der unbehandelten Patienten. Die Auswahl des geeigneten Testverfahrens richtet sich nachfolgenden Kriterien:

- Merkmalsart und Verteilungstyp (quantitative oder nur dichotome Werte wie: Erfolg/kein Erfolg, Normalverteilung versus unbekannte Verteilung). Testverfahren, die eine bestimmte Verteilung, z.B. die Normalverteilung, voraussetzen, heißen *parametrische Tests* im Gegensatz zu den *verteilungsfreien oder nichtparametrischen* Tests;

- Zahl der Stichproben;

- verbundene oder unverbundene Stichproben.

Verbundene Stichproben

Bei *verbundenen* oder *paarigen Stichproben* existieren jeweils Paare von Versuchseinheiten, die weitgehend identisch sind. Beispielsweise bilden das rechte und linke Ohr eines Kaninchens bei der Überprüfung einer Substanz auf Kanzerogenität einen weitgehend homogenen Zweierblock.

Auch bei zwei eineiigen Zwillingen oder bei den im Rahmen der Matched-Pairs-Technik gebildeten Zweierpaaren kann man *eventuell* von verbundenen Stichproben sprechen. Voraussetzung ist, dass die beiden Versuchseinheiten in Bezug auf die für die Fragestellung wichtigen Störgrößen und unkontrollierten Einflussgrößen fast identisch sind.

In der Dermatologie sind verbundene Stichproben durchführbar, indem ein Patient *gleichzeitig* zwei Lokaltherapeutika erhält, z. B. am linken Arm Salbe *A* und am rechten Arm Salbe *B*.

Wenn die oben genannten Voraussetzungen für paarige Stichproben nicht gelten, handelt es sich um *unabhängige* oder *unverbundene Stichproben*, bei denen sich jedoch im Fall eines tatsächlich bestehenden Unterschieds nicht so schnell ein signifikantes Ergebnis einstellt, als wenn die Daten als paarige Stichprobe behandelt werden.

Cross-Over-Design

Die in der Medizin am häufigsten vorkommende Form der verbundenen Versuchsanordnung sind **Vorher-Nachher-Vergleiche**, indem an denselben Versuchspersonen z. B. zunächst Medikament A und nach einer gewissen Karenzzeit Medikament B erprobt wird. Um Wechselwirkungen auszuschalten, muss zwischen den Therapieversuchen eine ausreichend lange Zeitspanne als Auswaschphase zwischengeschaltet werden (siehe auch S. 249)

Ob erst Therapie *A* oder erst Therapie *B* angewendet wird, muss bei den einzelnen Patienten durch ein Zufallsverfahren individuell festgelegt werden.

Anzahl und Art der Stichproben	Zielgröße		
	quantitative Zielgröße		dichotome Zielgröße
	normalverteilt	Verteilung unbek.	
eine Stichprobe	Ein-Stichproben-t-Test	Ein-Stichproben-Wilcoxon-Test	Binomialtest
zwei verbundene Stichproben	t-Test für unverbundene Stichproben	Wilcoxon-Test für Paardifferenzen	NcNemar-Test Vorzeichentest
zwei unverbundene Stichproben	t-Test für unverbundene Stichproben	U-Test von Mann, Whitney u. Wilcoxon	Vierfelder-Test

Tabelle 16.1: Häufig verwendete Tests auf Lageunterschiede

Die einzelnen Schritte der Durchführung

Die praktische Durchführung aller Tests verläuft stets nach demselben Schema:

- Formulieren der Nullhypothese und der Alternativhypothese (einseitig oder zweiseitig)

- Festlegung des α-Fehlers

- Auswahl des für die vorliegenden Daten geeigneten Testverfahrens

- Errechnung der sog. **Testgröße** (auch als **Prüfgröße** oder **Prüfmaß** bezeichnet). Je nachdem, welcher Test verwendet wird, heißt diese Prüfgröße t, U, H, χ^2 (sprich: Chi-Quadrat) usw.

- Vergleich der errechneten Prüfgröße mit dem kritischen Wert.

p-Wert

Wenn man Daten mit Hilfe statistischer Programmpakete wie SPSS, SAS, Kaleidagraph oder QtiPlot auswertet, werden beim Vergleich von Mittelwerten, Häufigkeiten usw. automatisch sog. *p*-Werte errechnet. Der *p*-Wert gibt an, auf welchem Niveau sich ein signifikantes Ergebnis einstellen würde, wenn man unter der zweiseitigen Fragestellung ein statistisches Testverfahren durchführen würde. Ein $p = 0{,}03$ bedeutet also, dass der betreffende Vergleich auf dem 5 %-Niveau signifikant wäre, nicht jedoch auf dem 1 %-Niveau, *sofern man bereits in der Versuchsplanung die betreffende Größe als interessierende Zielgröße festgelegt hat.*

Explorative Datenanalyse

Wenn man nachträglich die Größen als Zielgrößen definiert, bei denen sich der größte Unterschied eingestellt hat, kann nach den Erläuterungen zum Thema „Multiples Testen" auf Seite 322 der α-Fehler nicht genau angegeben werden, sodass man auch *nicht* von einem signifikanten Ergebnis sprechen kann.

Aus diesem Grunde wird von statistischer Seite großer Wert darauf gelegt, dass bereits in der Versuchsplanung die Zielgröße(n), die Art der Auswertung und die Fragestellung (ein- oder zweiseitig) festgelegt werden.

Beim *p*-Wert spricht man häufig auch von **Überschreitungswahrscheinlichkeit**, weil er die Wahrscheinlichkeit angibt, mit der sich unter der Nullhypothese die gefundenen oder noch extremere Ergebnisse einstellen. Deshalb ist der *p*-Wert vor allem für die explorative Datenanalyse ein nützliches Werkzeug.

16.2 Tests auf Lageunterschiede

Die in der Tabelle 16.1 aufgeführten Tests dienen dazu, die Lage eines Wertes (auf dem Zahlenstrahl) zu bestimmen, d. h. anzugeben, innerhalb welcher Grenzen der tatsächliche Wert liegt – denn der beobachtete Wert ist ja nur ein Schätzwert für den tatsächlichen Wert. Wenn wir zwei Stichproben haben, z. B. Therapie A und Therapie B, geht es darum, ob die gefundene Differenz real oder zufallsbedingt ist.

Bei der Besprechung der Tests greifen wir zum Teil auf die im Buch bereits verwendeten Beispiele zurück. Zunächst besprechen wir mit den Student-t-Tests die linke Spalte der Tabelle 16.1 für normalverteilte Messwerte, dann mit den Rangsummentests die mittlere Spalte für nichtparametrische Verteilungen und schließlich mit drei verschiedenen Tests die rechte Spalte für eine nur dichotome Zielgröße.

16.2.1 Student-t-Tests

Im Abschnitt 15.1 „Schätzen" hatten wir die Situation besprochen, dass wir aus einer normalverteilten Grundgesamtheit mit dem Erwartungswert μ und der Standardabweichung σ Stichproben ziehen und den Mittelwert $\bar{x}$ bilden. $\bar{x}$ ist normalverteilt und kann als Schätzwert für den Erwartungswert μ dienen. Die Standardabweichung von $\bar{x}$ heißt Standardfehler $\sigma_{\bar{x}} = \sigma/\sqrt{n}$.

Wenn σ unbekannt ist und durch s geschätzt wird, benutzt man für die Berechnung des Konfidenzintervalls die t-Verteilung anstelle der Normalverteilung.

t-Test für eine Stichprobe

Auf Seite 315 hatten wir bereits besprochen, dass sich das 95%-Konfidenzintervall für den Erwartungswert μ als

$$\mu = \bar{x} \pm t_{f,\alpha} s_{\bar{x}}$$

errechnet. Beispielsweise haben wir bei 16 Patienten im Kreiskrankenhaus A eine durchschnittliche Schwangerschaftsdauer von 280 Tagen mit einer Standardabweichung von 8 Tagen ermittelt. Das 95%-Konfidenzintervall ergibt sich als (s. Tab. III im Anhang: $t_{15,\, 0{,}05 \text{ zweiseitig}} = 2{,}13$)

$$280 \text{ Tage} \pm 2{,}13 \cdot 8 \text{ Tage} /\sqrt{16} = 280 \text{ Tage} \pm 4{,}26 \text{ Tage}$$

16.2 Tests auf Lageunterschiede

Wenn wir aus der Schätzung eine Testentscheidung ableiten wollen, müssen wir zunächst zwei Hypothesen formulieren, zwischen denen die Entscheidung gefällt werden kann:

- Nullhypothese H_0: Der Erwartungswert μ im Krankenhaus A ist mit dem allgemein bekannten Wert 281,5 Tage vereinbar: $\mu = 281{,}5$ Tage.

- Alternativhypothese H_1: $\mu \neq 281{,}5$ Tage.

Die Alternativhypothese ist bewusst unscharf formuliert, damit wir überhaupt die Chance haben, eine richtige Entscheidung zu treffen. Die Nullhypothese ist vom Betrag her exakt definiert (281,5 Tage), aber durch ihre Irrtumswahrscheinlichkeit α mit einer gewissen Unschärfe versehen. Würden wir uns bei der Alternativhypothese ebenfalls auf einen exakten Wert festlegen, könnte man fast sicher sein, mit der Testentscheidung immer falsch zu liegen.

Weil in unserem Beispiel das **95 %-Konfidenzintervall**

von $\quad 280 - 4{,}26 = 275{,}74$ Tage $\quad$ bis $\quad 280 + 4{,}26 = 284{,}26$ Tage

reicht, kann H_0 nicht verworfen werden. Damit ist die Testentscheidung bereits gefallen.

Auf der letzten Seite wurde jedoch ein anderer Weg beschrieben, um zur Testentscheidung zu kommen: Wir sollen eine **Test-** oder **Prüfgröße** t errechnen:

$$t = \frac{d}{s_{\bar{x}}} = \frac{281{,}5 - 280}{8/\sqrt{16}} = \frac{1{,}5}{2} = 0{,}75$$

Die Prüf- oder Testgröße $t = 0{,}75$ ist kleiner als der in Tabelle III im Anhang für $f = 15$, $\alpha = 0{,}05$ und zweiseitige Fragestellung aufgeführte Wert $t = 2{,}13$. Deshalb kann H_0 nicht verworfen werden.

Wie wir sehen, führen beide Wege – über das Konfidenzintervall oder über die Prüfgröße – zum selben Ergebnis.

t-Test für paarige oder verbundene Stichproben

Es werden die Erwartungswerte von zwei verbundenen, normalverteilten Stichproben verglichen, z.B. die Blutdruckwerte vor (V) und nach (N) Behandlung, die jeweils am selben Patienten gemessen wurden. Die Hypothesen lauten:

- H_0: Die Erwartungswerte μ_V und μ_N unterscheiden sich nicht: $\mu_V = \mu_N$.

- H_1: Der Erwartungswert μ_N nach Behandlung ist niedriger als μ_V: $\mu_N < \mu_V$.

Hier liegt eine einseitige Fragestellung vor, weil es in diesem Beispiel auf die Senkung des Blutdrucks ankommt.

Es wird die Differenz für die jeweils zusammengehörenden Wertepaare x_{Ai} und x_{Bi} gebildet:

$$d_i = x_{Ai} - x_{Bi}$$

Hieraus errechnet sich die durchschnittliche Wertepaardifferenz $\bar{d}$. Die Varianz s^2 der Wertepaardifferenz beträgt:

$$s^2 = \frac{1}{n-1}\sum(d_i - \bar{d})^2$$

Der mittlere Fehler $s_{\bar{d}}$ der durchschnittlichen Differenz $\bar{d}$ ergibt sich als

$$s_{\bar{d}} = \frac{s}{\sqrt{n}}$$

Die Testgröße lautet:

$$t = \frac{|\bar{d}|}{s_{\bar{d}}} = \frac{\text{Betrag der durchschnittlichen Wertepaardifferenz}}{\text{mittlerer Fehler der durchschn. Wertepaardifferenz}}$$

Ist $t > t_{f,\alpha}$ für $f = n - 1$, wird die Hypothese H_1 angenommen. Für beispielsweise $f = 15$ Freiheitsgrade und $\alpha = 0{,}05$ lautet der kritische t-Wert für die einseitige Fragestellung nach Tabelle III: $t_{15,\,0{,}05\text{ einseitig}} = 1{,}75$.

t-Test für unverbundene Stichproben

Voraussetzung: Normalverteilung der Messwerte und gleiche Varianz in den Grundgesamtheiten, aus denen die Stichproben stammen. Bei ungleichen Varianzen gibt es eine differierende Formel, die in diesem Buch jedoch nicht behandelt wird.

Gegeben sind zwei unabhängige (unverbundene, unpaarige) Stichproben A ($x_{A1}, x_{A2}, \ldots, x_{An1}$) und B ($x_{B1}, x_{B2}, \ldots, x_{Bn2}$) mit den arithmetischen Mittelwerten $\bar{x}_A$ und $\bar{x}_B$. Die Differenz der Mittelwerte $\bar{d}$ ergibt sich als: $\bar{d} = \bar{x}_A - \bar{x}_B$
Die Varianz s_2 der beiden Stichproben lautet:

$$s^2 = \frac{\sum(x_{Ai} - \bar{x}_A)^2 + \sum(x_{Bi} - \bar{x}_B)^2}{n_1 + n_2 - 2}$$

$$s_{\bar{d}} = s \cdot \frac{1}{\sqrt{\frac{n_1 \cdot n_2}{n_1 + n_2}}} = s \cdot \sqrt{\frac{n_1 + n_2}{n_1 \cdot n_2}}$$

16.2 Tests auf Lageunterschiede

Die Testgröße lautet:

$$t = \frac{|\bar{d}|}{s_{\bar{d}}} = \frac{\text{Betrag der Differenz der Mittelwerte}}{\text{mittlerer Fehler der durchschnittlichen Differenz}}$$

Ist $t > t_{f,\alpha}$ für $f = n_1 + n_2 - 2$ Freiheitsgrade, wird die Hypothese H_1 angenommen.

Beispiel: Erprobung einer neuen Therapie
Krankheitsdauer in Tagen:

Gruppe A: (neue Therapie)	9, 7, 9, 11, 6, 11, 11, 8	$\bar{x}_A = 9{,}0$
Gruppe B: (konventionelle Therapie)	7, 8, 11, 11, 10, 9, 11, 13	$\bar{x}_B = 10{,}0$

Wir führen einen einseitigen Test durch:

- Hypothese H_0: Die neue Therapie hat keinen Einfluss auf die durchschnittliche Krankheitsdauer oder verlängert sie.

- Hypothese H_1: Die neue Therapie verkürzt die durchschnittliche Krankheitsdauer.

Wenn wir die Hypothese mit Hilfe des Student-t-Tests überprüfen wollen, müssen wir zunächst feststellen, ob die Werte normalverteilt sind. Bei so kleinen Stichproben ist dies aufgrund zufallsbedingter Abweichungen mit Hilfe des Wahrscheinlichkeitspapiers schwer möglich. Für unser kleines Rechenbeispiel nehmen wir deshalb an, dass wir aus anderen Studien ableiten können, dass die Heilungsdauer in Tagen normalverteilt ist.
Berechnung:

$$\bar{d} = \bar{x}_A - \bar{x}_B = 9{,}0 - 10{,}0 = -1$$

$$\sum (\bar{x}_{Ai} - \bar{x})^2 = 2^2 + 2^2 + 3^2 + 2^2 + 2^2 + 1^2 = 26$$

$$\sum (\bar{x}_{Bi} - \bar{x})^2 = 3^2 + 2^2 + 1 + 1 + 1 + 1 + 9 = 26$$

Hieraus errechnen wir die Varianz s^2:

$$s^2 = \frac{26+26}{8+8-2} = \frac{52}{14} = 3{,}71$$

$$s = 1{,}93$$

Der mittlere Fehler der Differenz $s_{\bar{d}}$ ergibt sich als:

$$s_{\bar{d}} = s \cdot \sqrt{\frac{n_1 + n_2}{n_1 \cdot n_2}} = 1{,}93 \cdot \sqrt{\frac{16}{64}}$$

$$s_{\bar{d}} = 0{,}97$$

Die Testgröße t ergibt sich als:

$$t = \frac{|\bar{d}|}{s_{\bar{d}}} = \frac{1}{0{,}96} = 1{,}04$$

Aus der Tafel für die Student-t-Verteilung (Tabelle III im Anhang) lesen wir für $f = n_1 + n_2 - 2 = 14$ Freiheitsgrade und einen einseitigen Test und $\alpha = 0{,}05$ den Wert

$$t_{f,\alpha} = 1{,}76 \text{ ab, so dass } t < t_{f,\alpha}.$$

Damit wird die Nullhypothese H_0 beibehalten. Die vorliegenden Daten reichen nicht aus, um auf dem $\alpha = 0{,}05$ Signifikanzniveau eine Verkürzung der durchschnittlichen Krankheitsdauer festzustellen, falls diese in Wirklichkeit vorhanden sein sollte.

16.2.2 Rangsummentests

Der im vorigen Abschnitt behandelte Student-t-Test setzt voraus, dass die Stichprobe(n) aus einer normalverteilten Grundgesamtheit stammen. Sollte diese Voraussetzung verletzt sein, gilt die Irrtumswahrscheinlichkeit α nicht. Man spricht bei diesen Testverfahren von **parametrischen Tests**.

Tests, bei denen eine theoretisch hergeleitete, d.h. eine durch Parameter definierbare Verteilung wie z.B. die Normal-, Poisson- oder Lognormalverteilung nicht vorausgesetzt wird, heißen **nichtparametrische** oder **parameterfreie Tests**. Dazu gehören die in diesem Abschnitt behandelten Rangsummentests.

Aber auch die nichtparametrischen Rangsummentests fordern Voraussetzungen:

- Die Stichprobe für den **Wilcoxon-Rangsummentest** muss aus einer ste-

16.2 Tests auf Lageunterschiede

tigen, symmetrischen Grundgesamtheit stammen, damit unter H_0 die Irrtumswahrscheinlichkeit α zutrifft.

- Der *U*-Test stellt unter H_0 keine Bedingungen, verliert jedoch an Power, wenn sich die Verteilungsform der beiden verglichenen Stichproben stark unterscheidet.

Wenn die Daten einer Normalverteilung folgen, haben die Rangsummentests fast dieselbe Power wie die entsprechenden Student-*t*-Tests. Man benötigt bei den Rangsummentests nur eine um ca. 5 % größere Stichprobe, um denselben α-Fehler bzw. dieselbe Power $= 1 - \beta$ wie der *t*-Test zu erreichen.

Das gemeinsame Kennzeichen der Rangsummentests besteht darin, dass nicht mit den Messwerten selbst gerechnet wird, sondern dass diese ihrer Größe nach in eine Rangfolge gebracht werden, so dass jeder Messwert einen bestimmten Rangplatz erhält. Die Errechnung der Prüfgröße basiert auf den Rangplätzen.

Wilcoxon-Test für eine Stichprobe

Mit diesem Test kann überprüft werden, ob der Erwartungswert μ_s einer Stichprobe S mit einem vorgegebenen Wert μ_0 übereinstimmt. Wir bilden die Hypothesen, z. B. H_0: $\mu_s = \mu_0$ sowie H_1: $\mu_s \neq \mu_0$ für die zweiseitige Fragestellung.

Zur Errechnung der Prüfgröße wird von jedem Wert der Stichprobe x_i die Differenz zu μ_s gebildet. Diese Differenzen werden nach ihrem Betrag sortiert und erhalten Rangplätze. Die Rangplätze der positiven Differenzen werden zum Wert R_+ aufaddiert, die Rangplätze der negativen Differenzen zum Wert R_-. Die **kleinere** der beiden Summen bildet die Testgröße T. Einzelheiten werden beim Wilcoxon-Test für Paardifferenzen besprochen.

Wilcoxon-Test für Paardifferenzen

Gegeben: 2 verbundene oder paarige Stichproben:
Ein Block x_i besteht aus 2 Beobachtungseinheiten x_{Ai}, x_{Bi}:

Stichprobe A	x_{A1}	x_{A2}	x_{A3}	...	x_{An}
Stichprobe B	x_{B1}	x_{B2}	x_{B3}	...	x_{Bn}
$d_i = x_{Ai} - x_{Bi:}$	d_1	d_2	d_3	...	d_n

Wir bilden die zu jedem Paar gehörende Differenz $d_i = x_{Ai} - x_{Bi}$, ordnen diese Differenzen ihrem Betrag $|d_i|$ nach in zunehmender Größe an und teilen jeder Differenz einen Rangplatz zu.

Wenn der Test nicht sowieso im Computer gerechnet wird, kann man dabei praktisch so vorgehen, dass man jedes d_i auf eine Karteikarte schreibt, die Karteikarten der Größe von d_i nach sortiert und zur Vergabe von Rangplätzen durchnummeriert.

Beispiel für die Zuordnung der Rangplätze:
Eine Stichprobe mit fünf Blöcken ergibt folgende fünf Differenzen:

$$d_1 = 1, \quad d_2 = 1{,}5, \quad d_3 = -0{,}5, \quad d_4 = 0{,}7, \quad d_5 = -1{,}3$$

Die einzelnen Differenzen erhalten folgende Rangplätze:

	d_3	d_4	d_1	d_5	d_2
Rangplatz	1	2	3	4	5
Vorzeichen	−	+	+	−	+

Summe der Rangplätze der positiven Differenzen: $R_+ = 2 + 3 + 5 = 10$
Summe der Rangplätze der negativen Differenzen: $R_- = 1 + 4 = 5$

Eine Differenz mit dem Wert $d = 0$ wird fortgelassen und bekommt keinen Rangplatz. Die verbliebenen Differenzen werden als Reststichprobe bezeichnet. Bei der Zuweisung der Rangplätze kann sich ein Problem ergeben, indem mehrere Werte den gleichen Betrag haben. In diesem Fall werden mittlere Rangplätze zugeteilt. Wenn zum Beispiel zwei Werte um die Rangplätze 17 und 18 konkurrieren, bekommt jeder der beiden Werte den Rangplatz 17,5 zugeordnet.
Wir addieren getrennt die Rangplätze für die negativen Differenzen und die Rangplätze für die positiven Differenzen. Als Kontrolle für eventuelle Rechenfehler kann man die Größe

$$R_+ + R_- = \frac{n(n+1)}{2}$$

bilden. In unserem Beispiel:

$$10 + 5 = \frac{5 \cdot 6}{2} = 15$$

Wenn beispielsweise R_+ den Wert von R_- deutlich übersteigt, bedeutet dies, dass die Stichprobe A im Durchschnitt höhere Werte aufweist.
Die Testgröße T wird durch den **kleineren** der beiden Werte R_+ und R_- gebildet. In unserem Beispiel: $T = R_- = 5$
In Tabelle IV im Anhang sind die kritischen Werte von T in Abhängigkeit des

Stichprobenumfanges n, der Irrtumswahrscheinlichkeit α und der Fragestellung (einseitig oder zweiseitig) aufgeführt. H_0 wird verworfen, wenn T den in der Tabelle aufgelisteten Wert nicht überschreitet.

Der kritische Wert für $n = 5$, $\alpha = 0{,}05$, einseitige Fragestellung beträgt Null. In unserem Rechenbeispiel kann H_0 nicht verworfen werden, sodass H_1 nicht angenommen werden kann.

Der U-Test von Mann, Whitney und Wilcoxon

Es handelt sich hierbei um einen Rangtest für unabhängige Stichproben. Gegeben sind zwei unabhängige Stichproben $A(x_{A1}, x_{A2}, x_{A3}, \ldots, x_{An_A})$ und $B(x_{B1}, x_{B2}, x_{B3}, \ldots, x_{Bn_B})$. Alle Werte werden ihrer Größe nach angeordnet und erhalten Rangplätze.

Alle zur Stichprobe A gehörigen Rangplätze werden zur Rangsumme R_A addiert, alle zur Stichprobe B gehörigen zur Rangsumme R_B. Als Probe auf eventuelle Rechenfehler können wir die Beziehung

$$R_A + R_B = \frac{n(n+1)}{2}$$

verwenden. Dabei ist $n = n_A + n_B$.

Die Testgröße U errechnet sich nach folgender Formel:

$$U_A = R_A - \frac{n_A(n_A + 1)}{2}$$
$$U_B = R_B - \frac{n_B(n_B + 1)}{2}$$

Dabei gilt: $U_A + U_B = n_A \cdot n_B$

Wenn beispielsweise R_A den Wert R_B deutlich übersteigt, bedeutet dies, dass die Stichprobe A im Durchschnitt höhere Werte als die Stichprobe B aufweist. Der **kleinere** der beiden Werte U_A, U_B bildet die Testgröße U. Wenn U kleiner oder gleich dem in Tabelle V für die entsprechenden Stichprobenumfänge n_A, n_B, die Irrtumswahrscheinlichkeit α und die Fragestellung (einseitig oder zweiseitig) aufgelisteten Wert ist, wird H_0 verworfen.

Statt aus den Rangsummen die Prüfgröße U zu errechnen, kann man auch wie beim Wilcoxon-Test für Paardifferenzen direkt die kleinere der Rangsummen als Testgröße T verwenden oder in einer weiteren Variante dieses Tests die Differenz zwischen beobachteter und erwarteter Rangsumme als Testgröße benutzen. Je nachdem, welche Variante des Tests Verwendung findet, muss selbstverständlich die zur gewählten Testgröße passende Tabelle für die Prüfung auf Signifikanz eingesetzt werden.

16.2.3 Tests für dichotome Merkmale

Dichotome Merkmale sind Merkmale, die nur in zwei Ausprägungen vorliegen, zum Beispiel als Erfolg/kein Erfolg oder als normal/erhöht. Jedes quantitative Merkmal lässt sich dichotomisieren, indem man zum Beispiel festlegt, dass ein Laborwert bei Unterschreiten einer bestimmten Schwelle als normal und bei Erreichen oder Überschreiten als erhöht gilt.

Auch bei dichotomen Merkmalen wollen wir wieder drei Fälle durchspielen: eine Stichprobe, zwei verbundene und zwei voneinander unabhängige Stichproben.

Die Problemstellung hört sich vielleicht einfach an, ist aber eher grundlegend, gerade weil bei der Dichotomisierung die Information auf die kleinstmögliche Einheit reduziert wird: ja/nein bzw. besser/schlechter.

Wenn es sich um nur **eine Stichprobe** handelt, kann die **relative Häufigkeit** eines Merkmals bestimmt werden. Hierbei handelt es sich um eine häufige Fragestellung: Wie häufig tritt eine Krankheit auf? Wie häufig ist eine Therapie erfolgreich? Wie häufig tritt ein Todesfall auf usw?

Bei **zwei verbundenen Stichproben** geht es um die Frage des **besser/schlechter**. Bei der Verbesserung der therapeutischen Effizienz oder der Reduzierung der Nebenwirkungen ist dieser Vergleich der Maßstab aller Bemühungen.

Bei **zwei unverbundenen Stichproben**, die in jeweils zwei Ausprägungen vorkommen können, ergibt sich eine **Vierfeldertafel**, die bereits im 4. Kapitel ausführlich besprochen wurde.

Binomialtest für eine Stichprobe

Mit dem Binomialtest kann getestet werden, ob die in einer Stichprobe beobachtete relative Häufigkeit $h(x)$ mit einer vorgegebenen Wahrscheinlichkeit $p(x)$ vereinbar ist.

In der Forschung geht es häufig darum, eine relative Häufigkeit zu bestimmen. Das einfachste Beispiel ist eine Meinungsumfrage, wenn x Personen gefragt werden sollen, wem sie am nächsten Sonntag ihre Stimme geben würden. Wie viele Personen muss man befragen, damit die gefundene relative Häufigkeit einigermaßen verlässlich ist?

In der medizinischen Forschung stellt sich dieselbe Frage nach dem Vertrauensbereich einer experimentell bestimmten relativen Häufigkeit. Bei diesen Betrachtungen gehen wir davon aus, dass alle systematischen Fehler ausgeschlossen sind, und beschränken uns auf die verbleibende zufällige Streuung.

Aus mathematischer Sicht handelt es sich bei derartigen Befragungen und Experimenten um ein Zufallsexperiment, vergleichbar mit dem Ziehen einer

16.2 Tests auf Lageunterschiede

Kugel aus einer Lostrommel, wie es im Kapitel *Binomialverteilung* beschrieben wurde. Wir knüpfen an die Überlegungen von Seite 134 an und betrachten eine Stichprobe mit n Beobachtungen eines dichotomen Merkmals, das in den beiden Ausprägungen positiv oder negativ auftreten kann: In k von n Beobachtungen ergibt sich ein positives x_+, sodass sich die relative Häufigkeit als $h(x_+) = k/n$ errechnet. Als Modell stellen wir uns dabei vor, dass wir aus der Grundgesamtheit, in der x_+ mit der Wahrscheinlichkeit p vertreten ist, eine Stichprobe vom Umfang n ziehen. Wie auf Seite 134 ff. erläutert gibt die Binomialverteilung an, mit welcher Wahrscheinlichkeit $p(X = k)$ eine Stichprobe gezogen wird, in der $k = 0$, $k = 1$, $k = 2$ usw. positive Ausprägungen x_+ vorhanden sind.

Jetzt liegt jedoch die *umgekehrte* Situation vor, dass wir von einer Stichprobe ausgehen, in der von insgesamt n Beobachtungen k positiv sind. Aus dieser Stichprobe soll der *Schätzwert für die Wahrscheinlichkeit p in der Grundgesamtheit* gewonnen werden. Als Schätzwert dient die relative Häufigkeit $h(x_+) = k/n$. Die Grenzen des Konfidenzintervalls lassen sich nach den oben genannten Modellannahmen errechnen, was allerdings äußerst aufwendig ist.

Deshalb sind in den wissenschaftlichen Tabellen von Ciba Geigy alle 548 Stichproben vom Umfang $n = 2$ bis $n = 100$ mit $k = 0$ bis $k = n$ aufgelistet. Für jede Stichprobe sind für jeden Wert k die Grenzen des 95%- und 99%-Konfidenzintervalls unter der zweiseitigen Fragestellung angegeben.

Beispielsweise kann man diesen Tabellen entnehmen, dass bei $k = 4$ und $n = 10$ das 95-%-Konfidenzintervall von $p = 0{,}1216$ bis $p = 0{,}7376$ reicht, während es bei $k = 40$ und $n = 100$ in den Grenzen von $0{,}3033$ bis $0{,}5028$ liegt: Wenn man in einer korrekt durchgeführten repräsentativen Meinungsumfrage bei 100 Personen ein Ergebnis von 40 % erhält, ist davon auszugehen, dass der Wert in der Grundgesamtheit mit einer Vertrauenswahrscheinlichkeit von 95 % im Bereich von 30,33 % bis 50,28 % liegt.

Um aus dem Konfidenzintervall eine Testentscheidung ableiten zu können, müssen die Hypothesen formuliert werden, zwischen denen die Entscheidung gefällt werden soll. In der Regel lautet die Nullhypothese, dass die Wahrscheinlichkeit p_G in der Grundgesamtheit einem bekannten Wert p_0 entspricht: $H_0\colon p_G = p_0$ und die Alternativhypothese entsprechend $p_G \neq p_0$.

Als Prüfgröße dient der Wert k: Beispielsweise soll geprüft werden, ob eine Münze präpariert ist. Der Erwartungswert für „Wappen" bei einer nicht präparierten Münze ist $p_0 = 0{,}5$. Wenn man bei 100 Würfen 40-mal „Wappen" erhalten hat, ist dies mit der Nullhypothese $p_G = p_0 = 0{,}5$ gerade eben noch vereinbar, denn das 95-%-Konfidenzintervall für den beobachteten Wert von 0,4 reicht von 0,3033 bis 0,5028.

Die Prüfung auf Signifikanz kann anstelle der erwähnten Vertrauensgrenzen der Binomialverteilung aus den wissenschaftlichen Tabellen von Ciba Geigy auch nach den Werten der Tabelle VIII im Anhang erfolgen: Für $n = 100$ liegt

$k = 40$ im Konfidenzintervall für die p-Werte $p_0 = 0{,}4$ und $p_0 = 0{,}5$. $k = 40$ liegt aber bereits außerhalb des für $p_0 = 0{,}3$ errechneten Konfidenzintervalls. Dies entspricht dem oben genannten Vertrauensbereich von 0,3033 bis 0,5028, denn 0,3033 ist größer als 0,3000.

Tabelle VIII ermöglicht auch Prüfungen auf $p_0 = 0{,}05$, $p_0 = 0{,}1$ und $p_0 = 0{,}2$, sofern das in der Stichprobe vorhandene n dort aufgeführt ist.

Binomialtest auf $p_0 = 0{,}5$

Der Binomialtest auf $p_0 = 0{,}5$ bezieht sich auf die beim Vorzeichen- und McNemar-Test (siehe unten) vorliegende Situation und gibt die mathematisch exakten Grenzen des Konfidenzintervalls an, während die beim Vorzeichen- und McNemar-Test errechnete Prüfgröße χ^2 insbesondere bei kleinen n-Werten nur eine Näherungslösung darstellt.

Vorzeichentest

Beim Vorzeichentest geht man von zwei paarigen Stichproben aus. Jedes Paar bzw. jeder Block x_{Ai}, x_{Bi} besteht aus zwei Werten, von denen ein Wert zur Stichprobe A und der andere Wert zur Stichprobe B gehört.

Dieser Test kann auch angewendet werden, wenn die Werte nicht quantitativ erfasst sind, sondern wenn lediglich bekannt ist, ob x_A größer oder kleiner als x_B ist. Alle Wertepaare, für die $x_{Ai} = x_{Bi}$ gilt, werden bei diesem Test nicht berücksichtigt.

Stichprobe A Stichprobe B	x_{A1} x_{B1}	x_{A2} x_{B2}	x_{A3} x_{B3}	...	x_{An} x_{Bn}	
positive Differenz negative Differenz	+	+ +	...	+	...	$\sum = x$ $\sum = y$

Tabelle 16.2: Rechenschema für die Summen der positiven und negativen Differenzen. Um das beim Binomialtest auf $p_0 = 0{,}5$ verwendete Beispiel fortzusetzen, kann $x = 40$ und $y = 60$ gesetzt werden.

Wir markieren nach dem angegebenen Schema, bei welchem Wert die Differenz positiv und bei welchem Wert die Differenz negativ ist. Die Gesamtzahl der positiven Differenzen beträgt x, die Gesamtzahl der negativen Differenzen beträgt y. Als Testgröße oder Prüfmaß ergibt sich für $n > 30$ der Ausdruck:

$$\chi^2 = \frac{(|x-y| - 1)^2}{x + y}$$

16.2 Tests auf Lageunterschiede

H_0 wird verworfen, wenn χ^2 gleich oder größer dem aus der Tabelle entnommenen kritischen Wert für χ^2 für einen Freiheitsgrad und die gewählte Irrtumswahrscheinlichkeit α ist (Tab. VI im Anhang). Für das obige Beispiel mit $x = 40$ und $y = 60$ ergibt sich ein $\chi^2 = 3{,}61$, der kritische Wert von χ^2 für $\alpha = 0{,}05$ beträgt 3,84, sodass H_0 nicht verworfen werden kann.

McNemar-Test

Der McNemar-Test ist eine Variante des Vorzeichentests, wobei die Darstellungsweise differiert: Die Ergebnisse einer paarigen Stichprobe werden nach dem angegebenen Schema in eine Vierfeldertafel eingetragen.

		Stichprobe A	
		Erfolg	kein Erfolg
Stichprobe B	Erfolg	a	b
	kein Erfolg	c	d

Tabelle 16.3: Vierfeldertafel für den McNemar-Test

Das Feld a gibt den Fall an, dass bei einer paarigen Beobachtungseinheit zweimal ein Erfolg beobachtet wurde, d bedeutet zweimaligen Misserfolg. Ein Unterschied zwischen den beiden Stichproben kommt dadurch zum Ausdruck, dass die Werte in den Feldern b und c differieren. Wenn beispielsweise b größer ist als c bedeutet dies, dass es häufiger vorkommt, dass nur in Stichprobe B ein Erfolg zu beobachten ist als dass nur Stichprobe A erfolgreich ist.

Die Werte b und c sind identisch mit den Werten x und y in der Schreibweise des eben behandelten Vorzeichentests. Dies liegt daran, dass a und d beim Vorzeichentest wegen Ergebnisgleichheit ignoriert werden.

Die Prüfgröße nach McNemar ist χ^2-verteilt mit einem Freiheitsgrad und errechnet sich als $\chi^2 = (b-c)^2/(b+c)$. Bei großen Fallzahlen stimmen die mit χ^2 ermittelten Signifikanzschranken gut mit den sehr viel mühevoller zu berechnenden Ergebnissen des Binomialtests überein, bei kleinen Fallzahlen werden vorhandene Abweichungen durch Korrekturgrößen mehr oder weniger ausgeglichen. Folgende Formeln sind für die Errechnung der Prüfgröße üblich:

$$\chi^2 = (b - c)^2/(b + c + 1) \text{ oder}$$

$$\chi^2 = (|b - c| - 0{,}5)^2/(b + c) \text{ oder}$$

$$\chi^2 = (|b - c| - 1)^2/(b + c + 1).$$

Für $b = 40$ und $c = 60$ ergeben sich nach diesen Formeln folgende χ^2-Werte: 3,96, 3,80 und 3,57, die teils oberhalb, teils unterhalb des kritischen Wertes für einen Freiheitsgrad f von $\chi^2_{0{,}05} = 3{,}84$ liegen.

Vierfeldertest

Wenn wir zwei unabhängige Stichproben mit dichotomen Werten haben, wie z. B. Erfolg – kein Erfolg, ergibt sich eine Vierfeldertafel:

Ergebnis

		z. B. Erfolg	z. B. kein Erfolg	Zeilensumme
Exposition	Stichprobe A	a	b	a + b
	Stichprobe B	c	d	c + d
	Spaltensumme	a + c	b + d	n

Tabelle 16.4: Vierfeldertafel mit Spalten- und Zeilensummen als Grundlage für die Berechnung von χ^2.

Die Vierfeldertafel wurde bereits im 4. Kapitel ausführlich besprochen. Wir hatten dort gesehen, dass sich je nach Perspektive und Fragestellung unterschiedliche Kennzahlen ergeben: Prävalenz, Sensitivität, Spezifität, positiver und negativer Vorhersagewert und die Odds Ratio, um nur die wichtigsten zu nennen. Alle diese Werte setzen jedoch voraus (und haben nur dann eine Aussagekraft), dass sich die Werte der Vierfeldertafel nicht nur zufallsbedingt ergeben haben, sondern auf einer tatsächlich vorhandenen Gesetzmäßigkeit beruhen. Diese Voraussetzung kann durch einen statistischen Test überprüft werden.

Unter der Nullhypothese, dass die gefundenen Abhängigkeiten nur ein Produkt des Zufalls sind, sind alle Zellen gleichermaßen besetzt. Unter dieser Voraussetzung wäre $a \cdot d$ ungefähr so groß wie $b \cdot c$.

Das Prüfmaß ergibt sich für großes n als:

$$\chi^2 = \frac{(a \cdot d - b \cdot c)^2 n}{(a+c) \cdot (b+d) \cdot (a+b) \cdot (c+d)}$$

Die Nullhypothese H_0 besagt, dass zwischen der Zugehörigkeit zur Stichprobe und dem Eintreten des Erfolges keine statistische Abhängigkeit besteht. H_0 wird verworfen, wenn das Prüfmaß größer oder gleich χ^2 für einen Freiheitsgrad und das gewählte α ist.

Liegen mehr als zwei Stichproben und/oder mehr als zwei Abstufungen des Erfolges vor, so entsteht eine umfangreiche Kontingenztafel, die sich ebenfalls auf Unabhängigkeit prüfen lässt (s. S. 348).

16.3 Vergleich mehrerer Stichproben

Es liegt nahe, beim Vergleich mehrerer Stichproben jeweils paarweise zwei Stichproben herauszugreifen und miteinander zu vergleichen. Dieses Vorgehen ist

- sehr mühsam: bei 3 Stichproben gibt es 3 vergleichbare Paare, bei 4 Stichproben 6, bei 5 Stichproben 10, bei 6 Stichproben 15 Paare usw.

- problematisch, weil sich die Irrtumswahrscheinlichkeit α nicht genau angeben lässt, wenn beispielsweise die größte Differenz zwischen den 15 Paaren, die sich bei 6 Stichproben ergeben, getestet wird. Allerdings gibt es einen speziell für diese Zwecke konzipierten Test, den sog. **Scheffé-Test**, für den dieser Einwand nicht gilt (s. S. 322, Multiples Testen).

Aus den eben genannten Gründen werden mehrere Stichproben mithilfe der sog. **Varianzanalyse** miteinander verglichen. Der Name beruht darauf, dass versucht wird, die Streuung zwischen den Stichproben zu analysieren: Die Streuung zwischen den Stichproben ist besonders groß, wenn sich die Mittelwerte der Stichproben stark unterscheiden, etwa weil die Stichproben unterschiedlichen Therapieverfahren zugeteilt wurden.

Als Voraussetzung für die Anwendung der Varianzanalyse wird gefordert, dass die Werte in den einzelnen Stichproben normalverteilt sind und dieselbe Varianz aufweisen. Bei genügend großer Stichprobengröße kommt die Varianzanalyse jedoch auch bei Verletzung dieser Voraussetzungen zu aussagekräftigen Ergebnissen.

Der F-Test

Gegeben sind k Stichproben mit jeweils n Elementen. Die einzelnen Stichproben werden auch als Gruppen bezeichnet. Die einzelnen Gruppen sind z. B. Patientenkollektive, die einer bestimmten Therapie unterworfen sind.

Medikamente i		Messwerte					Zeilenmittelwert
		$j=1$	$j=2$	$j=3$	...	$j=n$	
A	$i=1$	x_{11}	x_{12}	x_{13}	...	x_{1n}	$\bar{x}_1$
B	$i=2$	x_{21}	x_{22}	x_{23}	...	x_{2n}	$\bar{x}_2$
C	$i=3$	x_{31}	x_{32}	x_{33}	...	x_{3n}	$\bar{x}_3$
.		.	.	.		.	.
.		.	.	.		.	.
.		.	.	.		.	.
Placebo	$i=k$	x_{k1}	x_{k2}	x_{k3}	...	x_{kn}	$\bar{x}_k$

Tabelle 16.5: Anordnung der Messwerte in k Gruppen mit je n Elementen

Jede Zeile in der obigen Tabelle stellt eine Gruppe dar.

Die **Nullhypothese** besagt, dass alle Gruppen aus derselben Grundgesamtheit stammen, dass also der Unterschied zwischen den Zeilen zufallsbedingt ist.

Die **Alternativhypothese** lautet, dass die Unterschiede zwischen den Zeilensummen auf einen Gruppeneffekt (z. B. den Effekt der Behandlung der verschiedenen Gruppen) zurückzuführen sind, dass also mindestens zwei Zeilen aus unterschiedlichen Grundgesamtheiten stammen.

Wir gehen bei diesem Test davon aus, dass sich die einzelnen Werte x_{ij} folgendermaßen zusammensetzen:

$$x_{ij} = \mu + \alpha_i + e_{ij}$$

16.3 Vergleich mehrerer Stichproben

μ ist der allgemeine Erwartungswert, a_i der Gruppeneffekt der i-ten Gruppe (also die Auswirkung der i-ten Therapie) und e_{ij} ist eine individuelle Abweichung des Wertes x_{ij}, die auf Störfaktoren oder zufällige Messfehler zurückzuführen ist.

Die Werte innerhalb der einzelnen Gruppen unterscheiden sich nur um ihre jeweiligen e_{ij}-Werte.

Werte aus verschiedenen Gruppen unterscheiden sich durch die Differenz ihrer Gruppeneffekte, also a_i, und ihre individuelle Streuung e_{ij}.

Die Nullhypothese besagt, dass die Gruppeneffekte a_i nicht existieren bzw. den Betrag Null haben. Unter Gültigkeit der Nullhypothese dürfen sich die Werte zwischen den einzelnen Gruppen nicht stärker unterscheiden als innerhalb der einzelnen Gruppen.

Deshalb kann die Nullhypothese durch Vergleich der Varianz zwischen den Gruppen und innerhalb der Gruppen geprüft werden. Varianz zwischen den Gruppen:

$$s^2 = \frac{n \sum_{i=1}^{k} (\overline{x}_i - \overline{\overline{x}})^2}{k-1}$$

wobei $\overline{\overline{x}} \triangleq$ Mittelwert aller x_{ij}
und $\overline{x}_i \triangleq$ Mittelwert der i-ten Gruppe

Varianz innerhalb der einzelnen Gruppen:

$$s_e^2 = \frac{\sum_{i=1}^{k} \sum_{j=1}^{n} (x_{ij} - \overline{x}_j)^2}{k(n-1)}$$

Als Testgröße wird der Quotient

$$F = \frac{s^2}{s_e^2}$$

gebildet. Die kritischen Werte von F sind von dem englischen Statistiker R. A. Fisher in Abhängigkeit von α und den Freiheitsgraden für s^2 und s_e^2 tabelliert worden (Tab. VII im Anhang). Der Freiheitsgrad für s^2 ist gleich $f_1 = k - 1$ und für s_e^2 $f_2 = k(n-1)$. Die Nullhypothese wird zurückgewiesen, wenn $s^2/s_e^2 > F_{\alpha, f_1, f_2}$.

Ein- und mehrfaktorielle Varianzanalyse

Im eben besprochenen Fall wurden die Werte nur nach ihrer Zugehörigkeit zur i-ten Gruppe klassifiziert. Unterschiede innerhalb der Gruppen (etwa nach Alter oder Konstitution der Patienten) wurden nicht vorgenommen (Einfachklassifikation). Bei einer zweifaktoriellen Varianzanalyse wird neben dem Effekt der Behandlung gleichzeitig der Effekt eines anderen Faktors, beispielsweise des Alters, berücksichtigt. Hierdurch können auch Wechselwirkungen zwischen den Faktoren erkannt werden. Der Nachteil besteht im Rechenaufwand und in einer großen Mindestfallzahl.

16.4 Die Unabhängigkeit zweier Merkmale

Die Abhängigkeit zwischen zwei Merkmalen bedeutet, dass sich bei Kenntnis eines Merkmals Voraussagen über das andere Merkmal treffen lassen.

Beispielsweise besteht bei Kindern eine deutliche Abhängigkeit zwischen Körpergröße und Lebensalter. Eine weniger deutlich ausgeprägte Abhängigkeit besteht bei Erwachsenen zwischen Körpergröße und Geschlecht.

Bei Merkmalen, die in vielen verschiedenen Ausprägungen auftreten können (Laborwerte, Messungen, Wägungen etc.), besteht die ideale Methode zur Prüfung auf Unabhängigkeit darin, alle Wertepaare in Form einer Punktwolke (Scatterdiagramm, s. S. 187) darzustellen. Eine Abhängigkeit wird dadurch erkennbar, dass bestimmte Werte eines Merkmals gehäuft mit bestimmten Werten des anderen Merkmals kombiniert sind.

Zur quantitativen Erfassung der Abhängigkeit lässt sich der Korrelationskoeffizient errechnen. Wie bereits auf Seite 192 ff. ausführlich dargestellt, bedeutet eine statistische Abhängigkeit nicht zwangsläufig eine kausale Beziehung. Unter anderem kann sich eine statistische Abhängigkeit zufälligerweise ergeben, und zwar insbesondere bei kleinen Fallzahlen. Auf Seite 194 ist in Abhängigkeit von der Fallzahl angegeben, welche Werte der Korrelationskoeffizient r in 5 % der Fälle überschreitet, wenn sein Erwartungswert ϱ tatsächlich gleich Null ist, also wenn H_0 zutrifft: „Es gibt keine Abhängigkeit".

Kontingenztafel

Eine Kontingenztafel enthält die Daten einer Punktwolke (s. S. 187) in klassierter Form.

Die einfachste Form einer Kontingenztafel ist die Vierfeldertafel, bei welcher jedes Merkmal in zwei Klassen unterteilt ist (z. B. normal/erhöht). Bei Betrachtung beider Merkmale entstehen vier Kombinationsmöglichkeiten:

		Merkmal *B*		
		normal	erhöht	Zeilensumme
Merkmal *A*	normal	45	45	90
	erhöht	5	5	10
	Spaltensumme	50	50	100

16.4 Die Unabhängigkeit zweier Merkmale

Tabelle 16.6: (Seite 348 unten) Vierfeldertafel, um die Beziehung zwischen den Merkmalen A und B darzustellen. Wie im Text erläutert wird, sind die Merkmale A und B unabhängig voneinander, weil sich die Häufigkeit in den Zellen aus den Randhäufigkeiten ergibt.

Im hier gewählten Beispiel sind von 100 Wertepaaren 45 in beiden Merkmalen normal, 45 in A normal und in B erhöht, 5 in A erhöht und in B normal sowie 5 in beiden Merkmalen erhöht. Die Zeilensummen zeigen, dass in A insgesamt 90 Werte normal und 10 Werte erhöht sind. Aus den Spaltensummen geht hervor, dass in B jeweils 50 Werte erhöht und 50 Werte normal sind.

Die Unabhängigkeit der Merkmale A und B wird dadurch deutlich, dass sich die Besetzung aller vier **Zellen** der Kontingenztafel, also aller vier **Kombinationen der Merkmale** als Produkt der Randhäufigkeit geteilt durch die Gesamthäufigkeit ergibt:

Zum Beispiel weist die Zelle der Kombination (A normal/B normal) 45 Wertepaare auf: $45 = 90 \cdot 50/100$. Diese Berechnung entspricht dem Multiplikationssatz für das gleichzeitige Auftreten unabhängiger Ereignisse (s. S. 71). Hierbei wird die Wahrscheinlichkeit für ein normales A als $90/100 = 0{,}9$ und für ein normales B als $50/100 = 0{,}5$ angenommen, die Wahrscheinlichkeit für das gleichzeitige Auftreten eines normalen A- und eines normalen B-Wertes errechnet sich als $0{,}9 \cdot 0{,}5 = 0{,}45$. Bei einer Gesamthäufigkeit von 100 ergibt sich eine Zellenbesetzung von $100 \cdot 0{,}45 = 45$.

Wenn der Multiplikationssatz nicht erfüllt ist, kann dies entweder daran liegen, dass eine Abhängigkeit zwischen den Merkmalen besteht, oder daran, dass die Merkmale zwar unabhängig sind, durch die zufallsbedingte Streuung jedoch eine Abhängigkeit vorgetäuscht wird. Die Entscheidung zwischen diesen beiden Möglichkeiten kann mithilfe des Vierfeldertests erfolgen, der auf Seite 344 erläutert wurde.

Wenn die Merkmale in mehr als jeweils zwei Ausprägungen vorliegen, entsteht statt einer Vierfeldertafel eine umfangreichere Kontingenztafel:

Die Zeilensummen nennen wir A_i und die Spaltensummen B_j, die Gesamtsumme bezeichnen wir mit N. Die Kontingenztafel enthält insgesamt $k \cdot l$ Zellen (k Zeilen und l Spalten). Eine solche Kontingenztafel ist auf der nächsten Seite dargestellt.

Bei Unabhängigkeit der Merkmale sollte sich nach dem Multiplikationssatz die Besetzung jeder Zelle als Produkt aus der zugehörigen Zeilen- und Spaltensumme ergeben, geteilt durch die Gesamtsumme N. Der Erwartungswert e_{ij} der Zelle mit den Indizes i,j lautet also:

$$e_{ij} = \frac{A_i \cdot B_j}{N}$$

Abweichungen des Erwartungswertes e_{ij} vom tatsächlich in dieser Zelle beobachteten Wert n_{ij} können entweder auf dem Zufall beruhen oder darauf, dass die Merkmale A und B abhängig voneinander sind. Die Entscheidung zwischen diesen beiden Möglichkeiten kann getroffen werden, indem für jede Zelle der Ausdruck

$$\frac{(n_{ij} e_{ij})^2}{e_{ij}}$$

gebildet wird. Die Summe für alle Zellen der Kontingenztafel bildet die Testgröße χ^2.

H_0 wird verworfen, wenn die Testgröße größer oder gleich χ^2 für $f = (k - 1)(l - 1)$ Freiheitsgrade ist, wobei k die Anzahl der Ausprägungen des Merkmals A ist und l die Anzahl der Ausprägungen des Merkmals B.

	Merkmal B							Zeilen-Summe
Merkmal A				n_{ij}				A_i
Spaltensumme				B_j				N

Tabelle 16.7: Kontingenztafel für die Merkmale A und B. Für jede Zelle n_{ij} ergibt sich bei Unabhängigkeit zwischen A und B der Erwartungswert $e_{ij} = A_i B_j / N$.

16.5 Analyse von Überlebenszeiten

Häufig spielt der Zeitpunkt eines Ereignisses, z. B. des Todes oder des Rezidivs eines Tumors, die entscheidende Rolle. Das typische Beispiel sind Studien zur Behandlung von Krebs- und anderen fast unheilbaren Erkrankungen, bei denen in erster Linie eine Lebensverlängerung angestrebt wird.

Der t-Test lässt sich zur Auswertung nicht heranziehen, weil die Überlebenszeiten nicht normalverteilt sind, allenfalls wäre der parameterfreie U-Test geeignet. Der U-Test setzt jedoch voraus, dass alle Messwerte der Größe nach aufgelistet werden können. Dies ist bei der Analyse von Überlebensdaten nur in seltenen Fällen möglich, weil sich solche Studien stets über längere Zeiträume von mehreren Jahren hinziehen, sodass

- die Studie zu einem Zeitpunkt ausgewertet werden soll, zu dem noch nicht alle Patienten verstorben sind, und

- viele Patienten sich der weiteren Überwachung entziehen.

Nach dem Rechenschema des U-Tests ist es nicht möglich, diese Patienten zu berücksichtigen. Deshalb wurden spezielle Tests, z. B. der verallgemeinerte Wilcoxon-Test und der **Logranktest**, entwickelt, die auch die Informationen berücksichtigen, die in den sog. *zensierten Daten* vorhanden sind.

Zensierte Daten

Zensierte Daten sind Daten mit zunächst vorläufigem Charakter, weil die betreffenden Patienten noch nicht verstorben sind oder sich der weiteren Beobachtung entzogen haben.

Trotz der eben genannten Schwierigkeiten wird die Überlebenszeit sehr gerne zur Analyse von Therapiestudien herangezogen, denn es handelt sich hierbei um ein Kriterium, das einerseits absolut relevant ist und sich andererseits unzweifelhaft feststellen lässt.

Überlebenszeitkurve nach Kaplan-Meier

Die grafische Darstellung der Überlebenszeitverteilung erfolgt in Form einer umgekehrten Summenhäufigkeitsfunktion (s. S. 47), wobei auch hier das Problem der zensierten Daten auftritt.

Im folgenden Beispiel wurde eine Gruppe von zehn Patienten mit einer neuen Therapie B behandelt, während eine zweite Gruppe von ebenfalls zehn Patienten die Standardtherapie A erhielt. Normalerweise sind Gruppen von zehn Patienten zu klein für vergleichende Studien, aber als Beispiel ist eine kleine transparente Gruppe gut geeignet. Zunächst listen wir die Patienten nach ihrer Überlebens- bzw. Beobachtungszeit auf:

Therapie A			Therapie B		
Name	Beobachtungsdauer	Status	Name	Beobachtungsdauer	Status
A.J.	30	tot	H.S.	60	tot
U.V.	60	tot	R.T.	70	lebt
H.M.	70	?	L.L.	90	tot
L.S.	90	tot	T.U.	150	?
W.N.	120	lebt	B.E.	180	lebt
S.K.	180	tot	T.S.	200	lebt
M.B.	210	lebt	R.E.	210	tot
N.V.	270	tot	S.M.	270	lebt
B.K.	330	?	P.A.	300	lebt
S.L.	360	lebt	H.T.	360	?

Tabelle 16.8: Beobachtungsdauer in Tagen und Status von jeweils 10 Patienten, die mit Therapie A und Therapie B behandelt wurden.

Von den zehn Patienten, die mit Therapie A behandelt worden sind, sind zum Zeitpunkt der Untersuchung fünf verstorben, drei noch am Leben, und die beiden mit einem Fragezeichen gekennzeichneten Personen haben sich nach den angegebenen Zeiträumen der Untersuchung entzogen.

Von den Patienten mit Therapie B sind drei verstorben, fünf am Leben und zwei verschollen. Diese summarischen Zahlen deuten eine Überlegenheit von B an, doch eine genaue Analyse muss unbedingt die jeweiligen Beobachtungszeiträume berücksichtigen.

Konstruktion der Überlebenszeitkurven

Zunächst berechnen wir die Überlebenszeitkurven, die angeben, nach welcher Zeit noch welcher Anteil der beobachteten Patienten am Leben war. Allerdings kann für diese Berechnung nicht einfach die anfängliche Zahl der Patienten als 100 % gesetzt werden, weil nicht alle Patienten über die gesamte Dauer der Untersuchung beobachtet wurden.

Stattdessen wird für jeden Tag die Wahrscheinlichkeit errechnet, diesen lebend zu überstehen. Die Wahrscheinlichkeit, am Ende des x-ten Tages noch zu leben, ergibt sich nach dem Multiplikationssatz als Produkt aus der Wahrscheinlichkeit, zu Beginn des x-ten Tages zu leben, und der Wahrscheinlichkeit, den x-ten Tag lebend zu überstehen.

16.5 Analyse von Überlebenszeiten

Für alle Tage, an denen niemand gestorben ist, beträgt die Wahrscheinlichkeit des Überlebens 100 % = 1, sodass nur für die Tage Berechnungen durchgeführt werden müssen, an denen Todesfälle aufgetreten sind.
Die Überlebenswahrscheinlichkeit am Tage x berechnet sich als

$$\text{Überlebenswahrscheinlichkeit am Tage } x = \frac{\text{überlebende Patienten}}{\text{beobachtete Patienten}}$$

wobei nur die am Tage x noch unter Beobachtung stehenden Patienten berücksichtigt werden.
Für die Patienten aus Gruppe A ergibt sich folgende Tabelle:

Tag	Wahrscheinlichkeit		
	den Beginn dieses Tages zu erleben	diesen Tag zu überleben	am Ende des Tages noch zu leben
30	100 %	9/10	100 % · 9/10 = 90 %
60	90 %	8/9	90 % · 8/9 = 80 %
90	80 %	6/7	80 % · 6/7 = 69 %
180	69 %	4/5	69 % · 4/5 = 55 %
270	55 %	2/3	55 % · 2/3 = 37 %

Tabelle 16.9: Berechnung der Überlebenszeiten nach der Kaplan-Meier-Methode für Therapie A. Berechnungen werden nur für die Tage durchgeführt, an denen jemand aus der Gruppe A verstorben ist. Im Zähler stehen nur die an diesem Tag noch unter Beobachtung stehenden Patienten.

Weil H.M. nach 70 Tagen verschollen ist, fällt der Prozentsatz nach 90 Tagen von 80 % auf 69 %. Wenn man wüsste, dass H.M. nach 90 Tagen noch lebt, würde der Prozentsatz nur auf 70 % fallen. Wenn man andererseits H.M. als Dropout völlig von der Analyse ausschließen würde, läge der Prozentsatz nach 3 Monaten nur bei 67 %. In diesem Fall läge der Prozentsatz nach einem Monat bei 8/9 = 89 % und nach 2 Monaten bei 7/9 = 78 %. Weil man aber weiß, dass H.M. mindestens 70 Tage überlebt hat, sind 80 % und 90 % die besseren Schätzwerte.

Die hier beschriebene Methode der Berechnung der Überlebenszeiten, die als **Kaplan-Meier-Methode** bekannt ist, **berücksichtigt die Informationen aller Patienten so lange, wie diese beobachtet worden sind**. Der erste Teil der Überlebenskurve stellt eine relativ genaue Schätzung dar, weil er sich auf viele Patienten stützt. Der letzte Teil der Kurve bezieht sich nur auf wenige Patienten mit entsprechend langer Beobachtungszeit und ist deshalb mit einer größeren Ungenauigkeit behaftet.

Die Berechnung der Überlebenszeiten für Therapie *B* sieht wie folgt aus:

Tag	Wahrscheinlichkeit		
	den Beginn dieses Tages zu erleben	diesen Tag zu überleben	am Ende des Tages noch zu leben
60	100 %	9/10	100 % · 9/10 = 90 %
90	90 %	7/8	90 % · 7/8 = 79 %
210	79 %	3/4	79 % · 3/4 = 59%

Tabelle 16.10: Berechnung der Überlebenszeiten nach der Kaplan-Meier-Methode für Therapie *B*.

Auch hier sehen wir, dass mit fortschreitender Beobachtungszeit die mit jedem Todesfall verbundenen Sprünge in den Prozentsätzen größer werden. Dies ist Ausdruck der großen Ungenauigkeit im letzten Teil der Überlebenskurve. Wenn beispielsweise H.T. nach 12 Monaten verstorben wäre, würde der Prozentsatz abrupt auf 0 % abfallen!

Aus den errechneten Prozentsätzen ergibt sich die Überlebenszeitkurve:

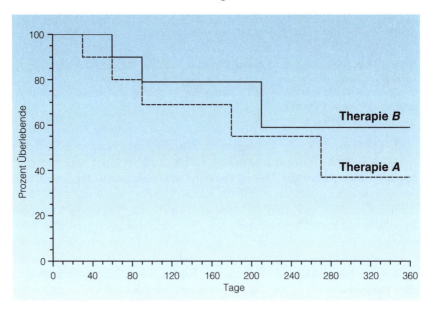

Abbildung 16.1: Grafische Darstellung der nach Kaplan-Meier-Methode berechneten Überlebenskurve für Therapie *A* und *B*. Man beachte, dass die mit jedem Todesfall verbundenen Sprünge der Überlebenskurve mit zunehmender Beobachtungsdauer größer werden, weil immer weniger Patienten unter Beobachtung stehen.

16.5 Analyse von Überlebenszeiten

Der Logranktest

Der Logranktest macht Aussagen darüber, ob die beobachteten Unterschiede in den Überlebenszeitkurven statistisch signifikant sind. Auch hier wird die Nullhypothese überprüft, derzufolge die beobachtete Differenz zufallsbedingt ist und beide Therapiegruppen Stichproben aus derselben Grundgesamtheit darstellen.

Alle Todesfälle werden in zeitlicher Reihenfolge aufgelistet, gleichgültig, ob sie aus Therapiegruppe A oder B stammen. Außerdem wird aufgelistet, wie viele Patienten aus Gruppe A und B noch unter Beobachtung standen. Bei Gültigkeit der Nullhypothese sollte Gruppe A anteilmäßig ebenso viele Todesfälle stellen, wie sie Patienten stellt:

Todes-zeitpunkt (Tage)	Zahl der Todesfälle	Patienten unter Beobachtung			erwartete Todesfälle e_A für Gruppe A
		Gruppe A	Gruppe B	insgesamt	
30	1	10	10	20	1 · 10/20 = 0,5
60	2	9	10	19	2 · 9/19 = 0,95
90	2	7	8	15	2 · 7/15 = 0,93
180	1	5	6	11	1 · 5/11 = 0,45
210	1	4	4	8	1 · 4/8 = 0,5
270	1	3	3	6	1 · 3/6 = 0,5

Tabelle 16.11: Berechnung der bei gleicher Sterbewahrscheinlichkeit in Gruppe A zu erwartenden Todesfälle e_A getrennt für jeden Todeszeitpunkt. Die in Gruppe A insgesamt zu erwartenden Todesfälle E_A ergeben sich als Summe der einzelnen e_A-Werte. Für jeden Todeszeitpunkt werden nur die zu diesem Zeitpunkt unter Beobachtung stehenden Patienten berücksichtigt.

Für jeden Zeitpunkt, zu dem ein oder mehrere Todesfälle auftreten, wird der Erwartungswert e_A errechnet:

$$e_A = \text{Zahl aller Todesfälle} \cdot \frac{\text{in A unter Beobachtung stehende Patienten}}{\text{insgesamt unter Beobachtung stehende Patienten}}$$

Der Erwartungswert e_A gibt an, welcher Anteil der eingetretenen Todesfälle in Gruppe A zu erwarten ist, wenn in Gruppe A und B dieselbe Sterbewahrscheinlichkeit herrscht.

Der Erwartungswert E_A aller unter Therapie A auftretenden Todesfälle ergibt sich als Summe der einzelnen e_A-Werte, in unserem Beispiel als

16. Kapitel: Durchführung statistischer Testverfahren

$$E_A = 0{,}5 + 0{,}95 + 0{,}93 + 0{,}45 + 0{,}5 + 0{,}5 = 3{,}83$$

Weil insgesamt acht Todesfälle aufgetreten sind, ergibt sich der Erwartungswert E_B der Todesfälle in Gruppe B als

$$E_B = \text{Gesamtz. aller Todesfälle} - E_A = 8 - 3{,}83 = 4{,}17$$

Weil beide Therapiegruppen gleich groß waren, würde man zunächst in jeder Gruppe dieselbe Anzahl von Todesfällen erwarten. Durch Berücksichtigung der unterschiedlich langen Beobachtungszeiten hat sich von diesem Wert eine geringfügige Abweichung von 0,17 ergeben.

In Wirklichkeit sind jedoch in Gruppe A insgesamt $B_A = 5$ und in Gruppe B insgesamt $B_B = 3$ Todesfälle beobachtet worden, und der Logranktest muss die Frage entscheiden, ob die beobachtete Differenz mit der Nullhypothese vereinbar ist. Hierzu wird der χ^2-Wert gebildet:

$$\chi^2 = \frac{(B_A - E_A)^2}{E_A} + \frac{(B_B - E_B)^2}{E_B}$$

$$\chi^2 = \frac{(3-5{,}83)^2}{3{,}83} + \frac{(3-4{,}17)^2}{4{,}17} = 0{,}36 + 0{,}33 = 0{,}69$$

H_0 wird verworfen, wenn χ^2 gleich oder größer dem aus der Tabelle IV im Anhang entnommenen kritischen Wert für einen Freiheitsgrad und die gewählte Irrtumswahrscheinlichkeit ist.

Für $p = 0{,}05$ lautet der kritische Wert 3,84, für $p = 0{,}01$ sogar 6,64. Die Nullhypothese kann deshalb nicht verworfen werden.

Hier wird das bereits auf Seite 319 angesprochene Problem des Fehlers 2. Art bzw. der Teststärke oder der Power deutlich. Die Fallzahl in unserem Beispiel ist zu klein, um einen Unterschied in der angegebenen Größenordnung statistisch zu sichern. Wie man anhand der Formel für χ^2 überschlagsmäßig abschätzen kann, hätte sich auch dann kein signifikantes Ergebnis eingestellt, wenn aus Gruppe A sechs und aus Gruppe B nur zwei Patienten verstorben wären:

$$(6 - \text{ca. } 4)^2/\text{ca. } 4 + (2 - \text{ca. } 4)^2/\text{ca. } 4 = \text{ca. } 2$$

Für die Schätzung kann nur mit ca.-Werten gerechnet werden, weil man nicht weiß, wie groß E_A und E_B wären, wenn $B_A = 6$ und $B_B = 2$ wäre.

16.5 Analyse von Überlebenszeiten

Weitere Eigenschaften des Logranktests

Ein besonderer Vorteil des Logranktests besteht darin, dass er auch durchgeführt werden kann, wenn wichtige **prognostische Faktoren** ungleichmäßig zwischen den Therapiegruppen ausbalanciert sind. In diesem Fall wird die Berechnung der erwarteten und beobachteten Todesfälle nach den prognostischen Faktoren getrennt durchgeführt, wobei die Einzelwerte vor der Berechnung des χ^2-Wertes addiert werden.

Bisher war stets nur von Todesfällen die Rede; der Logranktest lässt sich selbstverständlich in gleicher Weise auch auf andere Ereignisse anwenden, die ein Risiko darstellen, z.B. das Auftreten eines Rezidivs oder das Auftreten einer Abstoßungsreaktion.

Die Tatsache, dass Drop-out-Fälle, also Patienten, die sich der weiteren Beobachtung entzogen haben, mit dem Logranktest bis zu dem Zeitpunkt berücksichtigt werden können, bis zu dem sie beobachtet wurden, darf nicht dazu führen, die durch solche Patienten entstehenden Fehlermöglichkeiten zu verharmlosen. Wenn es sich hierbei in Wirklichkeit um Todesfälle handelt, entsteht ein systematischer Fehler, der besonders dann gravierend ist, wenn die Drop-out-Rate in beiden Therapiegruppen unterschiedlich groß ist.

16.6 Übungsaufgaben

16.1 Auswahl des Testverfahrens

1. Um den Einfluss des Tropenklimas auf die Größe der roten Blutkörperchen zu prüfen, wurden von einem in den Tropen aufgewachsenen Europäer und seinem stets in Deutschland lebenden Bruder jeweils 400 Blutkörperchen ausgemessen.

   Welcher Test ist zur Prüfung der Hypothese, dass das Tropenklima keinen Einfluss auf die Größe der roten Blutkörperchen hat, geeignet?

   (A) ein Unabhängigkeitstest (Prüfung der Unabhängigkeit der Größe der Blutkörperchen vom Tropenklima)
   (B) ein Zweistichprobentest, weil es sich um zwei verschiedene Personen handelt
   (C) ein Zweistichprobentest mit paarigen Beobachtungen, weil die Personen verwandt sind
   (D) ein Anpassungstest
   (E) kein Test, weil ein Test nur eine Aussage über diese beiden Personen zuließe

2. Medikament A steht im Verdacht, Leberschäden zu verursachen. Daher wurden 20 Patienten mit Therapie A und 20 Patienten mit der Standardtherapie B nach einer Randomisierung unter Doppelblindbedingungen behandelt. Gemessen wurde das Ferment 7-GT im Serum. Die Verteilung dieser Messgröße in der Grundgesamtheit ist nicht bekannt. Welcher statistische Test ist geeignet?

   (A) t-Test für paarige Stichproben
   (B) Test auf lineare Regression
   (C) Wilcoxon-Test für unverbundene Stichproben
   (D) Wilcoxon-Test für paarige Stichproben
   (E) keiner der genannten Tests

3. Ein Medikament gegen Kopfschmerz soll auf seine Wirksamkeit geprüft werden. Von 36 Probanden mit leichten Kopfschmerzen erhalten 18 durch Zufallszuteilung das Präparat, 18 ein Placebo.
   Von der Gruppe mit Präparat geben 14 eine Besserung an, von der Kontrollgruppe 8.
   Welcher Test ist zur statistischen Prüfung geeignet?

   (A) Vorzeichentest
   (B) t-Test
   (C) Wilcoxon-Test für unverbundene Stichproben
   (D) Wilcoxon-Test für verbundene Stichproben
   (E) χ^2-Test

4. Gegen ein seltenes Leiden seien Medikamente A und B vorgeschlagen, die aber beide denselben unerwünschten Nebeneffekt hervorrufen können. Von insgesamt 30 Patienten wurden streng zufällig je 15 mit A bzw. B behandelt. Dabei trat in der A-Gruppe bei 10 Personen, in der B-Gruppe nur bei 4 Personen der Nebeneffekt auf. Zur Prüfung, ob B weniger bedenklich ist als A, eignet sich

   (A) der Vorzeichentest
   (B) der t-Test mit paarigen Beobachtungen
   (C) der Vierfeldertest
   (D) der F-Test
   (E) keiner der vorgenannten Tests

16.6 Übungsaufgaben

5. An einer größeren Klinik sind seit 1970 zwei verschiedene Therapiearten des Morbus Hodgkin üblich. 1973 beobachtet Dr. XY, dass von 30 Patienten mit der Therapie A noch 14 Patienten leben, von 34 Patienten mit der Therapie B jedoch noch 29 Patienten. Die Versuchsplanung schloss eine Zufallszuteilung ein, ein Blindversuch war nicht möglich. Um zu prüfen, ob die Therapie B besser ist als die Therapie A, verwendet Dr. XY am besten

(A) den Vorzeichentest
(B) den χ^2-Test
(C) den t-Test für unverbundene Stichproben
(D) den t-Test für paarige Stichproben
(E) den F-Test

6. Mit dem Vorzeichentest kann folgende Hypothese geprüft werden:

(A) Zweistichprobenhypothese (unverbunden)
(B) Zweistichprobenhypothese (paarig)
(C) Mehrstichprobenhypothese
(D) Vorliegen einer Normalverteilung
(E) Unabhängigkeit in einer Kontingenztafel

7. Der t-Test für unverbundene Stichproben prüft, ob

(A) Normalverteilung vorliegt
(B) Unabhängigkeit vorliegt
(C) die Varianzen gleich sind
(D) die Erwartungswerte gleich sind
(E) die Korrelationen gleich sind

Lösung der Übungsaufgaben

1 (E) Daten, die an nur wenigen Patienten erhoben wurden, sind nicht verallgemeinerungsfähig, sondern können lediglich Hinweise liefern, die an anderen Patienten überprüft werden müssen.

2 (C) Siehe auch Seite 330

3 (E) χ^2 ist die Prüfgröße des Vierfeldertests, s. S. 330

4 (C) (s. S. 330)

5 (B) Es sind zwei unverbundene Stichproben, die Zielgröße ist dichotom (tot/lebend). Siehe Tabelle Seite 330; sofern die Überlebenszeiten bekannt sind, wäre der Logranktest (s. S. 355) vorzuziehen. Angesichts der Zahlen und der langen Beobachtungszeit scheint die Beobachtung von Dr. XY vielversprechend.

6 (B) (s. S. 330)

7 (D) (s. S. 330)

8. Bei zehn Versuchstieren wurden am ersten und fünften Tag nach Applikation eines Therapeutikums die Erythrozytenzahl im peripheren Blut gezählt. Es soll geprüft werden, ob ein Unterschied in der Erythrozytenzahl im Blut zwischen dem ersten und fünften Tag besteht. Wenn hier der t-Test für verbundene Stichproben angewandt werden soll, müssen die pro Versuchstier berechneten Differenzen

(A) quantitativ diskret verteilt sein
(B) ordinal verteilt sein
(C) normal verteilt sein
(D) einer χ^2-Verteilung folgen
(E) am fünften Tag unabhängig von den Daten am ersten Tag sein

9. k Patienten werden vor der Operation und an drei verschiedenen Zeitpunkten nach der Operation untersucht. Die Messung vor der Operation wird mit der größten der drei Messungen nach der Operation verglichen und eine „Besserung" festgestellt, wenn die Differenz zum Ausgangswert positiv war.

Welche Wahrscheinlichkeit P hat eine derartige „Besserung" bei Vorliegen der Nullhypothese, dass die Operation keinen Einfluss auf das Merkmal hat?

(A) 0
(B) $0 < P < \frac{1}{2}$
(C) $\frac{1}{2}$
(D) $\frac{1}{2} < P < 1$
(E) 1

10. In einer klinischen Untersuchung soll die Wirkung eines neuen Tranquilizers gegen ein Placebo getestet werden. Dazu wird jedem Patienten sowohl das neue Medikament als auch das Placebo jeweils eine Woche lang gegeben. Es wird ausgelost, ob erst das Placebo oder erst das Medikament gegeben wird. Zwischen beiden Behandlungen wird eine Pause von einer Woche gemacht. Am Ende jeder Behandlungswoche soll der Patient einen Fragebogen ausfüllen, aufgrund dessen der Behandlungserfolg auf einer Skala mit Werten von 0 bis 10 festgehalten wird.

Welcher statistische Test ist am besten geeignet?

(A) Vierfeldertest
(B) Gauß-Test
(C) t-Test für unverbundene Stichproben
(D) Vorzeichentest
(E) χ^2-Test

11. Ein Schnupfenvorbeugungspräparat soll auf seine Wirksamkeit geprüft werden. Nach zufälliger Zuordnung werden 16 Personen mit dem Präparat behandelt und mit einer Kontrollgruppe von 24 unbehandelten Personen verglichen. Von der Kontrollgruppe bekamen 16, von den behandelten Personen nur vier einen Schnupfen.

Welcher Test sollte zur Prüfung der Wirksamkeit des Mittels angewandt werden

(A) Vorzeichentest
(B) Vierfeldertest
(C) F-Test
(D) t-Test für unverbundene Stichproben
(E) Wilcoxon-Test

16.6 Übungsaufgaben

Lösung der Übungsaufgaben

8 (C) Die Voraussetzung für die Anwendung des t-Tests besteht darin, dass die Werte der Stichprobe normalverteilt sind.

9 (D) Weil nach der Operation drei Messungen durchgeführt werden, wobei nur der größte Wert zählt, vor der Operation aber nur eine Messung, wird die Situation nach der Operation günstiger bewertet.
Deshalb sind bei tatsächlicher Unwirksamkeit der Operation (Gültigkeit der Nullhypothese) nach der Operation bessere Ergebnisse zu erwarten als vor der Operation.

10 (D) Es ist sinnvoll, für jeden Patienten getrennt festzustellen, ob das Placebo oder der neue Tranquilizer wirkungsvoller war. Man kann davon ausgehen, dass z.B. der Punktwert der ersten Messung für denselben Patienten vergleichbar ist mit dem Punktwert der zweiten Messung, so dass man feststellen kann, ob bei einem bestimmten Patienten der Tranquilizer wirksamer war als das Placebo. Als Test steht der Vorzeichentest zur Verfügung.
Hierbei wird allerdings nicht berücksichtigt, um wie viele Skaleneinheiten der Tranquilizer dem Placebo über- oder unterlegen war. Aus statistischer Sicht ist die Benutzung des aus dem Fragebogen errechneten Punktewertes von 0 bis 10 sehr problematisch, weil nicht geklärt ist, ob z.B. der Wert 3 bei einem Patienten mit dem Wert 3 bei einem anderen Patienten vergleichbar ist. Bei der Messung eines so komplexen und vielschichtigen Sachverhaltes wie dem psychischen Befinden sind größte Zweifel angebracht. Die Psychologen fordern, dass von jeder Messgröße vor ihrer Interpretation die Validität (Aussagekraft, d.h. ob gemessen wird, was gemessen werden soll), die Objektivität (Unabhängigkeit des Messergebnisses vom Untersucher) und die Reliabilität (Messgenauigkeit) untersucht werden.

11 (B) Aus den Daten lässt sich folgende Vierfeldertafel erstellen:

	Vorbeugepräparat	Kontrollgruppe	Zeilensumme
Schnupfen	4	16	20
kein Schnupfen	12	8	20
Spaltensumme	16	24	40

Hieraus errechnet sich das Prüfmaß χ^2 als:

$$\chi^2 = \frac{(4 \cdot 8 - 16 \cdot 12)^2 \cdot 40}{16 \cdot 24 \cdot 20 \cdot 20} = 6{,}67$$

H_0 wird verworfen, wenn χ^2 größer als der in Tabelle VI im Anhang tabellierte kritische Wert für einen Freiheitsgrad ist. Für $\alpha = 0{,}05$ gilt ein Wert von 3,84, so dass die Nullhypothese verworfen werden kann.

12. Bevor ein statistischer Test durchgeführt wird, muss

(1) die Nullhypothese formuliert werden
(2) die Alternativhypothese formuliert werden
(3) der kritische Wert für den Fehler 1. Art festgesetzt werden
(4) der kritische Wert für den Fehler 2. Art festgelegt werden
(5) überprüft werden, ob das dem Test zugrunde liegende mathematische Modell eine geeignete Beschreibung der tatsächlich vorliegenden Verhältnisse ist.

(A) nur 1 und 3 sind richtig
(B) nur 1, 2 und 3 sind richtig
(C) nur 1, 2 und 5 sind richtig
(D) nur 1, 2, 3 und 5 sind richtig
(E) 1 bis 5 = alle sind richtig

13. Zur Bestimmung des kritischen Wertes nach Festlegung der Irrtumswahrscheinlichkeit benötigt man die Verteilung

(A) des kritischen Wertes
(B) der Prüfgröße unter der Nullhypothese
(C) der Prüfgröße unter der Alternativhypothese
(D) des Fehlers 1. Art
(E) der Nullhypothese

14. Liegt das Prüfmaß im Annahmebereich der Prüfmaßverteilung, so formuliert man:

(A) Die Nullhypothese kann nicht verworfen werden.
(B) Die Nullhypothese ist richtig.
(C) Die Nullhypothese ist falsch.
(D) Die Nullhypothese ist bewiesen.
(E) Es wurde ein Fehler 1. Art gemacht.

16.2 Tests auf Lageunterschiede

15. Der t-Test für unabhängige Stichproben und der Vierfeldertest zum Vergleich zweier Stichproben setzen beide voraus:

(A) normalverteilte Beobachtungen
(B) qualitative Beobachtungen
(C) bekannte Varianzen
(D) Verteilungsunabhängigkeit
(E) unpaarige Beobachtungen

16. Ein Medikament wurde im Vergleich zu einem Placebo an je 25 Patienten hinsichtlich seiner Wirkung auf die Diurese untersucht. Da es sich um 2 Gruppen zu je 25 Patienten, also insgesamt um 50 verschiedene Patienten handelte, wurde ein t-Test für unverbundene Stichproben gerechnet.
Beim Nachschlagen in der t-Tabelle ist folgender Freiheitsgrad einzusetzen:

(A) 23
(B) 24
(C) 25
(D) 48
(E) 49

16.6 Übungsaufgaben

17. Welche Aussage über den t-Test für paarige Stichproben trifft **nicht** zu?

(A) Es wird vorausgesetzt, dass die einzelnen Differenzen unabhängig sind.
(B) Es wird vorausgesetzt, dass die einzelnen Differenzen Realisationen normalverteilter Zufallsvariablen mit derselben Varianz sind.
(C) Der Umfang der beiden Stichproben muss gleich sein.
(D) Die Anzahl der Freiheitsgrade hängt vom Stichprobenumfang ab.
(E) Die Nullhypothese macht eine Aussage über die Varianz der zugrunde liegenden Verteilung.

18. Die Normalverteilung ist Voraussetzung beim

(A) Vorzeichentest (B) χ^2-Test für die Vierfeldertafel (C) Wilcoxon-Test
(D) t-Test (E) Keine der Aussagen (A) bis (D) trifft zu.

19. Welche Aussage trifft nicht zu?

Bei Vorliegen von normalverteilten Beobachtungen kann der t-Test verwendet werden zur Prüfung der Hypothese, dass

(A) zwei Varianzen gleich sind (D) der Regressionskoeffizient 0 ist
(B) zwei Erwartungswerte gleich sind (E) der Erwartungswert 0 ist
(C) der Korrelationskoeffizient 0 ist

Lösung der Übungsaufgaben

12 (D) Für den Fehler 2. Art existiert kein kritischer Wert. Es lässt sich auch nicht immer genau sagen, wie groß der Fehler 2. Art ist, denn dazu müsste man wissen, wie groß der tatsächliche Unterschied ist. Man macht einen Test aber nur, um zu ermitteln, ob überhaupt ein Unterschied besteht.

13 (B) Die Verteilung der Prüfgröße unter der Nullhypothese umfasst alle Werte, die die Prüfgröße bei Gültigkeit der Nullhypothese in $(1 - \alpha) \cdot 100\%$ der Fälle höchstens annimmt.

14 (A) Wenn die Prüfgröße jedoch außerhalb des Annahmebereiches der Prüfmaßverteilung liegt, so ist das Vorliegen der Nullhypothese unwahrscheinlich. H_0 wird dann verworfen, weil bei Gültigkeit von H_0 nur in $\alpha \cdot 100\%$ der Fälle die Prüfgröße außerhalb des Annahmebereiches der Prüfmaßverteilung liegt.

15 (E) Bei paarigen Beobachtungen würde man den t-Test für verbundene Stichproben bzw. den Vorzeichentest verwenden.

16 (D) Beim t-Test für unverbundene Stichproben mit den Umfängen n_1 und n_2 errechnet sich der Freiheitsgrad f als $f = n_1 + n_2 - 2$ (s. S. .336).

17 (E) Die Nullhypothese H_0 besagt, dass der Erwartungswert der Differenzen den Wert Null hat.

18 (D) (s. S. 330)

19 (A) Diese Hypothese ist in diesem Fall die Nullhypothese.

20. Es soll ein t-Test für zwei unverbundene Stichproben mit Stichprobenumfängen n_1 und n_2 durchgeführt werden. Welche der folgenden Voraussetzungen ist nötig?

(A) t-Verteilung der beiden Grundgesamtheiten
(B) Die Stichprobenvarianzen s_1^2 und s_2^2 müssen gleich sein.
(C) Die Stichprobenumfänge n_1 und n_2 müssen gleich sein.
(D) Die Varianzen der Grundgesamtheiten σ_1^2 und σ_2^2 müssen bekannt sein.
(E) Die Varianzen der Grundgesamtheiten σ_1^2 und σ_2^2 müssen gleich sein.

21. Die Wahrscheinlichkeit für den **Fehler 2. Art** bei der Prüfung der Differenz zweier Mittelwerte bei paarigen Beobachtungen mit Hilfe des t-Tests wird **größer**, wenn alle übrigen Größen gleich bleiben, aber

(A) der Stichprobenumfang größer wird
(B) die Irrtumswahrscheinlichkeit α größer wird
(C) die Differenz $\mu_0 - \mu_1$ größer wird
(D) die Varianz σ^2 größer wird
(E) die Varianz σ^2 kleiner wird

22. In welchem der folgenden Fälle ist die Auswertung nach Zweistichprobentests mit je n unverbundenen Beobachtungen angebracht?

(A) Um zu prüfen, ob im pH-Wert des Urins Unterschiede zwischen Männern und Frauen bestehen, wurden n Männer und n Frauen untersucht.
(B) Um zu prüfen, ob im pH-Wert des Blutes individuelle Unterschiede bestehen, wurden $2n$ Versuchspersonen gemessen und nach der Größe ihres pH-Wertes in zwei gleich große Gruppen eingeteilt (am Median der Verteilung dichotomisiert).
(C) Um die Wirksamkeit eines blutdrucksenkenden Mittels A zu prüfen, wurde n Personen Medikament A während der Kur verabreicht und bei jedem Patienten der Blutdruck vor Beginn und am Ende der Kur gemessen.
(D) Zur Prüfung der Wirksamkeit zweier blutdrucksenkender Mittel A und B wurde an einem Patienten A und seinem ebenfalls am Hochdruck leidenden eineiigen Zwillingsbruder das Medikament B verabfolgt und jeder Patient an n verschiedenen Tagen gemessen.
(E) Zur Prüfung der Wirksamkeit eines Medikaments wurden bei einem Patienten n Messungen vor und n Messungen nach Einnahme des Medikaments durchgeführt.

23. Bei einer bestimmten Erkrankung wurde bis 1981 Therapie A eingesetzt. Sie führte 1980 bei 15 der 83 behandelten Patienten (18 %) zur Heilung. Eine 1981 bei 75 behandelten Patienten eingesetzte neue Therapie B mit einem verbesserten Wirkungsmechanismus führte bei 60 Patienten (80 %) zur Heilung. Ein mit diesen Daten durchgeführter χ^2-Test ergibt eine Prüfgröße von 60,59. Das Quantil $x_{0,001}$ der χ^2-Verteilung ist 10,83.

Aus diesen Ergebnissen folgt :

(A) Hätte man die gleichen Ergebnisse bei einer kontrollierten klinischen Therapiestudie erhalten, dann wäre damit der statistische Nachweis der Abhängigkeit von „Therapieerfolg" und „Therapie" gelungen.
(B) Die Unterschiede im Therapieerfolg sind augenscheinlich, stehen aber unter dem Vorbehalt, dass hier lediglich eine historische Kontrolle durchgeführt wurde.

16.6 Übungsaufgaben 365

(C) Vor einem endgültigen Übergang von Therapie *A* zu Therapie *B* muss eine kontrollierte klinische Therapie durchgeführt werden, da die genannten Ergebnisse nicht auf einer randomisierten Zuteilung beruhen.
(D) Die verbesserte Wirksamkeit von Therapie *B* gegenüber Therapie *A* ist durch die klinischen Ergebnisse überzeugend bestätigt worden. Eine nachfolgende klinische Therapiestudie wäre ethisch nicht vertretbar.
(E) Das Ergebnis des χ^2-Tests ohne Randomisierung hat keine Beweiskraft. Die Interpretation der Versuchsergebnisse im Sinne einer Überlegenheit der Therapie B ist jedoch zulässig.

24. Welche der folgenden Verteilungen ist nicht symmetrisch?

(A) Normalverteilung
(B) *t*-Verteilung
(C) Gleichverteilung
(D) Binomialverteilung mit $p = \frac{1}{2}$
(E) χ^2-Verteilung

Lösung der Übungsaufgaben

20 (E) Die Varianzen in den Grundgesamtheiten müssen gleich sein. Es ist nicht notwendig, dass sie bekannt sind. Bei der Errechnung der Testgröße benutzt man die aus den Stichproben errechnete Varianz der Mittelwertdifferenz.

21 (D) Der Fehler 2. Art (β-Fehler) für die Ablehnung der Alternativhypothese, obwohl diese zutrifft, ist umso größer, je kleiner der Stichprobenumfang ist, je kleiner α ist, je kleiner die tatsächliche Differenz $\mu_0 - \mu_1$ ist und je größer die Streuung der Messwerte ist.

22 (A) (B) ist unsinnig, weil nach Vorliegen der Ergebnisse künstlich Stichproben gebildet wurden. Bei (B) wäre es sinnvoller, Normbereiche und eventuell auch Quantile oder Perzentile zu bestimmen. Bei (C) kann man die Wirkung der Kur nicht von der Wirkung des Medikaments trennen, weil eine Vergleichsgruppe fehlt. Bei (D) und (E) bezieht sich die Aussage nur auf ein oder zwei Patienten und kann deshalb nicht verallgemeinert werden.

23 (D) Ob angesichts dieser Ergebnisse eine randomisierte klinische Studie ethisch vertretbar wäre, hängt von einer Reihe weiterer Gesichtspunkte ab: der Schwere der Erkrankung, der Häufigkeit und Schwere von Nebenwirkungen der neuen Therapie im Vergleich zur bisherigen Therapie, der Frage, ob andere Untersuchungen ebenfalls eine Überlegenheit der neuen Therapie nahelegen, und der Frage, wie weit die neue Therapie in Fachkreisen bereits akzeptiert und etabliert ist. Über alle diese Gesichtspunkte muss auch mit dem Patienten gesprochen werden, bevor er seinen „informed consent" zur Randomisierung gibt.

24 (E) Die χ^2-Verteilung ist eine stetige Verteilung mit Werten im Bereich von Null bis Unendlich. Ihre Form hängt von der Zahl der Freiheitsgrade ab, sie ist rechtsschief (arithmetischer Mittelwert größer als Median) und nähert sich bei wachsender Zahl der Freiheitsgrade der Normalverteilung an.

25. Welche der Zufallsvariablen mit den folgenden Verteilungsfunktionen kann nur endlich viele verschiedene Werte annehmen?

(A) Binomialverteilung (B) Normalverteilung (C) t-Verteilung
(D) χ^2-Verteilung (E) Standardnormalverteilung

26. Beim Vergleich der Wirkung zweier Hautsalben wird jeweils das rechte und das linke Bein von Versuchspersonen behandelt und die Differenz der Wirkung festgestellt. Zur Prüfung soll der Vorzeichentest angewendet werden. Die Fälle, bei denen kein Unterschied aufgetreten ist, werden dabei

(A) auf die positiven und negativen Differenzen zufällig verteilt
(B) auf die positiven und negativen Differenzen je zur Hälfte verteilt
(C) auf die positiven und negativen Differenzen anteilsmäßig verteilt
(D) nicht berücksichtigt
(E) Der Vorzeichen-Test kann in diesem Fall nicht durchgeführt werden, weil er stetige Zufallsvariablen voraussetzt, bei der die Differenz 0 praktisch nicht auftritt.

27. Um zu prüfen, ob zwischen zwei Krankheiten K_1 und K_2 Unterschiede im Blutdruck bestehen, geht man wie folgt vor:

(A) Blutdruckmessung bei je 100 Kranken mit K_1 und K_2. Bildung der Differenz der Blutdruckwerte zwischen jeweils den ersten, zweiten usw. Patienten. Prüfung, ob Mittelwert der Differenzen von 0 verschieden ist.
(B) Vergleich der Blutdruckmittelwerte für die Patienten mit K_1 und K_2 mit Zweistichprobentest.
(C) Messung des Blutdruckes 100-mal bei je einem Patienten mit K_1 und K_2 und Vergleich der Mittelwerte mit Zweistichprobentest.
(D) Messung des Blutdruckes bei 100 Männern mit K_1 und 100 Frauen mit K_2, um die Geschlechter gleichmäßig zu berücksichtigen, und Mittelwertsvergleich durch Zweistichprobentest.
(E) Keine der beschriebenen Vorgehensweisen ist geeignet.

28. In einer Poliklinik messen die Ärzte auslesefrei bei 100 aufeinanderfolgenden Frauen, die orale Kontrazeptiva einnehmen, den systolischen Blutdruck; ebenso bei 50 aufeinanderfolgenden Frauen einer Kontrollgruppe, die keine oralen Kontrazeptiva verwenden. In der Kontrollgruppe beträgt der höchste gemessene Wert 160 mmHg. 6 Frauen, die Kontrazeptiva einnehmen, haben Werte über 160 mmHg. Die Altersverteilung in beiden Gruppen ist, von Zufallsschwankungen abgesehen, gleich. Der Unterschied zwischen beiden Gruppen

(1) legt nahe, dass die Einnahme oraler Kontrazeptiva den systolischen Blutdruck erhöht
(2) kann mit der unterschiedlichen Gruppengröße zusammenhängen
(3) ist z.T. darauf zurückzuführen, dass die Spannweite im Allgemeinen mit dem Umfang der Stichprobe wächst
(4) muss vor weiteren Interpretationen darauf getestet werden, ob er noch zufällig ist

(A) nur 1 ist richtig (D) nur 2 und 3 sind richtig
(B) nur 3 ist richtig (E) nur 2, 3 und 4 sind richtig
(C) nur 4 ist richtig

16.6 Übungsaufgaben

16.3 Vergleich mehrerer Stichproben

29. Welche Aussage trifft **nicht** zu?
    Beim Testen mehrerer Stichproben mit der Varianzanalyse gelten folgende Voraussetzungen:
    - (A) gleiche Stichprobenumfänge
    - (B) gleiche Varianzen
    - (C) Normalverteilung
    - (D) Unabhängigkeit der Beobachtungen
    - (E) quantitative Merkmale

16.4 Unabhängigkeit zweier Merkmale

30. Zwei Ereignisse A und B sind stets voneinander unabhängig, wenn in dem Vierfelderschema

	A	$\bar{A}$
B	$P(A \cap B)$	$P(\bar{A} \cap B)$
$\bar{B}$	$P(A \cap \bar{B})$	$P(\bar{A} \cap \bar{B})$

- (A) keine der vier Wahrscheinlichkeiten 0 ist
- (B) keine der vier Wahrscheinlichkeiten 1 ist
- (C) die Summe der ersten bzw. der zweiten Zeile $P(B)$ bzw. $P(\bar{B})$ ergibt.
- (D) die Summe der ersten bzw. der zweiten Spalte $P(A)$ bzw. $P(\bar{A})$ ergibt.
- (E) Keine der Aussagen (A)–(D) ist richtig.

Lösung der Übungsaufgaben

25 (A) Bei der Binomialverteilung kann die Zufallsvariable nur $n + 1$ verschiedene Werte annehmen. Hierbei ist n die Zahl der Beobachtungen. Das betreffende Ereignis kann entweder 0-mal, 1-mal, 2-mal usw. bis n-mal beobachtet werden. Zufallsvariable ist die Zahl der Beobachtungen k. Die Binomialverteilung gibt für jeden k-Wert die jeweilige Wahrscheinlichkeit an. Die von (B) bis (E) genannten Verteilungen sind stetige Verteilungen, bei denen die Zufallsvariable nicht nur bestimmte Werte, sondern auch alle Zwischenwerte annehmen kann.

26 (D) (s. S. 342).

27 (B) Allerdings muss bei einer eventuellen signifikanten Differenz geprüft werden, ob die unterschiedlichen Blutdruckwerte ursächlich mit den Krankheiten K_1 und K_2 in Beziehung stehen oder ob die Differenz beispielsweise auf eine unterschiedliche Altersstruktur in den beiden Vergleichsgruppen zurückgeführt werden kann.

28 (E) Erläuterung 1 ist sehr unverbindlich formuliert, erst der unter 4 vorgeschlagene Test könnte in Bezug auf Vermutung 1 Klarheit schaffen.

29 (A) Unbedingt erforderlich sind (D) und (E). (B) und (C) werden aus theoretischen Gründen gefordert; bei genügend großen Stichproben führt die Varianzanalyse jedoch auch bei Verletzung von (B) und (C) zu aussagekräftigen Ergebnissen.

30 (E) Die Aussagen (C) und (D) treffen immer zu, sowohl bei abhängigen als auch bei unabhängigen Ereignissen.

31. Welche der folgenden Aussagen zu einer Kontingenztafel mit χ^2-Test auf Unabhängigkeit ist richtig?
(1) Die Erwartungswerte errechnen sich nach dem Multiplikationssatz.
(2) Die Freiheitsgrade sind bei k Zeilen und l Spalten $(k-1) \cdot (l-1)$.
(3) Bei signifikantem χ^2-Wert sind die beiden Merkmale nicht unabhängig (mit vorgegebener Irrtumswahrscheinlichkeit).
(4) Bei Mehrfeldertafeln mit signifikantem χ^2-Wert ist eine eindeutige Interpretation im allgemeinen nicht möglich.

(A) keine der Aussagen ist richtig
(B) nur 1 und 2 sind richtig
(C) nur 1, 3 und 4 sind richtig
(D) nur 2, 3 und 4 sind richtig
(E) 1–4 = alle sind richtig

32. In einer randomisierten Studie über Wundinfektionen bei gastroduodenalen Eingriffen (Ulkusleiden) wurden die folgenden Beobachtungen gemacht:

Patienten	insges.	mit Wundinfektion
mit antibakt. Prophylaxe	135	12
ohne antibakt. Prophylaxe	126	52

Der Zusammenhang zwischen antibakterieller Prophylaxe und Wundinfektion wurde mit dem Chi-Quadrat-Test geprüft (χ^2-Wert = 36,9; Signifikanzniveau = 0,05; kritischer Wert 3,84 bei α = 0,05).

Dann muss die Nullhypothese verworfen werden, weil

(A) $36,9 > 3,84$
(B) $36,9 > -0$
(C) $36,9 > 0,05$
(D) $36,9/261 = 0,141 > 0,05$
(E) 36,9 deutlich größer als die Zahl der Freiheitsgrade ist

16.5 Analyse von Überlebenszeiten

33. Bei klinischen Therapiestudien kommt es oft zum Ausscheiden von Patienten aus der Studie aus Gründen, die nichts mit der Studie zu tun haben (Drop-outs).

Den Einfluss der Therapie auf das Überleben von Tumorpatienten in solchen Studien stellt man am besten dar durch:

(A) Darstellung von 5-Jahres-Überlebensraten
(B) Darstellung von 10-Jahres-Überlebensraten
(C) Kaplan-Meier-Schätzung der Überlebensraten
(D) Berechnung der mittleren Überlebenszeiten
(E) Berechnung der medianen Überlebenszeiten

16.6 Übungsaufgaben

34. Mit welcher Methode können – bei kleineren Fallzahlen – am besten die Langzeitergebnisse einer bestimmten operativen Maßnahme beim Mammakarzinom bewertet werden?

(A) Durchführung eines t-Tests
(B) Durchführung eines χ^2-Tests
(C) Bestimmung der Odds-Ratio
(D) Bestimmung des relativen Risikos
(E) Kaplan-Meier-Schätzung der Überlebensraten

35. Welches ist – bei kleineren Fallzahlen – die adäquateste statistische Deskription der Langzeitergebnisse einer bestimmten operativen Maßnahme, z. B. bei kolorektalen Tumoren?

(A) Letalität im ersten postoperativen Jahr
(B) Median der Überlebenszeiten der operierten Patienten
(C) Sterbetafel
(D) Kaplan-Meier-Schätzung der Überlebensraten
(E) 5-Jahres-Überlebensrate

36. In einer kontrollierten Therapiestudie werden zwei Zytostatika verglichen. 100 Patienten erhalten die konventionelle Therapie, 100 Patienten ein neues Präparat. Zielkriterium ist die Überlebenszeit. Welcher statistische Test ist für diese Auswertung am ehesten geeignet?

(A) Logranktest
(B) exakter Fisher-Test
(C) Wilcoxon-Test für unverbundene Stichproben
(D) Wilcoxon-Test für verbundene Stichproben
(E) Vorzeichentest

Lösung der Übungsaufgaben

31 (E) Häufig ist es nicht möglich, eindeutig zu interpretieren, in welcher Weise die Merkmale abhängig voneinander sind.

32 (A) Der Chi-Quadrat-Wert ist höher als der kritische Wert, d. h. die in der Vierfeldertafel sichtbare Beziehung zwischen der Zahl der Infektionen und der antibiotischen Therapie ist nicht durch zufallsbedingte Schwankungen zu erklären.

33 (C) Der Kaplan-Meier-Schätzer ermöglicht es, die Informationen von allen Patienten auszuwerten, solange diese unter Beobachtung gestanden haben.
Die anderen vier Lösungsvorschläge greifen nur einen speziellen Zeitpunkt heraus (nach 5 oder 10 Jahren oder den arithmetischen Mittelwert oder den Median). Zur Schätzung dieses Zeitpunktes können häufig nur wenige Patienten beitragen, weil die meisten vorher bereits verstorben sind oder auch einfach nicht mehr unter Beobachtung stehen. Schon aus diesem Grunde ist der Kaplan-Meier-Schätzer den anderen überlegen.

34 (E) Auch bei größeren Fallzahlen wäre der Kaplan-Meier-Schätzer die optimale Methode.

35 (D) Siehe Aufgabe 33.

36 (A) Der Logranktest kann feststellen, ob Differenzen zwischen Überlebenskurven, die nach der Kaplan-Meier-Methode bestimmt wurden, statistisch signifikant sind.

Kapitel 17
Demographischer Wandel

17.1 Geburtenrate

Die Antibabypille wurde 1960 in den USA, ein Jahr später auch in der Bundesrepublik Deutschland und 1965 in der ehemaligen DDR zugelassen. Zum ersten Mal stand ein Verhütungsmittel zur Verfügung, das sicher im Ergebnis und bequem in der Anwendung war. Entsprechend den damaligen Moralvorstellungen wurde die Pille zunächst nur verheirateten Frauen verschrieben.

Die restriktiven Moralvorstellungen waren jedoch weder vom Himmel gefallen noch Ausdruck der Lustfeindlichkeit, sondern von der Angst getrieben, dass vorehelicher Sex dazu führen könnte, dass man „heiraten müsse", was damals die übliche Reaktion auf ungewollte Schwangerschaften war. Die Moral diente gewissermaßen als mentales Verhütungsmittel.

Nachdem jedoch ein sicheres Verhütungsmittel gefunden war, änderten sich innerhalb weniger Jahre die Moralvorstellungen, und „wilde Ehen" – wie sie damals hießen – wurden zu einer normalen und bürgerlich akzeptierten Lebensform. Insofern hat kaum ein Medikament solche gesellschaftlichen Auswirkungen gehabt wie die hormonelle Kontrazeption.

Vor der Ära der hormonellen Kontrazeption wartete so manche Frau mit Bangen auf die monatliche Blutung, ob denn der Kelch der Mutterschaft zumindest in diesem Monat an ihr vorbeigehen würde. Die Pille hat die Gleichstellung der Frau befördert, unter anderem auch dadurch, dass die Frau vor der Heirat ihre Ausbildung abschließen konnte.

Die Pille ermöglichte es erstmals, die Bereiche Sexualität, Ehe und Kinder zu trennen. Die Lust der Zweisamkeit war nicht mehr zwingend mit der Last der Elternschaft verbunden.

Der Pillenknick

Abbildung 17.1 zeigt, wie die Geburtenrate parallel zur Einführung der Antibabypille in den 60er Jahren stark zurückging. Dies ist der bekannte Pillenknick. Der in Abbildung 17.1 dargestellte Abfall der Geburtenrate scheint dies eindrucksvoll zu belegen, zumal auch in anderen Ländern ein paralleler Abfall der Geburtenrate zu beobachten war.

Abbildung 17.2 zeigt dieselben Daten wie 17.1, jedoch eingebettet in einen größeren zeitlichen Zusammenhang. 17.2 zeigt zweierlei:

17.1 Geburtenrate

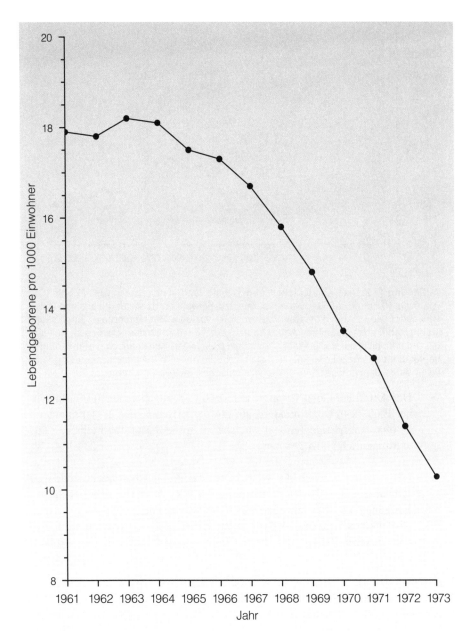

Abbildung 17.1: Nach Einführung der Antibabypille sinkt die Geburtenrate in Deutschland zwischen 1961 bis 1973 von etwa 18 auf ca. 10 Geburten pro Tausend Einwohner. Nach Daten des Statistischen Bundesamtes.

17. Kapitel: Demographischer Wandel

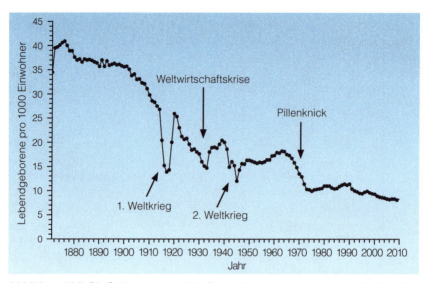

Abbildung 17.2: Die Geburtenrate sank in Deutschland in den Jahren von 1871 bis 2010 von etwa 40 auf etwa 8 Geburten pro Tausend Einwohner. Es wurden dieselben Daten verwendet wie in Abb. 17.1. Der Pillenknick ist vor dem Hintergrund des langfristigen Trends kaum noch erkennbar. Abb. 17.1 sieht auch deshalb so dramatisch aus, weil dort die Ordinate nicht bei Null beginnt. Dies ist ein (zulässiger) Kunstgriff, um Veränderungen hervorzuheben. Viele Leser machen sich nicht die Mühe, die Achsenbeschriftungen zu lesen. Außerdem prägt sich im optischen Gedächnis lediglich die Form der Kurve ein.

- Der Abfall der Geburtenrate von fast 40 Lebendgeborenen/1000 Einwohner Ende des 19. Jahrhunderts auf etwa 8 zu Beginn des 21. Jahrhunderts ist eine langfristige Tendenz, die sich in großem Maßstab betrachtet fast kontinuierlich vollzogen hat.

- Der Abfall im Laufe der 60er Jahre war deshalb besonders steil, weil sich in den 50er Jahren und Anfang der 60er Jahre die geburtenstarken Jahrgänge der 30er Jahre in ihrer reproduktive Phase befanden. Mit dem „Pillenknick" trat die im Zweiten Weltkrieg geborene Generation in ihre reproduktive Phase, und diese Generation war zahlenmäßig deutlich schwächer.

In allen Ländern der Erde ist bis heute die langfristige Tendenz zu beobachten, dass zunehmender Wohlstand zu einer abnehmenden Kinderzahl führt. Dies hat viele Gründe: abnehmende Kindersterblichkeit, eine soziale Absicherung außerhalb der Familie, alternative Beschäftigungs- und Karrieremöglichkeiten für die Frau usw. Früher definierte sich eine Frau über ihren Status als Ehefrau und Mutter, heute steht ihr (theoretisch) fast die ganze Welt offen. Natürlich waren auch früher nicht alle Kinder Wunschkinder, aber die Möglichkeit eines

17.1 Geburtenrate

Schwangerschaftsabbruchs war in der Regel nicht gegeben. Heute hingegen werden bei knapp 700 000 Geburten in Deutschland jährlich etwa 100 000 Abtreibungen durchgeführt. Hinzu kommt die ebenfalls häufig verwendete „Pille danach".

Um die demographische Nomenklatur besser zu verstehen, werden nachfolgend einige Fachbegriffe erläutert:

Geburten pro 1000 Einwohner

Die Abbildungen 17.1 und 17.2 zeigen die Geburtenrate in Deutschland pro 1000 Einwohner. Man versteht darunter den Quotienten aus der Zahl der Lebendgeborenen und der Zahl der Einwohner:

$$\text{Geburtenrate} = \frac{\text{Zahl der Lebendgeborenen}}{1000 \text{ Einwohner}}$$

Synonym verwendete Begriffe sind auch *Bruttogeburtenrate*, *rohe Geburtenrate* oder *allgemeine Geburtenrate*. Die Geburtenrate lässt sich leicht ermitteln, hat aber den Nachteil, dass sie nicht nur vom Reproduktionsverhalten der jungen Generation abhängt, sondern dass der Zähler auch in starkem Maße von der Lebenserwartung abhängig ist, d. h. davon, wie stark die älteren Jahrgänge vertreten sind.

General Fertility Rate (GFR)

Unter der *allgemeinen Geburtenziffer* oder der *allgemeinen Fruchtbarkeitsziffer* wird die Zahl der Lebendgeborenen pro Jahr und 1000 Frauen im Alter von 15 bis 44 Jahren verstanden. Weil im Nenner nur noch die gebärfähigen Frauen stehen, ist die GFR vom Altersaufbau und auch vom Geschlechterverhältnis innerhalb der Bevölkerung unabhängig.

Der Begriff Ziffer bedeutet hier und in den folgenden Begriffen, dass als Bezugsgröße nur die Frauen im gebärfähigen Alter dienen.

Altersspezifische Geburtenziffer

Unter der altersspezifischen Geburtenziffer wird die Zahl der Lebendgeborenen bezogen auf 1000 Frauen in einem bestimmten Alter verstanden.

Für die Jahrgänge bis 15 und ab 45 Jahren ist die altersspezifische Geburtenziffer nahezu Null, dazwischen gibt es meist ein ausgeprägtes Maximum, dessen Position vor allem vom Bildungsstand der Frauen abhängt. In Deutschland hat sich das Maximum in den letzten 40 Jahren von etwa 25 auf 31 Jahre verschoben. Dies macht es schwieriger, die Geburtenentwicklung mit früheren Jahren zu vergleichen, denn viele Frauen haben ihre Kinderpläne nicht aufgegeben, sondern nur auf einen späteren Lebensabschnitt verschoben.

Total Fertility Rate (TFR)

Die *total fertility rate* oder auch deutsch *zusammengefasste Fruchtbarkeitsziffer* ist die durch 30 geteilte Summe der altersspezifischen Fruchtbarkeitsziffern und gibt an, wie viele Kinder die 15- bis 44-Jährigen Frauen im Erhebungsjahr durchschnittlich bekommen haben. Die Bezeichnung kommt daher, dass alle altersspezifischen Geburtenziffern in dieser Zahl zusammengefasst werden.

Cohort Fertility Rate (CFR)

Bei der kohortenspezifischen Geburtenziffer handelt es sich ebenfalls um die durch 30 geteilte Summe altersspezifischer Fruchtbarkeitsziffern, wobei aber die Ziffern verschiedener Jahre so summiert werden, dass sie sich **auf einen einheitlichen Geburtsjahrgang (Kohorte) der Mütter** beziehen.

Die CFR wird auch als *mittlere endgültige Kinderzahl* bezeichnet, weil sie die Zahl der Kinder angibt, die Frauen eines Jahrgangs im Durchschnitt geboren haben. Die CFR kann erst ermittelt werden, nachdem der betreffende Jahrgang das gebärfähige Alter verlassen hat. Anderseits reagiert die CFR nicht so empfindlich auf politische oder wirtschaftliche Krisen wie die TFR. Wenn

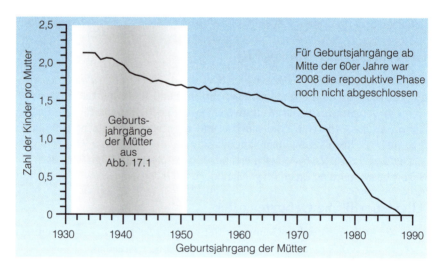

Abbildung 17.3: Die Cohort Fertility Rate nach den Daten des Mikrozensus 2008. Die Geburtsjahrgänge der Mütter aus der Abb. 17.1 weisen anfänglich eine CFR von 2,1 und Ende der 40er Jahre von etwa 1,7 auf. Dabei wurde unterstellt, dass – wie es damals üblich war – die Geburten hauptsächlich zwischen dem 20. und 30. Lebensjahr der Mutter stattfanden. Die Zahl der Lebendgeborenen geht von 1961 bis 1971 von gut 18/1000 Einwohner um knapp 50% auf gut 10/1000 Einwohner zurück. Die CFR der Mütter nimmt aber nur um etwa 20% von 2,1 auf 1,7 ab. Nach Daten des Statistischen Bundesamtes.

17.1 Geburtenrate

aufgrund einer wirtschaftlichen Krise, wie sie etwa in den neuen Bundesländern nach der Wiedervereinigung geherrscht hat, einige Jahre weniger Kinder geboren werden, sinkt die Total Fertility Rate sofort ab, während die Cohort Fertility Rate möglicherweise fast unbeeinflusst bleibt, wenn die betroffenen Frauen ihren Kinderwunsch nicht aufgeben, sondern lediglich verschieben.

Bevölkerung im Gleichgewicht

Damit eine Bevölkerung nicht schrumpft, ist eine Cohort Fertility Rate von mindestens 2,1 Kindern pro Frau notwendig: Bei Neugeborenen beträgt das Geschlechterverhältnis 1:1,05 zugunsten der Männer. Bei 2,05 Kindern wird im statistischen Mittel deshalb genau eine Tochter geboren.

Wegen der Säuglings- und Kindersterblichkeit bedarf es in Industrieländern wie Deutschland jedoch 2,1 Kinder, damit diese Tochter wieder Mutter werden und sich der Kreis des Lebens fortsetzen kann.

In Ländern mit höherer Kindersterblichkeit ist eine entsprechend größere CFR als 2,1 erforderlich, damit die Bevölkerung auf Dauer nicht schrumpft.

In vielen Industriestaaten wird durch allerlei Anreize, unter anderem durch eine bessere Betreuung der Kleinkinder, versucht, die CFR zu erhöhen, meist jedoch nur mit beschränktem Erfolg. Die Cohort Fertility Rate lag in Westeuropa in den letzten Jahren bei etwa 1,4, so dass sich die Bevölkerung nur zu etwa 2/3 reproduziert hat mit entsprechenden Folgen für den Generationenvertrag.

Wenn das Kind erst in den Brunnen gefallen ist ...

Sollte es wider Erwarten doch gelingen, die CFR auf 2,1 anzuheben, würde sich – abgesehen von Effekten der Immigration und der höheren Lebenserwartung – der Schrumpfungsprozess der Bevölkerung zunächst trotzdem fortsetzen, weil aufgrund der demographischen Entwicklung der vergangenen Jahrzehnte die heutigen gebärfähigen Jahrgänge sehr schwach besetzt sind:

Die Kinder, die heute in den Schulen fehlen, fehlen morgen als potentielle Eltern, selbst wenn Kinderreichtum eines Tages kein Armutsrisiko mehr darstellen sollte. Durch Einführung der Semestergebühren und Absenkung der Altersgrenze für das Kindergeld sorgt die bundesdeutsche Politik jedoch dafür, dass Kinder gerade für bildungsnahe Bevölkerungsschichten eine teure Angelegenheit bleiben, so dass sich heute eigentlich nur noch arme und reiche Leute mehrere Kinder leisten können, aber die Mittelschicht, die die Gesellschaft am Laufen hält, kann mit einem Kind so gerade ihren Lebensstandard halten.

Eine Cohort Fertility Rate von 2,1 bedeutet, dass sich die Generation der gebärfähigen Frauen zu 100 Prozent reproduziert. Wenn diese Generation jedoch bereits ein verkleinertes Abbild der Allgemeinbevölkerung darstellt, schrumpft die Allgemeinbevölkerung zunächst weiter.

17.2 Sterbetafeln

Sterbetafeln geben die Wahrscheinlichkeit an, in einem bestimmten Lebensalter zu sterben. In ihnen spiegelt sich der Fortschritt der Medizin, aber auch die sozioökonomische Verfassung eines Landes wider. Sterbetafeln sind einerseits Indikator für den Entwicklungsstand einer Gesellschaft, insbesondere ablesbar an der Säuglingssterblichkeit, aber auch Frühindikator für eine bevorstehende Überalterung mit allen daraus resultierenden Belastungen für die Renten-, Pflege- und Krankenkassen.

In einer Sterbetafel schlägt sich alles nieder, was dem Menschen nach dem Leben trachtet: in der Säuglingszeit genetische Defekte, früher auch Infektionskrankheiten und Kinderkrankheiten, nach dem Führerscheinerwerb der Verkehrstod, später Arbeitsunfälle, Malignome, Herz-Kreislauf-Erkrankungen und in zunehmendem Umfang auch die Spätfolgen von Bewegungsmangel, Adipositas oder Nikotin- und Alkoholabusus.

In vielen Ländern fordern auch Aids, Narkotika, Kriminalität sowie Kriege und Bürgerkriege ihren Tribut, manchmal sogar einfach der Hunger oder Naturkatastrophen.

17.2.1 Einsatzgebiete

Sterbetafeln dienen statistischen Zwecken. Im medizinischen Bereich werden Sterbetafeln vor allem im Zusammenhang mit **epidemiologischen Studien** eingesetzt, wenn man die beobachtete Mortalität mit der Mortalität vergleichen will, die für eine Normalbevölkerung gleicher Altersstruktur gilt.

Im Bereich der **Public Health** dienen Sterbetafeln dazu, den zukünftigen Altersaufbau der Bevölkerung zu prognostizieren, um Vorsorge für den daraus resultierenden Bedarf an Pflegeeinrichtungen und anderen Einrichtungen zu treffen, die spezifisch auf die ältere Bevölkerung zugeschnitten sind. Dies ist jedoch nicht so einfach wie gedacht, denn die Leute leben nicht nur länger, sondern bleiben auch länger fit als früher. So mancher 90-Jährige fühlt sich einfach noch zu jung fürs Altersheim – und das oft mit Recht. Der seit Jahren zu beobachtende Trend, dass ältere Leute länger ein selbstständiges Leben führen, wird sich wahrscheinlich fortsetzen.

In der **Versicherungswirtschaft** bilden die Sterbetafeln die Grundlage, um zukünftige Renten- und Pensionszahlungen zu kalkulieren. Die zunehmende Langlebigkeit der Bevölkerung ist die Ursache der überall diskutierten Rentenlücke. Wie wir im Abschnitt 17.3 Lebenserwartung sehen werden, wird die Rente mit 67 mit Sicherheit noch nicht das letzte Wort sein.

Schließlich benutzt das Finanzamt Sterbetafeln, um den Barwert von Leibrenten zu kalkulieren.

17.2 Sterbetafeln

Sterblichkeit als Formel?

Eine Sterbetafel soll Auskunft darüber geben, in welchem Alter welche Mortalität vorliegt. Aus statistischer Sicht wäre es am einfachsten, wenn sich für diese Frage eine Formel finden ließe.

Dies ist zum Beispiel beim Zerfall eines radioaktiven Elements möglich: In jeder Sekunde zerfällt ein identischer Anteil der noch vorhandenen Kerne. Die Zahl der noch verbliebenen Kerne lässt sich mittels einer e-Funktion angeben. Und weil die Aktivität sich proportional zur Zahl der aktuell vorhandenen Kerne verhält, lässt sich auch die Aktivität mittels einer e-Funktion errechnen.

Beim Kernzerfall gibt es nur eine Ursache: die Instabilität des Kerns. Beim Menschen ist es anders. Es gibt Tausende von Risiken, die zum Tode führen können: Krankheiten, Unfälle, Vergiftungen, ... bis hin zu Mord oder Suizid. Und für all diese Risiken ändern sich die Eintrittswahrscheinlichkeiten mit dem Lebensalter und auch in Abhängigkeit von den Lebens- und Arbeitsbedingungen. Deshalb ist es unmöglich, die Mortalität mit Hilfe einer Formel zu berechnen.

Stattdessen bleibt nur der Weg, die Mortalität empirisch zu ermitteln und tabellarisch zusammenzufassen. Unter der Mortalität versteht man den Quotienten aus der Zahl der Gestorbenen und der Gesamtzahl der beobachteten Bevölkerung:

$$\text{Mortalität} = \frac{\text{Zahl der Gestorbenen}}{\text{Zahl der Beobachteten}}$$

Das Ziel ist die altersspezifische Mortalität, sodass man diesen Quotienten für jeden Jahrgang getrennt bilden muss.

In Deutschland, wie auch in allen andern entwickelten Ländern, ist es einfach, die Zahl der Gestorbenen zu erfassen. Es ist jedoch schwierig, die Größe der zugrunde liegenden Bevölkerung zu bestimmen: erster Wohnsitz, zweiter Wohnsitz, aber vor allem illegal lebende Mitbewohner und ausgewanderte Menschen werden in den amtlichen Statistiken oft nicht korrekt erfasst.

Für viele Menschen gibt es aus ihrer Sicht triftige Gründe, sich nicht oder nicht korrekt anzumelden. Beispielsweise wird nach wie vor verwitweten Rentnern bei einem Umzug ins Ausland ein Teil ihrer Witwenrente gestrichen, so dass auch ihr Leben lang gesetzestreue Mitmenschen eine Abmeldung beim Einwohnermeldeamt schon mal vergessen können.

Jede Volkszählung bringt erhebliche Diskrepanzen zwischen den amtlichen Meldestatistiken und den tatsächlich im Land lebenden Menschen ans Tageslicht. Volkszählungen werden deshalb auch dazu benutzt, die Sterbetafeln zu aktualisieren.

17.2.2 Längsschnittbetrachtung

Vom Prinzip her gibt es zwei Methoden, die notwendigen Daten zu erfassen: die Längsschnittbetrachtung und die Querschnittsbetrachtung.

Bei der Längsschnittsterbetafel wird *ein Geburtsjahrgang von der Wiege bis zur Bahre* registriert. Die administrativen Schwierigkeiten sind immens, insbesondere in Zeiten von Krieg, Vertreibung, Auswanderung usw. Es ist einfach unvermeidlich, dass es viele Drop-outs gibt, was die Genauigkeit und Richtigkeit der Resultate einschränkt. Die Richtigkeit wird eingeschränkt, weil davon ausgegangen werden muss, dass die Drop-outs eine andere Sterblichkeit aufweisen als die ordnungsgemäß registrierten Teilnehmer. Dadurch entsteht ein systematischer Fehler, ein sog. Bias.

Das Hauptproblem besteht aber im Zeitablauf. Das Endergebnis liegt erst vor, wenn der letzte gestorben ist. Und das ist bei größeren Kohorten erst nach mehr als 100 Jahren der Fall. Das Ergebnis ist dann nur noch von historischem Interesse.

Sterbetafeln, die mit Hilfe einer Längsschnittbetrachtung gewonnen wurden, werden als *Längsschnitt-, Kohorten-* oder **Generationensterbetafel** bezeichnet.

Im Gegensatz dazu gibt es **Periodentafeln**, denen die Sterblichkeit zu einem bestimmten Zeitpunkt zugrunde liegt. Ein solcher Zeitpunkt bzw. eine solche Zeitperiode ist aus erhebungstechnischen Gründen oft mit einer Volkszählung identisch, wie weiter unten näher erläutert wird. Hier werden alle in dieser Periode lebenden Menschen erfasst, die sich auf mehr als 100 Geburtsjahrgänge verteilen. Näheres im nächsten Abschnitt.

17.2.3 Querschnittsbetrachtung

Bei der Querschnittsbetrachtung geht man von den aktuell verfügbaren Daten aus: Im Rahmen einer Volkszählung stellt man fest, wie viele Säuglinge, Einjährige, Zweijährige, ... Hundertjährige im Lande leben.

Diese Zahl wird mit den Todesfällen der jeweiligen Altersgruppe verglichen und für jede Altersstufe wird die altersspezifische Mortalität errechnet. Dies geschieht für Frauen und Männer getrennt, weil es erhebliche Mortalitätsunterschiede zwischen den Geschlechtern gibt.

Auf diese Weise entsteht eine **Periodentafel**, die die **Sterblichkeit während der Erhebungsperiode** wiedergibt und für alle zu diesem Zeitpunkt lebenden Geburtsjahrgänge gilt.

Will man diese Daten prognostisch nutzen, kann man aus der Querschnittsbetrachtung heraus eine Generationentafel ableiten:

17.2 Sterbetafeln

Konstruktion einer Generationentafel

Wenn man aus den Daten einer Periodentafel eine Generationentafel konstruieren will, geht man von einer *fiktiven* Gruppe von 100 000 neugeborenen Mädchen oder Jungen aus und errechnet aus der Mortalität der Säuglinge die Zahl der Kinder, die den ersten Geburtstag erleben dürfen.

Im nächsten Schritt wird die Zahl der das erste Lebensjahr Überlebenden mit der Mortalität im zweiten Lebensjahr multipliziert, woraus sich die Zahl der im zweiten Lebensjahr Gestorbenen und daraus dann auch die Zahl der das zweite Lebensjahr Überlebenden ergibt.

So geht es schrittweise weiter, bis nach etwas über 100 Jahren der letzte des fiktiven Jahrgangs gestorben ist.

Diese errechnete Generationentafel kann man später mit der tatsächlich beobachteten Generationentafel vergleichen. Bei solchen Vergleichen hat sich stets ergeben, dass eine aus einer (beobachteten) Periodentafel abgeleitete Generationentafel die tatsächliche Lebenserwartung unterschätzt. Dies hängt damit zusammen, dass die Lebenserwartung seit mehr als 100 Jahren kontinuierlich steigt und dass bei einer fiktiv konstruierten Generationentafel die verbesserten zukünftigen Lebensumstände und Fortschritte der Medizin nicht einfließen können, weil sich diese erst in den Folgejahren einstellen werden.

Weil eine Generationentafel in erster Linie prognostischen Zwecken dient, ist es jedoch sinnvoll, die in der Zukunft zu erwartende Abnahme der Sterblichkeit bereits bei der Berechnung zu berücksichtigen.

Das Statistische Bundesamt hat zwei Varianten berechnet, die Variante V1, bei der die langfristige Abnahme der Sterblichkeit in allen Altersklassen fortgeschrieben wird, und eine noch gewagtere Variante V2, bei der berücksichtigt wird, dass in den letzten Jahrzehnten besonders in den mittleren und höheren Altersgruppen die Mortalität noch stärker gefallen ist, als es nach dem langfristigen Trend zu erwarten gewesen wäre.

Generationensterbetafel für den Jahrgang 2009

Nach der für den Geburtsjahrgang 2009 vom Statistischen Bundesamt herausgegebenen Generationensterbetafel V1 überleben 320 von 100 000 neugeborenen Mädchen das erste Lebensjahr nicht. Die Mortalität $q_{x=0}$ im Säuglingsalter beträgt:

$$\text{Mortalität } q_{x=0} = 320/100\,000 = 0{,}0032$$

Dementsprechend erleben

$$l_1 = 100\,000 - 320 = 99\,680$$

Mädchen ihren ersten Geburtstag. Im Alter von einem Jahr sterben 25 Mädchen.

Die Mortalität q_1 beträgt demnach 0,00025, so dass 99 655 Mädchen den zweiten Geburtstag feiern können:

$$l_2 = 99\,680\,(1 - q_1) = 99\,680\,(1 - 0{,}00025) = 99\,655$$

Die Mortalität im dritten Lebensjahr beträgt $q_2 = 17/\,99\,655 \approx 0{,}00017$. Die Zahl der Mädchen, die den dritten Geburtstag erleben, errechnet sich also als:

$$l_3 = 99\,655\,(1 - q_2) = 99\,655\,(1 - 0{,}00017) = 99\,638$$

Auf diese Weise arbeitet man sich in dem virtuellen Kollektiv von 100 000 neugeborenen Mädchen von Jahrgang zu Jahrgang vor, indem man anhand der Mortalität q_x bzw. der daraus resultierenden Überlebenswahrscheinlichkeit $1 - q_x$ errechnet, wie viele den $(x + 1)$-ten Geburtstag erleben.

Altersspezifische Mortalität

In Abbildung 17.4 sind die Mortalitätsraten q_x in Abhängigkeit vom Lebensalter x graphisch dargestellt. Man erkennt deutlich, dass die Sterblichkeit in den verschiedenen Lebensphasen ein unterschiedliches Niveau aufweist. Kurz nach der Geburt stehen genetische Defekte als Todesursache im Vordergrund. Dann schließt sich die behütete Kindheit an. Kinder- und Infektionskrankheiten spie-

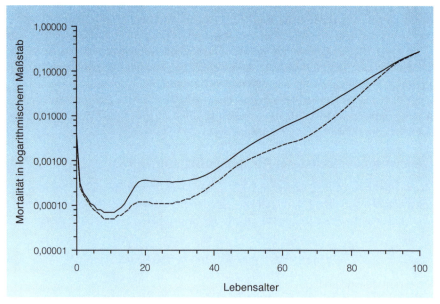

Abbildung 17.4: Prognostizierte altersspezifische Mortalität nach den Daten des Statistischen Bundesamtes: Generationensterbetafel V1 (konservativ) für den Geburtsjahrgang 2009, Durchgezogene Linie: Männer, gestrichelte Linie: Frauen

17.2 Sterbetafeln

len in Deutschland für die Mortalität heute praktisch keine Rolle mehr. Während der Pubertät steigt die Sterblichkeit, weil Unvernunft und Risikobereitschaft zu vermehrten Unfällen führen. Im jungen Erwachsenenalter stehen Verkehrsunfälle – besonders bei jungen Männern – im Vordergrund, später kommen Berufsunfälle, Tumore, Herz-Kreislauf-Erkrankungen und viele andere chronische und manchmal auch akute Leiden hinzu, die in ihrer Gesamtheit mit steigendem Lebensalter einen immer höheren Tribut fordern. Bestehende Leiden führen zu Komplikationen und oft ist im höheren Lebensalter die medizinische Betreuung auch weniger intensiv als bei 50- oder 70-Jährigen.

Dies alles hat zur Folge, dass die Mortalität in der zweiten Lebenshälfte kontinuierlich und steil ansteigt: Mit hundert Jahren liegt die Mortalität fast bei 30 Prozent, während die Säuglingssterblichkeit in Deutschland heutzutage nur etwa 3 Promille beträgt. Während der Kindheit sinkt die Mortalität auf deutlich weniger als 0,1 Promille.

Der logarithmische Maßstab der Mortalitätsachse führt dazu, dass auch die Änderungen im Bereich niedriger Sterblichkeit, also während der Kindheit, gut erkennbar sind, dass aber andererseits die Differenz der Mortalität zwischen den verschiedenen Lebensabschnitten optisch unterschätzt wird. Die Achsenbeschriftung sorgt für Klarheit.

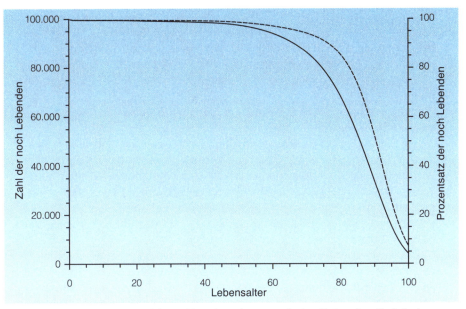

Abbildung 17.5: Prognostizierte Absterbeordnung nach den Daten des Statistischen Bundesamtes: Generationensterbetafel V1 (konservativ) für den Geburtsjahrgang 2009 Durchgezogene Linie: Männer, gestrichelte Linie: Frauen

Absterbeordnung

Mit diesem bürokratisch klingenden Begriff wird die Summenhäufigkeit der noch lebenden bzw. der bereits gestorbenen Patienten bezeichnet. In Abbildung 17.5 ist die Absterbeordnung dargestellt, die sich aus den in Abbildung 17.4 angegebenen Mortalitätsraten ergibt.

Der Kurve trennt die Lebenden von den Gestorbenen. Bei einem bestimmten Lebensalter gibt der Ordinatenwert die Anzahl bzw. den prozentualen Anteil der noch Lebenden an. Die in diesem Alter bereits Gestorbenen erhält man als Differenz zu 100 000 bzw. zu 100 %.

Die Säuglingssterblichkeit ist in Abbildung 17.5 kaum erkennbar, weil der Maßstab der y-Achse linear ist, so dass die drei Promille kaum ins Gewicht fallen. Die niedrige Mortalität während der Kindheit schlägt sich in der Absterbeordnung aber sehr wohl nieder, indem die Kurve in diesem Bereich kaum abfällt. Allgemein kann man sagen, dass die geometrische Steigung in der Absterbeordnung identisch mit der Mortalität ist, d.h. bei einer niedrigen Sterblichkeit ist die Steigung fast gleich Null.

Lebenserwartung

Wenn man entsprechend dem oben angegebenen Rechenschema für jedes Lebensjahr die Zahl der Gestorbenen bzw. Überlebenden ausgerechnet hat, kann man in einem weiteren Schritt die Lebenserwartung kalkulieren. Unter der Lebenserwartung wird der arithmetische Mittelwert verstanden. Beim Geburtsjahrgang 2009 besteht nach den in 17.4 und 17.5 dargestellten Daten bei Geburt eine Lebenserwartung von 88,28 Jahren für Frauen und 83,07 Jahren für Männer.

Darüber hinaus gibt es den Begriff der *ferneren Lebenserwartung zu einem bestimmten Zeitpunkt*.

Die *fernere Lebenserwartung* beträgt nach den Daten des Statistischen Bundesamtes beispielsweise für 60-Jährige Männer des Geburtsjahrganges 2009 25,46 Jahre, d.h., im arithmetischen Mittel ist der Tod mit 85,46 Jahren zu erwarten. Damit ergibt sich gegenüber der bei Geburt vorhandenen Lebenserwartung ein Zuwachs von etwa 2,5 Jahren. Dass dieser Zuwachs so relativ gering ausfällt, hängt damit zusammen, dass noch 94 114 der 100 000 Männer des Geburtsjahrganges ihren 60. Geburtstag erleben.

Die entsprechenden Zahlen für die Frauen lauten nach der Hochrechnung der Statistischen Bundesamtes: 97 104 Frauen erleben ihren 60. Geburtstag. Die fernere Lebenserwartung zu diesem Zeitpunkt beträgt 29,65 Jahre, was einer durchschnittlichen Gesamtlebensdauer von 89,65 Jahren entspricht. Der Zuwachs gegenüber der Lebensdauer bei Geburt beträgt demnach nur etwa anderthalb Jahre. Dies liegt daran, dass nach dieser Hochrechnung weniger als 3000 Frauen ihren 60. Geburtstag nicht erleben werden.

17.3 Entwicklung der Lebenserwartung

In allen Industrieländern ist in den letzten 150 Jahren die Lebenserwartung gestiegen. Dies hat viele Ursachen, in erster Linie ist die Säuglingssterblichkeit zu nennen, die früher bis zu 25 Prozent betrug. Einen wichtigen Beitrag hat die Beherrschung der Infektionskrankheiten durch Einführung der Impfungen und später der Antibiotika geleistet. Hinzu kommt eine Vielzahl von Gründen, etwa der Rückgang der Berufskrankheiten und Arbeitsunfälle durch Maßnahmen der Berufsgenossenschaften, eine steigende Verkehrssicherheit (1970 fast 20 000 Verkehrstote alleine im alten Bundesgebiet pro Jahr, heute weniger als 4000 im wiedervereinigten Deutschland), Fortschritte in der Onkologie, Kardiologie, Chirurgie, Intensivmedizin usw.

Generell ist das Sicherheitsdenken heute viel ausgeprägter als früher, und der Wert des menschlichen Lebens hat eine höhere Priorität. Die gesundheitliche Prävention hat einen höheren Stellenwert gewonnen, und der Fitnessgedanke motiviert weite Teile der Bevölkerung zu einem gesundheitsbewussten Verhalten.

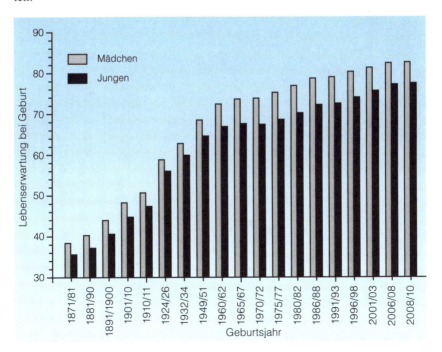

Abbildung 17.6: Entwicklung der Lebenserwartung bei Geburt in Deutschland nach Daten des Statistischen Bundesamtes (Periodentafeln)

Die Abbildung 17.6 zeigt die Lebenserwartung für Neugeborene in Deutschland seit 1871, wobei insbesondere in der ersten Hälfte des 20. Jahrhunderts ein steiler Anstieg zu verzeichnen ist. Der Zuwachs der Lebenserwartung betrug in der ersten Hälfte des 20. Jahrhunderts gut 20 Jahre, in der zweiten Hälfte immerhin noch mehr als 10 Jahre. Der starke Anstieg der Lebenserwartung in der ersten Hälfte ist vor allem der Säuglingssterblichkeit zuzuschreiben, die um 1900 bei 20% lag, 1950 bei 5%. Heute liegt die Säuglingssterblichkeit bei drei Promille. Sollte eine weitere Absenkung gelingen, hätte dies schon aus quantitativen Gründen kaum noch Auswirkung auf Lebenserwartung der Gesamtbevölkerung.

Die Abbildung 17.7 zeigt die Lebenserwartung der 60-Jährigen. Die Lebenserwartung 60-jähriger Männer stieg in der ersten Hälfte des Jahrhunderts von etwa 73 Jahre auf 76 und in der zweiten Hälfte um weitere vier Jahre auf knapp 80. Bei 60-Jährigen Frauen stieg die Lebenserwartung von knapp 74 Jahre um die Jahrhundertwende auf 77,5 Jahre 1949/51. Ende des 20. Jahrhunderts betrug die Lebenserwartung etwa 83,5 Jahre, d. h. in der zweiten Hälfte erhöhte sich die Lebenserwartung älterer Frauen um sechs Jahre.

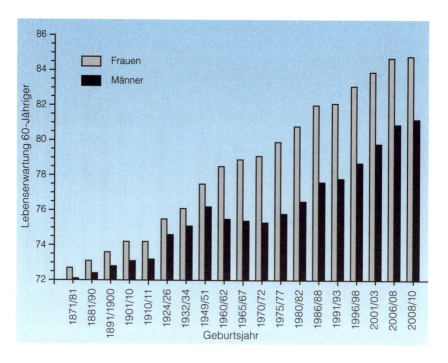

Abbildung 17.7: Entwicklung der Lebenserwartung 60-Jähriger Frauen und Männer in Deutschland nach Daten des Statistischen Bundesamtes (Periodentafeln)

Anfang des 20. Jahrhunderts betrug die Differenz zwischen der Lebenserwartung von 60-Jährigen Männern und Frauen knapp ein Jahr, Ende des Jahrhunderts gut vier Jahre. Bei der Lebenserwartung Neugeborener lagen die Unterschiede zu Beginn des Jahrhunderts bei etwa vier Jahren, am Ende des Jahrhunderts bei sechs Jahren.

Die Mortalitätsunterschiede zwischen den Geschlechtern werden auf unterschiedliche Verhaltensmuster, Belastungen am Arbeitsplatz, Alkohol- und Nikotinmissbrauch und generell auf eine unterschiedliche Risikobereitschaft zurückgeführt, aber interessanterweise weisen Jungen bereits eine deutlich höhere Säuglingssterblichkeit auf als Mädchen.

Die Natur hat sich auf die höhere Sterblichkeit des männlichen Geschlechts eingestellt: Das sog. *primäre Geschlechterverhältnis* nach der Befruchtung soll 1,3 zu 1,0 zugunsten der Jungen betragen. Bereits im Mutterleib überwiegt die Mortalität des männlichen Geschlechts, so dass das *sekundäre Geschlechterverhältnis* bei der Geburt bei etwa 1,05 zu 1,0 zugunsten der xy-Chromosomen liegt. Unter dem *tertiären Geschlechterverhältnis* versteht man die Situation im fortpflanzungsfähigen Alter.

17.3.1 Blick in die Zukunft

In der Bibel heißt es in Psalm 90,10: „Des Menschen Leben währet siebzig Jahre, und wenn es hoch kommt, so sind es achtzig, und wenn es köstlich gewesen ist, so ist es Mühe und Arbeit gewesen." Dieses Zitat beschreibt fast aufs Jahr genau die Situation am Anfang des 21. Jahrhunderts und gibt auch den entscheidenden Hinweis, was man unter einem lebenswerten Leben zu verstehen hat und wie man vielleicht auch noch ein paar Jahre drauflegen kann. Der Volksmund drückt es kürzer aus: „Wer rastet, rostet."

Die Abbildungen 17.6 und 17.7 zeigen, dass die Lebenserwartung in den letzten 150 Jahren kontinuierlich gestiegen ist, wobei sich aber das jetzige Niveau durchaus noch im Rahmen dessen bewegt, was physiologisch und historisch üblich ist oder war. Die Frage ist, wie es weiter geht, denn eine in gleichem Tempo steigende Lebenserwartung hätte erhebliche gesellschaftliche, wirtschaftliche und sozialmedizinische Auswirkungen.

Die Mortalität in der ersten Lebenshälfte ist bereits sehr niedrig, speziell die Säuglingssterblichkeit ist fast bei Null angekommen. Die Lebenserwartung wird deshalb hauptsächlich von der Mortalität in der zweiten Lebenshälfte bestimmt.

Die Abbildungen 17.8 und 17.9 geben die Mortalitätsraten und Absterbeordnungen für die Geburtsjahrgänge 1909, 1929, 1949, 1969, 1989 und 2009 für Frauen wieder. Hierbei wurde die optimistischere Variante V2 verwendet,

17. Kapitel: Demographischer Wandel

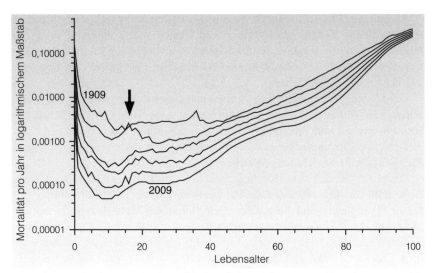

Abbildung 17.8: Mortalität für die weiblichen Geburtsjahrgänge 1909, 1929, 1949, 1969, 1989 und 2009 nach Daten des Statistischen Bundesamtes (Generationentafeln). Der Pfeil zeigt, wo sich die Geburtsjahrgänge 1909 und 1929 überschneiden: Die Kohorte 1909 befindet sich dort im Jahr 1925, die Kohorte 1929 im Jahr 1945.

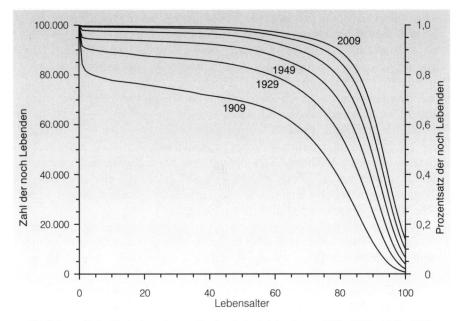

Abbildung 17.9: Absterbeordnung für die Geburtsjahrgänge 1909, 1929, 1949, 1969, 1989 und 2009 nach Daten des Statistischen Bundesamtes (Generationentafeln, V2).

17.3 Entwicklung der Lebenserwartung

während die Abbildungen 17.4 und 17.5 sich auf die konservative Variante V1 beziehen. Es wurden die Daten für Frauen gewählt, damit die in den beiden Weltkriegen gefallenen Soldaten keine Rolle spielen. Bei den jüngeren Jahrgängen handelt es sich um vom Statistischen Bundesamt *prognostizierte* Werte. Diese Prognosen sind statistischer Art, d. h. sie wurden aus den langfristigen Trends der letzten Jahrzehnte abgeleitet. Wie bereits erwähnt, gibt es viele kleine und kleinste Veränderungen in den Lebensumständen und in den medizinischen Möglichkeiten, die die Mortalität Stück für Stück gesenkt haben.

Prognosen unterstellen bereits weitere Innovationen

Damit sich der bisherige Trend tatsächlich fortsetzt, also die Prognosen auch eintreten, müssen *neue* Behandlungsverfahren oder präventive Möglichkeiten erst noch gefunden werden. Das ist manchmal Zukunftsmusik, wie man an der Hartnäckigkeit sehen kann, mit der sich viele Tumore den onkologischen Behandlungsbemühungen widersetzen.

Auch kommen neue Gesundheitsgefahren auf die Gesellschaft zu, insbesondere neue Volkskrankheiten wie Übergewicht, Bewegungsmangel, Diabetes II, Alzheimer und in vielen Ländern spielt auch Aids eine quantitativ wichtige Rolle. Im Frühsommer 2011 schien mit EHEC sogar die Seuchengefahr nach Deutschland zurückgekehrt zu sein.

Determinanten der Lebenserwartung

Insgesamt gesehen wird die Lebenserwartung der Bevölkerung nicht so sehr durch Leuchtturmprojekte der Hightech-Medizin bestimmt, wie z. B. Herztransplantationen oder Linearbeschleuniger in der Radiologie, als vielmehr durch Aktivitäten im präventiven Bereich, also durch Impfungen, Ernährungsberatung, Einstellung des Blutdrucks, gesunde Lebensführung und vor allem durch eine Beendigung des Rauchens. Je nach genetischer Disposition kann das für den Einzelnen eine Lebensverlängerung von zehn und mehr Jahren bedeuten.

Die Leuchtturmprojekte kommen in der Regel nur wenigen, vielleicht einigen Hundert oder einigen Tausend Patienten zugute, während Millionen von Menschen von einer verbesserten Grundversorgung profitieren. Dieser verbesserten Grundversorgung dient auch die Evidenzbasierte Medizin.

Auch Behandlungsverfahren, die auf den ersten Blick nichts mit der Lebenserwartung zu tun haben, aber die Hörfähigkeit, die Sehfähigkeit, die Mobilität, oder auch nur das seelische Wohlbefinden und die Integration in die Gesellschaft fördern, dienen nachhaltig der Lebensverlängerung: Man ist so alt, wie man sich fühlt.

Auswertungen, auf die hier nicht im Einzelnen eingegangen werden soll, haben immer wieder ergeben, dass die Lebenserwartung in starkem Maße vom soziöökomischen Status abhängt. In einem Land mit vergleichsweise geringen sozialen Unterschieden wie in Deutschland liegt die Lebenserwartung im oberen Einkommensdrittel etwa drei bis fünf Jahre höher als im unteren Einkommensdrittel.

Als Ursache kommen unterschiedliche Belastungen im Arbeitsleben, ein unterschiedlicher Lebensstil, aber vor allem Alkohol- und Nikotinmissbrauch in Frage. Im Gegensatz zu den 50er Jahren, als Nahrung und Zigaretten teuer waren, korreliert heute sowohl der Body Mass Index als auch der Zigarettenkonsum stark mit der sozialen Schicht. Generell ist das Gesundheitsbewusstsein bei denen höher ausgeprägt, die nicht täglich in prekären Lebensumständen um ihre Existenz ringen müssen.

Der Zugang zur medizinischen Versorgung steht in Deutschland (fast) jedem offen und dürfte für die Lebenserwartung deshalb nur eine geringe Rolle spielen.

Die älteren Jahrgänge nehmen zu

Um die Auswirkungen der längeren Lebenserwartung zu demonstrieren, wird in Tabelle 17.1 für die graphisch bereits dargestellten Geburtsjahrgänge 1909 bis 2009 angegeben, wieviel von 100 000 Frauen das 90. Lebensjahr erreichen und wie groß zu diesem Zeitpunkt ihre verbliebene Lebenserwartung war bzw. sein wird und wie groß ihre Lebenserwartung bei Geburt war.

In den letzten 100 Jahren ist die Lebenserwartung bei Geburt um mehr als 30 Jahre gestiegen, die Lebenserwartung für eine Frau an ihrem 90. Geburtstag jedoch nur um gut zwei Jahre.

Dies erscheint auf den ersten Blick widersprüchlich. Es gibt jedoch zwei Erklärungen, eine statistische und eine medizinische. Betrachten wir die Abbildung 17.9, so wird deutlich, dass sich die Kurven im Wesentlichen nur im oberen Bereich verändern. Nur in ganz geringem Maße findet eine Rechtsverschiebung

Geburts- jahrgang	von 100 000 Frauen erleben das 90. Lebensjahr	Lebenserwartung	
		bei Geburt	am 90. Geburtstag
1909	10 603	58,30	3,71
1929	21 290	71,19	4,19
1949	31 903	78,97	4,63
1969	42 497	84,56	5,08
1989	52 189	88,34	5,55
2009	60 450	90,68	6,02

Tabelle 17.1: Anteil der Frauen, die das 90. Lebensjahr vollenden, für die Geburtsjahrgänge 1909, 1929, 1949, 1969, 1989 und 2009 nach den Daten bzw. Prognosen des Statistischen Bundesamtes (Generationentafel Variante 2).

17.3 Entwicklung der Lebenserwartung

der Absterbeordnung statt. Der obere Bereich der Kurven stellt die Menschen dar, die vorzeitig sterben. Eine deutliche Rechtsverschiebung – die gerade nicht stattfindet – würde bedeuten, dass es Leute gibt, die erst im Alter von 110, 120 oder sogar 130 Jahren sterben. Die statistische Analyse zeigt also, dass nicht alle Menschen in gleichem Maße von der Lebensverlängerung profitieren, sondern in erster Linie die, die früher vorzeitig starben.

Aus medizinischer Sicht kommt man zu derselben Schlussfolgerung: Günstige Lebensumstände und eine gute medizinische Versorgung können lediglich die Steine aus dem Weg räumen, die den Menschen früher gehindert haben, das ihm in die Wiege gelegte biologische Potential auch auszuschöpfen. Die moderne Medizin nimmt keine Lebensverlängerung an sich vor, sondern kann bestenfalls das kompensieren, was das Leben zu verkürzen droht.

Auch bei bester Gesundheit tickt eine Uhr, die irgendwann abgelaufen ist. *Forever Young* gibt es nur im Kino, und auch dort hat es kein gutes Ende genommen.

Altersschwäche, die auch als *physiologische* Altersatrophie bezeichnet wird und letztlich zu einem Multiorganversagen führt, ist ein ganz spezieller Zustand und nicht im eigentlichen Sinne eine Krankheit. Dies ist auch der Grund dafür, dass die Krankenkassen sich für die Pflege nicht zuständig fühlen und dass vor einigen Jahren die Pflegekasse gegründet wurde.

Soziologische Konsequenzen

Insbesondere die Generation der über 90-Jährigen wird zunehmen. Was das für die Gesellschaft bedeutet, hängt davon ab, ob diese Menschen in Alten- und Pflegeheime abgeschoben werden oder ob es stärker als heute gelingen wird, dass auch die älteren Leute in die Gesellschaft integriert bleiben.

Dass ein Umdenken im Gange ist, wird auch deutlich, wenn ein Boulevardblatt, das sich sonst durch Sex and Crime profiliert, auf der Titelseite einen Philosophen zitiert, der ein soziales Jahr für Senioren fordert.

Das Fehlen der jungen Generation wird ein neues Rollenverständnis für die ältere Generation nach sich ziehen: Noch vor wenigen Jahren mussten niedergelassene Ärzte ihre Kassenzulassung mit dem 65. Geburtstag abgeben. Angesichts des Ärztemangels ist man heute über jeden Mediziner froh, der sich nicht zur Ruhe setzt. Inzwischen gibt es Piloten, die sich gerichtlich gegen den Ruhestand zur Wehr setzen, und dass sich *Senior Experts* in der Entwicklungshilfe engagieren, ist bereits seit vielen Jahren Usus.

Andererseits wird die zunehmende Überalterung der Gesellschaft dazu führen, dass Alzheimer zur neuen Volkskrankheit wird und dass immer mehr Menschen ihre letzten Jahre in einem Pflegeheim verbringen müssen.

In den letzten Jahren wird zunehmend die Frage diskutiert, was ein menschenwürdiges Sterben ist und ob man ärztlicherseits Sterbehilfe leisten darf.

17.4 Übungsaufgaben

17.1 Geburtenrate

1. Nach umfangreichen älteren statistischen Erhebungen betrug die hinreichend genau geschätzte Wahrscheinlichkeit einer Knabengeburt $p = 0{,}515$, diejenige einer Mädchengeburt $q = 0{,}485$. Nach welcher Formel errechnet sich die für einen Ort (eine Stadt) zu erwartende Zahl männlicher Nachkommen im Jahr, wenn in dem Ort jährlich n Geburten zu verzeichnen sind?

(A) $p \times (1-p)$
(B) $(p \times (1-p))^{0{,}5}$
(C) p
(D) $n \times p$
(E) $n \times p \times (1-p)$

17.2 Sterbetafeln

2. Die in der Epidemiologie übliche Altersstandardisierung von Sterbeziffern dient der

(A) Abschätzung der Maximalwerte
(B) Erzielung von vergleichbaren Werten für verschiedene Bevölkerungsgruppen
(C) Verminderung der Streuungsparameter
(D) Vermeidung von Selektionseffekten
(E) Darstellung der Altersabhängigkeit

3. Nach der Periodensterbetafel für Deutschland von 1993/95 beträgt die fernere Lebenserwartung eines 65-Jährigen Mannes 14,6 Jahre.
Welche Aussage zu diesem Sachverhalt trifft zu?

(A) Bei Nachrücken der geburtenstarken Nachkriegsjahrgänge ins Rentenalter wird die fernere Lebenserwartung der 65-Jährigen sinken.
(B) Bei sinkenden Mortalitätsziffern der Männer im Rentenalter wird der genannte Wert sinken.
(C) Die Lebenserwartung bei Geburt beträgt für einen Jungen 65 + 14,6 Jahre.
(D) Die Wahrscheinlichkeit, ein Alter von 65 + 14,6 Jahren zu erreichen, beträgt 50 %.
(E) Im Durchschnitt wird jedes Mitglied der Kohorte der 65-Jährigen Männer noch 14,6 Jahre leben.

4. Beim Vergleich epidemiologischer Daten eines Industrie- und eines Entwicklungslandes sollten standardisierte Mortalitätsziffern (Standardmortalitätsraten SMR) verwendet werden, weil dadurch der Unterschied

(A) im Todesursachenspektrum eliminiert wird
(B) im Altersaufbau der Populationen berücksichtigt wird
(C) in der Auswirkung des Lebensstandards herausgearbeitet werden kann
(D) in der Neugeborenensterblichkeit gesondert erfasst wird
(E) in der Letalität vernachlässigt werden kann

17.4 Übungsaufgaben

17.3 Lebenserwartung

5. Welcher Einfluss von Lebensbedingungen in der Europäischen Union auf den Gesundheitszustand (z.B. Morbidität, Mortalität und Lebenserwartung) ist gesichert?

(A) Die mediane Lebenserwartung liegt in Ländern mit hoch entwickelten Gesundheitssystemen (z.B. Deutschland) um 2–3 Jahre über der in Ländern mit weniger entwickelten Gesundheitssystemen (z.B. Griechenland).
(B) Die Rangfolge der EU-Staaten in Bezug auf die mittlere Lebenserwartung ihrer Bürger entspricht weitgehend der Rangfolge in den Pro-Kopf-Ausgaben für das Gesundheitssystem.
(C) Die Unterschiede in der Arztdichte in den Staaten der Europäischen Union können die Unterschiede in der mittleren Lebenserwartung in diesen Staaten weitgehend erklären.
(D) Auch in Ländern mit sozialstaatlichem Gesundheitswesen und freiem Zugang zu den Ressourcen für alle Bürger besteht ein erheblicher sozialer Gradient in der Mortalität.
(E) In der Prävention mangelernährungsbedingter Erkrankungen (z.B. Struma) nimmt Deutschland in der EU eine Spitzenstellung ein.

Lösung der Übungsaufgaben

1 (D) Die Wahrscheinlichkeit einer Knabengeburt p muss man mit der Gesamtzahl der Geburten n multiplizieren, um die erwartet Gesamtzahl N der Knabengeburten zu berechnen:

$$N = p \times n$$

2 (B) Die Mortalität von Säuglingen beträgt etwa 3 Promille, sie sinkt auf unter 0,1 Promille im Kindesalter ab und steigt dann kontinuierlich auf etwa 30 Prozent für Hundertjährige an. Hieraus ergibt sich, dass die Mortalität einer Population entscheidend vom Altersaufbau abhängt. Zum Vergleich verschiedener Populationen muss deshalb der Altersaufbau der Populationen berücksichtigt werden. Die Altersstandardisierung erfolgt, indem die in einer Population beobachteten altersspezifischen Mortalitäten auf eine Standardbevölkerung übertragen werden.

3 (E) Die fernere Lebenserwartung eines 65-Jährigen ist die Lebenserwartung (arithmetisches Mittel) eines 65-Jährigen.
Die Rechnung, dass sich die Lebenserwartung bei Geburt als 65 + fernerer Lebenserwartung eines 65-Jährigen beträgt, geht deshalb nicht auf, weil keineswegs sicher ist, dass das Neugeborene überhaupt das 65. Lebensjahr erreicht.
Andererseits ist die Lebenserwartung bei Geburt vom Prinzip her spekulativ, weil niemand weiß, wie sich die Lebensumstände und die medizinische Versorgung entwickeln werden. Seit Beginn der industriellen Revolution ist die Lebenserwartung kontinuierlich gestiegen.

4 (B) Siehe Aufgabe 2

5 (D) Die Lebenserwartung der Normalbevölkerung hängt vor allem vom Risikoverhalten ab. Hier haben sich das Rauchverhalten, die Ernährung und die gesamte Lebensführung (Bewegung) als wichtigste Risikofaktoren erwiesen. Das Gesundheitssystem ist vor allem für die Menschen von Bedeutung, die Unfälle erleiden oder an schweren Krankheiten leiden. Aber dies ist ja – Gott sei Dank – eher die Ausnahme. Deshalb hat das Gesundheitssystem eine vergleichsweise geringe Bedeutung für die Lebenserwartung.

Kapitel 18
Grundzüge der Epidemiologie

Die Epidemiologie beschäftigt sich mit der Entstehung und Verhütung von Krankheiten. Sie bedient sich dabei in vielerlei Hinsicht eines anderen Ansatzes als andere medizinische Disziplinen:

- **Die Perspektive:** Die medizinischen Grundlagenfächer beschäftigen sich in der Regel auf molekularer Ebene mit der Pathophysiologie. Die klinischen Fächer orientieren sich an den Beschwerden einzelner Patienten, während die Epidemiologie in der Beziehung zwischen Mensch und Umwelt nach pathogenen Faktoren fahndet. Es geht dabei nicht nur um Mikroorganismen wie Viren, Bakterien oder Parasiten, sondern auch um Emissionen wie Lärm und Staub bis hin zu soziologischen und psychologischen Einflüssen, die Suchterkrankungen oder auch nur ein gestörtes Essverhalten begünstigen. Die Seuchen früherer Zeit waren mikrobiologischer Genese, die neuen Volkskrankheiten wie Übergewicht und Bewegungsmangel sind Ergebnis der Überflussgesellschaft.

- **Die Zielsetzung:** Die klinischen Fächer beschäftigen sich mit der Heilung, Linderung oder der sekundären und tertiären Prävention (Früherkennung bzw. Vermeidung von Spätfolgen). Die Epidemiologie hat zunächst das Ziel, die oft unbekannten pathogenetischen Zusammenhänge zu entschlüsseln und bemüht sich dann um die **primäre Prävention**, z.B. durch Isolation oder Impfung, damit die Krankheit gar nicht erst entsteht.

- **Die Beziehung zum Patienten:** In den Grundlagenfächern spielt der Patient nur eine untergeordnete Rolle, es geht mehr um die biochemischen und genetischen Prinzipien, die sich an Tieren oft besser untersuchen lassen als am Menschen. In der klinischen Medizin ist der Patient Dreh- und Angelpunkt aller Bemühungen. In der Epidemiologie hingegen ist der Patient zunächst nur Datenlieferant. Andererseits sind die Erfolge der von der Epidemiologie ersonnenen präventiven Maßnahmen in der Regel so weitreichend, dass keine andere medizinische Disziplin so viele Menschenleben gerettet hat wie die Epidemiologie. Doch wer weiß schon, dass er nur deshalb am Leben ist, weil er in seiner Kindheit nicht an einer Enteritis erkrankt und gestorben ist, wie es in der Dritten Welt auch heute noch so vielen Kindern ergeht?

18.1 Der methodische Ansatz

18.1.1 Mensch und Umwelt

Der Mensch lebt in Symbiose mit einer potentiell lebensfeindlichen Umwelt. Es geht nicht nur um Viren, Bakterien, Pilze und Parasiten, sondern auch um Licht, Wärme, Wasser, Nahrung und schließlich auch um den emotionalen Bezug zur Umwelt, der bei psychischen Erkrankungen gestört ist. Bei all diesen Aspekten kommt es auf das rechte Maß an, ein Zuwenig ist ebenso schädlich wie ein Zuviel. Dies ist auch der Grund, warum die Epidemiologie in der heutigen Zeit, in der der Mensch in einer zunehmend von ihm selbst geschaffenen Umgebung lebt, eine besondere Bedeutung hat. Die neuen Epidemien wie Diabetes, Suchterkrankungen, Depressionen oder Angststörungen ergeben sich daraus, dass das Genom des Menschen in einer Zeit geprägt wurde, als er als Jäger und Sammler um sein Überleben kämpfen musste, und dass heute ganz andere Lebensbedingungen herrschen, die andere Reaktionsmuster erfordern. *Eat as much as you can* war früher sinnvoll, heute ist es töricht.

Die Epidemiologie hat die Aufgabe, neue Gefahren rechtzeitig zu erkennen und Präventionsmöglichkeiten aufzuzeigen.

Unter einer **Epidemie** versteht man eine neu oder zumindest verstärkt auftretende Erkrankung. Eine Grippewelle gilt nur dann als Epidemie, wenn sie stärker als üblich in Erscheinung tritt. Für den Begriff Epidemie gibt es keine quantitative Grenze. Bereits die ersten Fälle einer bisher unbekannten Erkrankung sind eine Epidemie. Schließlich haben alle biologischen Erreger das Potential zu einer rasanten Vermehrung. Man denke nur an die ersten Aids-Fälle, die anfänglich ausschließlich Drogenabhängige und Homosexuelle betrafen, und heute in einigen Ländern südlich der Sahara Durchseuchungsgrade von bis zu 30 Prozent aufweisen und dabei die gesamte Bevölkerung betreffen.

Von einer **Endemie** spricht man, wenn eine Erkrankung in einer Bevölkerung regelmäßig auftritt, so dass ein gewisser Durchseuchungsgrad vorliegt. Dies gilt in Deutschland für die üblichen Kinderkrankheiten, für Grippe, Schnupfen, Herpes, Geschlechtskrankheiten, HIV usw., nicht jedoch für Tropenkrankheiten. Eine **Pandemie** liegt vor, wenn mehrere Länder oder Erdteile betroffen sind, was bei endemischen Erkrankungen in aller Regel der Fall ist.

Im Fadenkreuz von Umwelt, Überträgern und Auslösern

Aus epidemiologischer Sicht steht der Mensch im Fadenkreuz von Umweltbedingungen, möglichen Überträgern und dem eigentlich krankheitsauslösenden Agens.

Im Fall der Malaria ist das Plasmodium das auslösende Agens, die Anopheles-Mücke dient als Vektor oder Überträger. Die Umwelt ermöglicht mit Wasserstellen und entsprechenden Temperaturen das Überleben der Anopheles-Mücke. Im Falle der Malaria ist der Mensch nicht nur Opfer, sondern als einziges Wirtsreservoir für die Plasmodien auch Teil der Umwelt und stellt auf diese Weise sicher, dass der Infektionskreislauf nicht unterbrochen wird. Dies ist bei den meisten endemischen Erkrankungen der Fall, sofern nicht auch im Tierreich ein Wirtsreservoir vorhanden ist.

Insofern kann man in der Regel keine eindimensionale Kausalkette von der Umwelt über den Vektor und das auslösende Agens hin zum Menschen konstruieren, sondern es bestehen vielfältige Wechselbeziehungen. Trotzdem hat das Schema *Umwelt, Überträger, Auslöser, Mensch* seine Berechtigung, denn in der Regel reicht es, diese Wirkungskette irgendwo zu unterbrechen oder auch nur zu variieren, damit der Mensch (weitgehend) verschont bleibt.

Kampf den Erregern!?

Als tatkräftiger Mensch des 21. Jahrhunderts sollte man glauben, dass die Wissenschaft uns genügend Mittel in die Hand gibt, der Plagen Herr zu werden. Doch dies ist bisher nur bei einer einzigen Erkrankung gelungen, den Pocken,

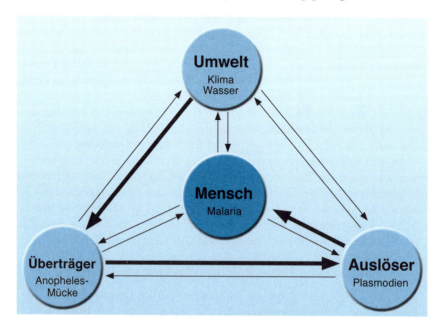

Abbildung 18.1: Der Mensch in seiner Umwelt am Beispiel der Malaria

18.1 Der methodische Ansatz

die bis auf Restbestände in zwei Labors weltweit ausgerottet sind. Die Spanische Grippe, die 1918 innerhalb kürzester Zeit Millionen Menschen dahingerafft hat, hat es auf bisher nicht verstandene Weise geschafft, auch sich selbst verschwinden zu lassen. Die Furcht vor dieser Erkrankung schwingt jedoch mit, wenn eine neue Epidemie wie die Vogel- oder Schweinegrippe im Anmarsch ist.

Die Plagegeister des täglichen Lebens wie Mäuse, Ratten, Läuse, Wanzen, Flöhe, Zecken, Mücken, Fliegen, Würmer, Schaben, Pilze und viele andere verstehen es jedoch wunderbar, auch in der Welt des 21. Jahrhunderts ihre ökologischen Nischen zu behaupten und sich sogar neue Nischen zu suchen. Während diese Zeilen geschrieben werden, werden im Radio Meldungen durchgegeben, dass New York City von einer Bettwanzenplage heimgesucht wird und dass Genetiker ermittelt hätten, dass nicht nur eine Wanzenfamilie für die explosionsartige Vermehrung verantwortlich sei, sondern mehrere. Wenn wir auf das Schema in Abb. 18.1 blicken, bedeutet das, dass nicht die Wanzen selber, sondern die Interaktion zwischen Wanzen und Umwelt für die plötzliche Verschiebung des Gleichgewichtes verantwortlich sind.

Es gibt kaum einen Kindergarten in Deutschland, in dem nicht von Zeit zu Zeit Läusealarm ausgerufen wird. Die befallenen Kinder sind in der Regel nicht die, die sich selten die Haare waschen, sondern die, die es fast täglich tun, denn die Läuse können sich dann besser einnisten.

Natürlich kann eine gewissenhafte Hausfrau mit Sagrotan und anderen Mitteln eine fast keimfreie häusliche Umgebung schaffen. Sie tut ihren Kindern damit jedoch keinen Gefallen, denn das arbeitslose Immunsystem läuft dann manchmal Amok und bildet Allergien aus.

Wenn durch zu häufiges Waschen oder eine antibiotische Therapie die bakterielle Besiedelung der Haut beeinträchtigt wird, drohen Pilzinfektionen.

Die bessere Gebäudeabdichtung im Rahmen der Energiesparmaßnahmen führt zu erhöhter Luftfeuchtigkeit in Innenräumen und schafft bessere Wachstumsbedingungen für Pilze, deren Sporen oft potente Allergene sind.

Last not least sei noch darauf hingewiesen, dass alleine in Deutschland jährlich etwa 500 000 Krankenhausinfektionen vorkommen sollen, davon 20 000 mit tödlichem Ausgang. Dies liegt sicherlich auch daran, dass im Rahmen von Sparmaßnahmen der Krankenhaushygiene nicht der notwendige Stellenwert eingeräumt wird und dass die Patienten vorgeschädigt sind.

All diese Beispiele zeigen, dass der Mensch in Symbiose mit seiner biologischen und mikrobiologischen Umwelt lebt. Damit der Mensch gesund bleibt und eine friedliche Koexistenz erhalten bleibt, kommt es auf die Ausbildung des Immunsystems an, ggf. unterstützt durch Impfungen oder auch durch Stille Feiung. Die Krankheitserreger sind und bleiben Bestandteil des Ökosystems, in dem der Mensch lebt. Es kommt nicht darauf an ob, sondern in welcher Weise er sich mit ihnen arrangiert. Das ist das Thema der Epidemiologie.

18.1.2 Pathogene Noxen

Das Schema 18.1 bezieht sich in erster Linie auf Krankheitserreger mikrobiologischen Ursprungs. Die Epidemiologie geht in ihrem Ansatz jedoch über infektiöse Krankheitsursachen weit hinaus und bezieht auch physikalische oder chemische Noxen und sogar psychosoziale Belastungen in ihre Überlegungen ein.

Dies ist umso wichtiger, als die tatsächlichen Ursachen häufig im Dunkeln liegen. Bis vor wenigen Jahren glaubte man, dass Gastritis und Magenulkus seelische Ursachen hätten, bis man zeigen konnte, dass die antibiotische Therapie von Helicobacter pylori Krankheitsbild und Beschwerden verschwinden ließ.

Eine ähnliche Situation lag beim Herzinfarkt vor, wo man sogar glaubte, eine Infarktpersönlichkeit identifiziert zu haben: Eine ständig unter Dampf stehende und ehrgeizige Managerpersönlichkeit sollte die tiefere Ursache der Erkrankung sein. Dann stellte man jedoch fest, dass nicht so sehr die Chefs diesem Leiden zum Opfer fielen, als vielmehr die Untergebenen, die unter ihrem Chef zu leiden haben, und glaubte auch hier an psychogene Zusammenhänge.

Erst die Framingham-Studie (s. S. 291) brachte Klarheit: Ursache ist in erster Linie eine Fettstoffwechselstörung, die auf das gute Essen, Rauchen und Bewegungsmangel zurückgeht, so dass nach dem Krieg zunächst die Bessersituierten betroffen waren, später in erster Linie der einfache Arbeiter, weil im Kreise der Bessergestellten inzwischen ein gesünderer Lebensstil Mode geworden war.

Gerade epidemiologische Untersuchungen müssen immer ergebnisoffen geplant werden, nicht nur, weil die Epidemiologie vom Ansatz her fachübergreifend ausgerichtet ist, sondern auch, weil sich ändernde Lebensumstände grundsätzlich Neuland bedeuten.

Chemische Noxen

Die für die Volksgesundheit quantitativ bedeutsamsten chemischen Noxen sind im Tabakrauch enthalten. Einzelheiten werden im Kapitel 10 auf Seite 202 erläutert. Man kann von mehr als 100 000 Opfern pro Jahr alleine in Deutschland ausgehen.

Ansonsten spielen chemische Stoffe im Rahmen der Berufskrankheiten eine große Rolle. Im Laufe der letzten Jahrzehnte wurde von den Berufsgenossenschaften systematisch darauf hingearbeitet, dass pathogene Substanzen aus dem Arbeitsleben verschwinden, denn für beruflich bedingte Gesundheitsschäden müssen die Berufsgenossenschaften oft lebenslange Renten zahlen, die von den Arbeitgebern durch höhere Beiträge refinanziert werden müssen. Beispielsweise haben Kunstharzfarben durch ihre Ausdünstungen bei Malern und Lackierern oft zu chronischen neurologischen Schäden geführt. Inzwischen wurden die meisten Farben auf Wasserbasis umgestellt.

18.1 Der methodische Ansatz

Auch Holzschutzmittel, die ähnlich wie der Tabakrauch ein Cocktail aus Hunderten verschiedener organischer Gifte sind, wurden früher in Innenräumen intensiv eingesetzt und führten bei empfindlichen Personen zu chronischen Gesundheitsschäden, die man anfänglich als hysterische Überreaktion abgetan hatte. Für den Innenbereich sind diese Mittel inzwischen verboten, abgesehen davon, dass sie vollkommen überflüssig sind, weil Holz nur dann faulen oder von Insekten befallen werden kann, wenn es feucht ist.

Die Eliminierung chemischer Substanzen aus dem Lebensbereich des Menschen ist wie das Schwimmen gegen den Strom, weil die Industrie ständig neue Substanzen entwickelt, für die keine Erfahrungswerte vorliegen. Für bereits bekannte Substanzen wurde anhand von Tierversuchen mit einem entsprechenden Sicherheitsabschlag eine *Maximale Arbeitsplatz-Konzentration* (*MAK*) bestimmt, um auch eine rechtliche Handhabe gegen das In-Verkehr-Bringen potentieller chemischer Zeitbomben zu haben.

Allerdings gibt es Menschen, die wesentlich empfindlicher auf chemische Substanzen reagieren als die Versuchstiere. So mancher bekommt beim Auspacken neuer Möbel oder eines neuen Teppichbodens bereits Kopfschmerzen. Angesichts der Erfahrungen mit den Kunstharzlacken und Holzschutzmitteln spricht eigentlich nichts für die Devise *Nase zu und durch.*

Physikalische Noxen

In der öffentlichen Aufmerksamkeit ist die radioaktive Strahlung die wichtigste physikalische Noxe, und im Jahre 2011 hat es Tokio auch nur dem Wettergott und günstigen Umständen bei der Havariebekämpfung von Fukushima zu verdanken, dass es nicht evakuiert werden musste. Gleiches gilt für Westeuropa und den heldenhaften Einsatz der Soldaten, die zum großen Teil ihren Einsatz in Tschernobyl mit ihrem Leben bezahlen mussten.

Die heute in Westeuropa gemessenen Strahlenwerte aufgrund der atmosphärischen Atombombenversuche und der erwähnten Zwischenfälle liegen weit unterhalb der natürlichen Radioaktivität, die zum Beispiel aus radioaktivem Kalium, aus der Höhenstrahlung und in einigen Gegenden auch aus natürlichem Radon stammt. Doch was bedeutet das schon angesichts der Tatsache, dass ein Großteil aller Erkrankungen, insbesondere aller Malignome, unbekannten Ursprungs ist? Bis heute ist die Frage der Langzeitwirkung niedrigdosierter Strahlung nicht abschließend geklärt. Andererseits ist in Gegenden erhöhter Radonbelastung oder erhöhter Höhenstrahlung bisher keine erhöhte Tumorhäufigkeit festgestellt worden, und auch das fliegende Personal der Airlines scheint dem Risiko maligner Neubildungen nicht vermehrt ausgesetzt zu sein.

Die Strahlung diagnostischer und therapeutischer Interventionen betrifft zum großen Teil ältere Menschen, bei denen genetische Aspekte keine Rolle mehr spielen und bei denen ein eventuell induzierter Tumor auch erst post mortem klinisch in Erscheinung treten würde. Außerdem haben das MRT und der Ultraschall dazu beigetragen, dass die Strahlenbelastung nicht in gleicher Weise gestiegen ist wie die Diagnostik.

Das urbane Leben bringt eine andere physikalische Noxe mit sich, den Lärm, insbesondere den Verkehrslärm. Große Teile von Großstädten sind so verlärmt, dass man es nur noch hinter geschlossenen Fenstern aushalten kann und dass die Balkone nur noch als Abstellflächen dienen. Die gesundheitlichen Folgen wie Schlaflosigkeit und Hypertonie sind vielfach belegt, aber es handelt sich um Symptome, die auch zahlreiche andere Ursachen haben können, so dass eine monokausale Beweisführung schwierig ist. Elektroautos hätten das Potential für einen ruhigeren Verkehrsfluss, aber aus Gründen der Unfallverhütung will man offensichtlich den gewohnten Sound beibehalten.

Suchtverhalten

Das Leben als Jäger und Sammler wurde von den Notwendigkeiten der Existenzsicherung diktiert. Heute ist der Mensch von den Zwängen der physischen Existenzsicherung weitgehend befreit, und der Tagesrhythmus wird einerseits von kulturell geprägten Ritualen wie dem Gang zur Arbeit und dem Feierabendbier bestimmt, andererseits aber auch vom neuronalen Belohnungssystem, das bei jedem Menschen auf andere Schlüsselreize getriggert ist.

Beispielsweise war das Essverhalten früher zentraler Bestandteil der familiären Interaktion. Man aß, was auf den Tisch kam, und auch für das Schulbrot der Kinder und die Pausenverpflegung des Ehemanns war die Ehefrau zuständig. Dass die Liebe durch den Magen geht, war für die Frau und Mutter eine Verpflichtung, sich etwas Nahrhaftes und Gesundes einfallen zu lassen. Heute locken Fastfood und der Pausensnack zwischendurch, das Essverhalten wird vom aktuellen Blutzuckerspiegel gesteuert, Frau und Mutter sind weit weg. Das Resultat ist ein steigender BMI.

Dies ist auch deshalb so, weil die Pausensnacks mit ihrer Süße einerseits den direkten Draht zum Belohnungszentrum haben und andererseits mit leicht mobilisierbaren Kohlehydraten den Blutzuckerspiegel Achterbahn fahren lassen, wodurch die nächste Hungerattacke zwei Stunden später vorprogrammiert ist.

Das epidemiologisch bedeutsamste Suchtverhalten wird vom Nikotin getriggert. Seit vielen Jahren werden Anstrengungen unternommen, das Rauchen aus dem öffentlichen Leben zu verbannen. Inzwischen besteht eine starke Korrelation zum sozialen Status, möglicherweise deshalb, weil Leute, die ihre Zukunft sowieso nicht so rosig einschätzen, sich aus gesundheitlichen Gründen den Spaß hier und jetzt nicht verderben lassen wollen.

Am Beispiel des Alkohols kann man sehen, wie sehr soziale Konventionen das Verhalten modifizieren. In Frankreich, Italien und Spanien wird viel Wein

18.1 Der methodische Ansatz

getrunken, aber nur zum Essen. Der Alkoholgenuss um seiner selbst Willen hingegen ist sozial verpönt. In Deutschland gehörte die Bierflasche früher zur Grundausstattung jeder Baustelle. Die Berufsgenossenschaften haben dann bei jedem Unfall zunächst den Alkoholspiegel gemessen und sich im positiven Fall geweigert, die Kosten zu tragen, wodurch innerhalb kürzester Zeit ein Umdenken stattfand.

Seit einigen Jahren ist das Komasaufen Jugendlicher zur Mode geworden. Welche Langzeitfolgen das haben wird, lässt sich noch nicht absehen. Die Politik hat ganz vorsichtig gegengesteuert, indem sog. Alcopops, Getränke mit hohem Zucker- und Alkoholgehalt (doppelter Draht zum Belohnungssystem!) stärker besteuert werden. Das Problem besteht darin, dass einerseits viele Erwachsene in Bezug auf Alkohol kein gutes Vorbild abgeben und dass andererseits die Jugendlichen in ihrem hormonell bedingten Überschwang der Gefühle glauben, die Welt besser zu verstehen als die Erwachsenen, oder auch meinen, die Erwachsenen würden ihnen das bisschen Spaß nicht gönnen.

Insgesamt gesehen stellt der Alkohol in Deutschland ein größeres Problem dar als der Tabak, weil Alkoholiker oft bereits im mittleren Lebensalter seelisch wie körperlich erkranken und ihrer sozialen Rolle nicht mehr gerecht werden können, während Raucher lediglich ihren Lebensabend verkürzen.

Die Politik versucht durch Jugendschutzgesetze eine frühzeitige Prägung der Heranwachsenden auf Alkohol, Tabak und Glücksspiele zu verhindern. Dass diese Bemühungen oft nicht erfolgreich sind, ist nicht zu übersehen. Eine Ausweitung der Altersgrenze auf 21 Jahre wie z.B. in den USA scheitert am freiheitlichen Menschenbild (jeder ist seines (Un)Glückes Schmied), aber vor allem wohl an einflussreichen Lobbygruppen, denn des einen Unglück ist des anderen Profit.

Das Suchtverhalten tobt sich oft auch sozialadäquat im Kauf- und Konsumrausch aus und hält auf diese Weise die Wirtschaft in Schwung. Die Wirtschaft gibt viel Geld aus, um diese Suchtvariante in gewünschte Bahnen zu lenken, damit die Augen besonders bei bestimmten Marken zu glänzen beginnen.

Man könnte noch weitere Aspekte einer übermäßigen Motivation ins Feld führen, vom Workaholic bis hin zu allerlei „Leiden"-schaften, die für den Betroffenen fast zwanghaft das Fühlen und Denken bestimmen, aber für einen Außenstehenden nicht nachvollziehbar sind. Am Schluss dieses Abschnitts soll die Medaille umgedreht werden und der Zustand der vermeintlichen Sinn- und Perspektivlosigkeit erwähnt werden: die Depression.

Die Depression kann als psychiatrische Erkrankung vorkommen, aber dies ist nicht Thema dieses Kapitels. An dieser Stelle geht es darum, in welcher Weise die moderne Lebensform den Menschen für bestimmte Erkrankungen anfälliger macht. Mit der Auflösung familiärer Bindungen und traditioneller Werte gibt es zwei Varianten der Depression, die häufiger als früher vorkommen, einmal das Burn-out, das sich an eine Phase übersteigerter Aktivität und Motivation anschließt, und zum anderen, wenn der Einzelne in der Gesellschaft nicht Fuß fassen kann, oft auch nur, weil die Anspruchshaltung zu hoch oder die Frustrationstoleranz und das Selbstwertgefühl zu niedrig sind.

Die westliche Überflussgesellschaft ist für die meisten Menschen mit Zufriedenheit verbunden, ein Glücksgefühl ist eher selten und bei diesem Stichwort sind wir auch schon wieder beim Suchtverhalten. Das Leben ist ein schmaler Grat.

18.2 Infektionskrankheiten

Wir haben auf den vorigen Seiten schlaglichtartig einige Gesichtspunkte beleuchtet, die deutlich machen, wie physikalische und chemische Noxen, aber auch soziologische und psychologische Aspekte das Leben des Einzelnen verdunkeln und auch ganze Gesellschaften in eine Schieflage bringen können.

Im Folgenden geht es darum, wie die Ausbreitung von Infektionskrankheiten verhindert werden kann. Ohne Infektionsprophylaxe wäre das gedrängte Zusammenleben der Menschen nicht möglich.

Bei der Kontrolle der Infektionswege sind viele Gesichtspunkte zu beachten: Erreger, Wirtsreservoir, Kontagiosität, Eintrittspforte, Inkubationszeit, Ausbildung einer Immunität, Vorhandensein asymptomatischer Überträger, Überleben des Erregers außerhalb seines Wirtes und last not least die therapeutischen Möglichkeiten.

Jede Infektionskrankheit weist einen etwas anders gearteten Übertragungsweg auf, und der Erreger hat dort meist irgendwo eine Achillesferse, die es im Rahmen der Prävention und Therapie zu nutzen gilt.

Im Rahmen dieser Übersicht können nur die allgemeinen Gesichtspunkte behandelt werden, um die Prinzipien von Prophylaxe und Therapie zu verstehen.

18.2.1 Erreger und ihre Reservoire

Als Krankheitserreger sind in der Regel Viren, Bakterien, Pilze oder Parasiten wirksam, manchmal jedoch auch deren Toxine wie beim Tetanus oder Botulismus. Die Natur der Erreger ist entscheidend für die Möglichkeiten der Prophylaxe und Therapie. Nachfolgend werden einige Beispiele herausgegriffen, um die Komplexität des Infektionsgeschehens zu demonstrieren.

Tetanus

Betrachten wir als Beispiel einer im Tierreich vorkommenden und auch den Menschen betreffenden Erkrankung den Wundstarrkrampf. Die Sporen des an-

18.2 Infektionskrankheiten

aeroben Erregers – Clostridium tetani – sind wegen ihrer Resistenz und weil auch zahlreiche Tiere, besonders Pferde, befallen sind, ubiquitär, vor allem aber im Straßenstaub und in Gartenerde vorhanden. Das Clostridium braucht anaerobe Lebensbedingungen, um gedeihen und Toxine bilden zu können. Allerdings können hierzu bereits kleinste Wunden ausreichen, die bei Ausbruch der Erkrankung nach einigen Tagen oder einigen Wochen manchmal bereits wieder in Vergessenheit geraten sind.

Der Erreger selbst ist harmlos, gefährlich sind lediglich die Toxine, gegen die man aktiv wie auch passiv impfen kann. Dies wäre nicht möglich bzw. nicht so effektiv, wenn bakterielle Erreger das Ziel der Impfung wären. Wegen des guten Impfschutzes wurden vor Beendigung der Meldepflicht 2001 in Deutschland jährlich nur noch etwa 10 Fälle jährlich registriert.

In Fällen, in denen die aktive Grundimmunisierung von den Eltern aus weltanschaulichen Gründen abgelehnt oder die spätere Wiederauffrischung vergessen wurde und in denen auch eine passive Impfung bei der – vielleicht nicht stattgefundenen – Wundversorgung nicht durchgeführt wurde, bleiben kaum wirksame therapeutische Möglichkeiten und die Letalität beträgt bis zu 25 % – trotz manchmal monatelangem künstlichen Koma und maschineller Beatmung.

Zecken-Enzephalitis und -Borreliose

Die Zecken haben in den letzten Jahrzehnten als Überträger zweier unangenehmer Erkrankungen von sich Reden gemacht, woraus man sieht, wie eng Mensch und Tierreich in mikrobiologischer Hinsicht verflochten sind.

Bei der *FSME*, der *Frühsommer-Meningoenzephalitis* (tick-borne encephalitis, TBE) handelt es sich um eine virale Erkrankung, die beim Gros der Infizierten inapparent verläuft, bei anderen jedoch einen grippeähnlichen Verlauf nimmt. Bei einem Teil der Erkrankten kommt es etwa eine Woche nach dem Abklingen der Symptomatik zu einem zweiten Fieberschub, der dann mit einer Meningoenzephalitis verbunden ist. Österreich ist das Kernland der Verbreitung in Europa. Dort ist die Bevölkerung zu etwa 90 % geimpft, so dass nur etwa 100 Personen pro Jahr erkranken. In Deutschland empfiehlt das Robert-Koch-Institut in besonders betroffenen Gegenden eine Impfung, nicht jedoch für Kinder unter sechs Jahren, weil bei diesen die Meningoenzephalitis nach bisherigen Erfahrungen ohne Spätschäden ausheilt (sofern nicht mit Cortison behandelt wird) und weil die Verträglichkeit der Impfung für Kinder nicht optimal ist.

Auf jeden Fall wird empfohlen, nach einem Spaziergang im Wald oder nach dem Spielen im Gebüsch den gesamten Körper auf Zecken abzusuchen und diese schnellstmöglichst zu entfernen. Damit sie ungestört saugen können (manchmal über Tage), sondern die Zecken kontinuierlich Speichel ab, der – neben den Viren – u.a. schmerzstillende und gerinnungshemmende Substanzen enthält.

Aus diesem Grunde ist die Zahl der übertragenen Viren umso größer, je länger die Zecke saugt. Bei mit Borrelien infizierten Zecken konnte tierexperimentell nachgewiesen werden, dass die Gefahr einer manifesten Infektion mit der Dauer des Saugens ansteigt. Die Zecken halten sich bevorzugt auf feuchten Gräsern und in Gebüschen auf und wandern von den Füßen oder Beinen an geschützte Stellen wie die Leistengegend, bevor sie mit dem Saugen beginnen. Geschlossene Beinkleider stellen deshalb einen guten Schutz dar.

Bei der **Borreliose** handelt es sich um eine von Spirochäten verursachte Erkrankung, die viele Organe, besonders auch Gelenke und Nerven befallen und ebenfalls durch einen Zeckenbiss übertragen werden kann. In etwa der Hälfte der Fälle tritt einige Tage und Wochen nach der Infektion das *Erythema migrans* auf: Um die Einstichstelle bildet sich ein Erythem, das kreisförmig nach außen wandert und zentral abblasst. Zu dieser Zeit kann man die Borrelieninfektion erfolgreich antibiotisch behandeln. Wenn dieser Zeitpunkt verpasst wird, ist sowohl die Diagnose als auch die Therapie schwierig, weil die Krankheit ebenso wie die andere gefürchtete Spirochäten-Infektion, die *Syphilis im Stadium II*, in den verschiedensten Manifestationen auftreten kann.

Man spricht auch von der *Lyme-Borreliose*, weil diese Erkrankung 1975 (!) in der US-Kleinstadt Lyme in der Nähe von New York City beschrieben worden ist. Ausgangspunkt war ein gehäuftes Auftreten von Arthritis bei Kindern, das zunächst als juvenile rheumatoide Arthritis gedeutet wurde. Epidemiologische Untersuchungen ergaben dann, dass in vielen Fällen Zeckenstiche und ein charakteristisches Erythem vorausgegangen waren und dass diese Erkrankung häufig mit neurologischen und kardialen Beschwerden einherging. Außerdem fiel eine Häufung der Erkrankung in waldreichen Gegenden und in den Sommermonaten auf. 1981 konnte Willy Burgdorfer zunächst aus Zecken und später auch aus erkrankten Patienten die bis dahin unbekannten Spirochäten isolieren, die heute als *Borreliae burgdorferi* seinen Namen tragen. Auch Ötzi, mit etwa 5300 Jahren einer der ältesten Patienten der Welt, soll an Borreliose erkrankt gewesen sein, wie man durch genetische Untersuchungen des Knochens weiß.

Zecken dienen deshalb als Überträger, weil auch viele andere Säugetiere (besonders Nager) und auch Vögel an Borreliose erkranken. Zecken können außer *FSME* und *Borreliose* noch zahlreiche weitere Erkrankungen übertragen.

Tuberkulose und Lepra

Tuberkulose und Lepra werden durch *Mykobakterien* verursacht, säureresistente Stäbchen, die sich nur sehr langsam teilen und seit jeher das Leben der Menschen bedrohten, wie Funde aus Ägypten und auch aus prähistorischen Knochen belegen.

Die Tuberkulose fordert nach Schätzungen der WHO heute jährlich fast zwei Millionen Menschenleben. Man geht davon aus, dass fast ein Drittel der

18.2 Infektionskrankheiten

Menschheit infiziert ist, aber in Abhängigkeit von der Genetik (Tuberkulose ist zwar eine Infektions- aber auch eine Erbkrankheit) und vom Ernährungs- und Immunzustand (HIV!) erkranken nur 5–10 % der Infizierten. Die Besonderheit der Mykobakterien besteht darin, dass sie sich der Phagozytose widersetzen und stattdessen in ein Stadium der Dormanz übergehen können, aus dem sie noch Jahre später als virulente Erreger erwachen können.

Selbst wenn nicht nur eine Infektion, sondern bereits eine Erkrankung vorliegt, führt diese unter günstigen Umständen erst nach Jahren und Jahrzehnten zum Tode, zumal oft eine andere Krankheit schneller und aggressiver ist.

Nur wenige Erreger reichen für eine Infektion, meist handelt es sich um eine Tröpfcheninfektion, wobei ein infektiöses Aerosol inhaliert wird, aber auch andere Eintrittspforten sind möglich wie das infizierte Messer des Pathologen oder der Magen-Darm-Trakt, wenn man nicht-pasteurisierte Milch von infizierten Kühen trinkt, wie das früher häufig der Fall war. Tuberkulose kommt auch bei Tieren vor, in der Regel unterscheiden sich die Erreger jedoch geringfügig.

Zur Verhinderung der Resistenzbildung wird in unkomplizierten Fällen derzeit mit einer Vierfachkombination von Isoniazid, Rifampicin, Ethambutol und Pyrazinamid über mindestens zwei Monate behandelt. Anschließend wird für mindestens weitere vier Monate eine Zweierkombination gegeben. Trotzdem kommen immer mehr Resistenzen vor, zumal weil wegen des relativ guten Allgemeinzustandes der Patienten die Compliance zu wünschen übrig lässt.

Die früher übliche BCG-Impfung wird seit 1998 in Deutschland nicht mehr empfohlen, einerseits wegen der Nebenwirkungen, andererseits wegen des Rückganges der Neuerkrankungen (Inzidenz in Deutschland 1970 ca. 50 000, statt heute 5000). Aus diesem Grunde wurden auch die Röntgenreihenuntersuchungen auf TBC eingestellt.

Der BCG-Impfstoff ist besonders in den Tropen schlecht wirksam. Man führt das auf boden- und trinkwasserbewohnende, nichtpathogene Mykobakterien zurück. Viele dieser Mykobakterien besitzen kreuzreaktive Antigene, so dass Antikörper gegen den BCG-Lebendimpfstoff bestehen und der Impfstoff vom Körper vernichtet wird, bevor er das Immunsystem stimulieren kann. Außerdem besteht durch die im täglichen Leben aufgenommenen Mykobakterien auf diese Weise bereits ein gewisser Schutz gegen das Tuberkulose-Bakterium, so dass die BCG-Impfung nur unwesentlichen zusätzlichen Schutz bringt.

Die *Lepra* ist eine entstellende Hautkrankheit, die bereits in der Bibel und anderen historischen Schriften erwähnt wird. Auch heute gibt es nach Angaben der WHO noch mehr als 200 000 Menschen mit diesem Krankheitsbild. Erreger ist das Mycobacterium leprae, ebenso wie der Erreger der Tuberkulose ein säurefestes Stäbchen, welches sich nur sehr langsam teilt. Die Inkubationszeit der Lepra beträgt oft Jahre und Jahrzehnte und eine Ansteckungsgefahr besteht nur unter schlechten hygienischen Bedingungen. Ebenso wie die Tuberkulose kann die Lepra durch eine Kombinationstherapie verschiedener Antibiotika geheilt werden. Die entstellende Wirkung der Erkrankung beruht auf einer Schädigung der Nerven, die zu unbemerkten und schlecht heilenden Verletzungen beiträgt. Im Tierreich kommt die Lepra nicht vor. Deshalb besteht die berechtigte Hoffnung, diese Erkrankung in absehbarer Zeit ausrotten zu können.

Die Pest

Die Pest hat zwischen 1347 und 1352 etwa ein Drittel der europäischen Bevölkerung dahingerafft, und auch heute noch kommt es immer wieder zu kleineren Ausbrüchen, denen weltweit etliche Menschen zum Opfer fallen. Die Pest hat inzwischen ihren Schrecken verloren, weil die Übertragungswege bekannt sind und eine antibiotische Therapie verfügbar ist. Erreger ist *Yersinia pestis*, der eine Sepsis verursacht und den Körper mit Toxinen überschwemmt. Wirtsreservoir sind viele Nagetiere. In Europa ist Yersinia pestis in Wildtieren nicht endemisch, so dass Pestausbrüche heute nur in anderen Weltteilen stattfinden, z. B. auch im Südwesten der USA, wo der Präriehund den Erreger in sich trägt, oder in Sibirien, wo Murmeltiere den Erreger beherbergen.

Im Fall der (seltenen) Lungenpest kann der Erreger inhaliert werden, aber der typische Übertragungsweg bei der (üblichen) Beulenpest verläuft von infizierten Ratten über den Flohstich: Die Ratten fallen der Krankheit nach und nach zum Opfer, wodurch die Flöhe auf die immer weniger werdenden Ratten ausweichen müssen und schließlich auch den Menschen befallen.

Der Kontakt zwischen infizierten und noch pestfreien Rattenkolonien führt zu einer nur langsamen Ausbreitung und unterläuft alle Quarantänebemühungen. Hinzu kommt, dass Menschen bei Reisen verseuchte Flöhe transportieren

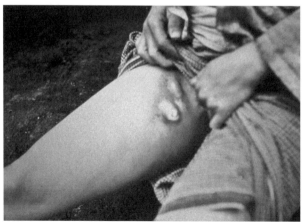

und auf diese Weise andere Rattenkolonien anstecken können, ggf. auch ohne selbst erkrankt zu sein. Die Pest gehört neben dem hämorrhagischen Fieber wie Ebola und Lassa zu den Quarantäne-Krankheiten nach § 30 Infektionsschutzgesetz.

Abbildung 18.2: Beulenpest in der Leistengegend. Aufnahme aus dem Jahre 2006, Copyright: U.S. Center for Disease Control.

18.2.2 Übertragung von Mensch zu Mensch

Ausgehend von der Einbettung des Menschen in die Umwelt hatten wir bisher in erster Linie Erreger besprochen, die ihr Reservoir im Tierreich haben.

Bei der Ansteckung von Mensch zu Mensch spielen vor allem vier Infektionswege eine Rolle:

- die **Tröpfcheninfektion** mit Inhalation der Erreger,

- der **fäkal-orale Infektionsweg**, bei dem der Mund die Eintrittspforte darstellt und der Darm das Ursprungs- und – oft, aber nicht immer – das Zielorgan ist

- die **hämatogene Übertragung** setzt offene Wunden oder die Verwendung von Nadeln voraus. Wichtige Beispiele sind Hepatitis B und HIV

- die **Schmierinfektion** spielt bei Wundinfektionen, aber auch bei den drei oben genannten Infektionswegen eine Rolle. Das typische Tatwerkzeug ist die ungewaschene Hand

Eine Übertragung durch die intakte Haut findet praktisch nicht statt. Allerdings gibt es viele Erkrankungen, bei denen die Schleimhäute, z. B. des Urogenitaltraktes oder auch des Mundes, Ziel der Infektion sind. Auch eine Fehlbesiedelung, bei der die physiologische Bakterienflora durch eine (fakultativ) pathogene Flora ersetzt wird, besitzt (oft) großen Krankheitswert, denkt man nur an die Kolpitis oder die Besiedelung des Magens mit Helicobacter pylori.

Ob eine Infektion stattfindet, hängt von der Kontagiosität der Erreger und von der Zahl der übertragenen Keime ab. Ob die infizierte Person auch klinisch erkrankt, hängt von ihrem Immunstatus, der Durchblutung der Zielorgane, der Virulenz und Menge der Erreger ab.

Auch die Dauer der Inkubationszeit hängt innerhalb der erregertypischen Grenzen von diesen Variablen ab.

Kontagiosität

Unter der Kontagiosität versteht man die Ansteckungsfähigkeit eines Erregers.

$$\text{Kontagiositätsindex} = \frac{\text{Zahl der infizierten Personen}}{\text{Zahl der ungeschützten Personen mit Erregerkontakt}}$$

Ob eine Person tatsächlich infiziert wurde oder nicht, bemisst sich daran, ob eine manifeste Erkrankung oder eine Reaktion des Immunsystems, z. B. ein Anstieg der IG-M-Globuline feststellbar ist. Mit „ungeschützt" ist gemeint, dass die betreffenden Personen keinen Impfschutz besitzen und dass auch kein sonstiger Schutz vorhanden ist, der einen Erregerkontakt verhindern würde.

Die Kontagiosität ist in erster Linie eine Eigenschaft des Erregers. Eine besonders hohe Kontagiosität von etwa 95 % besitzen die Windpocken, die – wie der Name sagt – auf dem Weg der Tröpfcheninfektion über größere Distanzen von bis zu zehn und mehr Metern vom Windzug übertragen werden können. Auch Masern und die normalen Pocken besitzen einen ähnlich hohen Kontagiositätsindex, während die meisten Krankheiten Kontagiositätsindizes von oft nur wenigen Prozent und weniger besitzen.

Ein Kontagiositätsindex ist immer nur ein ungefährer Wert, denn im Einzelfall kommt es auf die Art und Intensität des Kontaktes zwischen dem Kranken und der zu infizierenden Person an, und das lässt sich schlecht standardisieren.

Manifestationsindex

Der Manifestationsindex gibt an, ob eine infizierte Person auch manifest erkrankt. Der Manifestationsindex hängt von der Virulenz der Erreger, von der Menge der Erreger und auch von der Immunkompetenz der infizierten Person ab und damit besonders auch vom Ernährungszustand. Gleiches gilt nicht nur für die Tatsache, ob eine Erkrankung klinisch in Erscheinung tritt, sondern vor allem auch für die Schwere und Dauer des Verlaufs.

$$\text{Manifestationsindex} = \frac{\text{Zahl der erkrankten Personen}}{\text{Zahl der infizierten Personen}}$$

Wenn Personen zwar infiziert werden, jedoch keine Krankheitszeichen entwickeln, spricht man von einem inapparenten Verlauf. Die sich entwickelnde Immunantwort heißt **Stille Feiung**. Dieser Fall ist durchaus häufig (Häufigkeit = 1 – Manifestationsindex) und für viele Infektionen sogar der Normalzustand.

Besonders bei Säuglingen, die noch unter dem (Teil-)Schutz der mütterlichen Antikörper stehen, dient die Stille Feiung dem Aufbau des eigenen Immunsystems. Dieser Mechanismus spielt sich auch bei einer aktiven Impfung ab: Die Virulenz der bei der Impfung übertragenen Erreger wird soweit vermindert, dass sich keine Krankheit entwickeln kann.

Die Grenze zwischen manifester Erkrankung und Unwohlsein mit leichten unspezifischen Beschwerden ist häufig schwer zu ziehen, so dass auch der Manifestationsindex nur einen ungefähren Wert darstellt.

Letalität

Der dritte Wert, der in den Bereich der statistischen Kennzahlen von Erkrankungen gehört, ist die Letalität. Die Letalität gibt an, welcher Anteil der erkrankten Personen an der Erkrankung verstirbt:

18.2 Infektionskrankheiten

$$\text{Letalität} = \frac{\text{Zahl der verstorbenen Personen}}{\text{Zahl der erkrankten Personen}}$$

Die Zahl der verstorbenen Personen lässt sich in der Regel genau angeben, nicht jedoch die Zahl der erkrankten Personen, weil viele leicht Erkrankte oft nicht oder nicht richtig diagnostiziert werden. Hinzu kommt, dass die Letalität keine Konstante ist, sondern dass diese Kennzahl ebenso wie der Manifestationsindex vom Immunstatus und Ernährungszustand der erkrankten Personen abhängig ist. Die Letalität von Masern beispielsweise liegt bei ungeimpften Kindern zwischen 0,005 % und 25 %.

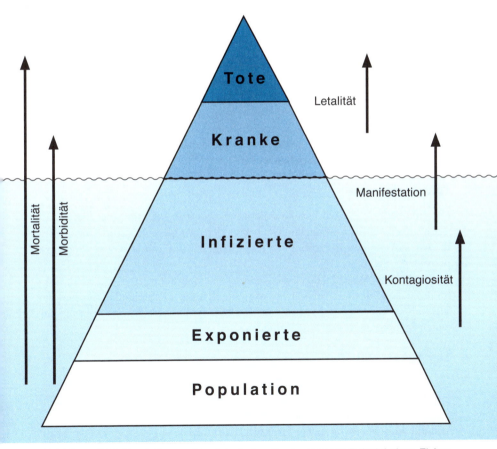

Abbildung 18.3: Darstellung epidemiologischer Kennzahlen am Beispiel eines Eisberges. Wenn der Manifestationsindex klein ist, spielt sich das epidemiologische Geschehen im Verborgenen ab. Dies wird auf den Seiten 410 ff. am Beispiel der Poliomyelitis erläutert, die mehr als 3000 Jahre ein Schattendasein fristete.

Virulenz

Unter der Virulenz eines Erregers versteht man seine Fähigkeit, eine erneute Erkrankung auszulösen, d. h. eine hohe Virulenz ist mit einer hohen Kontagiosität und einem großen Manifestationsindex verbunden.

Eine zu große Virulenz kann im darwinschen Sinne für den Erreger auch kontraproduktiv sein, da dann die Gefahr besteht, nicht nur den Wirt auszurotten, sondern auch die eigene Lebensgrundlage zu zerstören. Die Spanische Grippe und die Pest sind ein solches Beispiel. Die Pest ist in Europa nur deshalb verschwunden, weil alle infizierten Ratten und auch alle anderen infizierten Wildtierpopulationen von Yersinia pestis ausgerottet wurden.

Die meisten Erreger, mit denen sich der Mensch auseinandersetzen muss, sind seit prähistorischen Zeiten Bestandteil des menschlichen Ökosystems. Viele Erreger weisen eine eher geringe Virulenz auf, denn dies ist oft die bessere Strategie, um sich als endemischer Keim in einer Population festzusetzen.

Aufgrund der sehr unterschiedlichen Virulenz verschiedener Erreger variiert die Zahl der Erreger, die notwendig sind, damit die infizierte Person erkrankt. Bei EHEC und Salmonella typhi sind bereits 10 bis 100 Keime für eine Infektion ausreichend, bei einer Salmonellen-Enteritis hingegen sind etwa 100 000 bis zu einer Million Keime erforderlich. Auch diese Eigenschaft ist für die Prophylaxe einer Infektionskrankheit von entscheidender Bedeutung.

Inkubationszeit

Die Inkubationszeit gibt den Zeitraum zwischen der Infektion und den ersten Symptomen der Erkrankung an. Die Inkubationszeit ist wichtig, um nach erfolgter Ansteckung den Infektionsweg rekonstruieren und um gezielte Prophylaxe betreiben zu können.

Von gleicher Wichtigkeit ist die Kenntnis des Zeitraums, zu dem ein Erkrankter ansteckend ist und über welchen Weg die Erreger ausgeschieden werden. Bei vielen Krankheiten wie Masern oder Pocken werden bereits *vor* Ausbruch der ersten Symptome Keime ausgeschieden.

Der fäkal-orale Infektionsweg

Der fäkal-orale Infektionsweg hat Anfang des 19. Jahrhunderts immer wieder zu Choleraepidemien geführt. Bei der Epidemie 1855 in London zeichnete John Snow die Adresse der Todesopfer in einen Stadtplan ein, wobei sich ergab, dass sich die Wohnungen um einen Trinkwasserbrunnen gruppieren, der in der Mitte der Broad Street lag. Zur damaligen Zeit tappte man bezüglich der Pathogenese von Infektionskrankheiten noch völlig im Dunkeln, zumal das Lichtmikroskop noch nicht erfunden war. Der Stadtplan von John Snow markiert mit der *Methode der örtlichen und zeitlichen Lokalisation* von Erkrankungen den Beginn

18.2 Infektionskrankheiten

der Epidemiologie. Auf diese Weise lässt sich der Infektionsweg rekonstruieren und oft werden auch krankheitsbegünstigende und protektive Faktoren offensichtlich.

In der zweiten Hälfte des 19. Jahrhunderts wurden in allen größeren Städten die hygienischen Bedingungen deutlich verbessert, insbesondere durch ein Abwasser- oder Fäkalienentsorgungssystem (z. T. in Eimern) und vor allem durch das zur Verfügung Stellen von sauberem Trinkwasser. In vielen Slums der Dritten Welt ist dieser Prozess bis heute noch nicht ganz abgeschlossen, aber immerhin ist auch dort die Gefährlichkeit des fäkal-oralen Infektionsweges bekannt, so dass die Menschen sich schützen können. Wenn sauberes Wasser nicht zur Verfügung steht, wird es in Tankwagen angeliefert.

Mit der Verbesserung der Hygiene in der zweiten Hälfte des 19. Jahrhunderts sank die Säuglingssterblichkeit, und das wiederum führte zum Bevölkerungswachstum, welches die Grundlage der wirtschaftlichen Entwicklung der Industrienationen war. Dies ist in den Abb. 17.6 auf Seite 383 dargestellt.

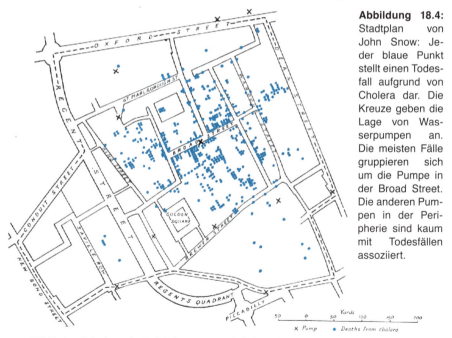

Abbildung 18.4: Stadtplan von John Snow: Jeder blaue Punkt stellt einen Todesfall aufgrund von Cholera dar. Die Kreuze geben die Lage von Wasserpumpen an. Die meisten Fälle gruppieren sich um die Pumpe in der Broad Street. Die anderen Pumpen in der Peripherie sind kaum mit Todesfällen assoziiert.

Weil der fäkal-orale Infektionsweg seit jeher eine Bedrohung für das Zusammenleben auf engstem Raum war, hat man schon immer versucht, diese Gefahr zu bannen, z.B. indem das Häuschen mit dem Herzen im Garten aufgestellt wurde oder indem die Aborte der mittelalterlichen Burgen so plaziert wurden, dass die Burgbewohner den Kreis der Infektion nicht schließen konnten.

Intuitiv erkannte man die Gefahr, die man rational mangels mikrobiologischer Kenntnisse nicht begründen konnte. Stattdessen wurde der Ekel vor den Ausscheidungsprodukten von Mensch und Tier kultiviert. Gleichzeitig wurde den Kindern eine Reihe von Verhaltensweisen eingeimpft: Man begrüßt sich mit der *rechten* Hand, auf der Toilette benutzt man die *linke* Hand. Vor dem Essen wäscht man sich die Hände usw. Heute gilt es als selbstverständlich, sich nach der Toilette die Hände zu waschen; das war damals aber mangels Waschbecken in der Regel nicht möglich.

Als Ende des 19. Jahrhunderts fließendes Wasser in den bürgerlichen Haushalten Einzug hielt, setzten sich Bidets durch, um nach dem Stuhlgang den Analbereich mit Wasser und Seife waschen zu können. Diese wie Fußwaschbecken aussehenden Porzellanschüsseln haben in Deutschland nie dieselbe Verbreitung gefunden wie in anderen Ländern. Noch heute findet man in vielen Ländern in den Spül-WCs kleine Wasserdüsen, die denselben Zweck verfolgen. Manchmal handelt es sich auch nur um einen Wasserschlauch, der in Reichweite des WCs angebracht ist.

Poliomyelitis

Nachdem sich Ende des 19. Jahrhunderts die hygienischen Verhältnisse in Europa und den Vereinigten Staaten nachhaltig verbessert hatten, trat eine bis dahin fast unbekannte Krankheit auf, die bei einem Teil der Erkrankten nach untypischem Verlauf mit Fieber, Übelkeit, Hals- und Kopfschmerzen Lähmungen der Skelettmuskulatur hinterließ, manchmal auch zum Tode führte. Anfang des 20. Jahrhunderts breitete sich die Erkrankung in Form lokaler Epidemien aus und war – wie man bald feststellte – von Mensch zu Mensch ansteckend. Interessanterweise erkrankten bevorzugt die Angehörigen höherer sozialer Schichten, die über besonders gute sanitäre Anlagen verfügten.

Wie man heute weiß, war das kein Zufall. Die Kinderlähmung ist seit jeher in der menschlichen Population endemisch, sogar aus dem alten Ägypten wird über die Krankheit berichtet. Die Poliomyelitis trat bis zum Beginn des 20. Jahrhunderts jedoch nie in Form von lokalen Epidemien in Erscheinung, weil praktisch die gesamte Bevölkerung durchimmunisiert war, ein Zustand, den Epidemiologen *Herdenimmunität* (s. S. 420 ff.) nennen. Über das Trinkwasser und durch Schmierinfektionen kamen die Menschen ständig mit dem Virus in Berührung, was jedes Mal einer Booster-Impfung entsprach. Entscheidend für die Ungefährlichkeit des Virus ist es, dass der erste Kontakt mit dem Virus zu einem Zeitpunkt erfolgt, zu dem das Kleinkind noch unter dem (Teil-)Schutz mütterlicher Antigene steht. In diesem Fall verläuft der Viruskontakt als *Stille Feiung,* es bilden sich eigene Antikörper, und auch ein späterer Viruskontakt stellt keine Gefahr mehr dar, sondern wirkt nur noch als Auffrischimpfung. Damit es zu einer Polio-Epidemie kommt, muss eine ausreichende Anzahl von

18.2 Infektionskrankheiten

Müttern ohne Kontakt zum Polio-Virus aufgewachsen sein, so dass sie keine eigenen Antikörper bilden und ihren Kindern keine (Teil-)Immunität mitgeben konnten. Aus diesem Grunde sind die Polio-Epidemien nicht sofort, sondern mit einigen Jahrzehnten Verzögerung aufgetreten, nachdem sich die hygienischen Verhältnisse nachhaltig verbessert hatten. In diesem Zusammenhang ist es typisch, dass die Ausbreitung einer von Mensch zu Mensch übertragenen Epidemie eine mangelnde Herdenimmunität voraussetzt.

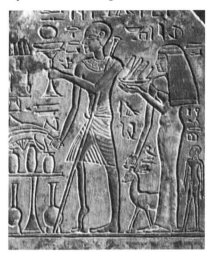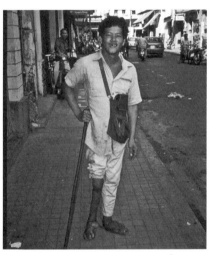

Abbildung 18.5 und 18.6: Die Poliomyelitis in einer Darstellung aus dem alten Ägypten und einem Foto vom indischen Subkontinent. In beiden Fällen erkennt man die atrophierte Muskulatur des gelähmten Beines und die Gelenkfehlstellung. Die Erkrankung trat über mehr als 3000 Jahre nur sporadisch auf und entwickelte sich erst zur Volksseuche, nachdem die gestiegene Hygiene eine frühzeitige Immunisierung zur Ausnahme gemacht hatte und die Herdenimmunität verschwunden war. Fotos: Wikipedia

Die Kinderlähmung hat über Jahrzehnte hinweg in allen Industrienationen jährlich Zehntausende von Opfern gefordert und war eine der am meisten gefürchteten Kinderkrankheiten, bis 1955 ein Impfstoff entwickelt wurde. Es handelte sich zunächst um durch Formaldehyd abgetötete Viren (Totimpfstoff nach Salk) und wenige Jahre später um einen Lebendimpfstoff nach Sabin. Dieser wird oral appliziert und besteht aus vermehrungsfähigen, aber in ihrer Virulenz abgeschwächten Viren. Bis 1988 waren in Europa Schluckimpfungen mit dem Impfstoff nach Sabin üblich, oft als Massenimpfung bei Schulkindern. Weil die Gefahr der Erkrankung inzwischen fast gleich Null ist, aber jährlich ein bis zwei Fälle einer Vakzine-assoziierten paralytischen Poliomyelitis-Erkrankung auftraten, wird heute nur noch mit dem Totimpfstoff geimpft.

Der Lebendimpfstoff vermehrt sich im Darm und wird fäkal ausgeschieden. Im Falle unhygienischer Verhältnisse kann es zu Infektion anderer Menschen kommen, was aber aller Regel nur bedeutet, dass zusätzliche Personen Impfschutz erhalten. Inzwischen ist die Poliomyelitis nur noch auf dem indischen Subkontinent und in kleineren Teilen Afrikas endemisch. 1979 und 2005 gab es in den USA kleinere Epidemien unter den Amish People, die aus religiösen Gründen eine Impfung ablehnen. Die Erkrankung kann scheinbar „aus dem Nichts auftauchen", weil der Manifestationsindex gering ist, so dass Virusträger in der Regel nicht selbst erkranken, aber dennoch ansteckend sind.

Der Ausbruch 2005 war durch die in den USA seit der Jahrtausendwende nicht mehr durchgeführte Lebendimpfung nach Sabin ausgelöst worden. In diesem Fall waren die Viren vermutlich aus dem Ausland eingeschleppt worden. Anhand von Mutationen des Virus konnte man nachweisen, dass das Virus monatelang unentdeckt kursiert sein muss, bevor es zu einer klinisch erkennbaren Erkrankung gekommen ist. Ein Mädchen mit einer Immunschwäche erkrankte, bekam aber keine Lähmungen. Bei sieben weiteren Kindern aus der Umgebung des Mädchens konnten Antikörper nachgewiesen werden, einige hatten leichte Zeichen einer Infektion aber keine Lähmungen.

Die WHO hofft, die Kinderlähmung in absehbarer Zeit komplett auszulöschen, weil der Mensch das einzige Reservoir der Erkrankung darstellt.

Hepatitis A und andere fäkal-oral übertragene Erreger

Bei der Hepatitis A liegt eine ähnliche Situation vor wie bei der Poliomyelitis. Unter hygienisch mangelhaften Bedingungen weisen bereits fast 100 % der Kinder Antikörper gegen das Virus auf. In Mitteleuropa liegt die Durchseuchung bei jungen Erwachsenen im einstelligen Prozentbereich, lediglich bei Älteren ist die Durchseuchung deutlich höher. Bei Kindern verläuft die Erkrankung in aller Regel inapparent, bei Erwachsenen kann die Infektion wochenlanges Fieber und Unwohlsein und den Anstieg der entsprechenden Leberwerte bedeuten. Immerhin heilt die Krankheit folgenlos aus, eine chronifizierte Form wie bei anderen Hepatitiden kommt nicht vor.

Hepatitis A wird meist über kontaminierte Nahrung oder Trinkwasser übertragen, aber auch über direkten Kontakt von Mensch zu Mensch. Vor allem in südlichen Ländern ist der Verzehr von Muscheln und Schalentieren riskant, weil sich auf diese Weise der fäkal-orale Infektionskreislauf schließen kann.

Bei der **Reisediarrhö** geht es um eine ähnliche Problematik wie bei der Hepatitis A und der Poliomyelitis. Hier steht jedoch nicht die humorale Immunität gegen einen definierten Erreger im Vordergrund, sondern die Zusammensetzung der Darmflora insgesamt. Der Durchfall entsteht durch Toxine verschiedener Bakterien, an die der Reisende im Gegensatz zu den Einheimischen nicht adaptiert ist. Hierbei spielen vor allem Enterotoxin bildende Escherichia coli (ETEC), Campylobacter, Shigellen und Salmonellen eine Rolle. Für den Reisenden gilt deshalb insbesondere in den ersten Wochen in einem tropischen oder

18.2 Infektionskrankheiten

subtropischen Land die Regel *Cook it, peel it or forget it*. Damit sind dann auch die Eiswürfel gekühlter Getränke tabu. Weil es gerade bei der Reisediarrhö auf die Erregermenge ankommt, spielt die Säurebarriere des Magens eine entscheidende Rolle, die z. B. durch einen Espresso nach dem Essen verstärkt, aber andererseits durch zu große Ess- und Trinkmengen auch geschwächt werden kann.

Tröpfcheninfektionen

Bei Tröpfcheninfektionen wird der Erreger beim Sprechen, Niesen oder Husten in Form kleiner und kleinster Tröpfchen ausgeschieden. Durch das Einatmen nehmen Umstehende den Erreger auf, der sich meist in der Nasenschleimhaut oder auch in der Lunge einnistet.

Beim Husten und Niesen nimmt man die Hand vor den Mund, damit sich zumindest ein Teil der Erreger dort niederschlägt und damit der Rest weniger weit in den Raum geschleudert wird. In den letzten Jahren ist es in einigen Gegenden üblich geworden, dass man nicht in die Hand niest oder hustet, sondern in die Armbeuge. Damit soll der Weiterverbreitung der Erreger als Schmierinfektion über die kontaminierte Hand vorgebeugt werden. Epidemiologisch gesehen ist dies bei den meisten Erregern übertrieben, weil sie außerhalb des Körpers nur sehr kurz überleben und weil eine Absiedelung von der Hand auf die Nasenschleimhäute (des Gegenübers) auf dem Weg einer Schmierinfektion normalerweise gar nicht stattfinden kann. Insbesondere bei Grippe ist dieses Verhalten jedoch sinnvoll, weil die Viren lange außerhalb des Körpers überleben können.

Der in asiatischen Ländern häufig verwendete Mund- und Nasenschutz dürfte auch eine gewisse Schutzwirkung entfalten, schon alleine deshalb, weil die meisten Erreger nur über eine Entfernung von einem bis maximal drei Metern ansteckend sind und weil die Schutzmaske zumindest die Bewegungsrichtung und -geschwindigkeit der Atemluft verändert. Deshalb tragen auch Chirurgen solche Masken.

Die meisten durch Tröpfcheninfektion übertragenen Erkrankungen sind sehr kontagiös. Es handelt sich meist um Viruserkrankungen wie Grippe, aber vor allem um typische Kinderkrankheiten wir Masern, Windpocken, Röteln, Drei-Tage-Fieber, Mumps oder Pfeiffersches Drüsenfieber. Aber auch bakterielle Infektionen wie Scharlach, Keuchhusten, Diphterie, Tuberkulose oder Lungenpest können auf dem Weg einer Tröpfcheninfektion übertragen werden.

Der hämatogene Infektionsweg

Beim hämatogenen Infektionsweg müssen die Erreger direkt in die Blutbahn gelangen wie bei Hepatitis B, C und D, Malaria oder HIV. Erreger, die auf den hämatogenen Infektionsweg angewiesen sind, sind eher selten, weil die Möglichkeiten einer solchen Übertragung nur unter sehr speziellen Umständen gegeben sind.

Der Humane Immundefizienz-Virus ist nicht auf den hämatogenen Infektionsweg angewiesen, weil die Viren auch die Fähigkeit haben, durch intakte Schleimhäute in den Körper einzudringen. Dies gilt nicht für alle Schleimhäute, aber besonders für das Rektum und die Vagina. Außerdem reichen kleinste Fissuren, die im Eifer des Gefechtes unbemerkt auftreten können, dem Virus als Einfallstor.

Epidemiologisch interessant ist die Tatsache, dass in Europa und Nordamerika hauptsächlich homosexuelle Männer und Drogenabhängige betroffen sind, in bestimmten Gegenden Afrikas hingegen heterosexuelle Männer und Frauen im Verhältnis 1:1. Dort ist die Bevölkerung teilweise zu 10 Prozent und mehr mit dem Virus durchseucht.

Das Virus wurde 1983 zum ersten Mal beschrieben und hat vorsichtigen Schätzungen zufolge bis heute bereits mehr 25 Millionen Todesopfer gefordert. Weltweit sind mehr als 33 Millionen Menschen infiziert, davon in Deutschland etwa 75000. Jährlich werden in Deutschland knapp 3000 Neuinfektionen registriert.

18.2.3 Nosokomiale Infektionen

Abbildung 18.1 zeigte bereits, dass sich das Infektionsgeschehen nicht nur zwischen dem Erreger und dem infizierten Menschen abspielt, sondern dass die Umweltbedingungen und häufig auch ein Vektor Art und Ausmaß der Infektion bestimmen. Dies wurde anhand der Poliomyelitis ausführlich erläutert, und auch die unterschiedliche Prävalenz von HIV in afrikanischen und europäischen Ländern zeigt deutlich, in welchem Maße die Lebensbedingungen das Infektionsgeschehen modifizieren.

Insofern verwundert es nicht, dass in einem vom Menschen neu geschaffenen künstlichen Biotop, welches es so früher niemals gegeben hat und niemals hätte geben können, ganz neue infektiöse Gefahren lauern. Gemeint ist das Krankenhaus, auf Griechisch „Nosokomeion", in dem immun- und mikrozirkulationsgeschwächte Patienten zusammenkommen und dort allerlei Prozeduren unterzogen werden, bei denen die natürlichen Infektionsbarrieren durchstoßen werden, z.B. durch Venen- und Urinkatheter.

Man schätzt, dass alleine in Deutschland pro Jahr mehr als 500000 nosokomiale Infektionen auftreten. Die Deutsche Gesellschaft für Krankenhaushygiene (DGKH) geht von etwa 20000 Todesfällen pro Jahr aus. Unter nosokomialen Infektionen versteht man nur solche Infektionen, die bei Klinikaufnahme noch nicht vorhanden waren, auch nicht im Zustand der Inkubation. Am häufigsten sind Wundinfektionen nach Operationen, Harnwegsinfekte bei liegenden Kathetern und Atemwegsinfektionen bei beatmeten Patienten.

18.2 Infektionskrankheiten

Keimspektrum

Ein Teil der Infektionen wird von Erregern hervorgerufen, die bei Krankenhausaufnahme Bestandteil der physiologischen Haut- oder Schleimhautflora des Patienten waren und als fakultativ pathogene Keime die verminderte Abwehrlage des Patienten nutzen oder Invasionsmöglichkeiten im Zuge therapeutischer oder diagnostischer Interventionen. Problematischer ist es, wenn „Krankenhauskeime" aktiv sind. Das sind Erreger, die Resistenzen gegen die üblichen Antibiotika entwickelt haben. Hier sind insbesondere *Methicillin-resistente Staphylococcus aureus*-Keime und *Vancomycin-resistente Enterokokken* zu nennen.

Die Entstehung multiresistenter Keime stellt in den letzten Jahren ein zunehmendes Problem dar. Ursache ist eine nicht konsequent zu Ende geführte Antibiotikatherapie, häufig deshalb, weil der behandelnde Arzt dem Patienten weitere Nebenwirkungen ersparen will oder weil der Patient nach Abklingen der akuten Beschwerden und ausführlichem Studium des Beipackzettels seine Compliance verliert. Nach Darwin sind Krankenhäuser ein ideales Biotop für teil- und schließlich multiresistente Keime, zumal wenn der Verwaltungsleiter angesichts der Desinfektionslösung in das Wischwasser kippenden Putzkräfte keine Notwendigkeit sieht, Hygienefachkräfte einzustellen. Aber auch bei Ärzten und Pflegepersonal fehlt mehr als 160 Jahre nach Semmelweis oft das Bewusstsein für die Gefährlichkeit mangelhafter (Hände-)Desinfektion.

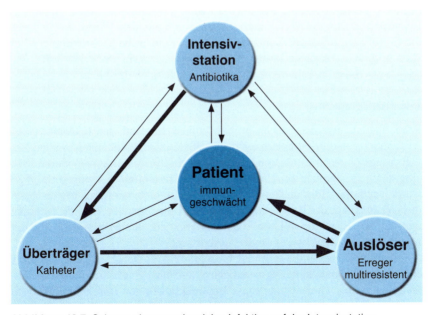

Abbildung 18.7: Schema einer nosokomialen Infektion auf der Intensivstation

18.2.4 Impfungen

Kinderkrankheiten hinterlassen in der Regel eine lebenslange Immunität. Das war seit Langem bekannt, aber um daraus das Konzept der Impfung abzuleiten, musste eine Möglichkeit gefunden werden, die Erkrankung in abgeschwächter Form zu durchlaufen. Dies gelang 1796 *Edward Jenner*, einem englischen Landarzt, der die Beobachtung machte, dass Patienten, die an Kuhpocken erkrankt waren, nicht an den normalen (menschlichen) Pocken erkrankten.

Die Pocken

Die Pocken waren damals eine gefürchtete Seuche, an der bis zu 20 Prozent der Kinder verstarben. Zur damaligen Zeit war die Existenz von Keimen noch nicht bekannt, ganz zu schweigen vom Prinzip der Immunantwort auf molekularer oder biochemischer Ebene. Jenner nannte die Impfung „vaccination", weil er das Impfmaterial dem Euter von Kühen (lat. vacca) entnommen hatte.

Angesichts der Bedrohung durch die Pocken verbreitete sich die Impfung schnell. Bayern und Baden führten die Impfung bereits 1807 und 1809 ein. Aber wegen der begrenzten Schutzdauer der Impfung und auch wegen massiver Widerstände in der Bevölkerung gelang es nicht, die Pocken nachhaltig zurückzudrängen. 1870 und 1873 kam es in Deutschland zu einer großen Pockenepidemie mit mehr als 400 000 Erkrankten, von denen fast 200 000 starben. Durch das Reichsimpfgesetz von 1874 und die Zwangsimpfung aller Kinder sowie durch die Einführung eines wirksameren Impfstoffs konnte die Verbreitung der Pocken schließlich zurückgedrängt werden. Die Zwangsimpfung ist deshalb so wichtig, weil die Pockenviren kein Reservoir außerhalb des Menschen haben.

Die Impfgegner

Schon damals organisierte sich in Deutschland, England, den USA und anderen Ländern eine Front entschiedener Impfgegner, die Anhänger in allen Bevölkerungsschichten hatten und bis heute haben. In Großbritannien wurde 1854 eine staatliche Enquete zur Untersuchung der Pockenimpfung eingesetzt. 1885 wurde nach einer Demonstration von 100 000 Impfgegnern erneut eine Kommission zur Frage der Pockenimpfung gebildet, die feststellte, dass die Impfung wirksam sei. Es wurde in Großbritannien dann jedoch eine Befreiung von der Impfpflicht „aus Gewissensgründen" ermöglicht.

Die Impfgegner führen teilweise berechtigte Argumente ins Feld, z.B. dass eine Impfung keinen hundertprozentigen Schutz bietet und dass Impfkomplikationen auftreten können. Man muss Impfreaktionen von Impfkomplikationen trennen. *Impfreaktionen* wie leichtes Fieber oder Schmerzen an der Injektionsstelle beruhen auf der gewollten Reaktion des Körpers mit dem Antigen, manchmal jedoch auch auf unerwünschten allergischen Reaktionen. *Impfkomplikationen* entsprechen den Komplikationen der Erkrankung, gegen die geimpft wird. Die Tatsache, dass Impfkomplikationen in aller Regel milder verlaufen und seltener sind als Komplikationen bei der Erkrankung, ist für den Betroffenen kein Trost, weil der Geimpfte mit einem gewissen Recht davon ausgeht, dass die Krankheit ihn wahrscheinlich nicht getroffen hätte.

Das wichtigste Argument der Impfgegner besteht jedoch darin, dass Impfungen andere Erkrankungen unklarer Ätiologie wie Autismus oder Multiple Sklerose hervorrufen könnten. Insbesondere die Adjuvantien und Konservierungsmittel wie Formaldehyd, Aluminiumhydroxid oder Quecksilber werden angeschuldigt, obwohl die Konzentrationen um mehrere Zehnerpotenzen niedriger als die zugelassenen Grenzwerte sind. Seit Jahren wird über Thiomersal diskutiert, eine als Konservierungsmittel zugesetzte Quecksilberverbindung. Die mit einer Impfung verabreichte Dosis entspricht in etwa der durchschnittlich aufgenommenen Tagesdosis an Quecksilber. Wenn Kinder im Anschluss an eine Impfung neurologische Symptome zeigen, z. B. eine Verzögerung der Sprachentwicklung, sind Impfgegner von einem Kausalzusammenhang überzeugt. In Dänemark hat die Zahl der Autismus-Fälle in den 90er Jahren stark zugenommen, obwohl dort die in den Impfungen enthaltene Thiomersalkonzentration im gleichen Zeitraum gesenkt wurde. Die Impfung scheint eine Projektionsfläche für das Unbehagen gegenüber der modernen Medizin zu sein. Dies gilt umso mehr, als der zu Impfende gesund ist und keinen Leidensdruck verspürt. Es ist bemerkenswert, mit welchem Eifer die Impfungen hinterfragt und bekämpft werden, während man als Konsument ständig einem Cocktail verschiedenster Schad- und Fremdstoffe ausgesetzt ist. Bei der Schweinegrippeepidemie 2009 wurden die Ängste aber auch geschürt, indem die Bevölkerung mit *Pandemrix*, öffentlich Beschäftigte aber mit *Celvapan* geimpft werden sollten. *Pandemrix* enthält einen Wirkverstärker, *Celvapan* nicht. Die daraus resultierende Verunsicherung und ein milder Verlauf der Epidemie führten zu einer massenhaften Impfverweigerung.

Vom Prinzip her ist eine Impfung eine Gesundheitsmaßnahme nach dem Vorbild der Natur. Seit Urzeiten stehen wir ständig in Kontakt mit neuen Erregern und reagieren darauf mit einer Immunreaktion. Bei den wenigen Erregern, bei denen diese Immunreaktion nicht als Stille Feiung, sondern heftig und gefahrvoll zu geschehen droht, hilft der Impfarzt nach, indem die Erreger in ihrer Virulenz abgeschwächt wurden.

Einführung neuer Impfungen

Die Impfung gegen Pocken unter Ausnutzung der Kreuzreaktion gegen die Kuhpocken war ein Glücksfall und Geniestreich. In Ermangelung mikrobiologischen Grundlagenwissens hat es fast 100 Jahre gedauert, bis Ende des 19. Jahrhunderts weitere Impfungen verfügbar waren.

Louis Pasteur und Robert Koch legten mit dem Nachweis von Bakterien die theoretischen Grundlagen der Mikrobiologie. Koch konnte 1876 den Milzbranderreger und 1881 das Tuberkulose-Bakterium nachweisen. Pasteur entwickelte 1881 zusammen mit Émile Roux Impfstoffe gegen Milzbrand und 1885 gegen die Tollwut. Paul Ehrlich, Emil von Behring und Shibasaburo Kitasato konnten bereits 1890 einen Passivimpfstoff gegen Diphtherie und Wundstarrkrampf herstellen.

1986 wurde eine Impfung gegen Typhus entwickelt, 1923 eine aktive Impfung gegen Diphtherie, 1926 gegen Keuchhusten, 1927 gegen Tuberkulose und gegen Tetanus, 1936 gegen Grippe, 1937 gegen Gelbfieber, Ende der 50er Jahre eine Tod- und dann Lebendimpfung gegen Kinderlähmung, 1967 gegen Mumps, 1968 gegen Masern, 1969 gegen Röteln, 1973 gegen FSME, 1974 gegen Windpocken, 1977 gegen Pneumokokken, 1981 gegen Hepatitis B, 1982 gegen Meningokokken, 1985 gegen Haemophilus influenzae Typ B, 1992 gegen Hepatitis A, 1998 gegen Rotaviren und 2006 gegen Humane Papillomviren.

Die Entwicklung neuer Impfstoffe ist ein sehr schwieriges Geschäft, einmal wegen der Variabilität der Erreger wie z.B. bei der Grippe und bei HIV, aber auch, weil bei nicht-viralen Erregern wie bei Malaria erst einmal eine Achillesferse gefunden werden muss, wo man mit Hilfe einer Impfung ansetzen kann.

Insgesamt gesehen hat wohl keine medizinische Maßnahme so viele Menschenleben gerettet und wird dies auch in Zukunft tun wie die Impfung.

Ständige Impfkommission (STIKO)

Jede Impfung stellt einen Eingriff in die körperliche Unversehrtheit dar und ist potentiell mit Nebenwirkungen behaftet. Ob im Einzelfall eine Impfung sinnvoll ist, hängt von der Gefährdungslage und vom Nebenwirkungsprofil des Impfstoffes ab.

Die **Gefährdungslage** ergibt sich aus der epidemiologischen Situation und damit der Wahrscheinlichkeit, infiziert zu werden, aus dem Manifestationsindex, aus der Schwere und Häufigkeit von Komplikationen, aus den therapeutischen Möglichkeiten und auch aus der Abwehrlage des Patienten, die wiederum vom Ernährungs- und Gesundheitszustand, vom Alter und anderen Risiko- oder auch protektiv wirkenden Faktoren abhängt.

Das **Nebenwirkungsprofil des Impfstoffes** hängt von der Art des Impfstoffes ab, also davon, ob es sich um eine Aktiv- oder Passivimpfung handelt, um einen Lebend- oder Totimpfstoff, wie der Impfstoff gereinigt wurde, welche Adjuvantien zugesetzt wurden usw. Insgesamt gesehen werden die Impfstoffe in ihrer Verträglichkeit und Wirksamkeit ständig verbessert, zumal man in der letzten Zeit immer mehr dazu übergeht, nur noch die Antigene als Impfstoff zu verwenden, die die Immunreaktion hervorrufen, aber nicht mehr den ganzen (vermehrungsfähigen oder abgetöteten) Erreger.

18.2 Infektionskrankheiten

Wenn eine Impfung staatlicherseits oder ärztlicherseits empfohlen wird, wird damit auch ein Teil Verantwortung für die Risiken übernommen, denn das Opfer einer Impfkomplikation ist mit der Schuldzuweisung verständlicherweise schnell zur Stelle, während die durch eine Impfung verhütete Komplikation einfach nicht existiert und damit auch nicht gegengerechnet werden kann.

Damit mögliche Impfschäden umgehend bekannt werden, sind alle Ärzte gesetzlich verpflichtet, Impfschäden (nicht Impfreaktionen), zu melden. Die Patienten haben Anspruch auf Leistungen nach dem Bundesversorgungsgesetz, wenn sie im zeitlichen Zusammenhang mit einer öffentlich empfohlenen Impfung Gesundheitsschäden erleiden, die möglicherweise auf die Impfung zurückzuführen sein könnten. Der Beweis der Kausalität muss nicht erbracht werden.

Aus den genannten Gründen ist die Empfehlung zu einer Impfung keine einfache Frage. Das gilt gleichermaßen für Reiseimpfungen wie für die Grundimmunisierung von Kindern. Beim Robert-Koch-Institut ist dafür eine hochrangig besetzte Kommission aus Fachleuten verschiedener Disziplinen eingerichtet worden, die Ständige Impfkommission, STIKO, die das Infektionsgeschehen und die Möglichkeiten der Prophylaxe kontinuierlich überwacht und Impfempfehlungen herausgibt, die dem neuesten Stand der Wissenschaft entsprechen. Die Anfang 2012 geltenden Impfempfehlungen für Säuglinge und Kinder sind in Tabelle 18.1 schematisch dargestellt. Aktuelle Informationen findet man auf der Web-Seite des Robert-Koch-Instituts unter www.rki.de. In den Gesundheitsämtern arbeiten Impfärzte, die sich mit den Details, Indikationen und Kontraindikationen der Impfungen sehr gut auskennen und Patienten wie Kollegen gerne beraten.

Impfung	Alter in Monaten					Alter in Jahren				
	2	3	4	11–14	15–23	5–6	9–11	12–17	ab 18	ab 60
Tetanus	G1	G2	G3	G4		A1	A2	A2	A	ggf. N
Diphtherie	G1	G2	G3	G4		A1	A2	A2	A	ggf. N
Pertussis	G1	G2	G3	G4		A1	A2	A2	A	ggf. N
Haemophilus infl. Typ b	G1	G2	G3	G4						
Poliomyelitis	G1	G2	G3	G4			A1	A1	ggf. N	ggf. N
Hepatitis B	G1	G2	G3	G4						
Pneumokokken	G1	G2	G3	G4						S
Meningokokken				G1 ?	G1					
Masern, Mumps, Röteln				G1	G2				S (Masern)	
Varizellen				G1	G2					
Influenza										S
HPV (für junge Frauen)							G1–G3			

Tabelle 18.1: Im Februar 2012 geltende Empfehlungen der STIKO für die Grundimmunisierung. G: Grundimmunisierung, A: Auffrischimpfung, S: Standardimpfung, N Nachholimpfung, Details unter: www.rki.de

Wie man sieht, wird inzwischen gegen fast alle Kinderkrankheiten geimpft, so dass die heutigen Kinder ohne Kinderkrankheiten aufwachsen können. Was dieses für die betroffenen Kinder und auch für das Gesundheitswesen und die Gesellschaft im Allgemeinen bedeutet, wird klar, wenn man die Tabelle 18.2 betrachtet, in der die Komplikationen von Masern, Mumps und Röteln mit den Impfkomplikationen der Dreifachimpfung verglichen werden.

Symptom/Erkrankung	Komplikationsrate bei Erkrankung	Komplikationsrate nach Impfung
	Masern	**MMR-Impfung**
Exanthem	98%	5%
Fieber	98%, meist hoch	3–5%, selten hoch
Fieberkrämpfe	7–8%	≤1%
Trombozytopenie	1/3000	1/30 000–50 000
Enzephalitis	1/1000–10 000	1/1 000 000 (?)
	Mumps	**MMR-Impfung**
Parotitis	98%	0,5%
Pankreatitis	2–5%	0,5%
Orchitis	20–50%	1/1 000 000
Meningitis	~15%	1/1 000 000
Taubheit	1/20 000	0
	Röteln	**MMR-Impfung**
Enzephalitis	1/6000	0
Trombozytopenie	1/3000	1/30 000–50 000
Rötelnembryofetopathie	>60%	0

Tabelle 18.2: Vergleich der Komplikationen nach einer Erkrankung an Masern, Mumps und Röteln mit den Komplikationen nach einer MMR-Impfung. Daten nach C. Meyer, S. Reiter: Impfgegner und Impfskeptiker, Bundesgesundheitsbl - Gesundheitsforsch - Gesundheitsschutz 2004 · 47: 1182–1188

Herdenimmunität

Herdenimmunität bezeichnet den Zustand, bei dem eine durch Impfung oder durch Infektion erworbene Immunität gegen einen Krankheitserreger innerhalb einer Population (Herde) so verbreitet ist, dass der Erreger sich nicht ausbreiten kann. Dadurch sind dann auch nicht-geimpfte Personen geschützt. Dies ist wichtig, weil es immer Leute gibt, die nicht geimpft werden können, beispielsweise wegen Immunsuppression oder Neugeborene. Aus seuchenepidemiologischer Sicht ist die Herdenimmunität ein wichtiger Mechanismus, damit eine Epidemie zum Stehen kommt und dann zusammenbricht.

18.2 Infektionskrankheiten

Am Anfang des Abschnitts Infektionskrankheiten hatten wir die Begriffe *Kontagiosität* und *Manifestation* besprochen, die angeben, mit welcher Wahrscheinlichkeit bei normalen sozialen Kontakten eine Erkrankung dazu führt, dass 1.) eine Kontaktperson infiziert wird (ablesbar an einer Immunantwort, z. B. Bildung von IgM und IgG) und dass 2.) diese Person dann auch manifest erkrankt. Wenn beides geschieht, kann der Infektionserreger an eine dritte Person weitergegeben werden usw.

Üblicherweise hat man in der Familie, dem Freundeskreis, der Schule, dem Betrieb, dem Sportverein, aber auch auf Reisen, im Konzertsaal, im Fußballstadion und bei vielen anderen Gelegenheiten Kontakt mit Dutzenden, vielleicht sogar Hunderten von Menschen, und bei jedem dieser Kontakte gilt der Kontagiositäts- und Manifestationsindex, wobei es natürlich darauf ankommt, wie eng der Kontakt ist und auf welchem Weg genau der Erreger übertragen wird (Tröpfcheninfektion, Schmierinfektion oder fäkal-oral). Diese Unwägbarkeiten werden in einer weiteren epidemiologischen Kennzahl ausgedrückt, der Basisreproduktionsrate des jeweiligen Krankheitserregers:

Die **Basisreproduktionsrate** gibt an, wie viele *ungeimpfte* Mitmenschen ein Kranker in der Regel ansteckt. Tabelle 18.3 gibt die Basisreproduktionsrate verschiedener Infektionskrankheiten an. Es handelt sich dabei nur um ungefähre Schätzwerte, weil viele Unwägbarkeiten eine Rolle spielen, z. B. auch die klimatischen Bedingungen. Beispielsweise werden Tröpfcheninfektionen in der kalten Jahreszeit leichter übertragen, wenn man sich viel in geschlossenen Räumen aufhält. Sobald sich herumspricht, dass eine Infektionskrankheit im Umlauf ist, sinkt die tatsächliche Basisreproduktionsrate drastisch, weil man sich vorsieht. Allerdings sind viele Krankheiten bereits *vor* dem Ausbruch der ersten Symptome ansteckend.

Krankheit	Übertragungsweg	Basisreproduktionsrate	Herdenimmunität ab einer Immunisierung von
Diphtherie	Schmierinfektion	6–7	83–86%
Masern	Tröpfcheninfektion	12–18	92–94%
Mumps	Tröpfcheninfektion	4–7	75–86%
Keuchhusten	Tröpfcheninfektion	12–17	92–94%
Polio	fäkal-orale Infektion	5–7	80–86%
Röteln	Tröpfcheninfektion	5–7	80–86%
Pocken	Tröpfcheninfektion	6–7	83–86%

Tabelle 18.3: Infektionskrankheiten mit dem Übertragungsweg, der geschätzten Basisreproduktionsrate und dem sich aus der Basisreproduktionsrate abgeleiteten Prozentsatz der Bevölkerung, der immun sein muss, damit sich eine (komplette) Herdenimmunität ergibt.

Denken wir uns eine Krankheit wie Masern oder Keuchhusten mit einer geschätzten Basisreproduktionsrate von 12 bis 17 bzw. 18. Aufgrund von Gerüchten, dass die Krankheit im Umlauf sei, werden einige Mütter vorsichtig und schicken ihre Kinder nicht in den Kindergarten oder auf den Spielplatz, wodurch die Rate in unserem Beispiel auf 10 absinkt, d.h. normalerweise würde ein krankes Kind zehn andere Kinder anstecken. Wenn jetzt 90 % aller Kinder geimpft oder durch eine vorherige Erkrankung immun sind, befindet sich unter den zehn exponierten Kindern nur noch eins, das für die Erkrankung tatsächlich empfänglich ist. Wenn ein Kind genau ein Kind ansteckt, bevor es wieder gesund wird, bleibt die Zahl der infizierten Kinder gleich.

Wenn weniger als 90 % der Kinder immun sind, wird im Durchschnitt mehr als ein Kind angesteckt und die Epidemie greift um sich. Wenn jedoch mehr als 90 % der Kinder geimpft sind, z.B. 95 %, wird im Durchschnitt weniger als ein Kind angesteckt. Bei einer Impfrate von 95 % kann nur jedes zweite erkrankte Kind ein neues Kind anstecken, die Epidemie bricht in sich zusammen. Dies ist die Herdenimmunität. Wenn die Herdenimmunität nicht voll erreicht ist, werden dennoch einzelne Mitglieder der „Herde" geschützt, so wie es in Abbildung 17.9 dargestellt ist.

Die Mindestimmunität in der Tabelle 18.3 errechnet sich folgendermaßen: Bei Diphtherie wird eine Basisreproduktionsrate von 6 bis 7 zugrunde gelegt: Jeder Sechste bedeutet 100/6 = 16,7 %. Damit bei einer Basisreproduktionsrate von sechs genau einer von sechs Mitmenschen angesteckt wird, muss die Immunitätsrate genau 100 % − 16,7 % = 83,3 % betragen. Damit eine Diphtherie-Epidemie zusammenbricht, muss die Immunisierung deutlich über diesem Wert liegen.

Die Abbildungen 18.7 bis 18.9 stellen den Fall für eine Basisreproduktionsrate von drei dar, Abbildung 18.7 bei einer Immunität der Population von 0 %, Abb. 18.8 bei einer Immunität von 33 % und Abb. 18.9. bei 66 %.

Die Herdenimmunität stellt für den Nichtgeimpften nur einen relativen Schutz dar, denn bei Auslandsreisen oder bei anderweitiger direkter Exposition ist der Nichtgeimpfte für die Krankheit weiterhin empfänglich. Sollten Nichtgeimpfte im späteren Lebensalter erkranken, verläuft die Erkrankung in der Regel schwerer als in der Kindheit.

Epidemiologisch ist die Herdenimmunität sehr wichtig, denn wenn diese einmal erreicht ist, kann sich eine Epidemie nicht mehr ausbreiten. Aus diesem Grunde müssen Impfprogramme auch dann weitergeführt und aufrechterhalten werden, wenn eine Erkrankung so selten geworden ist, dass sie im öffentlichen Bewusstsein fast in Vergessenheit geraten ist. Weil in dieser Situation schnell Impfmüdigkeit einsetzt, gibt es manchmal eine überraschende Wiederkehr längst überwunden geglaubter Erkrankungen. Beispielsweise traten 2005 und 2006 in Hessen, Bayern, Baden-Württemberg und Nordrhein-Westfalen lokale Masernepidemien inklusive schwerer Komplikationen und Todesfälle auf.

18.2 Infektionskrankheiten

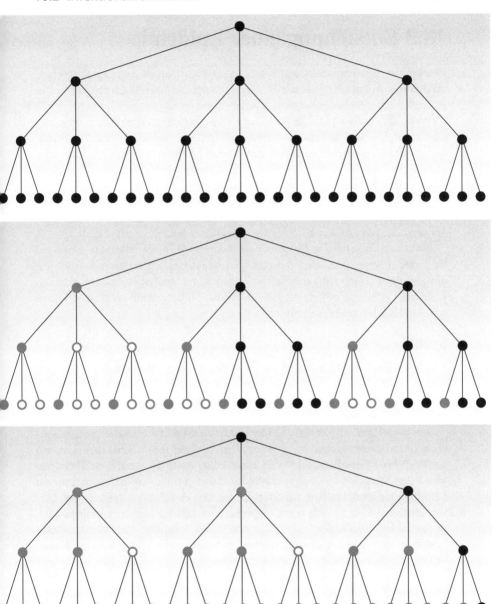

Abbildung 18.8 bis 18.10: Ausbreitung einer Infektion. Unterstellt ist eine Basisreproduktionsrate von drei. Die schwarzen Punkte stellen erkrankte Patienten dar, die blauen Punkte immune Patienten und die weißen Punkte mit blauem Rand symbolisieren Menschen, die durch die (partielle!) Herdenimmunität vor der Infektion geschützt werden.

18.3 Entstehung einer Epidemie

Unter einer Epidemie versteht man das gehäufte Auftreten einer Krankheit. „Gehäuftes Auftreten" bedeutet „häufiger als normal" oder auch das erstmalige Auftreten einer bisher unbekannten Krankheit.

Wenn sich diese Epidemie über mehrere Regionen oder gar Kontinente hinweg ausbreitet, spricht man von Pandemie. In der Regel handelt es sich um Infektionskrankheiten wie z.b. bei den jährlichen Grippeepidemien, aber auch chronische oder akute Vergiftungen, z.B. Lebensmittelvergiftungen unter den Gästen einer Kantine, fallen unter den Begriff der Epidemie.

Im Folgenden soll am Beispiel der großen Volksseuchen dargestellt werden, welche Randbedingungen für Entstehung und Ausbreitung einer Epidemie verantwortlich sind und wie komplex das infektiöse Geschehen oft abläuft.

Manchmal scheint eine Epidemie aus heiterem Himmel zu kommen, obwohl die Erreger schon seit Jahrhunderten und Jahrtausenden endemisch sind, wie dies bei der Poliomyelitis der Fall war, manchmal handelt es sich um neu entstandene Varianten der Erreger und oft sind die Hintergründe unbekannt, wie es z.B. bei HIV bis heute der Fall ist.

Syphilis

Seit jeher wird die Menschheit von Seuchen bedroht. Besonders spektakulär war die Pest, der nach 1347 innerhalb weniger Jahre fast ein Drittel der Bewohner Europas zum Opfer fielen. Der Infektionsweg und das Erregerreservoir gelten heute als geklärt (s. S. 404).

Seit dem Ende des 15. Jahrhunderts war die Syphilis eine der großen Seuchen Europas und später der ganzen Welt. Sie hat ihren Schrecken erst mit der Einführung des Penicillins verloren. Vorher hatte die Krankheit Millionen Menschen Siechtum und Tod gebracht hat. Die Syphilis wird durch *Treponema pallidum*, ein gramnegatives Bakterium aus der Familie der Spirochäten, hervorgerufen und kommt nur beim Menschen vor, für den es obligat pathogen ist, so dass es keine gesunden Überträger gibt. Das Bakterium dringt durch kleinste Läsionen der vaginalen, oralen oder analen Schleimhaut in den Körper ein und ist insbesondere im Stadium I und II hoch kontagiös.

1495 brach bei der Besetzung Neapels durch Karl VIII. eine Syphilis-Epidemie aus, die nach der Auflösung des Söldnerheeres Karls innerhalb weniger Jahre auf ganz Europa übergriff. Bereits 1493 waren in spanischen Hafenstädten Fälle einer neuartigen Erkrankung aufgefallen, insbesondere auch unter der Mannschaft des gerade aus Amerika zurückgekehrten Kolumbus, so dass man heute davon ausgeht, dass die Syphilis aus der Neuen Welt eingeschleppt worden ist.

18.3 Entstehung einer Epidemie

Andererseits ist eine solche Seuche in Südamerika der vorkolumbianischen Zeit nicht beschrieben worden. Außerdem gibt es Funde von Knochen und Zähnen aus der Zeit *vor* Kolumbus, die Spuren aufweisen, die für Lues im Stadium III bzw. Lues connata typisch sind. Beide Varianten der Vorgeschichte bedeuten, dass sich die Virulenz des Erregers schlagartig geändert haben muss.

In diesem Zusammenhang muss man auch an die Lyme-Borreliose (s. S. 401) denken, die erst 1975 entdeckt wurde, ebenfalls durch Spirochäten hervorgerufen wird und die sich wie die Syphilis durch einen stadienhaften Verlauf mit Befall des ZNS und eine große Bandbreite der Symptomatik auszeichnet.

Fleckfieber

Das Fleckfieber wird durch *Rickettsien*, obligat intrazelluläre Bakterien, hervorgerufen, die von Kleiderläusen übertragen werden. Der Mensch ist das einzige Erregerreservoir.

Nach einer Inkubationszeit von 10–14 Tagen treten Schüttelfrost, Kopf- und Gliederschmerzen und oft auch Bewusstseinstrübung auf. Schließlich kommt es durch petechiale Einblutungen zu rotfleckigem Hautausschlag.

Heute kommt die Krankheit nur noch vereinzelt in ärmeren Ländern vor, aber zur Zeit der napoleonischen Kriege hat diese Seuche zunächst die nach Russland eingedrungenen Truppen Napoleons dezimiert und bei deren Rückzug auch unter der Zivilbevölkerung in Leipzig, Dresden, Mainz und Hamburg Zehntausende von Todesopfern gefordert. Die Ansteckung erfolgte, weil die Soldaten bei der Zivilbevölkerung einquartiert wurden.

Unter dem Aspekt der Seuchenausbreitung spielen zwei Gesichtspunkte eine Rolle:

- Als Napoleon 1812 mit etwa 500 000 Mann in Russland einmarschierte, war der Nachschub eines seiner größten Probleme. In den kalten Herbst- und Wintermonaten mussten seine Soldaten die Kleidung Verstorbener tragen, um sich vor der eisigen Kälte zu schützen. An ein vorheriges Waschen war nicht zu denken, zumal eine Krankheitsübertragung durch Läuse damals unbekannt war.

- Wegen der relativ langen Inkubationszeit blieb der Infektionsweg verborgen.

Rikettiosen spielen heute vor allem als Tropenkrankheiten eine Rolle, z. B. als *Mittelmeer-Fleckfieber, Afrikanisches Zeckenbissfieber, Rocky-Mountains-Fleckfieber, Murines Fleckfieber (Flecktyphus), Epidemisches Fleckfieber* u. a. mit zum Teil hoher Letalität von 10 % und mehr.

Als Überträger kommen je nach Erkrankung auch Zecken, Flöhe und Milben infrage.

Cholera, Typhus und andere Enteritiden

Die Cholera wird durch das Bakterium *Vibrio cholerae* ausgelöst, dessen Exotoxin zu reiswasserartigem Durchfall führt. Der Erreger wird mit dem Stuhl ausgeschieden, es handelt sich also um den fäkal-oralen Infektionsweg. Bei verunreinigtem Trinkwasser kommt es zu lokalen Epidemien. Weil etwa 85 Prozent der Infizierten nicht erkranken, hat es lange gedauert, bis der Infektionsweg aufgeklärt werden konnte (s. S. 409).

Bei den Erkrankten ist wegen der Exikose die Letalität hoch (unbehandelt bis zu 70 %). Die letzte größere Epidemie wütete 2008/09 in Simbabwe mit etwa 100 000 Erkrankten und 5000 Toten.

Seit Einführung der *WHO-Trinklösung*, einer Mischung aus Glukose, Kochsalz, Natriumcitrat und Kaliumchlorid, kann der Flüssigkeitsverlust bei Durchfallerkrankungen gezielt bekämpft werden, wodurch die weltweite Sterblichkeit an Enteritiden von etwa 5 Millionen auf etwa 1,5 Millionen pro Jahr zurückgegangen ist. Die Enteritiden spielen epidemiologisch auch heute noch eine ganz große Rolle, besonders bei Kindern.

Typhus abdominalis wird durch das Bakterium *Salmonella typhi* hervorgerufen und führt zu einer schweren systemischen Erkrankung mit zerebraler Beteiligung („typhus" heißt im Griechischen soviel wie „benebelt"). **Paratyphus** wird durch *Salmonella paratyphi* hervorgerufen und verläuft in abgeschwächter Form. Beide Erreger befallen nur den Menschen. In Deutschland erkranken jedes Jahr etwa 100 Menschen an Typhus oder Paratyphus. Der Erreger wird in den allermeisten Fällen aus der Dritten Welt eingeschleppt, wo nach Angaben der WHO auch heute noch mit jährlich mehr als 15 Millionen Typhus- oder Paratyphus-Erkrankungen gerechnet werden muss, wovon mehrere Hunderttausend tödlich enden.

Typhus und Paratyphus sind sehr ansteckend, weil in der Regel bereits 100 Bakterien für eine Infektion ausreichend sind, während bei den durch Salmonellen hervorgerufenen Enteritiden (s. u.) in der Regel 10 000 bis zu einer Million Erreger für eine Infektion notwendig sind.

Serologisch können mehr als 2500 verschiedene Salmonellen unterschieden werden. Die meisten erzeugen einen **Brechdurchfall**, ohne dass eine systemische Erkrankung wie bei Typhus und Paratyphus vorliegt. Mit Ausnahme der für Typhus und Paratyphus zuständigen Erreger sind die Salmonellen auch in Tieren endemisch, besonders in Geflügel. Bei unhygienischen Zuständen im Schlachthaus wird das Fleisch infiziert, aber häufig sind auch die Eier infiziert, etwa bei Eierstockentzündungen der Hühner. In Deutschland werden jedes Jahr etwa 50 000 Salmonellen-Enteritiden gemeldet, wobei die Dunkelziffer sehr hoch ist.

Die für eine Infektion notwendigen Keimzahlen können erreicht werden, weil sich Salmonellen in einem breiten Temperaturspektrum von etwa 10 bis 50

18.3 Entstehung einer Epidemie

Grad vermehren. Auch gebratenes oder gekochtes Fleisch kann infektiös sein, wenn es nach der Erhitzung zur Reinfektion durch Besteck, Schneidebrett oder die vorher verkeimten Hände kommt und wenn danach bis zum Verzehr etwas Zeit zur Keimvermehrung bleibt.

Etwa 5 % der an Typhus und Paratyphus Erkrankten und ein deutlich kleinerer Prozentsatz der an einer Salmonellen-Enteritis Erkrankten werden nach der Ausheilung zu einem *Salmonellen-Dauerausscheider* und dürfen dann weder im Lebensmittelbereich noch in der Gastronomie arbeiten.

Neben den bisher erwähnten bakteriellen Enteritiden gibt es zahlreiche andere Ursachen für einen plötzlich gehäuft auftretenden Brechdurchfall: Wenn während der Zubereitung oder Lagerung von Lebensmitteln durch Unterbrechung der Kühlkette die Möglichkeit zur Keimvermehrung besteht, gibt es außer den Salmonellen eine große Anzahl von anderen Keimen, die sich unbemerkt vermehren können und erst nach dem Verzehr ihre Wirkung entfalten. Das klassische Beispiel ist die Staphylokokkeninfektion bei der Speiseeiszubereitung: Eine kleine vereiterte Wunde am Finger kann zu einer massiven Keimvermehrung mit Toxinbildung führen.

Last not least sind die häufigen viralen Magen-Darm-Infektionen zu nennen, z. B. durch *Rota-, Adeno-, Corona-* oder *Noroviren*. Manchmal spielen auch *Protozoen* wie *Amöben* oder *Giardien* eine Rolle. Oft liegt auch einfach eine Verschiebung des Gleichgewichts der körpereigenen Darmflora im Rahmen einer Reisediarrhö vor.

Grippe

Die Influenza ist wegen ihrer großen Kontagiosität eine der häufigsten Erkrankungen. Die jährlichen Grippewellen lassen 5 bis 20 Prozent der Weltbevölkerung erkranken. Erreger sind Orthomyxoviren, die in die Typen A, B und C unterteilt werden, wobei für den Menschen nur A und B pathogen sind.

Influenza-A-Viren kommen bei Säugetieren wie Schweinen aber vor allem bei Vögeln vor. Die bei Vögeln vorkommenden Influenzaviren werden aviäre Influenzaviren genannt. Humane und aviäre Influenzaviren unterscheiden sich, weil sie spezifisch an unterschiedliche zelluläre Rezeptoren im oberen Atmungstrakt von Menschen und Vögeln binden, während im Atmungstrakt des Schweins Rezeptoren sowohl für menschliche als auch für aviäre Influenzaviren vorkommen. Dies birgt die Gefahr, dass im Schwein neue gefährliche Subtypen entstehen, wie weiter unten erläutert wird.

Die Influenza-A-Viren werden durch ihr Hämagglutinin (H) und Neuraminidase (N) charakterisiert. Bei der Influenza B gibt es keine Subtypen, aber es zirkulieren zwei unterschiedliche Linien (Yamagata- und Victoria-Linie).

Das Hämagglutinin löst eine Immunantwort aus. Das zweite Hüllantigen, die virale NA, spielt eine Rolle bei der Freisetzung neu gebildeter Viren aus der Zelle. Im Inneren des Virus befindet sich das Genom, das aus acht einzelnen RNA-Gensegmenten besteht. Wenn eine Zelle gleichzeitig durch Viren verschiedenen Subtyps befallen wird, können sich die Gensegmente neu kombinieren. Dieser Vorgang heißt **Antigenshift** und war Ursache der Pandemie 1957, bei der der bis dahin zirkulierende Subtyp A(H1N1) durch den Subtyp A(H2N2) abgelöst wurde, gegen den keine Immunität bestand. Auch das pandemische Influenzavirus A(H1N1) 2009 (die sog. Schweinegrippe) entstand durch mehrere Antigenshifts, in denen aviäre, Schweine- und menschliche Influenzaviren ihr Erbgut neu gemischt hatten.

Unter der **Antigendrift** versteht man eine kontinuierliche Wandlung aufgrund von Punktmutationen. Es wird vermutet, dass das für die Pandemie im Jahr 1918 verantwortliche A(H1N1)-Virus entstand, indem sich über Punktmutationen ein vom Vogel abstammendes Virus an den Menschen angepasst hat.

Die Übertragung von Influenzaviren erfolgt überwiegend durch Tröpfchen, die beim Husten oder Niesen auf die Schleimhäute der Atemwege von Kontaktpersonen gelangen. Darüber hinaus ist eine Schmierinfektion durch Hände möglich, sofern diese mit infektiösem Sekret in Berührung gekommen sind. Das Virus kann in der Umwelt über Stunden und Tage infektiös bleiben.

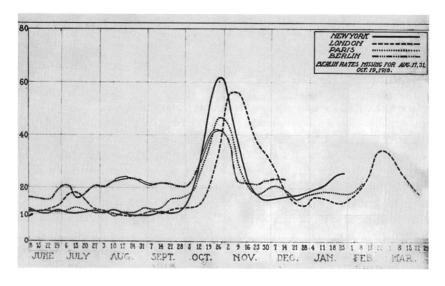

Abbildung 18.11: Übersterblichkeit aufgrund der Spanischen Grippe in verschiedenen Metropolen Europas und Amerikas. Trotz des Kriegszustandes zwischen Deutschland und den Alliierten stimmt der Höhepunkt der Grippewelle in Berlin fast auf den Tag genau mit Paris oder New York überein. Bei den heutigen Verkehrsflüssen würde die Ausbreitung noch rasanter vonstattengehen. Die Ordinate gibt die Mortalität pro Tausend Einwohner und Jahr an. Die Grafik stammt aus dem Jahre 1919. Quelle: Wikipedia

18.3 Entstehung einer Epidemie

Wie bereits erwähnt ist die aviäre Influenza unter Vögeln weit verbreitet, aber aufgrund unterschiedlicher Rezeptoren ist die aviäre Influenza normalerweise nicht auf den Menschen übertragbar. Wenn doch eine Übertragung stattfindet, ist die Letalität sehr hoch (bis zu 60 %), so dass auch vor dem Hintergrund der Spanischen Grippe von 1918 die Befürchtung vorhanden ist, es könnte sich eine Virusvariante entwickeln, die erstens von Vögeln auf den Menschen und zweitens dann von Mensch zu Mensch übertragbar ist. Um dies zu verhindern, sind bereits Millionen von Hühnern, Gänsen und anderem Geflügel gekeult worden, die an aviärer Influenza A(H5N1) (der sog. Vogelgrippe) erkrankt waren. Bisher sind alle Versuche der Eindämmung erfolgreich verlaufen, aber Virologen halten die Gefahr einer Pandemie für real, und deshalb ist Anfang 2012 sogar ein freiwilliges Moratorium einschlägiger virologischer Experimente vorgeschlagen worden.

Die als **Spanische Grippe** in die Geschichte eingegangene Pandemie verlief in drei Wellen: Im Frühjahr und Frühsommer 1918 waren ausgehend von den USA weltweit Millionen von Menschen an einer eher komplikationslos verlaufenden Grippe erkrankt. Im Spätsommer und Herbst gab es eine zweite Welle, die besonders unter den 20- bis 40-Jährigen ungewöhnlich viele Todesopfer forderte. Im Frühjahr 1919 gab es eine dritte Welle, die wieder eher milde und komplikationslos verlief. Bis in die 20er Jahre hinein gab es noch eine Reihe weiterer Nachepidemien. Danach war der Erreger verschwunden und konnte erst vor einigen Jahren aus exhumierten Todesopfern isoliert werden. Aufgrund genetischer Analysen weiß man, dass es sich um einen punktuell mutierten aviären Influenza A(H1N1)-Virus handelt. Auch die außergewöhnlich starke Virulenz des Virus konnte im Labor verifiziert werden. Die Schätzungen der Todesopfer der Pandemie von 1918 schwanken zwischen 25 und 70 Millionen, das Robert-Koch-Institut geht von 40 Millionen aus.

Bezüglich der saisonalen Grippe betreibt das Robert-Koch-Institut ein nationales Referenzzentrum. Wegen der Antigendrift muss der Impfstoff ständig an die aktuell zirkulierenden Varianten der Influenzaviren angepasst werden. Die weltweit von allen Influenzazentren zur Verfügung gestellten Virusstämme ermöglichen es der WHO, neue Driftvarianten zu erkennen und die Impfstoffzusammensetzung für die kommende Saison zu empfehlen.

Ausbruch neuer Epidemien

Wie diese kurze Übersicht gezeigt hat, ist die Gefahr eines Seuchenausbruchs keineswegs eine Angelegenheit längst vergangener Zeiten.

Es geht auch nicht immer um eine neue Pandemie, sondern häufig handelt es sich „nur" um eine lokale Häufung, sei es aufgrund einer Infektion oder auch nur aufgrund einer Intoxikation in der örtlichen Kantine. Wie man vorgeht, um die Ursache zu ermitteln, wird in den nächsten beiden Abschnitten erläutert.

18.3.1 Falldefinition

Im Fall eines plötzlich gehäuften Auftretens einer Erkrankung geht es darum, die Natur der Erkrankung, die Ursache und mögliche begünstigende oder protektive Faktoren zu ermitteln.

In der Regel schießen in einer solchen Situation die Spekulationen ins Kraut und häufig werden auch Erkrankungen und Symptome, die mit der gehäuft auftretenden Erkrankung nichts zu tun haben, dieser angelastet.

Zunächst muss es darum gehen, sich eine Übersicht zu verschaffen: Wann ist wer wo mit welchen Symptomen erkrankt?

Im zweiten Schritt wird ermittelt, was der gemeinsame Nenner der Erkrankten ist. Es geht hier um persönliche Merkmale wie Alter, Geschlecht, aber vor allem um die Vorgeschichte in Bezug auf mögliche Ansteckungsquellen.

Im dritten Schritt wird die vorliegende Situation mit bekannten Krankheitsbildern verglichen. Hieraus ergeben sich Ansatzpunkte für differentialdiagnostische Überlegungen und Untersuchungen und vor allem für präventive Maßnahmen.

Im Interesse der Prävention muss man bereits zu Beginn überlegen, welche Erkrankung vorliegen könnte und welche Maßnahmen in diesem Fall ergriffen werden müssten, um eine weitere Ausbreitung zu verhindern. Unabhängig von solchen auf Verdacht basierenden Sofortmaßnahmen muss systematisch an der Ursachenforschung gearbeitet werden. Dies geschieht mit Hilfe der Falldefinition:

Die Falldefinition gibt an, durch welche Symptome, Befunde und ggf. durch welche Vorgeschichte sich die Fälle definieren, die Gegenstand des Krankheitsausbruches sind. Eine Falldefinition ist keine klinische Diagnose, sondern ein Hilfsmittel bei der epidemiologischen Spurensuche.

Das Robert-Koch-Institut hat für alle meldepflichtigen Erkrankungen Falldefinitionen aufgestellt, anhand derer festgelegt ist, unter welchen Umständen eine Meldung erfolgen soll und unter welchen Umständen nicht. Näheres unter: www.rki.de. Bei jeder meldepflichtigen Erkrankung droht der Ausbruch einer Epidemie.

Im Falle eines lokalen Krankheitsausbruchs dient die Falldefinition dazu, die tatsächlichen Fälle von Erkrankungen mit ähnlichem Krankheitsbild zu trennen. Dies ist wichtig, weil es im nächsten Schritt darum geht, nach dem gemeinsamen Nenner aller Fälle, also der Ansteckungsquelle, zu suchen. Dies wird sehr erschwert, wenn sich die tatsächlichen Fälle zwischen vermeintlichen Fällen verstecken.

Wie bei allen anderen Beurteilungen in der Medizin und in täglichen Leben gibt es auch bei der Falldefinition den Fehler erster und zweiter Art, d.h. es kann Patienten geben, auf die die Falldefinition zutrifft, ohne dass diese tatsächlich von der Epidemie betroffen sind, und umgekehrt. Dies lässt sich nicht vermeiden, denn wenn man die Kriterien so definiert, dass der Fehler erster Art klein oder gleich Null ist, ist der Fehler zweiter Art besonders groß und umgekehrt (s. S. 319)

Die Suche nach der Ursache des Krankheitsausbruchs gestaltet sich oft als detektivische Kleinarbeit. Wenn man z. B. herausgefunden hat, dass alle oder fast alle Fälle in einer bestimmten Caféteria gegessen haben, versucht man anhand von Interviews zu ermitteln, welche Speisen von den Fällen verzehrt wurden und man versucht, in der Küche Reste dieser Speisen zu konfiszieren, damit bakteriologische und toxikologische Analysen durchgeführt werden können.

Wie so etwas im Einzelnen abläuft, wird im nächsten Abschnitt anhand der EHEC-Epidemie geschildert, die im Frühsommer 2011 die Öffentlichkeit in Atem gehalten.

18.3.2 EHEC-Epidemie im Frühsommer 2011

Escherichia coli sind wesentlicher Bestandteil der physiologischen Darmflora. Es gibt jedoch auch verschiedene für den Menschen pathogene Stämme. Unter enterohämorrhagischen Escherichia coli (EHEC) versteht man Kolibakterien, die blutigen Durchfall hervorrufen können.

EHEC-Bakterien können sich durch ein spezielles Hüllenprotein an die Epithelzellen der Darmwand anheften. Außerdem produzieren sie ein Blutzellen zerstörendes Toxin (Hämolysin) und ein Toxin, das Ähnlichkeit mit dem neurotoxischen Toxin des Bakteriums *Shigella dysenteriae* hat.

Die Erkrankung wird auf fäkal-oralem Weg übertragen. Wiederkäuer wie Kühe und Ziegen bilden ein Erregerreservoir, ohne selbst zu erkranken. EHEC-Bakterien wurden 1977 entdeckt, seitdem ist es immer wieder zu lokalen Epidemien gekommen, die auf EHEC zurückgeführt werden. In Japan sind im Jahre 1996 9000 Schulkinder nach dem Verzehr von Rettichsprossen erkrankt.

EHEC-Infektionen sind seit 1998 in Deutschland meldepflichtig. In den letzten Jahren wurden jährlich etwa 1000 EHEC-Infektionen gemeldet, meist bei Kleinkindern, darunter gut 50, bei denen als Komplikation das *hämolytischurämische Syndrom* (HUS) aufgetreten war.

Die Keime der Epidemie 2011 werden gelegentlich auch als HUSEC (HUS-assoziierte E. coli) oder STEC (Shigatoxin-producing E. coli) bezeichnet.

Die ersten Fälle

Anfang Mai 2011 traten in Norddeutschland erst vereinzelt und dann vermehrt EHEC-Fälle auf, die jedoch im Gegensatz zu den sporadisch in den Vorjahren beobachteten Fällen nicht vor allem Kleinkinder betrafen und bei denen sich in mehr als 25 % der Fälle das hämolytisch-urämische Syndrom entwickelte und die zudem oft schwere neurologische Ausfälle zeigten. Am 19.5.2011 wurde das Robert-Koch-Institut (RIK) um Hilfe gebeten.

Der Erreger

Die Symptomatik lenkte den Verdacht sofort auf Shigatoxin-bildende E. coli (EHEC). Zur weiteren Untersuchung wurden Stuhlproben an das *Nationale Referenzzentrum für Krankenhaushygiene* (NRZ), an das *Clinical Reference Laboratory für E. coli* in Rom, das *WHO-Referenzlabor für E. coli* in Kopenhagen, an das *Nationale Referenzlabor für E. coli* am Bundesinstitut für Risikobewertung (BfR) in Berlin und das *Konsiliarlabor HUS* in Münster gesendet. Innerhalb weniger Tage stand fest, dass es sich

- in allen Fällen um denselben Erreger handelte (was ja keineswegs selbstverständlich war), und zwar

- um EHEC-Keime vom Serotyp O104:H4, die bis zu diesem Zeitpunkt nicht beim Tier und nur selten beim Menschen beschrieben worden waren.

Dieser bisher kaum in Erscheinung getretene Serotyp war von äußerster Virulenz: Mehr als jeder vierte Patient entwickelte ein hämolytisch-urämisches Syndrom, und viele entwickelten schwerste neurologische Ausfälle wie Aphasien oder epileptische Anfälle. Mitte Mai stieg die Zahl der Krankenhauseinweisungen von Tag zu Tag.

Eine kausale Therapie war nicht in Sicht, weil eine antibiotische Behandlung wegen der beschleunigten Freisetzung der Toxine die Symptomatik nur verstärkte. Einige Patienten mussten wegen neurologischer Symptomatik sogar intubiert werden. Die norddeutschen Intensivstationen waren überfüllt, Pflegepersonal musste aus Süddeutschland eingeflogen werden und die Situation spitzte sich von Tag zu Tag zu, ohne dass ein Ende der Epidemie absehbar oder auch nur die Quelle der Infektionen erkennbar war. Die Infektionsgefahr war und ist auch deshalb so groß, weil wegen bestimmter Adhäsionsfaktoren bereits 10 bis 100 Erreger für eine Infektion ausreichend sind.

Die Infektionsquelle

Auf der Suche nach der Infektionsquelle befragten Experten des RKI die Erkrankten bzw. ihre Angehörigen nach dem Verlauf der letzten Tage vor Ausbruch der Infektion und vor allem danach, was sie wo und wann gegessen hatten. Weil man aufgrund der serologischen Subtypisierung wusste, dass es sich bei allen Erkrankten um denselben Erreger handelt, musste es *einen gemeinsamen Nenner aller Patienten* geben, vermutlich in Form einer EHEC-verseuch-

18.3 Entstehung einer Epidemie

ten Speise oder Speisezutat. Vehikel wie Rohmilch, rohes Fleisch oder Sprossen, die in früheren EHEC/HUS-Ausbrüchen als Infektionsquelle identifiziert worden waren, schienen keine Rolle zu spielen: Bei der ersten Befragung von Hamburger Patienten am 20.5. und 21.5. war eine Vielzahl von Lebensmitteln einschließlich Sprossen berücksichtigt worden. Hiebei hatten lediglich 3 von 12 Patienten angegeben, Sprossen verzehrt zu haben.

Es stellte sich bei der Befragung der Patienten heraus, dass die meisten in einigen wenigen Restaurants gegessen hatten. Diese Restaurants wurden genauestens untersucht, ohne dass EHEC-verseuchte Speisen oder Speisereste gefunden wurden. Daraufhin wurden die Lieferscheine der Restaurants ausgewertet, um festzustellen, ob es gemeinsame Zulieferer gäbe.

Parallel hierzu wurden mehrere Fall-Kontroll-Studien (s. S. 296) bezüglich der Ernährungsgewohnheiten der Erkrankten (Fälle) im Vergleich zu Nichterkrankten durchgeführt. Als Fälle dienten hospitalisierte Patienten aus Lübeck, Bremerhaven und Bremen. Jedem Fall wurden drei Kontrollen zugeordnet, passend nach Altersgruppe, Geschlecht und Wohnort. Die Kontrollen wurden etwa 50 m von der Adresse der jeweiligen Fallperson kontaktiert (s. S. 298). Fälle und Kontrollen wurden vor allem nach dem Verzehr von Früchten und rohem Gemüse in den zwei Wochen vor Erkrankungsbeginn bzw. vor dem Interview befragt. Auch der Sprossenverzehr wurde abgefragt. Insgesamt wurden 26 Fälle (9 Männer, 17 Frauen) und 81 Kontrollen in die Studie eingeschlossen. 25 % der erkrankten Personen gaben an, Sprossen verzehrt zu haben, verglichen mit 9 % der Kontrollen. 88 % der Fälle und 70 % der Kontrollen konnten sich an den Verzehr von Salatgurken erinnern. Andere Lebensmittel zeigten noch geringere Differenzen zwischen Kontrollen und Fällen.

Verzehrwarnungen

Aufgrund der dramatischen Kosequenzen, die eine Ausweitung der Epidemie nach sich gezogen hätte, herrschte eine große Nervosität. So wurde am 25.5. die öffentliche Empfehlung ausgesprochen, auf den Genuss von Blattsalat, Gurken und Tomaten aus Norddeutschland zu verzichten. Im Mai werden jedoch keine Gurken und Tomaten in Norddeutschland geerntet. Gemeint war, dass man auf Gemüse verzichten sollte, das über den norddeutschen Großhandel geliefert worden wäre. Und tatsächlich fand man auf dem Hamburger Großmarkt auch drei Gurken, die mit EHEC verseucht waren. Eine Suche des Erregers bei zwei spanischen Erzeugern dieser Gurken verlief ergebnislos und die Gartenbaubetriebe versicherten glaubhaft, dass weder sie noch ihre Kollegen jemals Gurken mit Gülle gedüngt hätten. Einige Tage später stellte sich heraus, dass die gefundenen EHEC-Keime einen anderen Serotyp aufwiesen, also mit der Epidemie gar nichts zu tun haben konnten. Interessanterweise ebbte aber fast auf den Tag genau nach der – wie wir heute wissen – völlig unsinnigen Warnung vor Gurken,

18. Kapitel: Grundzüge der Epidemiologie

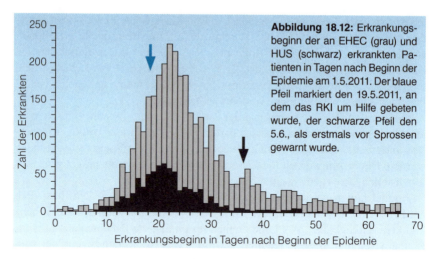

Abbildung 18.12: Erkrankungsbeginn der an EHEC (grau) und HUS (schwarz) erkrankten Patienten in Tagen nach Beginn der Epidemie am 1.5.2011. Der blaue Pfeil markiert den 19.5.2011, an dem das RKI um Hilfe gebeten wurde, der schwarze Pfeil den 5.6., als erstmals vor Sprossen gewarnt wurde.

Salat und Tomaten die EHEC-Epidemie ab. Dies ist eines der vielen Beispiele dafür, dass eine zeitliche Korrelation einen kausalen Zusammenhang vielleicht nahelegen, aber keineswegs beweisen kann.

Wie groß der Wunsch war, endlich die Ursache gefunden zu haben, beweist die Argumentation in einer dpa-Meldung vom 3.6.2011, in der unter Bezug auf das Robert-Koch-Institut und das Bundesinstitut für Risikobewertung vor rohen Tomaten, Gurken und Salat gewarnt wurde. Hier wurde auf eine Studie mit 46 Patienten mit HUS- oder EHEC-Infektion und eine Befragung von 2100 gesunden Kontrollpersonen verwiesen. Während 84 Prozent der Patienten Blattsalat verzehrt hätten, waren es unter den Kontrollen nur 47 Prozent. 75 % der EHEC-Patienten, aber nur 50 % der Kontrollen hätten Tomaten verzehrt. Bei Gurken habe der Vergleich 80 gegenüber 63 Prozent ergeben. Insgesamt hätten 95 Prozent der erkrankten Patienten mindestens eine der drei Gemüsearten verzehrt. Diese Zusammenfassung mehrerer auffälliger (Grund-)Nahrungsmittel zu einer sehr auffälligen Speise hätte sogar auf die richtige Spur führen können, wenn man überlegt hätte, was auf dem Weg von der Gurke, der Tomate und dem Salatblatt zum fertigen Salat passiert: Sie werden (oft) mit Sprossen angereichert. An das Salatdressing hatte man gedacht, aber nichts gefunden.

Aus epidemiologischer Sicht wäre es nur dann berechtigt, Tomaten, Gurken und Salatblätter gleicherweise anzuschuldigen, wenn diese in gleicher oder ähnlicher Weise einem Risiko der Verkeimung ausgesetzt wären, z.B. mit Gülle gedüngt würden. Dies war jedoch nicht der Fall, im Gegenteil, Tomaten kamen hauptsächlich aus Holland, Gurken aus Treibhäusern in Spanien und Salat aus dem Feldanbau in verschiedenen Ländern. Insofern war die Verzehrwarnung nicht epidemiologisch begründet, sondern nur der öffentlichen Nervosität geschuldet.

18.3 Entstehung einer Epidemie

Erkrankungscluster

Aus der Befragung der Patienten ergab sich, dass man für viele Patienten Orte finden konnten, an denen sie sich mutmaßlich infiziert hatten. Dies war zum Beispiel der Fall, wenn mehrere Teilnehmer einer Reisegruppe erkrankt waren und wenn diese Reisegruppe nur in einem Restaurant gemeinsam gegessen hatte. Insgesamt konnte man 41 solche Infektionsquellen identifizieren. In keinem dieser Restaurants waren EHEC-Keime nachweisbar, aber eine Auswertung der Lieferscheine ergab, dass alle von einem Biohof in Niedersachsen Sprossen bezogen hatten. Auch dort wurden keine EHEC-Keime gefunden, aber immerhin waren die von dort gelieferten Sprossen der gesuchte *gemeinsame Nenner*, der auf alle Erkrankungsfälle zutraf. Die Tatsache, dass sich viele Patienten nicht an den Verzehr erinnern konnten, hängt neben unserer Fast-Food-Esskultur auch damit zusammen, dass die Sprossen nur in sehr kleinen Mengen – gewissermaßen als Gewürz – dem Salat oder auch dem Hauptgericht zugesetzt worden sind. Wie bereits erwähnt sind bei EHEC häufig schon 10 bis 100 Keime für eine Infektion ausreichend, so dass bereits eine einzige Sprosse oder auch nur ein Teil davon zu einer Erkrankung führen kann.

Es gab zwei Erkrankte, die ihre Sprossen selbst gezogen hatten, wobei die Samen aus Ägypten gekommen waren, von wo auch der Biohof sein Saatgut bezogen hatte. Im Juni gab es in Südfrankreich einen Ausbruch mit 15 Erkrankten, der sich ebenfalls auf selbst gezogene Sprossen mit Saatgut aus Ägypten zurückführen ließ. Alle anderen Erkrankten in Deutschland und im Ausland ließen sich direkt oder indirekt auf die Sprossen des niedersächsischen Biohofs zurückführen. In einigen Familien haben sich Familienmitglieder angesteckt, aber nach bisherigem Kenntnisstand ist der Serotyp O104:H4 in Deutschland nicht endemisch geworden, weil es keine Neuerkrankungen dieses Serotyps gibt und auch keine asymptomatischen Ausscheider.

Das RKI hat bereits 2007 eine Falldefinition für EHEC veröffentlicht, die unter www.rki.de abrufbar ist. Für den Ausbruch im Jahr 2011 hat das RKI die Falldefinition um einige zusätzliche Kriterien wie Serogruppe und Erkrankungszeitraum erweitert, um aus epidemiologischer Sicht die aktuelle Epidemie von den üblichen Erkrankungen an EHEC abzugrenzen.

Die Epidemie 2011 umfasste nach den beim RKI eingegangenen Daten 855 Erkrankungen an HUS und 2987 Fälle von EHEC-Gastroenteritis, also insgesamt 3842 Erkrankungen. Die Epidemie hat in Deutschland 53 Todesopfer gefordert. Die neurologischen Symptome haben sich bei den meisten Patienten wieder zurückgebildet und auch die Nierenfunktion hat sich in der Regel wieder erholt.

Als Lehre aus der Epidemie wurden die Fristen für die Meldung an das RKI verkürzt. Gleichzeitig wurde das Infektionsschutzgesetz auch dahingehend ergänzt, dass jetzt auch Röteln, Mumps, Windpocken und Keuchhusten meldepflichtig sind. Wegen der Impfungen sind diese Erkrankungen selten geworden.

18.4 Übungsaufgaben

18.1 Der methodische Ansatz

1. Eine typische Aufgabe der deskriptiven Epidemiologie ist:

(A) den Erfolg von präventiven Maßnahmen zu quantifizieren
(B) den tatsächlich betroffenen Wirt einer Infektionskrankheit zu identifizieren
(C) den verursachenden Faktor für eine Erkrankung aufzuspüren
(D) eine kausale Hypothese im Zusammenhang mit verursachenden Faktoren einer Erkrankung zu verifizieren
(E) die Ausbreitung einer Erkrankung in der Bevölkerung zu erfassen

2. Eine Krankheit zeigte 1990 eine wesentlich niedrigere Prävalenz als 1950. Für diese Abnahme können als Ursache in Betracht kommen:

(1) niedrigere Frühletalität
(2) kürzere Krankheitsdauer
(3) verringerte Inzidenz

(A) nur 1 ist richtig
(B) nur 2 ist richtig
(C) nur 1 und 2 sind richtig
(D) nur 2 und 3 sind richtig
(E) 1 — 3 = alle sind richtig

3. Ein deutsches Bundesland hatte 1991 eine durchschnittliche Bevölkerungszahl von 6 Millionen. Zu Beginn des Jahres 1991 litten 5000 Personen an einer Krankheit X. Im Laufe des Jahres 1991 wurden in diesem Bundesland 300 neue Fälle dieser Krankheit X diagnostiziert und 70 Personen starben im selben Jahr an dieser Krankheit X.
Die Prävalenz für die Krankheit X je 100 000 der Bevölkerung am 1.1.1991 beträgt:

(A) 1,2
(B) 3,8
(C) 5,0
(D) 83,3
(E) 88,3

4. Welche Aussage zur Epidemiologie der Multiplen Sklerose trifft **nicht** zu?

(A) Die Inzidenz ist höher als die Prävalenz.
(B) Frauen werden von der Erkrankung häufiger betroffen als Männer.
(C) Das Erkrankungsrisiko ist zwischen dem 20. und 40. Lebensjahr am höchsten.
(D) Hinsichtlich der Krankheitshäufigkeit besteht ein deutliches Nord-Süd-Gefälle im europäischen Raum.
(E) Bislang existieren keine bevölkerungswirksamen Präventionsmaßnahmen.

18.4 Übungsaufgaben

5. Welche der folgenden Maßnahmen gehört **nicht** zur Expositionsprophylaxe?

(A) Quarantänebestimmungen im internationalen Reiseverkehr
(B) Desinfektion
(C) Isolierung hospitalisierter Patienten durch Einzelzimmerpflege
(D) Schutzimpfungen bei Fernreisenden
(E) Trinkwasseraufbereitung

Lösung der Übungsaufgaben

1 (E) Antwort E ist rein deskriptiv.
   Bei (B), (C) und (D) steht die Analyse im Vordergrund. Man spricht von analytischer Epidemiologie.
   Bei (A) handelt es sich bei der präventiven Maßnahme um einen experimentellen Ansatz.

2 (D) Eine niedrigere Frühletalität würde eine verlängerte Krankheitsdauer bedeuten und damit eine höhere Prävalenz.

3 (D) In dieser Aufgabe wird nach der Prävalenz bezogen auf eine Bevölkerung von 100 000 gefragt. Die Bevölkerung beträgt 6 000 000 Menschen, die Zahl der Erkrankten 5000. Wenn man die Zahl der Bevölkerung durch 60 teilt, erhält man 100 000. Dementsprechend muss man auch die Zahl der Erkrankten durch 60 teilen: 5000/60 = 500/6 = 83,3.
   Abschätzung, wenn man im Kopf rechnet: $80 \times 6 = 480$, aber $90 \times 6 = 560$.
   Deshalb kommt nur (D) infrage, (E) wäre zu groß.

4 (A) Die Multiple Sklerose ist eine chronische Erkrankung und deshalb ist die Prävalenz viel höher als bei einer akuten schnell abheilenden Erkrankung gleicher Inzidenz.

5 (D) Die Schutzimpfung wird als Dispositionsprophylaxe bezeichnet.
   Bei den unter (A), (B), (C) und (E) genannten Möglichkeiten wird die Exposition des Menschen gegenüber den Keimen vermieden oder zumindest vermindert.

Kapitel 19
Systematic Reviews und Metaanalysen

In den Kapiteln 16 und 17 hatten wir besprochen, wie die Daten einer Untersuchung, z.B. eines klinischen Versuches oder eines Experimentes, daraufhin geprüft werden können, ob sie statistisch signifikant sind, d.h. ob sich die Daten auch zufälligerweise so ergeben haben könnten. Wenn ein statistischer Test ergeben hat, dass die Daten statistisch signifikant sind, ist dies kein Beweis für die postulierte Beziehung, denn die Testentscheidung steht unter der Irrtumswahrscheinlichkeit α für den Fehler erster Art. Wenn im umgekehrten Fall die Nullhypothese nicht zurückgewiesen werden kann, ist auch dies kein Beweis dafür, dass die Nullhypothese richtig ist, denn für diesen Fall der Testentscheidung gilt die Irrtumswahrscheinlichkeit β für den Fehler 2. Art.

In der Praxis ist damit zu rechnen, dass α und β eher noch größer sind als angegeben, weil α und β davon ausgehen, dass keiner der in Kapitel 9 *Fehler und ihre Vermeidung* beschriebenen systematischen Fehler vorliegt. Dies ist eigentlich nur dann der Fall, wenn erstens eine hervorragende Versuchsplanung vorliegt und wenn zweitens keine unerwarteten Umstände eingetreten sind.

Hieraus folgt, dass Studienergebnisse erst dann überzeugend sind, wenn sie in *wiederholten* Studien bestätigt wurden, am besten von unterschiedlichen Arbeitsgruppen unter verschiedenen Randbedingungen. Diese Regel gilt für alle Naturwissenschaften, aber besonders auch für die Medizin mit ihren vielen Unwägbarkeiten, die sich aus der Individualität der Patienten ergeben.

Die vorhandenen Erkenntnisse nutzen

Natürlich ist der Anreiz groß, bei interessanten Ergebnissen eine neue Studie zu konzipieren, um die Ergebnisse zu bestätigen, aber dieses ist ein Ressourcen vergeudendes Verhalten. Und auch zur Konzeption einer neuen Studie gehört als erster Schritt die Auswertung bereits vorhandener Erkenntnisse, d.h. das Studium der Literatur.

Es gibt im medizinischen Bereich über 5000 Fachzeitschriften, die jährlich etwa 500000 Beiträge herausbringen. Alleine in der Datenbank Medline sind über 20 Millionen wissenschaftliche Beiträge archiviert, viele nur mit Titel und bibliographischen Angaben, einige auch als *abstract*.

Im Kontext der Wissenschaft gesehen sind die Ergebnisse einer einzelnen

Arbeit *maximal* soviel wie ein kleines Steinchen in einem großen Mosaik. Daraus folgt, dass sich die Bedeutung eines Ergebnisses erst durch die Kenntnis des wissenschaftlichen Umfeldes erschließt. Für den behandelnden Arzt kommt es nicht so sehr auf die Detailkenntnis der einzelnen Mosaiksteinchen an, sondern vielmehr darauf, das Gesamtbild zu verstehen und zu wissen, wo er sich bei Bedarf gezielt informieren kann. Bis vor wenigen Jahren hätte man gesagt, wo man gezielt nachschlagen kann. Inzwischen ist man nur online up to date.

Obwohl man auch vieles googeln kann, sind die neusten medizinischen Erkenntnisse nur auf zugangsgeschützten Websites internationaler Verlage zu finden. Deshalb ist Google bei medizinischen Fachfragen nur wenig hilfreich, zumal Google sein Geld mit auf den Suchenden zugeschnittenen Inseraten verdient. Weil für verschreibungspflichtige Medikamente in der Öffentlichkeit nicht geworben werden darf, hier also keine Anzeigen locken, entwickelt Google im medizinischen Bereich auch keine Ambitionen. Im August 2011 musste Google in den USA eine Strafzahlung von 500 Millionen Dollar leisten, weil kanadische Apotheken über Google Anzeigen geschaltet hatten, die zu unzulässigen Bestellungen von Patienten aus den USA geführt hatten.

Angesichts der riesigen Zahl medizinischer Veröffentlichungen ist die Suche nach einer speziellen Information oft wie die sprichwörtliche Suche nach einer Nadel im Heuhaufen. Erschwerend kommt noch hinzu, dass medizinische Methoden von großem kommerziellen Interesse sind, Stichwort: *Publication Bias* (s. S. 173).

Die Suche nach wissenschaftlichen Daten im Bereich der Medizin hat sich inzwischen zu einer eigenen Wissenschaft entwickelt und wird im Kapitel 21 näher beschrieben. Auch bei der wissenschaftlichen Recherche gilt natürlich learning by doing. Die Suche nach abstracts über Medline und andere Datenbanken wie Cochrane Library ist in der Regel frei, der Zugang zum vollen Text oft kostenpflichtig. Über die Universität oder das Krankenhaus hat man jedoch oft auch zu den kostenpflichtigen Full-Text-Bereichen der Zeitschriften und wissenschaftlichen Monografien freien Zugang.

19.1 Die Cochrane Collaboration

Die Cochrane Collaboration (abgekürzt CC) ist ein internationales Netzwerk von Fachleuten und auch Laien, das sich in beispielhafter Weise darum verdient macht, die medizinische Literatur aufzuarbeiten und dem Interessierten zugänglich zu machen. Was Wikipedia für das enzyklopädische Wissen der Welt ist, ist die Cochrane Collaboration für die Medizin. Auch die Arbeitsmethoden, insbesondere die Prinzipien der Ehrenamtlichkeit, der Transparenz, der gegenseitigen Kontrolle und der Internationalität, ähneln sich.

Die Cochrane Collaboration wurde 1993 gegründet und nach dem britischen Epidemiologen Sir Archibald Leman Cochrane (1908–1988) benannt, einem Pionier randomisierter kontrollierter Studien. Die Cochrane Collaboration erhält in vielen Ländern der Erde öffentliche Förderung, sowohl von ministerieller wie von universitärer Seite, aber auch viele andere Institutionen des Gesundheitssystems wie z.B. Krankenkassen beteiligen sich an der Finanzierung.

Weltweit arbeiten mehr als 30 000 Menschen für die Cochrane Collaboration, viele ehrenamtlich, viele aber auch im Rahmen ihrer beruflichen Tätigkeit und in speziellen Projekten.

Evidenzbasierte Medizin (EbM)

Die Cochrane Collaboration hat sich den Prinzipien der *Evidenzbasierten Medizin (EbM)* verschrieben. Dazu gehören einmal die Wissenschaftlichkeit und Objektivität, die Skepsis gegenüber tradierten Meinungen und Arbeitsweisen und last not least das Prinzip, den Patienten mit seinen Bedürfnissen und Wünschen in den Mittelpunkt ärztlichen Bemühens zu stellen.

Normalerweise entspricht diese Haltung dem traditionellen Selbstverständnis jeden Arztes, doch gibt es leider genügend Beispiele, wo aus allerlei zwar nachvollziehbaren, aber dennoch ungerechtfertigten Gründen der Patient zum bloßen Objekt des Medizinbetriebes wird.

Selbst bei gutem Willen aller Beteiligten ist es jedoch nicht einfach, Patienten auf der Basis des aktuellen, validierten Wissens zu behandeln. Methodische und logistische Probleme bilden Hindernisse, für deren Beseitigung weltweit sehr viel Aufwand getrieben wird. Weil sich aus den von der Cochrane Collaboration erarbeiteten Übersichtsarbeiten weitreichende Konsequenzen für die Behandlung von Millionen von Patienten ableiten, ist die Orientierung an den Prinzipien der EbM sehr wichtig. Die CC ist nur der Wissenschaftlichkeit gegenüber verpflichtet. Man stelle sich nur den umgekehrten Fall vor, dass die Pharmaindustrie die Cochrane Collaboration finanzieren würde.

Organisatorisches

Weltweit gibt es zurzeit über 80 Arbeitsgruppen, die sich mit speziellen Themen beschäftigen. Über 50 *Review Groups* haben sich auf Krankheitsbilder spezialisiert. Das Spektrum recht von „Akute Atemwegserkrankungen", „Atemwege" und „Anästhesie" bis hin zu „Tabakabhängigkeit", „Oberer Intestinaltrakt" und „Wundheilung", um die ersten und die letzten drei des Alphabets (bei englischer Bezeichnung) zu nennen. Bei Interesse und Bedarf werden neue Arbeitsgrup-

19.1 Die Cochrane Collaboration

pen gegründet. Jede Arbeitsgruppe hat einen Leiter als festen Ansprechpartner, der ein ausgewiesener Fachmann auf seinem Gebiet ist, besteht aber aus vielen Mitgliedern, die in der Regel sogar aus verschiedenen Ländern kommen. Die gemeinsame Sprache ist Englisch.

Jede *Review Group* beschäftigt sich damit, zu ihrem Thema aus der internationalen Literatur systematische Übersichtsarbeiten (*systematic reviews*) durch Zusammenfassungen von Studien zu erarbeiten und in den folgenden Jahren auf dem aktuellen Stand zu halten. Wie dies im Einzelnen geschieht, wird weiter unten im Detail erläutert. Bisher sind bereits viele Tausende solcher systematischen Übersichtsarbeiten erarbeitet worden.

Neben den *Review Groups* gibt es z. Zt. 15 *Methods Groups*, die zu speziellen methodischen Aspekten arbeiten, zwölf *Fields and Networks*-Gruppen, die sich um die Belange spezieller Patientengruppen wie älterer Leute, Kinder oder Patienten in Entwicklungsländern kümmern und zwölf institutionalisierte *Cochrane-Zentren*. Das deutsche *Cochrane-Zentrum* ist im Institut für Medizinische Biometrie und Medizinische Informatik des Universitätsklinikums Freiburg angesiedelt. Dort sind gegenwärtig ca. zehn Mitarbeiter für die Cochrane Collaboration tätig.

Die Cochrane Collaboration bekommt öffentliche Förderung, weil sie die Effizienz des Gesundheitswesens in besonderer Weise erhöht und weil ja auch andere grundlegende Institutionen wissenschaftlicher Arbeit wie z. B. das Bibliothekswesen nur mit öffentlichen Mitteln arbeitsfähig sind.

Die Aktivitäten der Cochrane Collaboration werden von einer demokratisch gewählten Steering Group geleitet. Das jährlich stattfindende *Cochrane Colloquium* ist eine internationale Fachtagung und zugleich großes Arbeitstreffen der Cochrane Collaboration, bei der die Teilnehmer über Ergebnisse klinischer Forschung und über wissenschaftliche Methoden zur Evaluation von Studienergebnissen diskutieren. Weitere Infos unter www.cochrane.org bzw. www.cochrane.de.

Datenbanken der Cochrane Library

Cochrane Reviews – Cochrane Database of Systematic Reviews (CDSR): enthält die von Cochrane Review Gruppen erstellten Übersichtsarbeiten sowie Übersichtsarbeiten zu methodischen Aspekten (Methods reviews).

Other Reviews – Database of Abstracts of Reviews of Effects (DARE): aufgebaut und gepflegt durch das Centre for Reviews and Dissemination in York, Großbritannien, enthält strukturierte Abstracts und Bewertungen von Nicht-Cochrane Reviews.

Clinical Trials – Cochrane Central Register of Controlled Trials (CENTRAL): weltweit größte Datenbank randomisierter kontrollierter Studien aus Datenbankrecherchen und Handsuchen.

Methods Studies – Cochrane Methodology Register (CMR): enthält Referenzen zu Artikeln und Büchern, die sich mit wissenschaftlichen und methodischen Aspekten der Reviewerstellung befassen. Die Cochrane Library beinhaltet darüber hinaus auch ein Handbuch zur Erstellung von Übersichtsarbeiten und ein Glossar zur Erläuterung der Terminologie.

Technology Assessments – Health Technology Assessment Database (HTA): enthält umfassende Berichte zu gesundheitsrelevanten Prozessen.

Economic Evaluations – The NHS Economic Evaluation Database: beinhaltet internationale und nationale ökonomische Bewertungen zu Leistungen des Gesundheitswesens.

About Cochrane – About The Cochrane Collaboration: beinhaltet Kontaktadressen und weitere Informationen zu Review Gruppen, zu Cochrane-Zentren und zu anderen Cochrane-Entitäten.

19.2 Systematic Reviews

Wenn man die Ergebnisse mehrerer Studien miteinander vergleicht, besteht immer das Problem, dass man Äpfel nicht mit Birnen vergleichen darf. Andererseits wird ein Vergleich verschiedener Studien nur dann vorgenommen, wenn dieselbe Fragestellung bearbeitet wird, so dass die Gefahr, dass Äpfel mit Birnen verglichen werden, schon von der Fragestellung her eher gering ist. Trotzdem darf man dieses Problem nicht aus den Augen verlieren.

Vom Grundsatz her gibt es Studien zu *therapeutischen Interventionen*, Studien zu *diagnostischen Methoden* und Studien zur *ätiologischen Bedeutung* von Risikofaktoren bzw. zur protektiven Wirkung von gesundheitsfördernden Maßnahmen.

Im Folgenden gehen wir von Therapiestudien aus, wobei die Überlegungen in ähnlicher Weise auch für die anderen Studienformen gelten. Beim Vergleich verschiedener Therapiestudien gelten alle Überlegungen, die in den Kapiteln *Fehler und ihre Vermeidung*, *Ursächlichkeit* und *Versuchsplanung* genannt wurden. Im Wesentlichen kommt es bei der Qualitätsbeurteilung der Studien darauf an, wieweit die Struktur- und Beobachtungsgleichheit gegeben ist, insbesondere, in welchem Krankheitsstadium sich die Patienten der verglichenen Studien befanden, inwiefern die Interventionen nicht nur qualitativ, sondern auch quantitativ vergleichbar sind und welche Erfolgskriterien verwandt wurden und natürlich, ob eine randomisierte Therapiezuteilung durchgeführt wurde.

Trotz aller Unwägbarkeiten, die sich ergeben, wenn die eben skizzierten Voraussetzungen nicht im Detail überprüfbar sind, muss man davon ausgehen, dass das Krankengut weltweit ähnlich strukturiert ist. Dies ergibt sich aus der weitgehend identischen genetischen Ausstattung der Menschen, aber auch daraus, dass die Patienten erst dann ärztliche Hilfe in Anspruch nehmen, wenn sich eine Symptomatik zeigt. Weil die Symptomatik in einem bestimmten Krankheitsstadium beginnt, sind die Krankheitsverläufe, wie sie sich den Ärzten zeigen, weitgehend synchronisiert.

Entscheidend ist, dass die Randomisierung und ggf. Verblindung dafür sorgen, dass die Struktur- und Beobachtungsgleichheit *zwischen* den Vergleichsgruppen gegeben ist. Selbst wenn die Patienten in einer Studie schwerer erkrankt wären oder weniger optimal behandelt würden als die Patienten einer anderen Studie, ist davon auszugehen, dass das *relative* Behandlungsergebnis beider Gruppen ähnlich ist, d.h. wenn sich in einer Studie Therapie A der Therapie B überlegen zeigt, ist damit zu rechnen, dass sich diese Überlegenheit auch in einer anderen Studie unter anderen Randbedingungen zeigt.

Wenn dies nicht so wäre, bräuchte man überhaupt keine Studien zu machen, denn das Ziel aller Studien besteht schließlich darin, dass der Arzt, der die Studie liest, die Ergebnisse auf seine eigenen Patienten übertragen kann.

19.2 Systematic Reviews

Aus diesem Grunde es ist mit einer geringeren Variabilität verbunden, beim Vergleich mehrerer Studien die relative Wirksamkeit zu vergleichen als die absolute Wirksamkeit. Typischerweise werden dabei das relative Risiko unter der Therapie und besser noch die *Odds Ratios* miteinander verglichen, wie im nächsten Abschnitt ausführlich erläutert wird.

Fünfstufiges Vorgehen bei Systematic Reviews

Bei der Erstellung systematischer Übersichtsarbeiten sind die Fragestellung, die zu berücksichtigenden Daten und die sich daraus abzuleitenden Schlussfolgerungen zunächst nicht genau definiert. Um dennoch zu reproduzierenden Ergebnissen zu gelangen, ist folgendes fünfstufige Vorgehen notwendig:

- Zunächst muss die **Fragestellung** genau definiert werden (s. u.).

- Im zweiten Schritt muss die **relevante Literatur identifiziert** werden. Im Kapitel 21 werden die Details dieses Arbeitsschrittes besprochen.

- Im dritten Schritt muss die **Qualität** der Literatur **bewertet** werden, denn Daten, die auf methodisch unzureichendem Weg erhoben wurden, bergen die Gefahr falscher Schlussfolgerungen.

- Im vierten Schritt muss die Evidenz zusammengefasst werden. Es handelt sich hierbei um die Durchführung einer **Metaanalyse** (s. u.).

- Im letzten Arbeitsschritt werden **Schlussfolgerungen** gezogen.

Fragestellung nach dem PICO-Schema

Jede Fragestellung ist auf das spezielle Problem zugeschnitten, das gerade bearbeitet wird. Es gibt jedoch vier Aspekte, die stets Berücksichtigung finden sollten und die auch Ausdruck der patientenorientierten Arbeitsweise der evidenzbasierten Medizin sind:

- Patient

- Intervention

- Comparison

- Outcome

Selbst, wenn man glaubt, dass einzelne der vier Aspekte des PICO-Schemas im konkreten Einzelfall nicht notwendig sind, ist man gut beraten, alle Aspekte zu berücksichtigen, denn andernfalls ist die Antwort nicht verallgemeinerbar. Das PICO-Schema ist dem Wer-Was-Wann-Wo-Wie-Raster vergleichbar, nach dem Journalisten ihre Berichte verfassen, damit ein außenstehender Dritter sich ein Bild machen kann.

„P" steht dafür, dass das Patientengut, auf das sich die Frage bezieht, im Einzelnen definiert wird, also bezüglich Alter, Geschlecht, Vorerkrankung, Ätiologie, vielleicht auch ethnischer und sozialer Herkunft beschrieben wird.

„I" steht für die Intervention, ggf. unter Angabe von OP-Verfahren, Dosierung, Begleittherapie und anderer Faktoren, die für den Erfolg wichtig sein können. Der Begriff Intervention bezieht sich nicht nur auf eine Therapie, sondern auch auf die Exposition von Risikofaktoren oder auf andere Umstände, die in positiver oder negativer Hinsicht das Outcome beeinflussen können.

„C" bedeutet Comparison und besagt, mit wem und in welcher Weise ein Vergleich vorgenommen werden soll.

„O" ist das Outcome, also das Kriterium, an dem der Erfolg gemessen werden soll. Wie ein Vergleich ausfällt, hängt natürlich auch immer davon ab, an welchem Maßstab der Erfolg gemessen wird.

Gerade im Bereich der Medizin kursieren viele unbewiesene Behauptungen nach dem Muster „Der XYZ-Tee hilft gegen Krankheit sowieso". Wenn man solche Behauptungen nach dem PICO-Schema hinterfragt, wird entweder deutlich, dass die Aussage überhaupt nicht begründet genug ist, um wissenschaftlich überprüft werden zu können, z. B. weil das Outcome nicht festgelegt ist, oder aber auch, dass es sich um eine ernst zu nehmende Aussage handelt.

„Man sieht nur, was man weiß," und „Jede Antwort ist nur so gut wie die Frage." Deshalb ist es sinnvoll, bereits bei der Fragestellung wissenschaftlich und systematisch vorzugehen.

Cochrane Reviews

Die Cochrane Collaboration hat bereits Tausende von *Systematic Reviews* durchgeführt. Um hier nicht mit zweierlei oder vielleicht sogar tausenderlei Maß zu messen, ist eine strenge Standardisierung der Maßstäbe notwendig. Dies gilt umso mehr, als die *Review Groups* über die ganze Welt verteilt sind. Die Maßstäbe müssen international transparent und verständlich sein. Diesem Zweck dient das *Cochrane Handbook for Systematic Reviews of Interventions*. Andernfalls würde das Ergebnis eines *Systematic Review in* der medizinischen Fachöffentlichkeit keine Akzeptanz finden, sondern in endlosen Diskussionen zerredet werden. Dies gilt auch deshalb, weil die sich aus den Reviews ableitenden Empfehlungen für die Kostenträger und Leistungsanbieter, z. B. Pharmafirmen, oft weitreichende wirtschaftliche Konsequenzen haben.

19.3 Systematic Reviews

Die wichtigste Frage ist zunächst, welche Studien bei der Erstellung eines Reviews berücksichtigt werden sollen. Wenn ersichtlich ist, dass gegen grundlegende Prinzipien der Studienplanung verstoßen wurde, so dass die Studie überhaupt nicht das gemessen haben kann, was sie zu messen vorgibt, ist es wenig sinnvoll, diese Studie in die Metaanalyse einzubeziehen.

Die gravierendsten Verstöße gegen eine solide Studienplanung bestehen darin, wenn die Struktur-, Behandlungs- und Beobachtungsgleichheit zwischen den Vergleichsgruppen nicht vorhanden war. Häufige Fehlerquellen sind:

- Die Strukturgleichheit ist bei nicht randomisierten Studien oft nicht gegeben.

- Die Beobachtungsgleichheit ist anzuzweifeln, wenn es viele Drop-outs gibt, die zudem ungleich auf die Vergleichsgruppen verteilt sind.

- Oft ist eine Verblindung von Patienten und/oder Ärzten erforderlich.

Die Cochrane Collaboration stellt eine Software (*Review Manager*, abgekürzt *RevMan*) zur Verfügung, anhand derer alle relevanten Kriterien und Daten einer Studie wie bei einer Checkliste abgearbeitet werden müssen.

Die entsprechenden Daten werden eingetragen und als Ergebnis dieses einheitlichen Rasters ergibt sich für jede Therapiestudie eine Vierfeldertafel, aus der die Software das relative Risiko oder die Odds Ratio (s. u.) dieser Studie errechnet. Nach demselben Schema werden alle weiteren Studien zum selben Thema eingetragen und die Software erstellt den resultierenden Forest Plot (s. u.).

Studie	koffeinhaltig		koffeinfrei		Gewichtung	Relatives Risiko (95 % CI)
	Events	Total	Events	Total		
Delicozza 2004	10	40	9	40	42,5 %	1,11 (0,51 bis 2,44)
Moracona 1988	3	15	1	17	4,4 %	3,40 (0,39 bis 29,31)
Norscafe 1998	19	68	9	64	43,8 %	1,99 (0,97 bis 4,07)
Oohlahlazza 1998	4	35	2	37	9,2 %	2,11 (0,41 bis 10,83)
Insgesamt	**36**	**158**	**21**	**158**	**100 %**	**1,69 (1,04 bis 2,75)**

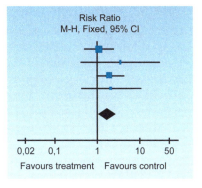

Abbildung 19. 1: Zusammenstellung von vier fiktiven Studien zur Entstehung von Kopfschmerzen durch den Genuss von koffeinhaltigem oder koffeinfreiem Kaffee. Beispiel aus dem Tutorial von RevMan. In die hellblauen Felder werden die Daten der vier Studien eingetragen (vier Zahlen pro Studie, Event = Kopfschmerzen), RevMan errechnet die daraus resultierenden Relativen Risiken inklusive des 95%-Konfidenzintervalls. Als Effektgröße kann man anstelle des Relativen Risikos auch die Odds Ratios oder die Risikodifferenz errechnen lassen (vgl. auch Seite 452).

19.3 Metaanalysen

Eine Metaanalyse dient dazu, die Daten mehrerer Studien zusammenzufassen, um in der Gesamtschau zu Schlussfolgerungen zu kommen, die eine einzelne Studie nicht hergeben würde.

Wie bereits im vorigen Abschnitt erläutert, setzt dieses Vorgehen voraus, dass die zu einer Metaanalyse zusammenzufassenden Studien keine größeren methodischen Fehler enthalten, denn andernfalls entwerten die methodisch schwachen Studien die methodisch korrekt durchgeführten.

19.3.1 Effektmaß

Wenn man mehrere Studien gemeinsam auswerten will, muss ein gemeinsames Effektmaß verwendet werden. Das Effektmaß muss gut reproduzierbar und objektiv erfassbar sein. Dies ist umso wichtiger, als oft Studien aus verschiedenen Kulturkreisen subsumiert werden.

Weiche Daten wie Lebensqualität oder Schmerzintensität bergen die Gefahr, unterschiedlich interpretiert zu werden. Weiche Daten sind oft schon innerhalb desselben Krankenhauses nicht reproduzierbar, weil sie mit einer großen Beobachtervariabilität verbunden sind.

Unter *harten Daten* versteht man Daten wie Tod, Tumorregression oder bestimmte Laborwerte, die mit *geringer Variabilität objektiv erfassbar* sind.

Als Effektmaß sollten nur *patientenrelevante Daten* verwendet werden, und nicht etwa Laborwerte ohne klinische Bedeutung.

In der Regel werden nur solche Fragestellungen einer Metaanalyse unterzogen, bei denen aus methodischen Gründen eine randomisierte Vergleichsgruppe notwendig ist. Dies bewirkt eine Standardisierung des Behandlungserfolges, wie sogleich erläutert wird.

Relatives Risiko (RR)

Der Behandlungserfolg ist einerseits von der therapeutischen Intervention abhängig, aber andererseits auch von den Randbedingungen wie der Begleittherapie, dem Krankheitsstadium bei Therapiebeginn, den Begleiterkrankungen und, last, not least, dem allgemeinen diagnostischen und therapeutischen Standard. Unter der Voraussetzung einer korrekten Randomisierung und auch der nachfolgenden Behandlungs- und Beobachtungsgleichheit zwischen den Therapiegruppen wirken sich diese Randbedingungen auf beide Therapiegruppen in gleicher Weise aus:

Wir gehen in unseren weiteren Überlegungen von einem dichotomen Behandlungserfolg aus, also geheilt/nicht geheilt, und errechnen den Therapie-

19.3 Metaanalysen

erfolg nach dem üblichen Schema der Vierfeldertafel:

$$\text{Therapieerfolg Gruppe A} = \frac{a}{a+b}$$

$$\text{Therapieerfolg Gruppe B} = \frac{c}{c+d}$$

Aus der Relation $(a/(a + b))/(c/(c + d))$ (s. u.) ergibt sich, welche Therapie effektiver ist. Wenn die Therapien A und B dieselbe Wirksamkeit zeigen, ist ein Quotient von etwa eins zu erwarten, bei einer Überlegenheit von Therapie A ein Wert über eins, andernfalls ein Wert unter eins:

Therapieerfolg

angewandte Therapie		geheilt	nicht geheilt	
	Therapie A	a	b	Heilungsrate Therapie A: $a/(a + b)$
	Therapie B	c	d	Heilungsrate Therapie B: $c/(c + d)$

Abbildung 19.2: Vierfeldertafel zur Erfassung eines dichotom klassierten Heilungserfolges. Die Zeilen stellen die angewandte Therapie dar, die Spalten den Therapieerfolg.

$$\text{Relatives Risiko} = \frac{\text{Heilungsrate Therapie A}}{\text{Heilungsrate Therapie B}} = \frac{\frac{a}{a+b}}{\frac{c}{c+d}}$$

In Analogie zur Nomenklatur bei Risikofaktoren (siehe S. 118) bezeichnet man die Quotienten $a/(a + b)$ und $c/(c + d)$, also die Heilungsraten, als Risiken der Therapie A bzw. B und den Gesamtquotienten als Relatives Risiko (RR).

Das Relative Risiko ist bereits ein gutes Maß, um die relative Wirksamkeit der zu testenden Therapie A mit der Standardtherapie B zu vergleichen. Hat das Relative Risiko z. B. den Wert zwei, bedeutet dies, dass die Heilungsrate unter Therapie A doppelt so groß wie unter Therapie B ist.

Wenn man das Relative Risiko als Effektmaß verwendet, ist sofort offensichtlich, um welchen Faktor sich die Heilungsraten der Therapien unterscheiden.

Allerdings sagt das Relative Risiko nichts über die absolute Differenz aus: Eine Heilungsrate von 1,0 gegen 0,5 ergibt genauso ein RR von 2, ebenso wie eine Heilungsrate von 0,02 gegen 0,01. Das kann durchaus zur Verwirrung führen, beispielsweise weist eine Heilungsrate von 0,03 gegen 0,01 ein RR von 3 auf, so dass diese Therapie effektiver zu sein scheint als eine Therapie von 1,0 gegen 0,5, also als eine Therapie, die alle Patienten heilt.

Odds Ratio (OR)

Vergleichen wir die Heilungsraten in einer Vierfeldertafel mit der Situation in einem diagnostischen Testverfahren, wie es auf Seite 98 beschrieben wurde, so ist die Heilungsrate unter Therapie A mit dem positiven Vorhersagewert zu vergleichen und die Heilungsrate unter Therapie B mit dem negativen Vorhersagewert (bzw. mit 1 − neg. Vorhersagewert). Auf den Seiten 95 bis 97 wurde ausführlich erläutert, dass der negative und positive Vorhersagwert eines Tests zwar von der Sensitivität und Spezifität des Tests abhängt, aber auch und vor allem von der Prävalenz der gesuchten Erkrankung.

Was bedeutet dies, wenn man die Vierfeldertafel dafür benutzt, um die therapeutische Effektivität zu erfassen? Bei einem diagnostischen Test hängt es von der Prävalenz ab, wie viele der untersuchten Individuen positiv auf den Test ansprechen. Bei der therapeutischen Intervention ist häufig unklar, wer warum auf die Therapie anspricht. Wir wissen jedoch, dass keineswegs alle auf die Therapie ansprechen, denn sonst würde sich die Studie erübrigen.

Es ist davon auszugehen, dass die Patienten bestimmten (genetischen?) Dispositionsfaktoren unterliegen, die das Ansprechen auf die Therapie determinieren. Dies könnte ein Grund dafür sein, in verschiedenen Populationen unterschiedliche Relative Risiken für den Therapieerfolg zu ermitteln.

Um auch hier eine Standardisierung vorzunehmen, bestimmt man die Odds Ratio (OR) als Quotient der Odds:

$$\text{Odds Ratio} = \frac{\frac{a}{b}}{\frac{c}{d}} = \frac{a\,d}{b\,c}$$

19.3 Metaanalysen

Die Odds Ratio ergibt sich wie auf Seite 124 erläutert als Produkt der „gewünschten" Ereignisse geteilt durch das Produkt der „unerwünschten" Ereignisse. „Erwünscht" bedeutet soviel wie „in Übereinstimmung mit der zu testenden Hypothese".

Die Odds ergeben sich als a/b bzw. c/d. Bei einem kleinen a-Wert (seltene Heilung unter Therapie A) entsprechen die Odds für eine Heilung in etwa der Heilungsrate $a/(a + b)$: $a/b \approx a/(a + b)$. Gleiches gilt für die Odds c/d für eine Heilung unter Therapie B verglichen mit der als Wahrscheinlichkeit ausgedrückten Heilungsrate $c/(c + d)$: $c/d \approx c/(c + d)$, sofern c klein ist.

Odds Ratio im Vergleich zum Relativen Risiko

Weil die Odds bei niedrigem Risiko ähnliche Werte aufweisen wie die Risiken, ergibt auch die Odds Ratio ähnliche Werte wie das Relative Risiko, wobei die Odds Ratio stets etwas weiter von 1 entfernt ist als das Relative Risiko.

Sowohl für die Odds Ratio als auch für das Relative Risiko gilt, dass ein Quotient von 1 bedeutet, dass kein Unterschied zwischen den Zeilen, also Therapien oder Risiken, besteht. Bei einem Quotienten von deutlich über 1 ist Therapie A überlegen, bei einem Quotienten von deutlich unter 1 Therapie B. Die Odds Ratio kann ebenso wie das Relative Risiko Werte zwischen null und unendlich annehmen.

Bei der grafischen Darstellung des Relativen Risikos oder der Odds Ratio wird häufig eine logarithmische Skala verwendet, weil nur auf diese Weise der tatsächliche Effekt graphisch dargestellt werden kann: Stellen wir uns eine therapeutische Intervention mit der Odds Ratio von 4 vor. Wenn man die beiden Zeilen der Vierfeldertafel vertauschen würde (was ja durchaus zulässig ist), ergäbe sich eine Odds Ratio von 0,25. Bei einem linearen Maßstab entsteht der irrige Eindruck, dass der Effekt von 4 größer sei als der Effekt bei einer Odds Ratio von 0,25. Eine logarithmische Darstellung gleicht diesen falschen Eindruck aus. In einer logarithmischen Darstellung ist null so weit von eins entfernt wie unendlich. Beides wird nie erreicht.

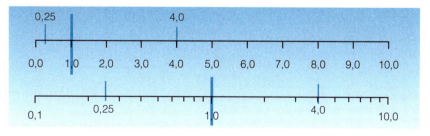

Abbildung 19.3: Die Odds Ratio bzw. das Relative Risiko im linearen (oben) und im logarithmischen (unten) Maßstab. Weil die Zeilen der Vierfeldertafel vertauschbar sind, entspricht

eine Odds Ratio (OR) von *x* einer OR von 1/*x*, also z. B. entspricht 4 dem Wert 1/4 = 0,25. Bei Verwendung eines logarithmischen Maßstabs ist dies offensichtlich, bei Verwendung eines linearen Maßstabs jedoch nicht. Der breite blaue Strich in beiden Skalen entspricht einer OR bzw. einem RR von 1,0, bei dem beide Therapien gleiche Wirkung haben. Die dünnen Striche stellen eine OR bzw. ein RR von 0,25 und 4,0 dar.

Die folgende Abbildung soll verdeutlichen, von welchen Effekten die Ergebnisse einer therapeutischen Studie beeinflusst werden und warum die Odds Ratio ein ideales Maß ist, um den therapeutischen Effekt der Therapie A gegen die Wirkung der Therapie B und gegen andere Einflüsse abzugrenzen. Die schwarzen Pfeile in Abbildung 19.4 bringen zum Ausdruck, wie die Randbedingungen die Ergebnisse beeinflussen. Zu den Randbedingungen gehören insbesondere die Schwere der Erkrankung, die Begleittherapie, die diagnostischen Möglichkeiten usw. Bei funktionierender Zufallszuteilung ist davon auszugehen, dass die Randbedingungen in beiden Therapiegruppen eine ähnliche Wirkung entfalten. Die blauen Pfeile symbolisieren die spezifische Wirkung der Therapien A und B.

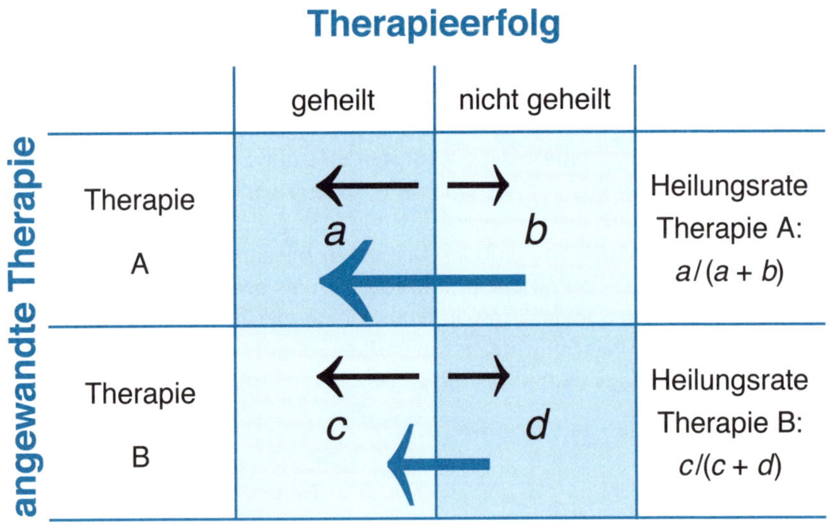

Therapieerfolg

angewandte Therapie		geheilt	nicht geheilt	
	Therapie A	a	b	Heilungsrate Therapie A: $a/(a+b)$
	Therapie B	c	d	Heilungsrate Therapie B: $c/(c+d)$

Abbildung 19.4: Vierfeldertafel zur Darstellung der Effekte von Therapie A und B (blaue Pfeile) und zur Darstellung des Einflusses anderer Effekte auf den Heilungsverlauf (schwarze Pfeile). Die Tatsache, dass die schwarzen Pfeile bei Therapie A und B gleich groß sind, soll eine funktionierende Randomisierung andeuten. Die Tatsache, dass die nach links zeigenden schwarzen Pfeile größer als die nach rechts zeigenden sind, soll eine Tendenz zur Spontanheilung darstellen, die ja – Gott sei dank – oft gegeben ist.

19.3 Metaanalysen

Wenn man nur daran interessiert wäre, den Effekt der Therapie A zu erfassen, würde eine einarmige Studie ohne Vergleichsgruppe ausreichen. Dies ist jedoch in den wenigsten Fällen der Fall, weil in der Regel eine Vergleichstherapie zur Verfügung steht und man ermitteln muss, durch welche Therapie dem Patienten mehr gedient ist. Auf diese Weise werden auch zahlreiche andere verlaufsbestimmende Faktoren zwischen den Therapien ausbalanciert, so dass der Vergleich der Therapiegruppen A und B dann tatsächlich auf einen Unterschied in der therapeutischen Wirksamkeit schließen lässt.

Aus statistischer Sicht ist die Odds Ratio dem Relativen Risiko als Effektmaß vorzuziehen, weil die Feldbesetzung a und c in der Formel für das Relative Risiko jeweils zweimal erscheint, was zur Folge hat, dass die Gruppe der Geheilten beim Relativen Risiko stärker gewichtet wird als die Gruppe der Nicht-Geheilten.

Bei diagnostischen Testverfahren (s. S. 94 ff.) hat dieser Umstand zur Folge, dass ohne Kenntnis der Prävalenz keine Vorhersagewerte für positive oder negative Testergebnisse angegeben werden können.

Der Nachteil der Verwendung der Odds Ratio besteht lediglich darin, dass dieses Effektmaß keine anschauliche medizinische Bedeutung besitzt und deshalb nur eine abstrakte Rechengröße darstellt. Für Leute, die es gewohnt sind, in Odds statt in Wahrscheinlichkeiten oder Prozenten zu denken, ist eine Odds Ratio ein gleichermaßen plausibles Maß wie das Relative Risiko.

19.3.2 Vergleichende Darstellung

Im letzten Abschnitt hatten wir besprochen, dass sich das Ergebnis einer Studie mit einem dichotomen Erfolgskriterium und einer Vergleichsgruppe in einer Vierfeldertafel zusammenfassen lässt und dass der Inhalt dieser Vierfeldertafel durch eine einzige Zahl, die Odds Ratio, wiedergegeben werden kann.

Forest Plot

Der Vergleich mehrerer Studien geschieht, indem die Odds Ratios (OR) miteinander verglichen werden. Die Odds Ratio ist eine einzige Zahl zwischen null und unendlich. Die in einer Studie ermittelte Odds Ratio stellt einen Schätzwert für die Odds Ratio dar, die sich ergeben würde, wenn man die Studie mit einer unendlich großen Zahl von Patienten wiederholen würde. Je kleiner die Zahl der behandelten Patienten, desto ungenauer ist der Schätzwert. Dieses Problem haben wir auf Seite 314 im Zusammenhang mit der Bedeutung des Konfidenzintervalls besprochen. Das Konfidenzintervall gibt an, in welchem Bereich um den Mittelwert $\bar{x}$ der wahre Wert μ zu erwarten ist. In gleicher Weise lässt sich

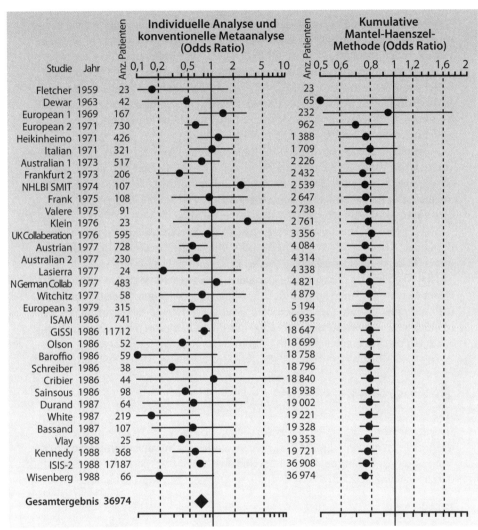

Abbildung 19.5: Forest Plot und kumuliertes Forest Plot einer Metaanalyse zur intravenösen Streptokinasegabe beim Myokardinfarkt. Die Metaanalyse bezieht sich auf RCTs gegen Placebogabe oder gegen keine Therapie. Im Forest Plot ist erkennbar, dass 25 der 33 Studien eine Überlegenheit der Streptokinasetherapie zeigen, dass davon aber nur sechs statistisch signifikant sind, erkennbar daran, dass das Konfidenzintervall den Wert OR = 1 (also die senkrechte Linie) nicht umfasst. Die gepoolten Daten waren bereits 1973 auf dem 5%-Niveau signifikant, 1973 auf dem 1%-Niveau und 1977 wurde der p-Wert von 0,001 unterschritten. Dies war etwa 20 Jahre, bevor diese Behandlung von der US Food and Drug Administration zugelassen wurde und inzwischen allgemein üblich geworden ist. Dieses Beispiel zeigt, dass Metaanalysen eine weit größere Power aufweisen als isolierte klinische Versuche. Zitiert nach Mulrow CD, BMJ 1994; 309:597-599

19.3 Metaanalysen

für eine Odds Ratio ein Konfidenzintervall bestimmen. Zeichnerisch wird dieses Konfidenzintervall durch waagerechte Striche dargestellt, so dass sich eine Darstellung ergibt, die an das Box- und Whiskers-Plot (s. S. 43) erinnert.

Üblicherweise wird das Forest Plot so erstellt, dass die älteste Studie zuerst aufgeführt wird und dann kommen in chronologischer Reihenfolge die folgenden Studien hinzu und am Schluss wird der Mittelwert aller Studien gebildet. Dieser Mittelwert hat ein deutlich kleineres Konfidenzintervall als die Einzelstudien. Weil jede Studie namentlich aufgeführt und mit ihrer Odds Ratio und dem zugehörigen Konfidenzintervall verzeichnet ist, wird transparent gemacht, welchen Beitrag welche Studie zum Gesamtergebnis liefert. Dies ist wichtig, weil es gelegentlich Meinungsverschiedenheiten darüber gibt, welche Studien in eine Metaanalyse aufzunehmen sind. Im Rahmen der EbM werden nur solche Studien in Betracht gezogen, die aus methodischer Sicht gewisse Mindeststandards erfüllen. Dies ist auch gerade der Vorteil für den eiligen Leser, dass er sich darauf verlassen kann, dass die zur Erarbeitung der *Systematic reviews* verwendeten Studien keinen (übermäßigen) Bias aufweisen.

Weil die Studien mit ihren Ergebnissen einzeln aufgeführt sind, kann man abschätzen, wie das Gesamtergebnis aussehen würde, wenn die eine oder andere Studie nicht berücksichtigt worden wäre. Eine solche Betrachtung heißt Sensitivitätsanalyse. Sensitivität ist die Fähigkeit, einen Kranken als krank zu erkennen, also in diesem Fall, die richtige Schlussfolgerung zu ziehen, d. h. die Odds Ratio korrekt zu schätzen.

Höhere Power durch gepoolte Ergebnisse

Der Sinn einer Metaanalyse besteht darin, dass man in der Gesamtschau der bereits vorliegenden Ergebnisse eine wesentlich höhere Power (s. S. 319) erzielt, als wenn man die Ergebnisse einzelner Studien betrachtet. Das wird am Beispiel der Streptokinasebehandlung beim Myokardinfarkt deutlich, welches in Abb. 19.5 als Forest Plot und kumuliertes Forest Plot dargestellt ist. Von den 33 Studien, die das Forest Plot umfasst, sind jeweils für sich genommen nur sechs signifikant. Anhand des kumulierten Forest Plots ist erkennbar, dass sich bereits 1971, also nach der vierten Einzelstudie, ein signifikantes Gesamtergebnis ergeben hat. Die Odds Ratio im kumulierten Ergebnis von etwa 0,8 ist seitdem trotz der großen Streuung der Einzelergebnisse weitgehend unverändert geblieben.

Auffällig ist auch, dass die beiden großen Einzelstudien mit etwa 12 000 und 17 000 Patienten im Jahre 1986 und 1988 das Gesamtergebnis kaum beeinflusst haben. Hingegen hat die zuletzt aufgeführte Studie mit nur 66 Patienten und einem Odds Ratio von 0,2 einen durchaus erkennbaren Einfluss auf das kumulierte Gesamtergebnis von immerhin fast 37 000 Patienten. Dies zeigt, wie wichtig es ist, jede Einzelstudie vor Aufnahme in eine Metaanalyse sorgfältig darauf zu prüfen, ob sie die notwendigen Qualitätsstandards erfüllt.

Kumuliertes Forest Plot

Gelegentlich wird ein kumuliertes Forest Plot erstellt: Hierbei beginnt man wie beim normalen Forest Plot mit der ältesten Studie, aber bei der zweitältesten Studie wird nicht das Einzelergebnis dieser Studie dargestellt, sondern die Kumulierung aus der ersten und zweiten Studie. Bei der dritten Studie wird die Kumulation der ersten drei Studien dargestellt usw.

Diese Darstellungsweise zeigt, wie sich im Lauf der Zeit das Konfidenzintervall verkleinert und sich eventuell auch der Schätzwert für den Zielparameter verändert, zumal sich oft die Randbedingungen im Laufe der Zeit ändern. Dies ergibt sich oft schon daraus, dass die Ein- und Ausschlusskriterien für eine neue Therapie den zwischenzeitlichen Erkenntnissen angepasst werden, z.B. wenn neue Risikofaktoren bekannt werden oder wenn sich ergibt, dass die Verträglichkeit besser ist als zunächst angenommen.

Beim kumulativen Forest Plot wird nach jeder neu aufgenommenen Studie eine neue Berechnung des kumulierten Gesamtergebnisses und des daraus resultierenden Konfidenzintervalls vorgenommen. Das 95-prozentige Konfidenzintervall basiert auf einem Fehler erster Art von 5 %, wie er auf Seite 314 erläutert wurde.

Auf Seite 322 wurde jedoch darauf hingewiesen, dass *beim wiederholten Testen desselben Datenmaterials* der Fehler erster Art wesentlich höher liegt, als wenn dieses Datenmaterial nur einmal getestet würde. Wenn man eine verlässliche Aussage treffen will, die nur mit einem Fehler erster Art von z.B. 5 % behaftet ist, muss man eine Korrektur der Signifikanzschranke vornehmen, z.B. nach Bonferroni. Genau dieses Problem ergibt sich, wenn man durch laufende Aktualisierung eines kumulierten Forest Plots wiederholte Zwischenauswertungen vornimmt. Anders ausgedrückt: Wenn wir uns eine therapeutische Intervention denken, deren wahrer Effekt gleich null ist, so würde man bei einmaliger Auswertung mit fünfprozentiger Wahrscheinlichkeit ein signifikantes falsch positives Ergebnis erhalten. Wenn man die jeweils vorliegenden Zwischenergebnisse jedoch als kumulatives Forest Plot auswertet, wäre die Wahrscheinlichkeit wesentlich höher, dass *irgendeines* der vielen kumulierten (Zwischen-)Ergebnisse signifikant falsch positiv ausfällt. Spätere Auswertungen würden dann jedoch wahrscheinlich wieder nicht mehr signifikant ausfallen.

Funnel Plot

Wir hatten bereits diskutiert, dass viele veröffentlichte Studien nicht in eine Metaanalyse aufgenommen werden können, weil sie wesentliche Qualitätskriterien insbesondere bezüglich Struktur- und Beobachtungsgleichheit nicht erfüllen, so dass ihre Ergebnisse nicht interpretierbar sind.

Umgekehrt gibt es Studien, die unter qualitativen Aspekten geeignet wären,

19.3 Metaanalysen

in eine Metaanalyse einzufließen, die aber nicht, noch nicht oder nur in relativ unbekannten Journalen veröffentlicht wurden, so dass sie nicht bekannt sind.

Bei diesen unveröffentlichten Studien handelt es sich oft um Studien, deren Ergebnisse der Auftraggeber am liebsten verheimlichen würde, weil sie ein schlechtes Licht auf die Präparate des Herstellers werfen. Durch die selektive Publikationspraxis, nach der positive Ergebnisse schneller und in hochkarätigeren Journalen veröffentlicht werden als negative, entsteht der **Publication Bias** (s. S. 173).

Wenn ein solcher Publication Bias vorliegt, fließen in die Metaanalyse nur die günstigen Ergebnisse ein, so dass auch das Gesamtergebnis verfälscht wird. Der Funnel Plot ist eine Methode, einen solchen Publication Bias zu erkennen:

Die Einzelergebnisse der in die Metaanalyse eingeflossenen Studien werden in ein Koordinatensystem eingetragen, bei denen die Ordinate die Fallzahl darstellt und die Abszisse die Zielgröße, in der Regel die Odds Ratio.

Studien mit großer Fallzahl liefern Ergebnisse mit einem kleineren Konfidenzintervall, das heißt Ergebnisse, die näher am gemeinsamen Mittelwert liegen als die Ergebnisse kleiner Studien. Daraus folgt, dass die Werte des Funnel Plots ohne Publication Bias in einem gleichschenkligen Dreieck liegen, die Werte großer Studien liegen im Bereich der oberen Spitze und die Werte kleinerer Studien verteilen sich symmetrisch im unteren Bereich.

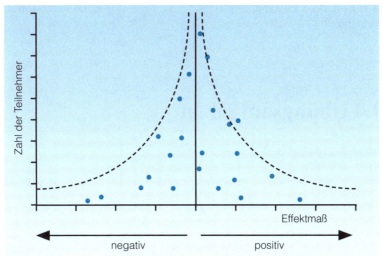

Abbildung 19.6: Wenn in einem Funnel Plot die Ergebnisse kleinerer Studien weniger streuen und tendenziell günstiger sind als die Ergebnisse größerer Studien, *kann* das darauf hindeuten, dass ungünstige Ergebnisse kleinerer Studien nicht publiziert worden sind. Es kann aber auch andere Gründe haben. In dem hier gezeigten fiktiven Beispiel liegt kein Verdacht auf einen Publication Bias vor. Die Bezeichnung kommt von Funnel = Trichter.

Ein Publication Bias würde bedeuten, dass die ungünstigen Ergebnisse kleinerer Studien fehlen würden. Damit würden sich die kleineren Werte nicht mehr symmetrisch an der Basis des Dreiecks verteilen, sondern die rechte oder linke Ecke des Dreiecks würde weitgehend fehlen. Dadurch würden auch die großen Studien mit ihren Ergebnissen nicht mehr im Bereich des Mittelwertes der kleineren Studien liegen.

Ein Funnel Plot kann nur einen Verdacht auf einen Publication Bias generieren, um einen Beweis handelt es sich nicht. Dies liegt daran, dass große Studien auch aus diversen anderen Gründen andere Ergebnisse liefern können als kleine Studien. Große Studien sind häufig multizentrisch, kleinere Studien werden in der Regel nur an einem Standort durchgeführt. Bei multizentrischen Studien werden die Ein- und Ausschlusskriterien oft unterschiedlich gehandhabt, auch die Begleittherapie und die Diagnostik können sich von Zentrum zu Zentrum unterscheiden.

Aus diesen Gründen weisen multizentrische Studien in der Regel eine geringere Wirksamkeit der Therapien nach als Studien an spezialisierten Zentren. Bei funktionierender Randomisierung wird allerdings ein großer Teil dieser Einflüsse bei der Bestimmung der Odds Ratio ausgeglichen. Das hängt damit zusammen, dass auch die Standardtherapie in spezialisierten Zentren zu besseren Ergebnissen führt, wodurch die Odds sowohl für die Standardtherapie als auch für die neue Therapie dort besser sind. Die Odds Ratio bleibt somit fast unverändert.

19.4 Übungsaufgaben

19.3 Metaanalysen

1. In einer Fall-Kontroll-Studie wird untersucht, ob die vermutete Noxe A im Zusammenhang mit dem Auftreten der Erkrankung B steht.
Welche der aufgeführten Odds Ratios und der 95 % Konfidenz-Intervalle (in Klammern) legt nahe, dass ein Zusammenhang zwischen der Noxe A und dem Risiko, an B zu erkranken, besteht?

(A) 0.84 (0.72–0.96)
(B) 0.85 (0.75–1.10)
(C) 1.25 (0.85–1.35)
(D) 1.25 (1.15–1.55)
(E) 1.25 (0.85–2.75)

19.4 Übungsaufgaben

2. Ein 95 %-Konfidenzintervall für das relative Risiko kann benutzt werden, um

(A) das relative Risiko von der 1 abzugrenzen
(B) das relative Risiko von der 0 abzugrenzen
(C) das relative Risiko von der Odds Ratio abzugrenzen
(D) die Differenz zwischen relativem Risiko und Odds Ratio von der 1 abzugrenzen
(E) Keine der Aussagen (A)–(D) trifft zu.

3. Aus den Daten einer Fall-Kontroll-Studie läßt sich folgende Risiko-Maßzahl direkt berechnen:

(A) relatives Risiko (B) Risiko der Exponierten
(C) Risiko der Nicht-Exponierte (D) Odds Ratio
(E) Risiko der Fälle

Lösungen der Übungsaufgaben

1 (D) Wir müsen davon ausgehen, dass das übliche Schema der Vierfeldertafel verwendet wird, nach dem in das Feld a die Exponierten und Erkrankten und in d die Nicht-Exponierten und Nicht-Erkrankten eingetragen werden. In das Feld b kommen die Exponierten und Nicht-Erkrankten, in das Feld c die Nicht-Exponierten und Erkrankten.
Die Odds Ratio wird dann als $a \cdot b/c \cdot d$ berechnet. Wenn Die Noxe A tatsächlich ein Risikofaktor für die Erkrankkung B ist, sind die Felder a und b stärker besetzt als die Felder c und d und damit hat der Quotient einen Wert von mehr als 1. Demnach kämen (C), (D) und (E) infrage.
Aber bei (C) und (E) enthält das Konfidenzintervall die Zahl 1, so dassman nicht ausschließen kann, dass dort nur aufgrund des Zufalls eine positive Odds Ratio vorliegt.

2 (A) Das (absolute) Risiko für die Exponierten beträgt nach der in der vorigen Aufgabe beschriebenen Nomenklatur $a/(a + b)$.
Das (absolute) Risiko für die Nicht-Exponierten beträgt: $c/(c + d)$.
Das relative Risiko errechnet sich als Quotient der Risiken für Exponierte und Nicht-Exponierte. Wenn das relative Risiko 1 ist, stellt die Exposition *keine* Erhöhung des Risikos dar. Aus diesem Grunde ist die Frage, ob das relative Risiko 1 sein könnte, epidemiologisch äußerst wichtig.
Die Abgrenzung zwischen reltivem Risiko und Odds Ratio hat keine Bedeutung. Bei Fall-Kontroll-Studien lässt sich nur die Odds Ratio bestimmen. Diese dient als Schätzwert für das relative Risiko. Wenn das relative Risiko klein ist, liegen Odds Ratio und relatives Risiko eng beieinander.

3 (D) Das relative Risiko lässt sich aus einer Fall-Kontroll-Studie nicht bestimmen, weil Die Kontrollen so ausgesucht werden, dass sie an der Krankheit nicht erkrankt sind. Damit ist das absolute Risiko unter sen Kontrollen gleich Null, wohigegen, dass absolute Risiko unter den Fallen gleich Eins ist. Wenn sich die absoluten Risiken nicht bestimen lassen, kann man auch das relative Risiko (als Quotient dieser Größen) nicht errechnen.
Andererseits sind auch bei Fall-Kontroll-Studien alle Felder der Vierfeldertafel besetzt und man kann die Odds Ratio berechnen. Dies liegt daran, dass man sowohl bei den Kontrollen als auch bei den Fällen fetstekken kann, wieviele exponiert waren und wieviele nicht.

Kapitel 20
Evidenzbasierte Medizin und Leitlinien

Im letzten Kapitel wurde das Prinzip der Metaanalyse aus wissenschaftlicher Sicht erläutert. Während man mit einer wissenschaftlichen Untersuchung zum Thema XYZ nur genau dieses Thema beleuchtet, also quasi ein einzelnes Mosaiksteinchen bearbeitet, kann man sich über eine Metaanalyse einen Überblick verschaffen, bei dem die Bedeutung verschiedener Therapie- oder Diagnoseverfahren miteinander verglichen werden kann. Erst hieraus ergibt sich, welche Praxisrelevanz ein Verfahren hat.

Die evidenzbasierte Medizin (EbM) hat den Anspruch, das aus der Sicht des Patienten bestmögliche Diagnose- und Therapieverfahren zur Anwendung zu bringen. Aus diesem Anspruch heraus ist die EbM weit mehr als nur eine zusätzliche Stimme im vielstimmigen Chor wissenschaftlicher Meinungsvielfalt. Die Anwendung der evidenzbasierten Medizin führt tatsächlich dazu, dass Medizin anders praktiziert wird als bisher. Das wird das Thema dieses Kapitels sein.

„Evident" bedeutet in Deutschen normalerweise soviel wie offensichtlich oder augenscheinlich, wohingegen „evidence" im Englischen „Beweis", „Hinweis" oder „Beleg" bedeutet. Die evidenzbasierte Medizin folgt dem Prinzip, alles auf den Prüfstand zu stellen, insbesondere alles, was evident oder selbstverständlich zu sein scheint. Der Wortstamm „Evidenz" im Begriff evidenzbasierte Medizin ist deshalb im Sinne des englischen Begriffes evidence, also Beleg oder Nachweis, zu verstehen.

Jedenfalls besteht das Credo der EbM darin, dass auch die selbstverständlich gewordenen Gepflogenheiten auf ihre therapeutische Berechtigung hin überprüft werden müssen.

Forschung ist teuer und jedes Forschungsgebiet benötigt eine institutionelle Struktur und Grundfinanzierung. Nur mit Ehrenamtlichkeit ist es nicht getan. Die traditionellen Fächer im vorklinischen und klinischen Bereich der universitären Medizin fühlen sich für den interdisziplinären Ansatz der evidenzbasierten Medizin nicht zuständig. Die EbM gehört aber auch nicht zur Grundlagenforschung, wie sie in den Max-Planck-Instituten betrieben wird, genauso wenig wie die pharmazeutische Industrie ein besonderes Interesse an der Weiterentwicklung dieser Disziplin hat. Schließlich droht hier manches gut verkäufliche Medikament bezüglich seines medizinischen Nutzens hinterfragt zu werden.

Aber dennoch ist der Stellenwert der EbM heute unumstritten. Die EbM dient nicht nur den Patienten, auch die Kostenträger und Ärzte profitieren davon, wenn

20. Kapitel: Evidenzbasierte Medizin und Leitlinien

Diagnose und Therapie effizienter gestaltet werden. Die EbM entlarvt zwar viele teure Interventionen als wirkungslos, ist aber keineswegs als Instrument der Kostensenkung anzusehen, allenfalls in dem Sinne, dass nur eine wirksame Therapie ihren Preis überhaupt wert sein kann.

Aus diesem Grunde mussten eine Reihe neuer Institutionen geschaffen werden, die sich die Weiterentwicklung der EbM auf die Fahnen geschrieben haben. In Deutschland sind dies u. a. das *Institut für Qualität und Wirtschaftlichkeit im Gesundheitswesen* (IQWiG) und das *Deutsche Netzwerk Evidenzbasierte Medizin* (DNEbM), um neben dem *Cochrane Centrum* in Freiburg nur die wichtigsten zu nennen.

Auch die *Arbeitsgemeinschaft der Wissenschaftlichen Medizinischen Fachgesellschaften* (AWMF) und das *Ärztliche Zentrum für Qualität in der Medizin* (ÄZQ) arbeiten an der Weiterentwicklung der Leitlinien und der EbM.

Vergleichbare Institutionen gibt es in vielen Industriestaaten. Die *Cochrane Collaboration* ist seit ihrer Gründung eine weltumspannende Organisation.

Die Dilemmata

Nach dem Grundsatz „Keine Wirkung ohne Nebenwirkung" reicht es auch nicht, eine Therapie nur nach ihrer Wirksamkeit zu bewerten, sondern man muss stets auch die Nebenwirkungen im Auge behalten. Hinzu kommt, dass Wirkung und Nebenwirkung keine festen Größen sind, sondern von Patient zu Patient schwanken, sowohl was die Wahrscheinlichkeit des Auftretens als auch was die Quantität anbelangt.

Bei der Beurteilung eines Therapieverfahrens müssen deshalb mindestens zwei Maßstäbe angesetzt werden, einer für die gewünschte Wirkung und einer für die unerwünschten Wirkungen. Wenn man dies abstrahiert, kommt es auf den Abstand oder den Quotienten zwischen Wirkung und Nebenwirkung an: möglichst viel Wirkung bei möglichst wenig Nebenwirkung.

„Und weil Du arm bist, musst Du früher sterben". In den letzten Jahren und in Zukunft wohl in noch viel stärkerem Maße spielen auch die Kosten eine Rolle bei der Therapieentscheidung. In kaum einem Land der Welt ist der Zugang zu medizinischen Leistungen so unbeschränkt, wie es in Deutschland derzeit noch der Fall ist. Aber angesichts der Überalterung der Gesellschaft und immer neuer und teurerer therapeutischer Möglichkeiten öffnet sich eine Schere zwischen dem medizinisch Machbaren und dem Finanzierbaren.

Sowohl unser Grundgesetz als auch unser Menschenbild haben bisher eine Rationierung medizinischer Leistungen in Deutschland verhindert. Es ist jedoch damit zu rechnen, dass Kostengesichtspunkte bei Therapieentscheidungen zukünftig eine größere Rolle spielen werden, so dass sich für den behandelnden Arzt immer öfter das Dilemma ergeben wird, therapeutische Effektivität und Kosten gegeneinander abwägen zu müssen.

20.1 Evidenzbasierte Medizin (EbM)

Vor einigen Jahren hat die evidenzbasierte Medizin für große Aufregung gesorgt, weil ihr Ansatz vermeintlich an den Hierarchien des Medizinbetriebes gerüttelt hat.

Der Ansatz der EbM ist einerseits strikt wissenschaftlich und andererseits an den Wünschen und Bedürfnissen des Patienten ausgerichtet. Beides entspricht dem traditionellen Rollenverständnis eines Arztes, so dass nicht recht verständlich ist, warum sich die EbM in der Vergangenheit diversen Anfeindungen ausgesetzt sah. Kritiker spotteten über die Kochbuchmedizin oder auch umgekehrt über die weltfremden Konzepte aus den universitären Elfenbeintürmen.

Heute ist die evidenzbasierte Medizin etabliert und man hat manchmal den Eindruck, dass alles, was sich auf die evidenzbasierte Medizin beruft, fast sakrosankt ist. Inzwischen gibt es auch *Evidence Based Nursing* und *Evidence Based Teaching* und viele Lehrbücher werben damit, die Erkenntnisse der EbM zu berücksichtigen.

Das übergeordnete Konzept heißt *Evidence Based Health Care* (*EBHC*) und strebt an, dass sich sämtliche Maßnahmen im Gesundheitssystem an den strengen Wirksamkeitskriterien messen lassen sollten, die für die EbM gelten. Auch sollte die Patientenorientierung der EbM auch für die anderen Bereiche des Gesundheitssystems selbstverständlich sein.

Andere Begrifflichkeiten

Die EbM hat viele neue Begriffe in die Medizin und Statistik eingeführt, um einen engeren Bezug zum Patienten herzustellen:

Positive Wirkungen werden als NNT (Number needed to treat) angegeben, Nebenwirkungen als NNH (Number needed to harm). Gerade die Wortwahl trägt dazu bei, dass der behandelnde Arzt die Wirkungen und Nebenwirkungen seines Tuns plastisch vor Augen sieht: Man stelle sich eine neue Therapie vor, die gegenüber der bisherigen Standardtherapie eine Verbesserung um fünf Prozent bedeutet: 55 % Heilung statt bisher 50 %. In der Nomenklatur der EbM bedeutet die Verbesserung eine NNT von 20, und der Arzt, der beispielsweise wöchentlich 20 Patienten mit dieser Erkrankung sieht, weiß, dass er jede Woche einen Patienten sehen wird, der nur dank der neuen Therapie zu heilen ist.

Benutzt man jedoch die herkömmliche Bezeichnung Prozent, weiß man nicht, ob die fünf Prozent als absolute oder als relative Verbesserung gemeint sind. Eine relative Verbesserung um fünf Prozent würde eine Heilungsrate von 52,5 % bedeuten. Die Prozentangabe ist eine abstrakte Größe, bei der man oft nicht genau weiß, was als Bezugsgröße von 100 % dient.

20.1 Evidenzbasierte Medizin (EbM)

In der evidenzbasierten Medizin wird oft mit **Odds** statt mit Wahrscheinlichkeiten gerechnet. Dies ist kein Vorteil, weil das Denken in Odds gewöhnungsbedürftig ist, wenn man nicht gerade aus der Wettbranche kommt.

Dass mit der **Odds Ratio** jedoch eine Vierfeldertafel in einer einzigen Zahl zusammengefasst werden kann, ist ein Geniestreich. Nur dadurch ist es möglich, verschiedene Studien zu vergleichen, selbst wenn diese unter unterschiedlichen Randbedingungen durchgeführt wurden. Bei der Berechnung der Odds Ratio wird eine „interne Standardisierung" durchgeführt, die sich mit den bisher üblichen mathematischen und statistischen Begriffen nicht herstellen lässt.

Auch das **Forest Plot** und das **Funnel Plot** sind typisch für die EbM, und zwar deshalb, weil in der EbM stets vom Patienten her gedacht wird und man sehr sensibel darauf achtet, dass Ergebnisse verallgemeinerbar sind und nicht das Resultat selektierter Probanden oder sogar des Publication Bias.

Die Bezugnahme auf **randomisierte Studien** entspricht dem Bestreben, belastbare Erkenntnisse zu gewinnen, ist aber keineswegs typisch für den EbM-Ansatz, sondern wird auch im wohlverstandenen Eigeninteresse von Pharmafirmen eingesetzt, wenn diese sich Klarheit über Wirkungen und Nebenwirkungen neuer Substanzen verschaffen wollen.

Es stehen aber nicht immer randomisierte Studien zur Verfügung, und wenn man mit dem vorlieb nehmen muss, was vorhanden ist, muss man in der Gesamtschau der vorhandenen Daten berücksichtigen, mit welchen möglichen methodischen Fehlern die zur Verfügung stehenden Informationsquellen behaftet sind. Die evidenzbasierte Medizin hat eine **Hierarchie der Datenqualität** definiert, aus der hervorgeht, welche Informationsquellen mit dem jeweils geringeren methodischen Fehler behaftet sind. Das Ziel besteht darin, einerseits alle vorhandenen Informationen zu nutzen, aber andererseits nicht Opfer der bekannten Fehlerquellen zu werden.

Verschiedene Evidenzstufen

Als sog. Goldstandard gilt die randomisierte, ggf. blind oder sogar doppelblind durchgeführte klinische Studie.

Umgekehrt hat eine bloße Meinung, die sich auf allgemeine pathophysiologische oder andere Überlegungen stützt, aber nicht auf wissenschaftlich erhobene Daten, die geringste Beweiskraft. Eine solche Meinung muss nicht automatisch falsch sein, aber sie kann sich nicht auf wissenschaftliche Belege berufen.

Hieraus leitet sich die folgende Rangfolge der Evidenzklassen ab:

- **Level 1** liegt dann vor, wenn *mehrere randomisierte klinische Studien* zum selben Ergebnis gekommen sind.

- **Level 2** liegt vor, wenn es mindestens *eine randomisierte klinische Studie* gibt.

- **Level 3** bedeutet, dass es Nachweise für die Wirksamkeit aus methodisch gut konzipierten *Studien ohne randomisierte Gruppenzuweisung* gibt.
- **Level 4 a** sind *klinische Einzelfallberichte*.
- **Level 4 b** sind die *Meinungen von Experten*, z.B. bekannter Ordinarien oder anderer Meinungsbildner.

Auf der Basis der Evidenzklassen werden Behandlungsempfehlungen gegeben. In der Regel ergibt sich dabei folgender Empfehlungscharakter:

- **Level 1:** „Soll"-Empfehlung
- **Level 2:** „Sollte"-Empfehlung
- **Level 3:** „Kann"-Empfehlung
- **Level 4:** Wenn es für eine Behandlungsmethode keine wissenschaftlichen Studien gibt, das zur Diskussion stehende Behandlungsverfahren aber allgemein üblich ist, kann es durchaus der „guten klinischen Praxis" entsprechen, die Behandlung entsprechend vorzunehmen.

Es stellt sich bei jeder Behandlung die Frage nach möglichen Alternativen. Der Arzt steht insbesondere bei einer *Level-4-Evidenz* in der besonderen Verantwortung. Dies galt aber auch schon vor der Ära der EbM. Die EbM weist mit ihrer Frage nach der (fehlenden oder mangelhaften) Evidenz lediglich darauf hin, dass zu diesem Punkt wissenschaftliche Daten fehlen.

Auf diese Weise werden möglicherweise neue wissenschaftliche Untersuchungen angestoßen, auf jeden Fall wird das Problembewusstsein geschärft. Die Evidenzlöcher weisen auf Forschungsdefizite hin.

20.2 Leitlinien

In der Wissenschaft und insbesondere in der Medizin ist alles im Fluss. Es gibt ständig neue Erkenntnisse und Empfehlungen, so dass der praktisch tätige Arzt unmöglich auf allen Teilgebieten up to date bleiben kann, zumal er mit einer Vielzahl von Krankheitsbildern konfrontiert wird und jede Krankheit ihre eigenen Besonderheiten aufweist.

Auch Lehrbücher sind bestenfalls zum Zeitpunkt ihres Erscheinens auf der Höhe der Zeit; sie dienen vor allem dazu, dem Studenten oder Arzt die Grund-

20.2 Leitlinien

züge eines Fachgebietes nahezubringen und werden unter didaktischen und systematischen Gesichtspunkten konzipiert.

Die Fortschritte auf einem Fachgebiet werden zeitnah auf Kongressen und in den einschlägigen Fachzeitschriften vermittelt. Aber auch Kongresse und Journals verstehen sich nicht in erster Linie als Instrumente der Fortbildung, sondern eher als Foren für wissenschaftliche Diskussionen, um das jeweilige Fachgebiet inhaltlich voranzubringen.

Der praktisch tätige Arzt hat jedoch weder die Zeit noch das Geld, um alle infrage kommenden Fachzeitschriften zu lesen und alle Kongresse zu besuchen. Darüber hinaus geht es auf den Kongressen und in den Zeitschriften in der Regel um Einzelfragen, z.B. Medikament A versus Medikament B, während der Arzt bei der Behandlung eines Patienten eine komplexe klinische Situation vorfindet, in der neben diagnostischen und therapeutischen Überlegungen auch mögliche Nebenwirkungen, die Begleiterkrankungen und last, not least die Wünsche des Patienten ins Kalkül zu ziehen sind.

Die auf Kongressen diskutierte wissenschaftliche Einzelfrage ist mit einem Mosaiksteinchen zu vergleichen. Der Arzt muss aber das gesamte Mosaik entziffern können, eine Diagnose stellen und eine therapeutische Entscheidung treffen. Und das alles soll sich am aktuellen Stand der Wissenschaft orientieren.

Für diese Aufgabe gibt es Leitlinien, die von einem Gremium von Experten erarbeitet worden sind und kontinuierlich auf dem neusten Stand der Wissenschaft gehalten werden. Die Leitlinien beziehen sich auf einzelne Krankheitsbilder und erläutern, welche differentialdiagnostischen Überlegungen und Untersuchungen sinnvoll sind, welche Therapie unter welchen Bedingungen sinnvoll ist, welche Kontraindikationen zu beachten sind, welche Nebenwirkungen drohen und welche Prognose zu erwarten ist. Die Leitlinien beantworten demnach genau die Fragen, die sich dem behandelnden Arzt stellen.

Bei der Erstellung der Leitlinien werden die Prinzipien der evidenzbasierten Medizin beachtet und auf diese Weise hat die EbM die unangefochtene Meinungsführerschaft gewonnen, was die Behandlung von Millionen Patienten weltweit anbelangt. Dies ist nicht deshalb so, weil sich die Verfechter der EbM in den entsprechenden Gremien durchgesetzt hätten, sondern weil die Ideen der EbM vom Inhaltlichen her den Prinzipien der Wissenschaftlichkeit folgen.

Wie weiter unten im Einzelnen erläutert wird, haben die Leitlinien unterschiedliche Qualität (S1 bis S3) und sind mit dem üblichen Verfallsdatum versehen, was in einer sich weiterentwickelnden Wissenschaft wie der Medizin unumgänglich ist.

Und was die Patientenorientierung der evidenzbasierten Medizin angeht, so entspricht es schlicht der international geltenden Rechtslage, dass der Patient Herr über seinen Körper ist und dass jeder – und damit auch jeder Arzt –, der meint, dies ignorieren zu dürfen, Körperverletzung begeht.

Erstellung von Leitlinien

Die Leitlinien sind das entscheidende Instrument bei der Umsetzung theoretischer Überlegungen und neuer Erkenntnisse für die praktische Medizin. Da die Leitlinien heute nach den Grundsätzen der EbM aufgestellt werden, ist der Einfluss der evidenzbasierten Medizin inzwischen überall spürbar.

Die Erstellung von Leitlinien ist ein komplexer mehrstufiger Prozess, der auch deshalb so kompliziert ist, weil bei der Behandlung kranker Menschen viele zum Teil gegensätzliche Ziele unter einen Hut gebracht werden müssen:

Diagnostik:	nur so weit diagnostizieren, wie sich therapeutische Konsequenzen ergeben
	keine seltenen Erkrankungen übersehen, aber den diagnostischen Aufwand in Grenzen halten
Therapie:	möglichst wirksam, aber möglichst nebenwirkungsarm
Kosten:	preiswert, aber niemand soll aus Kostengründen sterben oder unnötig leiden

Wie man sieht, entspricht die Erstellung einer Leitlinie schon von der Zielsetzung her der Quadratur des Kreises, so dass es immer auf eine Kompromissfindung hinauslaufen muss. Hinzu kommt zweitens, dass viele der zu beantwortenden Fragen auch wissenschaftlich noch nicht geklärt sind, und drittens, dass sich durch die Entwicklung neuer diagnostischer und therapeutischer Verfahren ständig neue Fragen ergeben. Last, not least muss auch berücksichtigt werden, welche diagnostischen und therapeutischen Möglichkeiten die vorhandene Infrastruktur überhaupt bietet. Auch daraus ergibt sich, dass die Leitlinien nicht ohne Weiteres von einem Land in ein anderes übertragen werden können. Im Englischen werden die Leitlinien als *Guidelines* bezeichnet.

In Deutschland werden Leitlinien von der *Arbeitsgemeinschaft der Wissenschaftlichen Medizinischen Fachgesellschaften* (AWMF) entwickelt. Dabei werden drei Entwicklungsstufen von S1 bis S3 unterschieden:

S 1:	von einer Expertengruppe im informellen Konsens erarbeitet
S 2:	formale Konsensfindung (s. u.) und/oder formale Evidenz-Recherche
S 3:	mit Bewertung der klinischen Relevanz wissenschaftlicher Studien und einer regelmäßigen Überprüfung auf Aktualität.

20.2 Leitlinien

Im September 2011 waren auf der Website der AWMF (www.awmf.org) 97 S3- und 482 S1-Leitlinien abrufbar. Kontinuierlich werden neue Leitlinien verfasst und schrittweise von S1 über S2 zu S3 weiterentwickelt.
Endziel ist in jedem Fall eine S3-Leitlinie, die wegen der regelmäßigen Anpassung an den Stand von Wissenschaft und Forschung stets aktuell gehalten wird und dem praktisch tätigen Arzt eine optimale Hilfestellung bietet.
Bei einer Metaanalyse, geht es „nur" um die Beantwortung einer wissenschaftlichen Einzelfrage, die man letztlich sogar in einer einzigen Zahl, der Odds Ratio, zusammenfassen kann.
Bei der Entwicklung einer Leitlinie hingegen handelt es sich um eine mehrdimensionale komplexe Handlungsanweisung mit vielen Wenns und Abers. Hier geht es nicht ohne Expertenwissen, und damit verbunden ist eine Konsensfindung unter Experten. Bei einer Konsensfindung unter Experten spielen wie überall im zwischenmenschlichen Bereich Prozesse der Gruppendynamik eine Rolle. Wer ist der Platzhirsch, wer hat das letzte Wort?
Experten im medizinischen Bereich sind keineswegs unabhängig voneinander: Experte A ist Herausgeber einer wichtigen Zeitschrift, Experte B sitzt im Gutachterausschuss der DFG, Experte C sitzt im Berufungsausschuss der Universität, an der sich Experte D gerade beworben hat usw.
Die Gefahr ist groß, dass solche Aspekte Einfluss auf den Diskussionsprozess und die anschließende Konsensfindung haben können. In diesem Fall wäre man wieder genau dort, wo sich die Medizin vor der Verbreitung der evidenzbasierten Medizin befand: Autorität gilt mehr als die Datenlage.

Delphi-Methode

Um eine von sachfremden Aspekten geprägte Gruppendynamik zu verhindern, wurde eine spezielle Form der Konsensfindung entwickelt, die Delphi-Methode. Namensgeber ist das Orakel von Delphi, wobei über die damalige Arbeitsweise wenig bekannt ist. Man schien dort wohl eher die Kunst der mehrdeutigen Formulierung zu beherrschen.
Die Delphi-Methode wurde Anfang der 60er Jahre in den USA entwickelt und wird seitdem häufig für die Ermittlung von Prognosen oder Trends sowie für die Konsensfindung eingesetzt, hat also eigentlich nichts mit Medizin zu tun. In den 90er Jahren hat das Bundesministerium für Forschung und Technologie (BMFT) die ersten Delphi-Studien zur Entwicklung von Wissenschaft und Technik in Auftrag gegeben.
Bei einer Delphi-Befragung wird einer Gruppe von Experten ein Fragen- oder Thesenkatalog vorgelegt. Ein Diskussionsprozess findet nicht statt, denn die Fragen werden nur schriftlich gestellt. In einer anschließenden zweiten Runde werden den Experten die Antworten ihrer Kollegen in anonymisierter Form vorgelegt und jeder hat daraufhin die Möglichkeit, seine eigene Einschätzung

zu korrigieren oder zu ergänzen, ohne dabei sein Gesicht zu verlieren. Die Anonymität verhindert das Aufkommen eines gruppendynamischen Prozesses, der Gedankenaustausch findet lediglich schriftlich auf dem Umweg über eine die Anonymität sicherstellende Zentrale statt.

Es kann sich eine dritte und vierte Runde anschließen, wobei die Experten aber meist dazu neigen, ihre Meinung in den späteren Runden nicht mehr zu ändern.

Immerhin bildet die Delphi-Methode das gesamte Meinungsspektrum innerhalb der Expertenrunde ab, so dass man objektiv ermitteln kann, in welchen Fragen Konsens herrscht und wo die Meinungen (noch) auseinandergehen.

Die eigentliche Arbeit der Erstellung einer Leitlinie findet selbstverständlich in normalen Gesprächen und Diskussionen im kleinen Kreis statt, die Delphi-Methode dient nur als Ergänzung, wenn es darum geht, bei offenen Fragen ein unverzerrtes Meinungsbild einzuholen.

20.3 Institutionelle Verankerung der EbM

Keines der traditionellen klinischen oder vorklinischen Fächer fühlt sich dazu berufen, die evidenzbasierte Medizin weiterzuentwickeln. Deshalb mussten neue Institutionen geschaffen werden, die von denen ins Leben gerufen wurden und finanziert werden, die von der Ausrichtung der Medizin nach den Grundsätzen der EbM profitieren. Dazu gehören neben der Ärzteschaft vor allem die Kostenträger.

Universitäre Ursprünge

Der Pionier der evidenzbasierten Medizin, David Sackett, gründete 1967 an der McMaster University in Hamilton (Ontario) in Kanada das Department of Clinical Epidemiology and Biostatistics. In diesem Rahmen wurden die Konzepte der klinischen Epidemiologie und wissenschaftlich fundierten Patientenversorgung entwickelt, die seit Anfang der 1990er Jahre weltweit Furore macht.

Von 1994 bis 1999 war Sackett Gründungsdirektor des *Centre for Evidence based Medicine des National Health Service* an der Universität Oxford, England. 1999 gründete er das *Kilgore S. Trout Research & Education Centre* at Irish Lake in Ontario. Sackett ist Initiator und Mitherausgeber des Journals *Evidenzbasierte Medizin*, Autor zahlreicher Lehrbücher und Begründer der Fortbildungskurse für EbM an der Universität Oxford.

Auch heute sind Oxford und McMaster Hochburgen der EbM und haben sich die Forschung und Lehre für dieses Gebiet auf ihre Fahnen geschrieben. Auf den Seiten http://EbM.mcmaster.ca und www.cEbM.net sind stets Hinweise auf Kongresse, Fortbildungsveranstaltungen oder auch zu Apps zum weiten Feld der evidenzbasierten Medizin zu finden.

Cochrane Collaboration

Die Cochrane Collaboration (CC) hat es sich zur Aufgabe gemacht, die Literatur nach den Kriterien der EbM aufzuarbeiten und systematische Übersichtsarbeiten zu erstellen. Damit wird das theoretische und fachliche Fundament der EbM gelegt. Im Abschnitt 19.1 wird ausführlich über dieses weltweite Netzwerk aus über 30 000 zumeist ehrenamtlichen Mitarbeitern berichtet. Das Deutsche Zentrum der Cochrane Collaboration ist im *Institut für Medizinische Biometrie und medizinische Informatik der Universität Freiburg* angesiedelt, wo ca. zehn hauptamtliche Mitarbeiter für die CC arbeiten.

Die Universität Freiburg stellt detaillierte Hinweise zur Literaturrecherche zur Verfügung: http://portal.uni-freiburg.de/imbi/bibliothek/links/lit-suche-evidence-based-med.

Das Logo der Cochrane Collaboration bezieht sich auf eine Metaanalyse zur kurzfristigen Gabe von Kortison bei Schwangeren, wenn eine Frühgeburt droht. Die Kortisongabe beschleunigt die Bildung des Surfactant-Faktors, der für die Entfaltung der Lungen des Neugeborenen notwendig ist. Die obersten drei Striche der

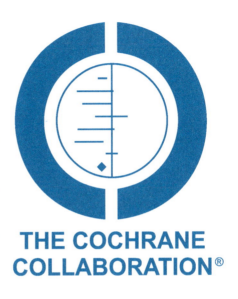

Abbildung 20.1: Das Logo der Cochrane Collaboration. Die Umrandung steht für CC, der senkrechte Strich für eine Odds Ratio von 1, die waagerechten Striche für die Konfidenzintervalle einzelner Studien, die Raute für die kumulierte Odds Ratio aller Studien, dargestellt am Beispiel der Behandlung mit Kortison bei drohender Frühgeburt. Der oberste waagerechte Strich stellt eine Studie von Liggins und Howie im Jahre 1972 dar, die nächsten sechs Studien wurden innerhalb des nächsten zehn Jahre durchgeführt, aber weil das Instrument der Metaanalysen damals noch nicht verbreitet war, hat es bis 1989 gedauert, bis sich diese unkomplizierte und ungefährliche Methode der Prävention durchsetzen konnte, die die Letalität Frühgeborener um mehr als 30 % senkt.

Metaanalyse beziehen sich auf drei placebokontrollierte RTCs, von denen die erste 1972 veröffentlicht wurde. Erst zehn Jahre später wurden vier weitere Studien veröffentlicht, die die Effektivität der Kortisonbehandlung nachgewiesen haben. Damals war das Instrument der Systematic Reviews noch unbekannt, und erst 1988 wurde die erste systematische Übersichtsarbeit zu diesem Thema veröffentlicht. Man kann davon ausgehen, dass Zehntausende von Babys hätten gerettet werden können, wenn es schon damals Systematic Reviews gegeben hätte.

Kooperation mit weltweit agierenden Verlagen

Die von der Cochrane Collaboration erarbeiteten systematischen Übersichtsarbeiten werden bei Wiley-Blackwell veröffentlicht, einem der größten Wissenschaftsverlage weltweit. Das ist auch deshalb wichtig, weil die EbM ihren Ursprung in englischsprachigen Ländern nahm und weil Englisch die Wissenschaftssprache ist.

Auch im Verlag des *British Medical Journal,* der traditionsreichen Zeitschrift der British Medical Association, erscheinen viele Publikationen zur EbM, z.B. die Zeitschrift *Evidence Based Medicine.* Insofern ist die evidenzbasierte Medizin in den englischsprachigen Ländern bereits vollkommen etabliert.

AWMF

Die Arbeitsgemeinschaft der Wissenschaftlichen Medizinischen Fachgesellschaften (AWMF) ist der deutsche Dachverband von über 150 wissenschaftlichen Fachgesellschaften aus allen Gebieten der Medizin. Seit 1995 koordiniert die AWMF die Entwicklung von medizinischen Leitlinien für Diagnostik und Therapie durch die einzelnen Fachgesellschaften.

Ansonsten kümmert sich die AWMF um grundsätzliche Angelegenheiten wie die interdisziplinäre Zusammenarbeit der Fächer, die Aus-, Weiter- und Fortbildung, die Versorgung mit wissenschaftlicher Literatur, z.B. durch die Herausgabe des „Open Access"-Journals G*erman Medical Science* oder die Klassifikationssysteme in der Medizin.

Deutsches Netzwerk Evidenzbasierte Medizin (DNEbM)

Das Deutsche Netzwerk Evidenzbasierte Medizin e.V. ist eine wissenschaftliche Fachgesellschaft, die sich mit Theorie und Praxis der evidenzbasierten Medizin beschäftigt und ist als solche Mitglied der AWMF.

Das DNEbM wurde 1998 gegründet und hat inzwischen etwa 1 000 Mitglieder aus allen Bereichen des Gesundheitswesens, darunter wichtige institutionelle Mitglieder, wie den AOK-Bundesverband, die Arzneimittelkommission der deutschen Ärzteschaft, das IQWiG (s.u.) oder das ÄZQ (s.u.).

Das Netzwerk dient dem fachlichen Austausch durch Unterhaltung einer webbasierten Informations- und Kommunikationsplattform und der *Zeitschrift für Evidenz, Fortbildung und Qualität im Gesundheitswesen* (ZEFQ). Es betätigt sich an der Entwicklung und Vermittlung von Aus-, Weiter- und Fortbildungscurricula sowie der Abstimmung laufender EbM-bezogener Forschung. Die österreichischen Mitglieder des DNEbM haben 2010 unter der Adresse www.EbM-netzwerk.at ein spezielles Informationsangebot für Österreich geschaffen. Die Webadresse lautet ansonsten www.EbM-netzwerk.de.

Auf der Seite http://www.methodik.dnebm.de bietet das Netzwerk eine Reihe von Artikeln aus verschiedenen Quellen zur Methodik der EbM frei zugänglich an, die sonst nur mit Abonnements zu den entsprechenden Zeitschriften erreichbar sind. Diese Seite soll zu einem Referenzpunkt für Ressourcen zur Aus-, Fort- und Weiterbildung in diesem Bereich ausgebaut werden.

Ärztliches Zentrum für Qualität in der Medizin (ÄZQ)

Das 1995 gegründete ÄZQ ist das gemeinsame Kompetenzzentrum von Bundesärztekammer und Kassenärztlicher Bundesvereinigung für medizinische Leitlinien, Patienteninformationen, Patientensicherheit, evidenzbasierte Medizin, Qualitätsindikatoren und medizinisches Wissensmanagement.

Das ÄZQ ist Gründungsmitglied des *Guidelines International Network,* einer internationalen Dachorganisation für die Entwicklung von Leitlinien. Über die Website des ÄZQ hat man kostenlos Zugang zu 7 000 Dokumenten der Leitlinien-Mitglieder. Die Website bietet darüber hinaus gute Möglichkeiten zur kostenlosen Online-Literaturrecherche: www.aezq.de.

Institut für Qualität und Wirtschaftlichkeit im Gesundheitswesen (IQWiG)

Das Institut für Qualität und Wirtschaftlichkeit im Gesundheitswesen wurde 2004 geschaffen, um die Qualität der Patientenversorgung in Deutschland zu verbessern. Die Aufgaben des IQWiG sind unter anderem die evidenzbasierte Bewertung des aktuellen medizinischen Wissensstandes zu diagnostischen und therapeutischen Verfahren sowie das Bereitstellen allgemeinverständlicher Gesundheitsinformationen für Bürger und Patienten.

Die Aufgaben des Instituts sind die Recherche, Darstellung und Bewertung des aktuellen medizinischen Wissensstandes zu diagnostischen und therapeutischen Verfahren, die Bewertung evidenzbasierter Leitlinien, die Abgabe von Empfehlungen zu Disease-Management-Programmen und seit 2009 vor allem auch die Kosten-Nutzen-Bewertung von neuen Arzneimitteln.

Eigene Studien führt das IQWiG nicht aus, sondern es „beschränkt" sich auf die Auswertung und Bewertung bereits publizierter Untersuchungen und nutzt dabei die Methoden der evidenzbasierten Medizin. Im Sinne einer allen Seiten dienenden Transparenz werden bereits die Entwürfe der erarbeiteten Gutachten öffentlich zur Diskussion gestellt.

Das Institut bearbeitet die Aufgaben im Auftrag des Gemeinsamen Bundesausschusses, in dem Leistungserbringer und Kostenträger vertreten sind, oder im Auftrag des Bundesgesundheitsministeriums. Das IQWiG hat etwa 150 Mitarbeiter, die meisten im wissenschaftlichen Bereich. Es werden aber auch Forschungsaufträge extern vergeben. Die Finanzierung des IQWiG erfolgt aus Mitteln des öffentlichen Gesundheitswesens.

Die Prüfung des Kosten-Nutzen-Verhältnisses neuer Medikamente (im Gegensatz zur bloßen Wirksamkeit und Unbedenklichkeit im Rahmen des Zulassungsverfahrens) wird seit 90er Jahren in vielen Industriestaaten vorgenommen. Dies ist unter ökonomischen Gesichtspunkten wichtig, weil die Pharmaindustrie während der Patentlaufzeit den Preis neuer Medikamente frei festlegen konnte, so dass häufig für einen minimalen Zusatznutzen exorbitante Preise verlangt wurden.

Seit 2011 müssen in Deutschland Pharmaunternehmen den Zusatznutzen für neue Arzneimittel nachweisen und innerhalb eines Jahres eine Preisvereinbarung mit der gesetzlichen Krankenversicherung schließen. Kommt keine Einigung zustande, entscheidet eine Schiedsstelle. Das IQWiG kann in diesem Fall mit der Bewertung des Zusatznutzens beauftragt werden.

Gerade in Zeiten knapper Kassen kann eine solche Regelung nicht hoch genug bewertet werden, denn in der Vergangenheit hat die Pharmaindustrie mit patentgeschützten Scheininnovationen manchmal Milliarden verdient. Dies Geld sei der forschenden Pharmaindustrie vom Prinzip her gegönnt, aber es fehlt an anderer Stelle.

Im internationalen Vergleich ist Deutschland bisher noch eines der wenigen glücklichen Länder mit weitgehend unbeschränktem Zugang zu medizinischen Leistungen. In anderen Industrieländern gibt es oft monate- oder jahrelange Wartelisten, oder bestimmte Eingriffe werden ab einem bestimmten Lebensalter nicht mehr durchgeführt. Oft sind auch ganze Bevölkerungsgruppen nicht krankenversichert.

Der freie Zugang zu medizinischen Leistungen konnte in Deutschland bisher nur deshalb erhalten werden, weil es immer wieder Gesundheitsreformen gab, die allen Akteuren im Gesundheitswesen viel abverlangt haben.

Die EbM wird vor allem deshalb von Gesundheitspolitikern begrüßt, weil man hofft, man könne mit dieser Methode weitere Einsparpotentiale finden. Die Kosten-Nutzen-Bewertung von neuen (aber auch von seit Langem eingeführten) Pharmaka ist sicherlich eine Fundgrube für weitere Einsparungen. Doch andererseits darf man neue Pharmaka nicht nur unter Kostengesichtspunkten betrachten, denn pharmazeutische Innovationen sind ein wichtiger Motor des medizinischen Fortschritts.

Man sollte auch nicht glauben, dass volkswirtschaftlich gesehen eine billige Medizin preiswert wäre: Die Arbeitsfähigkeit, die Vermeidung der Chronifizierung einer Erkrankung oder in späterem Lebensalter die Vermeidung oder

20.3 Institutionelle Verankerung der EbM

Hinauszögerung der Pflegebedürftigkeit sind viel mehr Wert als ein paar zusätzliche Euros für bessere Medikamente oder einen operativen Eingriff. Der Fortschritt der Medizin besteht weniger in einer Verlängerung des Lebens, sondern vielmehr darin, dass die Lebensphase, in der man ein selbstbestimmtes Leben führen kann, verlängert wird. Vor 50 Jahren humpelten die 70-Jährigen am Krückstock durch den Stadtpark, heute machen sie Nordic Walking oder radeln. Die Hüftendoprothese sieht niemand.

Health Technology Assessment (HTA)

Was die Kosten-Nutzen-Analyse für Medikamente ist, ist das *Health Technology Assessment* für andere medizinische Leistungen wie Operationsverfahren, Hilfsmittel, aber auch für Organisationsstrukturen, in denen medizinische Leistungen erbracht werden. Bei der Erstellung eines HTA-Berichts wird die „Technologie" auf

- experimentelle Wirksamkeit (engl. **efficacy**),

- Wirksamkeit unter Alltagsbedingungen (engl. **effectiveness**) und

- Kosteneffizienz (engl. **efficiency**)

untersucht. Als Beispiel soll hier nur auf die randomisierten Scheinbehandlungen bei Kniearthroskopien verwiesen werden (s. S. 278)

Die HTA-Berichte dienen als Entscheidungshilfe bei gesundheitspolitischen Fragestellungen wie z.B. der Übernahme von Innovationen in den Leistungskatalog der Gesetzlichen Krankenversicherung durch den Gemeinsamen Bundesausschuss.

Im Jahre 2000 übernahm das *Deutsche Institut für Dokumentation und Information* (DIMDI) das deutsche HTA-Programm. Hierzu wurde die *Deutsche Agentur für Health Technology Assessment* des DIMDI gegründet. Auch das IQWiG erarbeitet HTA-Gutachten oder gibt diese in Auftrag.

Das Deutsche Netzwerk Evidenzbasierte Medizin hat den David-Sackett-Preis 2012 an die Autoren des HTA-Berichts *Individuelle Gesundheitsleistungen (IGeL)* verliehen. Patienten bezahlen diese Leistungen privat, da sie außerhalb des Leistungskatalogs der gesetzlichen Krankenversicherung liegen. Die Autoren fanden keine Evidenz für einen Nutzen bei den am häufigsten erbrachten IGeL: das Screening auf Grünen Star und das vaginale Ultraschall-Screening (VUS) auf Eierstock-/Gebärmutterkrebs.

Kapitel 21
Literatursuche

Die Dokumentation ist ein interdisziplinäres Fachgebiet, das für die medizinische Forschung und Alltagsarbeit von großer Bedeutung ist: Zum einen gibt es die Literaturdokumentation, die es ermöglicht, weltweit die neuesten Veröffentlichungen auch ausgefallener Themen zu ermitteln und zu beschaffen. Zum anderen ist die Dokumentation der eigenen Befunde häufig ein Problem, sei es in Form der Krankenakten, die oft nicht auffindbar sind, oder sei es, dass die Daten der eigenen Forschungstätigkeit, z.b. einer Dissertation, sinnvoll dokumentiert werden müssen. Ein Großteil des Arbeitsaufwandes vieler Doktoranden besteht im Heraussuchen von archivierten Daten.

21.1 Grundbegriffe

Der Begriff der Dokumentation umfasst nicht nur das Anfertigen eines Dokumentes, also z.B. die Niederschrift eines Untersuchungsbefundes, sondern den gesamten Vorgang von der planmäßigen Gewinnung der Daten, ihrer Verschlüsselung und Speicherung bis zu ihrem Wiederauffinden (Retrieval) und ihrer übersichtlichen Präsentation.

Jedes Dokumentationssystem ist auf den späteren Verwendungszweck der Daten zugeschnitten, weil nur die Informationen gespeichert werden, die später eventuell von Interesse sind. Wichtig ist die Festlegung der Merkmale, die als **Identifikationsgrößen** oder **Deskriptoren** dienen sollen. Anhand dieser Merkmale ist das betreffende Dokument wiederauffindbar. Bei größeren Datenmengen sind nur solche Größen als Deskriptoren geeignet, die sich in eine definierte Reihenfolge ordnen lassen, also z.B. Namen und Zahlen, die alphabetisch bzw. der Größe nach sortiert werden können. Krankenakten im Archiv einer Klinik werden deshalb meistens nach dem Geburtsdatum oder nach dem Namen des Patienten geführt, niemals aber nach der Diagnose. Wichtig ist auch, dass ein Deskriptor eindeutig zugeordnet werden kann. Jeder Mensch wird nur einmal geboren, aber er kann an verschiedenen oder an keiner Krankheit leiden, und viele Krankheiten tragen verschiedene Namen.

Das Archiv einer Klinik oder die Karteikästen einer Arztpraxis sind ein physikalisches Dokumentationssystem: Hier wird die Frage, was dokumentiert werden soll, vom Arzt oder der Stationsschwester durch das Abheften der betreffenden Befunde in die Krankenakte bzw. die Weiterbeförderung in den Papierkorb entschieden. Der Archivar muss lediglich die Frage des Deskriptors (meistens

21.1 Grundbegriffe

wird das Geburtsdatum oder der Familienname gewählt) klären und Regeln für Problemfälle vorsehen, z.b. für Adelstitel oder für Patienten, die ihr Geburtsdatum nicht kennen.

Verschlüsselung

Bei vielen Dokumentationssystemen handelt es sich jedoch nicht um physikalische Dateien, sondern es werden lediglich Informationen gespeichert, sei es in Form von Nachschlagewerken, Karteikarten oder im Computer. Um Schreibaufwand und Speicherplatz zu sparen, werden die Daten verschlüsselt oder codiert. Die einfachste Form der Verschlüsselung ist der Gebrauch von Abkürzungen, etwa wenn man „w" für „weiblich" oder „o.B." für „ohne Befund" schreibt. Bei computergestützten Dokumentationssystemen und auch für Dokumentationsbögen, die man für wissenschaftliche Untersuchungen, z.B. für eine Dissertation, ausarbeitet, werden Schlüssel benutzt, die bereits die Belange der späteren Auswertung berücksichtigen. Bei relativ unwichtigen Laborwerten kann man häufig auf die Angabe der Werte verzichten und diese stattdessen verschlüsseln:

1 = normal, d.h. Wert unter x mg/100 ml
2 = schwach erhöht, d.h. Wert über x mg/100 ml, aber unter y mg/100 ml
3 = stark erhöht, d.h. Wert ist y mg/100 ml oder höher
4 = Wert wurde nicht untersucht
5 = Wert war trotz Untersuchung nicht feststellbar

In diesem Beispiel wurden die Werte gleichzeitig verschlüsselt und klassifiziert. Ein weiteres Beispiel hierfür ist der TNM-Schlüssel für die Klassifizierung der Tumorstadien oder die Angabe der Nebenwirkungen einer zytostatischen Therapie nach der WHO-Einteilung Grad 1 bis 4.

Die Verschlüsselung und die Klassifizierung von Daten gehen häufig Hand in Hand. Sie dienen der Vereinfachung der Datenstruktur, erleichtern die Auswertung der Daten und die internationale Verständigung. Man sollte sich immer an die international üblichen Einteilungen halten und keine selbstgestrickten Systeme entwickeln.

Umfassend und disjunkt

Bei der Aufstellung eines Schlüssels sind zwei Gesichtspunkte zu beachten: Der Schlüssel muss **umfassend** bzw. **erschöpfend** sein, d.h. für jeden möglichen Sachverhalt muss ein Schlüssel, also eine Nummer oder ein Kürzel wie TNM, zur Verfügung stehen, auch wenn der Sachverhalt nicht untersucht wurde oder trotz Untersuchung nicht feststellbar war.

Außerdem muss der Schlüssel **disjunkt** (lat.: trennend) sein, d.h. ein Sachverhalt darf nur durch eine Nummer verschlüsselt werden können. Wenn beispielsweise verschiedene Krankheitsgruppen verschlüsselt werden, ist die folgende Einteilung widersprüchlich:

1 = Unfälle
2 = Degenerative Erkrankungen
3 = Infektionskrankheiten
4 = Tuberkulose
5 = ...

Hierbei könnte Tuberkulose sowohl mit „3" als auch mit „4" verschlüsselt werden. Damit der Schlüssel disjunkt wird, müsste „3" folgendermaßen lauten: „Infektionskrankheiten außer Tuberkulose".

Diagnoseschlüssel

Die Verschlüsselung von Erkrankungen ist problematisch, weil es von der Feinheit der Diagnostik abhängt, welche Einteilung sinnvoll ist. Beispielsweise könnte man auf den ersten Blick annehmen, dass „Anämie" eine klar definierte und gut abgrenzbare Erkrankung sei, doch jedes Lehrbuch der Hämatologie wird Dutzende verschiedener Formen der Anämie auflisten, wobei die Einteilung von Autor zu Autor und von Auflage zu Auflage wechseln kann. Die bekanntesten zurzeit verwendeten Diagnoseschlüssel sind:

- International Classification of Diseases and related health problems (**ICD**). Der Schlüssel wird von Krankenhausverwaltungen, Versicherungsträgern usw. in Deutschland und anderen der WHO angeschlossenen Ländern sehr viel verwendet, hat aber den Nachteil, dass er eher unsystematisch aufge-

I	A00-B99	Bestimmte infektiöse und parasitäre Krankheiten
II	C00-D48	Neubildungen
III	D50-D90	Krankh. des Blutes und der blutb. Organe sowie best. Störungen mit Beteiligung des Immunsyst.
IV	E00-E90	Endokrine, Ernährungs- und Stoffwechselkrankheiten
V	F00-F99	Psychische und Verhaltensstörungen
VI	G00-G99	Krankheiten des Nervensystems
VII	H00-H59	Krankheiten des Auges und der Augenanhangsgebilde
VIII	H60-H95	Krankheiten des Ohres und des Warzenfortsatzes
IX	I00-I99	Krankheiten des Kreislaufsystems
X	J00-J99	Krankheiten des Atmungssystems
XI	K00-K93	Krankheiten des Verdauungssystems
XII	L00-L99	Krankheiten der Haut und der Unterhaut
XIII	M00-M99	Krankheiten des Muskel-Skelett-Systems und des Bindegewebes
XIV	N00-N99	Krankheiten des Urogenitalsystems
XV	O00-O99	Schwangerschaft, Geburt und Wochenbett
XVI	P00-P96	Bestimmte Zustände, die ihren Ursprung in der Perinatalperiode haben
XVII	Q00-Q99	Angeborene Fehlbildungen, Deformitäten und Chromosomenanomalien
XVIII	R00-R99	Symptome und abnorme klinische und Laborbefunde, die anderenorts nicht klassifiziert sind
XIX	S00-T98	Verletzungen, Vergiftungen und bestimmte andere Folgen äußerer Ursachen
XX	V01-Y84	Äußere Ursachen von Morbidität und Mortalität
XXI	Z00-Z99	Faktoren, die den Gesundheitszustand beeinflussen u. zur Inspruchn. des Gesundheitsw. führen
XXII	U00-U99	Schlüsselnummern für besondere Zwecke

Tabelle 21.1: Die 22 sog. Krankheitskapitel der ICD-10

21.1. Grundbegriffe

baut ist. Die aktuelle Version ist ICD-10 in der Version 2012. Aber 2007 wurde bereits mit den Arbeiten zur ICD-11 begonnen.

- Die **TNM-Klassifikation** dient der Stadieneinteilung von malignen Tumoren. Sie wurde von dem Franzosen Pierre Denoix entwickelt und wird seit 1950 von der *Union internationale contre le cancer* (UICC) verwendet. Die Klassifikation hat sich in vielen Ländern durchgesetzt. TNM ist die Abkürzung für

T = Tumorgröße von T1 bis T4, TX = keine Aussage möglich

N = Nodes = Lymphknoten, N0 = kein Anzeichen für Befall, N1 bis N3 je nach Tumorart unterschiedlich definiert, z.b. ipsi- oder contralateral, NX = keine Aussage möglich

M = Metastasen, M0 = keine Anzeichen für Fernmetastase, M1 = Fernmetastasen vorhanden

Die Zuverlässigkeit der Befundsicherung kann zusätzlich mit dem Deskriptor „C", für certainty hinter der jeweiligen TNM-Kategorie angegeben werden: C1: allgemeine Untersuchungsmethoden, C2: spezielle Untersuchungsmethoden, C3: Zytologie oder Biopsie. C4: nach chirurgischem Eingriff und histopathologischer Untersuchung. C5: nach Autopsie und histologischer Untersuchung.

Amtliche Statistiken

Als amtliche medizinische Statistiken existieren in der Bundesrepublik nur die Statistik der meldepflichtigen übertragbaren Krankheiten und die Todesursachenstatistiken.

Seit Jahren sind Bestrebungen im Gange, regionale Krebsregister aufzubauen, in denen die Daten von Patienten mit malignen Tumoren gespeichert werden, hauptsächlich für epidemiologische Zwecke, teilweise auch für die Verbesserung der Nachsorge. Um Doppelmeldungen, Zweiterkrankungen etc. erfassen zu können, ist es erforderlich, dass die Krebsregister auch den Namen und die Anschrift des Patienten registrieren. Hieraus ergeben sich Probleme des Datenschutzes.

In Deutschland ist die epidemiologische Krebsregistrierung in Landesgesetzen geregelt. 1926 wurde das Hamburger Krebsregister eingerichtet, 1952 das Nationale Krebsregister der DDR und 1967 das Krebsregister des Saarlandes. Außerdem existiert seit 1980 ein bundesweites Kinderkrebsregister, das eine Kombination von epidemiologischem und klinischem Krebsregister darstellt, aber auf freiwilliger Basis betrieben wird.

21.2 Gütekriterien eines Dokumentationssystems

Das Ziel jeder Dokumentation besteht darin, die gespeicherten Daten bei Bedarf abrufen zu können.

Im Idealfall findet man das, was man sucht. Doch es kommt immer wieder vor, dass man das, was man sucht, nicht findet und stattdessen etwas findet, was nicht gesucht wird. Die Situation lässt sich durch eine Vierfeldertafel veranschaulichen:

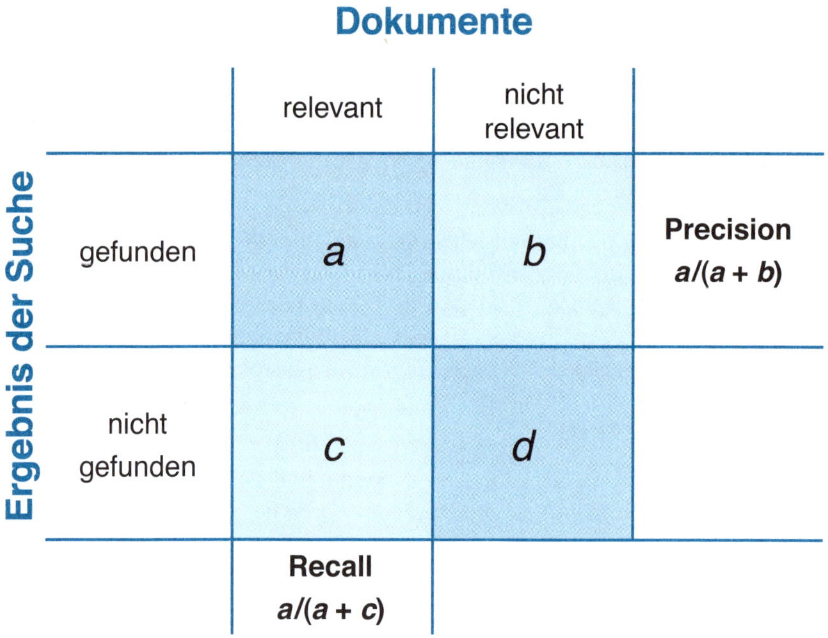

Dokumente

	relevant	nicht relevant	
gefunden	a	b	**Precision** $a/(a+b)$
nicht gefunden	c	d	
	Recall $a/(a+c)$		

(Ergebnis der Suche)

Abbildung 21.1: Vierfeldertafel zur Darstellung der Begriffe Recall und Precision. Der Recall ist mit der Sensitivität und die Precision mit dem positiven Vorhersagewert eines Untersuchungsverfahrens vergleichbar.

Recall

Feld a umfasst die Daten, die gesucht und auch gefunden wurden, während im Feld c die ebenfalls gesuchten, aber nicht gefundenen Daten verzeichnet sind. Die Summe aus a und c gibt die Gesamtheit der gesuchten Daten an.

Der Quotient $a/(a+c)$ drückt aus, welcher Anteil der gesuchten Daten gefunden wurde. Dieser Quotient heißt Recall des Dokumentationssystems. Bei

21.2. Gütekriterien eines Dokumentationssystems

einem Recall von 1 sind alle gesuchten Daten gefunden worden, bei einem Wert von 0 konnte keine gesuchte Information ermittelt werden.

$$\text{Recall} = \frac{\text{gefundene relevante Dokumente}}{\text{relevante Dokumente}} = \frac{a}{a+c}$$

Wenn in einer Klinik beispielsweise im Laufe der letzten drei Jahre 50 Patienten an einer bestimmten Krankheit behandelt wurden und nur von 45 Patienten die Unterlagen wiederauffindbar sind, beträgt der Recall 90 %: Für a gilt ein Wert von 45, für c ein Wert von 5 und für $a + c$ ein Wert von 50, sodass $a/(a + c) = 45/50 = 0{,}9$.

Precision

Ein weiteres Gütekriterium eines Dokumentationssystems ist die *Precision*, die angibt, mit welcher Genauigkeit der Suchvorgang erfolgt, d.h. welcher Anteil der gefundenen Daten tatsächlich von Interesse ist:

$$\text{Precision} = \frac{\text{gefundene relevante Dokumente}}{\text{gefundene Dokumente}} = \frac{a}{a+b}$$

Beispielsweise seien in einem Dokumentationssystem Knochenbrüche in drei Kategorien eingeteilt: obere Extremität, untere Extremität, andere. Wenn man sich jetzt für Frakturen der Handwurzelknochen interessiert, muss man zunächst alle Unterlagen mit Frakturen der oberen Extremität heraussuchen. Nur ein kleiner Teil dieser Fälle wurde wegen einer Fraktur der Handwurzelknochen behandelt. Die Precision ist in diesem Beispiel deshalb gering.

In der obigen Vierfeldertafel gibt die Summe $a + b$ die Zahl der insgesamt bei der Suche gefundenen Dokumente an. Der Quotient $a/(a + b)$ stellt die Precision des Dokumentationssystems dar. Wenn tatsächlich nur relevante Dokumente gefunden wurden, ergibt sich $a/(a + 0) = 1$. Wenn keinerlei relevante Dokumente gefunden wurden, lautet der Quotient $0/(0 + b) = 0$.

Wenn man beispielsweise bei der Literaturrecherche breit gefächert sucht, ist die Precision gering, aber der Recall hoch. Bei einer eng begrenzten Literatursuche ist der Recall niedriger, dafür aber die Precision (wesentlich) höher.

Die Gütekriterien Recall und Precision sind mit der **Sensitivität** und dem **Vorhersagewert** eines Untersuchungsverfahrens zu vergleichen. Die vorliegenden Daten entsprechen dem tatsächlichen Gesundheitszustand und das Ergebnis der Suche entspricht der gestellten Diagnose. Einzelheiten werden auf Seite 98 erläutert.

21.3 Literaturrecherche

Für jeden Wissenschaftler ist die Kenntnis des auf seinem Arbeitsgebiet bisher erschienenen Schrifttums unerlässlich. Besonders Veröffentlichungen in Fachzeitschriften, sog. „Journals", sind sehr wichtig, da neue Erkenntnisse zunächst dort der interessierten Fachwelt mitgeteilt werden, bevor sie Jahre später Einzug in Monografien, Lehr- und Handbücher halten.

Für den Bereich der Medizin gibt es weltweit viele tausend Fachzeitschriften, in denen jährlich Hunderttausende von Artikeln erscheinen. Die Aufgabe der Literaturrecherche besteht darin, aus dieser Informationsflut die relevanten Arbeiten herauszufiltern.

Die Recherche wird heute im wesentlichen elektronisch durchgeführt. Nur relativ unbekannte Journals, die in den großen Literatur-Datenbanken nicht vertreten sind, müssen noch von Hand durchforstet werden.

Die Literaturrecherche ist inzwischen eine Wissenschaft für sich und die Universitätsbibliotheken bieten Einführungskurse an, in denen man sich mit dieser komplizierten Materie vertraut machen kann.

21.3.1 Google Scholar

Auf dem Gebiet der Wissenschaft ist die Suchmaschine Google wenig effektiv, einerseits, weil sich die interessierenden Arbeiten meistens auf den zugangsgeschützten Seiten der großen Wissenschaftsverlage befinden, und andererseits, weil die Fülle des sonstigen Materials die wissenschaftlich relevanten Fundstellen verdeckt.

Für den Bereich der Wissenschaft hat Google 2004 den Zusatzdienst *Google Scholar* geschaffen, der mit hoher Precision und einem hohen Recall ermitteln kann, wo welcher Wissenschaftler was publiziert hat und wo die betreffenden Veröffentlichungen zitiert worden sind. Über die „erweiterte Suche" kann man einen spezialisierten Suchalgorithmus zuschalten, um Fragestellungen gezielt zu bearbeiten, indem die Suche auf bestimmte Autoren, Journals und Zeiträume beschränkt wird und indem verschiedene Begriffe mit und/oder/nicht verknüpft werden. In Google Scholar werden nur wissenschaftliche Beiträge gefunden, in erster Linie Artikel in Peer reviewed Journals, aber auch Kongressberichte, Dissertationen und wissenschaftliche Bücher. Andere Bücher, Berichte aus Tages- und Wochenzeitungen oder populärwissenschaftlichen Magazinen sind dort nicht zu finden. Artikel älteren Datums, die (noch) nicht in digitaler Form im Netz kursieren, sind Google Scholar häufig nur aus zweiter Hand bekannt, wenn sie in einem digital vorliegenden Dokument als Zitat genannt werden.

Google Scholar ist keine bloße Projektion der normalen Suchmaschine auf

21.3. Literaturrecherche

den Wissenschaftsbetrieb, sondern ist spezifisch auf die Eigenheiten des wissenschaftlichen Bibliothekswesens zugeschnitten: Viele Fachbibliotheken sind mit Google vernetzt, melden ihre Bestände und ermöglichen Google zum Teil auch den direkten Zugriff auf die Inhalte der Bücher und Zeitschriften. Dieses ist in erster Linie eine Frage des Urheberrechtes. Man kann Google Scholar mitteilen, in welchen wissenschaftlichen Bibliotheken man angemeldet ist, und Google versucht, die interessierenden Veröffentlichungen dort zu lokalisieren und mit einem direkten Link in Echtzeit auf den eigenen Rechner zu übermitteln. Man muss sich zu diesem Zweck mit dem Passwort ausweisen und ggf. den eigenen Rechner passend konfigurieren.

Von der Fundstelle zur Volltextversion

Der Zugang zu den passwortgeschützten Journals ist extrem teuer, eine dreiseitige Veröffentlichung kann durchaus 30 Euro kosten. Allerdings haben viele Universitäts- oder Krankenhausbibliotheken Verträge mit den großen Wissenschaftsverlagen, aufgrund derer man als Student, Doktorand oder Wissenschaftler kostenfreien Zugriff auf die Journals hat.

Ansonsten bietet Google Scholar einen interessanten Service an: Google Scholar merkt sich für jede Veröffentlichung, wo es diese im weltweiten Netz gefunden hat und gibt alle Fundorte preis (alle Versionen zeigen). Es ist gar nicht selten, dass eine eigentlich zugangsgeschützte Veröffentlichung irgendwo barrierefrei abgerufen werden kann, z.B. auf der Homepage eines Forschungsinstituts.

Der Suchalgorithmus von Google Scholar basiert zunächst auf der Häufigkeit der Zitate. Wenn man einen Namen oder einen Begriff eingibt, listet Google alle wissenschaftlichen Veröffentlichungen zu diesem Thema auf, wobei die am häufigsten zitierten zuerst genannt werden. Jetzt besteht die interessante Option, sich alle Veröffentlichungen anzusehen, die diese Veröffentlichung zitiert haben, sich folglich mit demselben Thema beschäftigen. Eine weitere Option besteht darin, sich ähnliche Artikel anzeigen zu lassen. Diese beiden Funktionen ermöglichen es, sich schnell in ein neues Fachgebiet einzulesen.

Bei Büchern ermittelt Google Scholar, in welchen Bibliotheken diese zu finden sind. Bei Artikeln aus Journals wird man in der Regel zunächst zu den Abstracts verlinkt und dann entweder zu den Homepages der Verlage, wo man die Artikel gegen Gebühr bestellen kann, oder man erhält – wie bereits erwähnt – einen Link zur (eigenen) Unibibliothek. Oft sind die Seiten auch frei zugänglich und man bekommt direkt den Link zur Volltextversion.

Insgesamt gesehen ist das Arbeiten mit Google Scholar komfortabel und vor allem barrierefrei und kostenlos. Die Einarbeitungszeit ist kurz, weil die Suchmaske der „erweiterten Suche" intuitiv zu bedienen ist.

21.3.2 Das Wissenschaftliche Publikationswesen

In den letzten hundert Jahren hat die Wissenschaft eine enorme Spezialisierung und Subspezialisierung erfahren, und so sind auch die Anforderungen an wissenschaftliche Verlage gestiegen.

Jedes Fachgebiet hat seine eigene Fachzeitschrift(en) und hält seine eigenen Kongresse ab. Wenn es früher „die Chirurgie" gab, gibt es heute unzählige Subspezialitäten, z.b. die Bauchchirurgie und dort wiederum die Leberchirurgie.

Ein Chirurg wie Ferdinand Sauerbruch, der auf so unterschiedlichen Gebieten wie der Thoraxchirurgie, der Prothetik und der Chirurgie der Schilddrüse Pionierarbeit geleistet hat, wäre heute undenkbar.

Die Wissenschaftsverlage verstehen sich heute in erster Linie als Dienstleister und arbeiten eng mit den wissenschaftlichen Fachgesellschaften zusammen, deren Journals sie herausgeben. Die Fachzeitschriften sind Motor des wissenschaftlichen Fortschritts, prägen das Gesicht einer Fachdisziplin und sind nicht zuletzt die Plattform, auf der das Herausgebergremium Impulse setzen kann.

Die Kosten eines Journals hängen vor allem von der Auflage ab, also davon, auf wie viele Exemplare die Overheadkosten umgelegt werden können. Bei kleinen Auflagen und aufwendiger Produktion kann ein Jahresabo einer Fachzeitschrift mehrere Tausend oder auch mehr als 10000 Euro kosten.

Dieselben Überlegungen gelten für Monografien, die häufig in Auflagen von nur 300 Exemplaren oder weniger hergestellt werden, auch deshalb, weil die Universitäts- und Institutsbibliotheken aufgrund stagnierender oder sogar sinkender Jahresetats immer zögerlicher einkaufen.

Peer Reviews

Peer Reviews sind Begutachtungen der zur Veröffentlichung eingereichten Beiträge durch externe Fachleute, die im selben Gebiet arbeiten wie der Autor (Peer bedeutet soviel wie Ebenbürtiger oder Fachkollege). Diese Methode soll dazu dienen, die Qualität der Beiträge zu gewährleisten. Weltweit arbeiten über 20000 Fachzeitschriften mit Peer Reviews und in der Regel gilt nur ein „peer reviewed" Journal als eine wissenschaftlich seriöse Informationsquelle.

Die Peer Reviews werden zum Teil blind oder auch doppelblind durchgeführt, sodass die Gutachter dem Autor unbekannt bleiben oder bei der doppelblinden Version auch die Autoren für den Gutachter anonym sind. Weil anonyme Gutachter ihre Aufgabe manchmal zu sehr auf die leichte Schulter nehmen und auch häufig zu überzogener Kritik neigen oder Konkurrenten im Schutz ihrer Anonymität aus dem Feld schlagen wollen, wird ein anonymes Begutachtungsverfahren von vielen abgelehnt. In der Regel geht es bei dem Begutachtungsverfahren nicht nur darum, ob ein Artikel zur Veröffentlichung angenommen wird,

21.3. Literaturrecherche

sondern auch darum, vor der Veröffentlichung kleinere oder größere Fehler und Ungenauigkeiten zu korrigieren. Andererseits verzögert das Begutachtungsverfahren die Veröffentlichung oft um Wochen und Monate.

Impact Factor

Die Bedeutung einer Fachzeitschrift lässt sich daran ablesen, wie häufig die in ihr veröffentlichten Artikel von anderen Autoren zitiert werden. Im Bereich der Medizin sind Impact Faktoren von 1 bis 2 üblich. Nach einer Auswertung internationaler Zeitschriften im Bereich „Medizin insgesamt" stand Anfang 2012 das *New England Journal of Medicine* mit 53 auf Platz 1, gefolgt von *Lancet* mit 33. Als beste deutschsprachige Zeitschrift war das *Deutsche Ärzteblatt* mit 2,1 auf Rang 35 aufgeführt.

Solche Ranglisten der Wertigkeit werden für alle Fachgebiete der Medizin und auch für andere Disziplinen erstellt. Jeder Autor versucht, in einem möglichst hochrangigen Journal zu publizieren, denn alleine die Tatsache, dass eine Arbeit dort angenommen wurde, gilt als Auszeichnung.

Das Tracking, wer von wem zitiert wurde, ist für die Vernetzung innerhalb der Wissenschaft von großer Bedeutung. Wir hatten bereits gesehen, dass dies eine zentrale Leistung von Google Scholar darstellt. In den 60er-Jahren hat sich das *Institute for Scientific Information* (ISI) (heute Teil von *Thomson Reuters*) dieser Aufgabe angenommen und den *Science Citation Index* erstellt. Gleichzeitig konnte auf diese Weise der Impact Factor von Zeitschriften berechnet werden.

Englisch als Wissenschaftssprache

Die Tatsache, dass das Deutsche Ärzteblatt die deutschsprachige Fachzeitschrift mit dem höchsten Impact Factor darstellt und dennoch weltweit nur auf Platz 35 steht, zeigt bereits, dass deutschsprachige Zeitschriften nicht hoch im Kurs stehen. Das liegt daran, dass Forschung heute im Wesentlichen in den englischsprachigen Ländern stattfindet und dass nur die wenigsten Forscher fließend Deutsch sprechen.

Hinzu kommt, dass die Englischkenntnisse in vielen Ländern deutlich besser als in Deutschland sind, was zum großen Teil daran liegt, dass es für kleinere Länder nicht lohnt, Hollywoodfilme zu synchronisieren, sodass die jungen Leute mit englischsprachigen Filmen aufwachsen. Bei uns ist es eher selten, dass Studenten oder Ärzte englischsprachige Fachbücher lesen, in anderen Ländern ist dies die Regel, wobei Frankreich und spanischsprachige Länder eine Ausnahme bilden. Das hat auch mit den Auflagenhöhen und damit den Preisen der Lehrbücher zu tun.

Aus alledem ergibt sich, dass man auf Englisch publizieren muss, wenn man in der weltweiten *scientific community* wahrgenommen werden will. Deshalb sind auch viele Journals, die von deutschen Verlagen herausgegeben werden, englischsprachig.

Die Global Player

In den deutschsprachigen Ländern ist die Thieme Verlagsgruppe, zu der u. a. die Verlage *Haug, Hippokrates, Sonntag, Enke, Parey* und *TRIAS* gehören, der führende Fachverlag auf medizinischem Gebiet. Die Verlagsgruppe gibt ca. 150 Fachzeitschriften und jährlich etwa 500 Bücher heraus und erwirtschaftet mit seinen knapp 1000 Mitarbeitern einen Umsatz von etwa 150 Millionen Euro.

Dies sind beeindruckende Zahlen, doch die international agierenden Wissenschaftsverlage wie Elsevier, Springer oder Wiley stellen Thieme in den Schatten. *Elsevier* veröffentlicht rund 1800 wissenschaftliche Journale und jährlich 2200 Bücher. Insgesamt sind rund 20 000 Werke und Titel lieferbar. Der Umsatz beträgt mehrere Milliarden Euro.

Die *Springer Science & Business Media Gruppe* gibt in den angeschlossenen mehr als 50 Verlagen jährlich etwa 7000 Buchtitel heraus und veröffentlicht ca. 2000 wissenschaftliche Zeitschriften. Inzwischen übersteigt bei Springer der mit elektronischen Werken erzielte Umsatz bereits den Erlös aus dem herkömmlichen Buch- und Zeitschriftengeschäft. Ähnliche Tendenzen zeichnen sich für die anderen Wissenschaftsverlage ab.

Wiley-Blackwell ist ein wissenschaftlicher Verlag mit einer ähnlichen Ausrichtung und Größenordnung. In den elektronischen Archiven dieses Verlages werden die Daten der *Cochrane-Library* archiviert.

Die o. g. Global Player haben in den letzten Jahren durch Zukäufe und Fusionen Monopolstrukturen geschaffen, die viele mit Argwohn betrachten. Eine Universität oder sonstige Forschungseinrichtung ist nur dann arbeitsfähig, wenn sie Zugriff auf die aktuelle wissenschaftliche Literatur besitzt. Die Fachzeitschriften werden tendenziell immer teurer, was vonseiten der Bibliotheken mit Abonnementskündigungen beantwortet wird, wodurch der Kostendruck auf die Verlage weiter wächst. Viele betrachten es auch als ungerecht, dass wissenschaftliche Erkenntnisse mit dem Geld der Steuerzahler erarbeitet werden, dann den Verlagen kostenlos zur Verfügung gestellt werden, um schließlich von den Bibliotheken mit noch mehr Steuerzahlergeld zurückgekauft zu werden.

Aus diesem Grunde gibt es Versuche, mit einer *Open-Access*-Strategie die Verlage überflüssig zu machen, indem unter Zuhilfenahme moderner Informationstechnologien Veröffentlichungen in Eigenregie durchgeführt werden, z. T. auch unter Einbeziehung eines Peer-Review-Verfahrens. Wenn sich dieses Verfahren durchsetzen sollte, würde zumindest mehr Wettbewerb entstehen.

21.3.3 Index Medicus, MEDLINE und PubMed

Der *Index Medicus* ist eine Bibliografie, die seit 1879 das medizinische Schrifttum erfasst und einen thematisch geordneten Index erstellt. Der Index Medicus entstand als Bestandsverzeichnis der *Library of the Surgeon General's Office* in Washington und verzeichnete damals laufend alle Schriften, die von dieser Bibliothek erworben wurden.

Hieraus hat sich die Datenbank MEDLINE (Medical Literature Analysis and Retrieval System Online) entwickelt, die vom US-amerikanischen National Center for Biotechnology Information (NCBI) betrieben wird und sich auf die internationale Fachliteratur aus allen Bereichen der Medizin, einschließlich Zahn- und Veterinärmedizin, Psychologie und des öffentlichen Gesundheitswesens spezialisiert hat. In MEDLINE sind zur Zeit mehr als 21 Millionen Artikel aus etwa 5000 Journals enthalten. Dort werden neben den bibliografischen Angaben zu vielen (nicht allen) Artikeln auch Abstracts gespeichert, nicht jedoch die Volltextversionen.

Die Datenbank MEDLINE kann unter anderem durch die Suchmaschine PubMed erschlossen werden. Näheres wird weiter unten erläutert.

21.3.4 Medical Subject Headings (MeSH)

Die Medical Subject Headings (MeSH) sind ein Thesaurus zur inhaltlichen Erschließung von Texten aus dem Bereich der Medizin und Biowissenschaften. Der MeSH war früher, als das Recherchieren noch von Hand geleistet werden musste, unabdingbar, weil auf diese Weise eindeutig festgelegt wurde, wo welche Beiträge alphabetisch einzuordnen waren. Im Zeitalter der elektronischen Suche stellt es kein großes Problem mehr dar, wenn ein Thema unter verschiedenen Bezeichnungen beschrieben und bibliographisch erfasst wird.

Trotzdem ist ein einheitlicher Thesaurus auch heute sinnvoll und erleichtert die internationale Kommunikation. Nomen est omen, Namen sind Begriffe.

Das MeSH-System wird von der United States National Library of Medicine (NLM) gepflegt. Eine deutsche Übersetzung des MeSH wird vom DIMDI (s. u.) in Köln erstellt. Übersetzt wurden alle *Main Headings*, alle *Subheadings* und fast alle *Entry Terms*. Der MeSH dient auch vielen medizinischen Bibliotheken des deutschsprachigen Raumes als Vorbild des bibliothekseigenen Schlagwortkatalogs.

Die Pflege des Thesaurus ist auch wichtig, damit die Schlagwörter konstant bleiben: Wenn ein Forscher jahrelang im Index Medicus unter dem Schlagwort „Down Syndrom" sucht und plötzlich ein Teil der Veröffentlichungen nicht mehr unter „Down Syndrom", sondern unter „Trisomy 21" katalogisiert wird, entsteht Verwirrung. Der früher übliche Begriff „Mongolism" gilt heute als politically incorrect, weil diskriminierend, und wird nicht mehr verwendet. Aber vielleicht interessiert man sich für eine frühere Veröffentlichung, die unter den heute verwendeten Bezeichnungen natürlich nicht zu finden ist.

21.3.5 DIMDI

Das *Deutsche Institut für medizinische Dokumentation und Information* (DIMDI) arbeitet im Auftrag des Bundesministeriums für Gesundheit und hat u.a. folgende Aufgaben:

- Herausgabe von **amtlichen Klassifikationen** für den deutschsprachigen Raum wie ICD-10-GM, ICD-O-3 und ICF für die Verschlüsselung von Diagnosen und OPS für Operationen, Prozeduren etc.

- Pflege von **medizinischen Terminologien, Thesauri, Nomenklaturen** und Katalogen wie MeSH, UMDNS, PCS, Alpha-ID, LOINC, OID, die für den elektronischen Datenaustausch in der Medizin benötigt werden.

- Betrieb eines **Informationssystems für Arzneimittel**

- Betrieb eines **Informationssystems für Medizinprodukte**

- Betrieb eines Informationssystems der Deutschen Agentur für **Health Technology Assessment** (HTA)

Literatursuche über DIMDI

DIMDI bietet Hilfestellung bei der Suche und Beschaffung von Literatur. Die meisten der ca. 80 bei DIMDI verfügbaren Datenbanken enthalten nur bibliografische Angaben, oft auch MeSH-Schlagwörter und einen Abstract. Der Volltext muss in einem zweiten Schritt beschafft werden.

Für die Suche stehen der *SmartSearch-* und *ClassicSearch-*Modus zur Verfügung. Auch für die anschließende Beschaffung der Volltexte bietet DIMDI Hilfestellung an. DIMDI hat Verträge mit drei großen Bibliotheken abgeschlossen, die auf das deutsch-, englisch- und spanischsprachige medizinische Schrifttum spezialisiert sind: die *Deutsche Zentralbibliothek für Medizin* in Köln, *The British Library* in Wetherby/West Yorkshire und die *IEDCYT Bibliothek* in Madrid. Die bei der Literaturbeschaffung anfallenden Kosten kann man per Kreditkarte bezahlen oder als Vertragskunde abbuchen lassen. Wenn die Kosten mehr als 2500 Euro pro Quartal betragen, erhält man 5 % Rabatt.

21.3.6 Ovid-Datenbank

Wolters Kluwer ist ein niederländischer Verlag, der sich als weltweit agierender Dienstleister in den Bereichen Recht, Finanzen und Gesundheit versteht. Mehr als 70 % seines Umsatzes von mehr als drei Milliarden Euro wird mit digitalen Produkten erzielt. Weltweit werden etwa 20 000 Mitarbeiter beschäftigt.

1998 übernahm Wolters Kluwer für etwa 200 Millionen US-Dollar die Firma Ovid, einen weltweit führenden Anbieter für bibliografische Datenbanken und Volltextdatenbanken aus dem medizinischen und akademischen Bereich. Ovid bietet für abonnierende Universitäten, Krankenhäuser und Bibliotheken mehr als 300 Fachdatenbanken und 1200 elektronische Zeitschriften an.

Im Jahre 2001 erwarb Wolters Kluwer für 113 Millionen Dollar die Firma *SilverPlatter Information,* die seit den 80er-Jahren erfolgreich Datenbanken auf CD-ROMs vertrieb. Das SilverPlatter-System wurde in Ovid integriert.

Ovid ist in vielen Universitäten und Bibliotheken zugänglich, sodass der Benutzer in der Regel zwischen PubMed, Ovid, DIMDI und Google Scholar wählen kann. Sowohl PubMed als auch Ovid greifen in erster Linie auf MEDLINE zurück, wobei die Benutzeroberfläche von Ovid mehr Möglichkeiten bietet und als benutzerfreundlicher gilt.

21.3.7 Weitere Ressourcen

Medipilot

Medipilot ist eine Suchoberfläche, die von der Deutschen Zentralbibliothek für Medizin (ZB MED) und DIMDI betrieben wird. Es wird von der Deutschen Forschungsgemeinschaft (DFG) und dem Bundesministerium für Bildung und Forschung (BMBF) gefördert. Medipilot ergänzt das Schwesterprojekt Greenpilot, das auf die Fächer Ernährung, Umwelt und Agrarwissenschaften spezialisiert ist.

Die Suche erfolgt sprachübergreifend in sieben Sprachen. Synonyme, Abkürzungen, Komposita sowie Laien- und Expertenvokabular werden erkannt. Tippfehler werden korrigiert und verwandte Fachbegriffe zur Verfeinerung der Suche angeboten.

Medipilot bietet insbesondere die vollständige PubMed-Recherche sowie eine breite Auswahl deutschsprachiger Literatur. Insgesamt können 39 Fachdatenbanken abgefragt werden, insbesondere auch Datenbanken der AWMF-Leitlinien, des Deutschen Ärzteblatts, des Karger Verlags und der Thieme Verlagsgruppe. Nachgewiesene Medien können über den Dokumentlieferdienst der ZB MED bestellt werden (kostenpflichtig).

Current Contents Medizin (CC MED)

CC MED wertet fortlaufend ca. 700 deutschsprachige Zeitschriften aus dem Bereich der Medizin aus und arbeitet eng mit dem Suchportal Medipilot zusammen. Auch CC MED wird von der DFG gefördert.

ScienceDirect

ScienceDirect ist die Online-Plattform der Elsevier-Verlagsgruppe, auf der z. Zt. über 11 Millionen Zeitschriftenartikel aus über 2500 Journals verzeichnet sind. Das hört sich viel an, ist aber deutlich weniger als bei den anderen Suchmaschinen. Die Beschaffung der Volltextversionen erfolgt in der Regel durch einen kostenpflichtigen Online-Zugang.

Evidence Based Medicine Reviews (EBM Reviews)

Die EBM Reviews sind eine von Wolters Kluwer zusammengestellte Datenbankkombination der führenden EBM-Ressourcen, bestehend aus:

- **Cochrane Database of Systematic Reviews** (CDSR)

- **ACP Journal Club**: Reviews zu kontrollierten klinischen Studien, herausgegeben vom American College of Physicians (ACP)

- **Evidence Based Medicine**: gemeinsame Veröffentlichung des ACP und der British Medical Journal Publishing Group.

- **Database of Reviews and Effectiveness** (DARE)

- **Cochrane Controlled Trials Register** (CENTRAL): Beurteilungen der Effektivität von klinischen Eingriffen als Volltextberichte vom *National Health Services Centre for Reviews and Dissemination* (NHS CRD).

Zusammenfassung

Weltweit erscheinen im Bereich der Medizin Tausende von wissenschaftlichen Fachzeitschriften, die meisten von ihnen peer reviewed.

Um aus der Flut der Veröffentlichungen die relevanten herauszufiltern, werden die bibliografischen Angaben zusammen mit inhaltlichen Schlagwörtern und oft auch einem Abstract in Datenbanken zusammengefasst. Diese lassen sich über verschiedene Suchoberflächen durchsuchen, wobei jede Suchoberfläche auf ein anderes Set von Datenbanken zurückgreift, sodass man ggf. auf mehreren Wegen gleichzeitig suchen muss, um Veröffentlichungen zu finden. Dies gilt vor allem für Artikel, die in relativ unbekannten Journals erschienen sind.

21.3. Literaturrecherche

Das wissenschaftliche Publikationswesen im weltweiten Maßstab

Autoren	Verlage	Journals	Datenbank-hersteller	Daten-banken	DB-Hosts	Suchoberflächen (Onlineplattformen)
Hundert-tausende	wenige große Hunderte kleine	Tausende	wenige große Dutzende kleine	Hunderte	wenige	Dutzende
Motivation: Karriere		Qualitäts-kriterien Peer Reviews Impact Factor Sprache				
Am Beispiel der Datenbank MEDLINE			NLM (National Library of Medicine)	MEDLINE MEDLINE MEDLINE MEDLINE	NLM DIMDI DIMDI Wolters Kluwer	PubMed SmartSearch ClassicSerarch Ovid
Am Beispiel der Cochrane Collaboration	Wiley	Cochrane Library	Cochrane Collaboration	Cochrane Library	Wiley Wolters Kluwer DIMDI	EBM Reviews

Tabelle 21.2: Das wissenschaftliche Publikationswesen, dargestellt anhand zweier Beispiele: MEDLINE ist die weltweit größte Datenbank mit mehr als 21 Millionen Beiträgen aus etwa 5000 Journals. Die Cochrane Collaboration gibt die Cochrane Library heraus, die aus verschiedenen Datenbanken besteht und zum Teil als Online-Journal vertrieben wird. Deshalb ist die Cochrane Library sowohl unter der Rubrik Journals als auch unter der Rubrik Datenbanken aufgeführt. Die Tabelle entstand unter Bezugnahme auf eine Abbildung von Edith Motschall, Freiburg.

21.4 Übungsaufgaben

21.1 Grundbegriffe

1. Welches der folgenden Klassifikationssysteme dient nicht der Verschlüsselung von Krebserkrankungen?

   (A) ICD
   (B) ICD-O
   (C) ICPM
   (D) SNOMED
   (E) TNM

2. Welche Aussage über die TNM-Klassifikation trifft zu?
   (A) Die TNM-Klassifikation wurde von der WHO entwickelt und veröffentlicht.
   (B) Die TNM-Klassifikation ist an die einzelnen Tumorarten angepasst.
   (C) Falls die Diagnose pathologisch gesichert ist, wird statt des TNM-Codes die ICD-O-Klassifikation verwendet.
   (D) Die Ausprägungen in den einzelnen Achsen T, N und M können jeweils Werte von 1 bis 5 annehmen.
   (E) Die TNM-Klassifikation dient der Beschreibung des Stadiums gutartiger Tumore.

3. Welche Aussage über das TNM-System trifft zu?
   (A) Die Lokalisation des Primärtumors wird durch einen zusätzlichen dreistelligen Code (z. B. PUL für Lungen und Bronchien, OSS für Knochen) angegeben.
   (B) Für die Klassifizierung gutartiger Tumoren wird nur die T-Komponente verwendet.
   (C) Falls die Diagnose pathologisch gesichert ist, wird statt des TNM-Codes die ICD-O-Klassifikation verwendet.
   (D) Die Definitionen der Ausprägungen in der T-Achse sind für alle Lokalisationen des Primärtumors gleich.
   (E) Die Sicherheit eines TNM-Codes wird (optional) durch den C-Faktor spezifiziert.

4. Was übersteigt typischerweise die Aussagemöglichkeiten eines epidemiologischen Krebsregisters?
   (A) Ermittlung der Inzidenz
   (B) Ermittlung der Prävalenz
   (C) Wirksamkeitsvergleiche therapeutischer Verfahren
   (D) Trendanalysen
   (E) Bewertung der Wirkung von Früherkennungsmaßnahmen

5. Die Einrichtung eines personenbezogenen epidemiologischen Krebsregisters bedarf
   (A) einer Verordnung des Bundesgesundheitsministeriums
   (B) eines Gesetzes des jeweiligen Bundeslandes
   (C) der Zustimmung der Bundesärztekammer
   (D) der Zustimmung der Ärztekammer des jeweiligen Bundeslandes
   (E) der Zustimmung und Mitarbeit der gesetzlichen Krankenkassen

21.4 Übungsaufgben

6. Eine Reihe von Institutionen und Vorhaben bemühen sich, die Entwicklung der Krebserkrankungen in der Bevölkerung zu erfassen.
   Welches der aufgeführten Instrumente erfasst keine Inzidenzen?

   (A) das Krebsregister der ehemaligen DDR
   (B) das Krebsregister des Saarlandes
   (C) das Krebsregister von Hamburg
   (D) das Sonderregister für kindliche Tumoren der Universität Mainz
   (E) die Todesursachenstatistik der Statistischen Landesämter

Lösung der Übungsaufgaben

1 (C) ICPM bedeutet *Internationale Klassifikation der Prozeduren in der Medizin* und dient der Dokumentation von medizinischen Maßnahmen, insbesondere von Untersuchungen und Operationen, aber auch von therapeutischen und präventiven Maßnahmen.

2 (B) Die Ausprägungen (Klassen) in den einzelnen Achsen variieren je nach Tumor. Beispielsweise bedeutet T = 1 beim Magentumor Beschränkung auf die Lamina propria, aber beim Mammatumor größte Tumorausdehnung < 2 cm.
   Für die Achse M existieren stets nur die beiden Möglichkeiten M = 0 (keine Fernmetastasen) M = 1 (Fernmetastasen). Die TNM-Klassifikation wurde nicht von der WHO, sondern von der *Union internationale contre le cancer* (UICC) entwickelt.

3 (E) Die TNM-Klassifikation kann durch eine 4. Kategorie, *Certainity* (C-Faktor), für den Grad der Befundsicherung ergänzt werden. Es kann auch eine weitere Differenzierung mit Hilfe zusätzlicher Kategorien erfolgen: P-Kategorie für eine histologische Stadienbestimmung, G-Kategorien für die histologische Malignitätsgraderfassung.

4 (C) Wirksamkeitsvergleiche therapeutischer Verfahren können nur in klinischen Studien verlässlich durchgeführt werden.
   Wirksame Früherkennungsmaßnahmen sollten sich zunächst durch eine Zunahme der (registrierten) Inzidenz bei Einführung dieser Maßnahmen bemerkbar machen. Später sollte die Inzidenz wieder auf das alte Niveau abfallen.

5 (B) Der Datenschutz ist im Wesentlichen eine Angelegenheit der Bundesländer. Deshalb gibt es in den einzelnen Bundesländern auch sehr unterschiedliche Register.

6 (E) Die Todesursachenstatistik kann nur die Mortalität erfassen. Es führen aber keineswegs alle Krebserkrankungen zum Tode.

7. Eines der bekanntesten Krebsregister der Bundesrepublik Deutschland ist das Krebsregister des Saarlandes. Welche Aussage trifft auf dieses Register zu?

(A) Die Meldung an das Register setzt eine Einwilligung des Patienten voraus.
(B) Es erfasst Krebserkrankungen auf anonymer Basis.
(C) Es hat gegenüber dem Hamburger Register einen vergleichsweise niedrigen DCO-Anteil (Death Certificate Only).
(D) Es ist ein klinisches Register.
(E) Es ist ein Spezialregister.

21.3 Gütekriterien eines Dokumentationssystems

8. Werden in einer Recherche nach einer bestimmten Diagnose in einer Datenbank alle Patienten angegeben (also auch solche, die die interessierende Diagnose nicht haben), dann hat die Suche

(A) einen hohen Wirkungsgrad
(B) eine Präzision von 1
(C) eine niedrige Präzision und einen niedrigen Recall
(D) einen Recall von 1
(E) eine hohe Präzision und einen niedrigen Recall

9. Im Rahmen einer Literaturrecherche über unerwünschte Wirkungen eines Medikaments wurden in einer Literaturdatenbank mit insgesamt 2 Millionen Dokumenten 4000 Dokumente gefunden. Das entspricht einer Vollzähligkeitsrate (Recall) von

(A) 0,002
(B) 0,025
(C) 0,975
(D) 40
(E) Die Vollzähligkeitsrate lässt sich aus diesen Angaben nicht berechnen.

10. Bei einer medizinischen Literaturrecherche versteht man unter Vollständigkeitsrate (Recall) den Anteil aller

(A) gefundenen relevanten Dokumente, bezogen auf alle relevanten Dokumente
(B) gefundenen Dokumente, bezogen auf alle nicht relevanten Dokumente
(C) relevanten Dokumente, bezogen auf alle gesuchten Dokumente
(D) relevanten Dokumente, bezogen auf alle gefundenen Dokumente
(E) gesuchten Dokumente, bezogen auf alle gefundenen Dokumente

11. Zur Prüfung der Qualität des Retrieval in einem Dokumentationssystem wurden die 10 000 gespeicherten Dokumente daraufhin untersucht, ob sie eine Information I enthalten oder nicht. Die Auswertung ergab:

	Dokument wurde beim Retrieval gefunden		
	ja	nein	gesamt
Dokument enthält Information I	1500	500	2000
Dokument enthält Information I nicht	300	7700	8000
Gesamt	1800	8200	10 000

Ordnen Sie dem Begriff Recall die zutreffende Größe zu:

(A) 300/2000
(B) 1500/2000
(C) 1500/8000
(D) 1500/1800
(E) 300/8000

21.4 Übungsaufgben

12. Unter Recall in der medizinischen Dokumentation versteht man

(A) die Antwortrate einer Umfrage in einer Kohortenstudie
(B) den Kehrwert der Präzision
(C) eine diagnostische Maßzahl
(D) ein spezielles relatives Risiko
(E) ein Maß für die Retrievalqualität

Lösung der Übungsaufgaben

7   (C) Alle anderen Antworten sind definitiv falsch:
    Ein Register mit Einwilligung wäre lückenhaft, ein anonymes Register wäre wegen Doppelmeldungen sehr ungenau, ein klinisches Register könnte nur die Patienten bestimmter Kliniken erfassen und wäre deshalb lückenhaft und ein Spezialregister bezieht sich nur auf bestinmmte Krankheitsbilder wie z. B. das Zentralregister für maligne Melanome.

8   (D) Der Recall ist 1, aber die Präzision ist sehr niedrig.

9   (E) Die Vollzähligkeitsrate (Recall) lässt sich aus den Angaben nicht berechen, weil nicht gesagt wurde, wie viele Dokumente insgesamt relevant sind und wie viele relevante Dokumente gefunden wurden. Der Recall ergibt sich als Quotient dieser beiden Werte:

    Recall = gefundene relevante Dokumente/relevante Dokumente

10 (A) Siehe Erläuterung zur letzten Aufgabe

11 (B) Aus der Vierfeldertafel ist ersichtlich, dass 2000 Dokumente relevant sind, von denen 1500 gefunden worden. Die Berechnung ergibt sich analog zu den letzten Aufgaben als

    Recall = 1500/2000 = 0,75

12 (E) Siehe Erläuterung zu den letzten Aufgaben.
    Unter der Präzision einer Suche versteht man den Quotienten aus der Zahl der gefundenen und relevanten Dokumente und der Zahl der insgesamt gefundenen Dokumente:

    Präzision = gefunden und relevant/gefunden

Kapitel 22
Die Dissertation

Der Doktortitel gehört hierzulande zum traditionellen Berufsbild des Arztes. Ein Mediziner ohne das schmückende Dr. med. ist in den Augen vieler Patienten nur ein „halber" Arzt, vielleicht einer, der mit dem Studium noch nicht ganz fertig ist oder der das letzte Examen nicht bestanden hat. Kaum jemand der Patienten weiß, dass sich akademische Titel wie „Dr." oder „Prof." lediglich auf wissenschaftliche Leistungen in einem winzigen Spezialgebiet beziehen und keinerlei Aussagen über ärztliche Erfahrung und Qualifikation zulassen.

Oft bevorzugen auch Chefärzte bei der Vergabe von Assistenzarztstellen promovierte Bewerber, sei es aus Rücksicht auf das Renommee ihrer Klinik oder weil sie denken, dass jemand, der während des Studiums promoviert hat, ein Arbeitstier ist und auch später ohne Murren Nacht- und Wochenenddienste leisten wird. Aus diesen Gründen wollen heute fast alle Mediziner ihr Studium mit der Promotion abschließen, auch solche, die dem Gehabe, das mit dem Titel häufig zelebriert wird, nichts abgewinnen können.

Eine Doktorarbeit ist in aller Regel mit einer enormen Arbeits- und Zeitbelastung verbunden, sie bietet jedoch neben den Karrierevorteilen auch andere positive Aspekte: Man gewinnt Einblick in die wissenschaftliche Welt; man sieht, wie mühselig neue wissenschaftliche Erkenntnisse gewonnen und verifiziert werden und wie umstritten diese dann häufig sind. Man lernt eine wissenschaftliche Methodik kennen und erwirbt Spezialkenntnisse in einem bestimmten Fachgebiet.

Nachdem man 13 Jahre in der Schule und etliche Jahre an der Uni halbwegs erfolgreich versucht hat, das nachzuvollziehen, was Generationen von Forschern vor uns erarbeitet haben, steht man als Doktorand selber an der wissenschaftlichen Front und „schafft Wissen".

22.1 Die Suche nach einem Thema

Der Beginn der Arbeit sollte möglichst früh erfolgen, z. B. nach dem ersten Abschnitt der ärztlichen Prüfung, um bei der Arbeit nicht unter Zeitdruck zu stehen und sie gegen Ende des Studiums abschließen zu können. Allerdings sind zunächst eine Reihe wichtiger Fragen zu klären: Will man eventuell den Studienort nochmal wechseln? In was für einem Fachgebiet will man promovieren, in einem theoretischen Fach oder in einem klinischen und in welchem? Für welche Art von Arbeit würde man sich am stärksten interessieren? Zum Beispiel für

22.1 Die Suche nach einem Thema

- eine experimentelle Arbeit im Labor;
- die Betreuung eines klinischen Versuchs;
- eine retrospektive Studie mit der Auswertung von Krankengeschichten;
- die Auswertung von Daten ohne die Durchführung eigener Experimente;
- die Auswertung der Literatur;

um nur die wichtigsten Typen von medizinischen Dissertationen zu nennen, wobei sich nicht jede Arbeit in das obige Schema einordnen lässt und selbstverständlich auch jede experimentelle Arbeit mit einem Literaturstudium und der Auswertung der gewonnenen Daten verbunden ist.

Zu welchem Doktorvater, gegebenenfalls auch weiblichen Geschlechts, soll man gehen? Fachgebiet, Thema und Doktorvater sind die zentralen Punkte, die darüber entscheiden, ob einem die Arbeit später auch Freude macht oder sich zu einem endlosen Albtraum entwickelt und eventuell niemals abgeschlossen wird. Um hier die richtige Wahl zu treffen, muss man sich zunächst über die eigenen Neigungen und Interessen klar werden, denn wer weiß schon zu Beginn des klinischen Studienabschnittes, welche Fächer ihn wirklich interessieren und welchen Berufsweg er später einschlagen will.

Außerdem ist die Wahl des Dissertationsthemas nicht nur eine Frage der Neigung, sondern auch eine Frage der Möglichkeiten am jeweiligen Hochschulort. Angesichts überproportional hoher Studentenzahlen ist es häufig schwierig, überhaupt ein Thema zu finden. Die meisten Professoren winken sofort ab und erklären, sie hätten auf absehbare Zeit keine Arbeit zu vergeben.

Wegen der weitreichenden Bedeutung und der großen Schwierigkeiten bei der Wahl von Promotionsthema und Doktorvater muss man die Suche langfristig und systematisch betreiben, indem man sich rechtzeitig bei Kommilitonen aus höheren Semestern umhört und indem man in Kursen und Praktika, die besonders interessant sind, nach Promotionsmöglichkeiten fragt. Hat man auf diese Weise kein Thema gefunden, kann man systematisch verschiedene Hochschullehrer ansprechen, auch solche, die man bisher noch nicht kennengelernt hat. Hierdurch findet man eigentlich immer etwas, denn viele Professoren verweisen an einen Kollegen, der gerade einen Doktoranden sucht.

22.1.1 Das Gespräch mit dem Doktorvater

Die Freude, nach mehr oder weniger langem Suchen überhaupt ein Thema angeboten zu bekommen, sollte nicht dazu verführen, das erstbeste Angebot blindlings anzunehmen. Im Mittelpunkt des Gesprächs wird die wissenschaftliche Fragestellung stehen, die mit der Arbeit geklärt werden soll. Häufig sind die beforschten Probleme so speziell, dass man sie als Außenstehender, egal ob als Student oder als bereits fertiger Arzt, nicht sofort verstehen und bewerten kann.

Aus der Furcht, die eigene Unkenntnis zu offenbaren, scheuen sich viele, detailliert nachzufragen, und können dem weiteren Gespräch dann nur in sehr groben Zügen folgen. Als Doktorand in spe hat man nicht nur das Recht, sondern auch die Pflicht, bei Unklarheiten nachzufragen. Wenn man Studenten betrachtet, die mit ihrer Arbeit nicht vorankommen, wird man oft feststellen, dass sie von Anfang an nicht so recht wussten, worauf sie sich bei ihrer Arbeit eigentlich eingelassen haben.

Hinzu kommt, dass viele Arbeiten von ihrer Thematik und von ihrem Forschungsansatz her tatsächlich logisch nicht nachvollziehbar sind und dass das Risiko für solche Arbeiten in erster Linie vom Doktoranden getragen wird, denn er investiert seine Arbeitskraft und Zeit, während der Hochschullehrer lediglich einige Sachmittel zur Verfügung stellt. Auf jeden Fall sollte man sich nicht auf ein Thema einlassen, das unverständlich und diffus bleibt und einen nicht interessiert. Eventuell fragt man den Doktorvater in spe, wo man gezielt nachlesen kann und bittet um ein zweites Gespräch einige Tage später.

Die Aufgaben als Doktorand

Der zweite Punkt, der bereits im ersten Gespräch mit dem Doktorvater zur Sprache kommt, ist die Frage der Arbeitsmethodik und die Frage, welche speziellen Aufgaben der Doktorand erfüllen soll. Häufig sollen Doktoranden z. B. MTAs ersetzen, für die der Professor keine Forschungsmittel bekommen konnte.

Unbedingt angesprochen werden muss auch die Frage der zeitlichen Erwartungen: Wie schätzt der Doktorvater die Dauer der gesamten Arbeit ein, welche Arbeitsleistung hat der Doktorand zu erbringen, z. B. wie viele Stunden pro Tag im Labor, wie viele Tage in der Woche, auch in den Semesterferien? Der Arbeitsaufwand für eine medizinische Dissertation liegt je nach Doktorvater und Thema im Bereich von einigen Hundert bis zu vielen Tausend Stunden. Die enorme Bandbreite des Zeitaufwandes ist weniger durch die unterschiedliche Geschicklichkeit und Intelligenz der Doktoranden bedingt als vielmehr durch die unterschiedliche Anspruchshaltung und Betreuung der Doktorväter.

Wissenschaft ist Neuland

Frühzeitig besprochen werden muss auch, welche Ergebnisse der Doktorvater erwartet und wie es weitergehen soll, wenn sich diese Ergebnisse nicht einstellen oder wenn die vorgesehene Methode, z. B. die Analysemethode, nicht funktioniert. Bei der Vorbesprechung sollte man sich in erster Linie auf einen möglichen ungünstigen Verlauf der Arbeit konzentrieren, um zu überlegen, wie man die Arbeit auch dann noch retten könnte, z. B. indem die Fragestellung von vornherein etwas breiter angelegt wird, damit auch ein negativer Befund noch eine wissenschaftliche Aussage hat.

Wenn man all diese schwierigen Probleme mit dem potenziellen Doktorvater berät, klärt sich ganz automatisch eine andere sehr wichtige Frage, nämlich die menschliche Seite, die Frage, ob man sich „versteht", ob eine gewisse Sympathie und gegenseitiger Respekt vorhanden sind. Es ist aber in der Regel unsinnig, sich besonders einen der jungen und netten Professoren als Doktorvater zu wünschen, denn diese Leute stellen oft höhere Ansprüche an ihre Doktoranden als die älteren, etablierten Herren auf ihren Lehrstühlen. Hierfür gibt es mehrere Gründe: Die jungen „progressiven" Professoren müssen noch um ihre Anerkennung innerhalb der Professorenschaft kämpfen und können schon deshalb keine „zu billigen" Doktorarbeiten durchgehen lassen. Außerdem brauchen sie fundierte wissenschaftliche Ergebnisse, um sich selber weiter zu profilieren, d.h. sie brauchen die Arbeitskraft der Doktoranden für ihre eigene Karriere. Und schließlich handelt es sich in der Regel um ehrgeizige und dynamische Persönlichkeiten, die die Welt mit ihren eigenen Maßstäben messen und für die ein 12- oder 14-stündiger Arbeitstag die natürlichste Sache der Welt ist. Hingegen sind die älteren, bei den Studenten häufig weniger beliebten Professoren den Zwängen der eigenen Profilierung und Karriere weniger ausgesetzt und in der Anleitung von Doktoranden erfahrener. Andererseits macht es vielleicht mehr Spaß, bei einem der jungen und dynamischen Professoren zu arbeiten.

Frühere Doktoranden

Auf jeden Fall sollte man fragen, welche anderen Doktoranden zurzeit beim Doktorvater in spe promovieren oder vor Kurzem ihre Promotion abgeschlossen haben, welche Themen sie bearbeitet haben und wie lange ihre Arbeiten gedauert haben. Günstig ist es, wenn man mit den Doktoranden selber spricht, um sich aus der Sicht eines Betroffenen über die Qualität der Betreuung und die aufgetretenen Probleme zu informieren.

Weil eine Dissertation wissenschaftliches Neuland bearbeiten soll, ist es normal und fast unumgänglich, dass nicht alles wie geplant verläuft, dass der Themenschwerpunkt sich im Laufe der Arbeit verschiebt, dass unerwartete Schwierigkeiten Änderungen des ursprünglich vorgesehenen Vorgehens erzwingen und dass der Zeitplan nicht eingehalten werden kann. Hinzu kommt, dass das wissenschaftliche Arbeiten auch für den Doktoranden eine neue Erfahrung ist, sodass ein Teil der Verzögerungen auf falsche Arbeitstechnik und mangelnde Voraussicht des Doktoranden zurückzuführen ist. Mehr dazu im nächsten Abschnitt.

Zusammenfassend bleibt festzuhalten, dass der erste und wichtigste Schritt einer Dissertation die richtige Wahl von Thema und Doktorvater ist. Letztlich ist auch dem Doktorvater mehr gedient, wenn man schon in den ersten Gesprächen die kritischen Fragen anschneidet, die später erfahrungsgemäß immer zu Problemen führen, und notfalls die Arbeit gar nicht erst annimmt, wenn sie nicht den eigenen Vorstellungen und zeitlichen Möglichkeiten entspricht.

22.2 Die Durchführung der Arbeit

22.2.1 Die Vorbereitungsphase

Bei der Durchführung jeder Promotion lassen sich vier Stadien unterscheiden:

- die *Vorbereitungsphase*;
- die eigentliche *Durchführung* der Arbeit;
- die *Auswertung der Ergebnisse*;
- das *Schreiben der Arbeit*.

Alle Phasen der Arbeit bauen aufeinander auf; was man in der Vorbereitungsphase übersehen hat, kann später bei der Durchführung und Auswertung zu unüberwindlichen Problemen führen. Normalerweise sollte die Auswertung und das Ausformulieren des Textes eine Sache weniger Wochen sein, aber weil viele Mängel in der Vorbereitung erst beim Zusammenschreiben erkannt werden, zieht sich die letzte Phase der Arbeit oft über viele Monate und Jahre hin.

Die Vorbereitungsphase ist demnach das Fundament der gesamten Arbeit, und in der Regel ist hier mehr als 50 Prozent des Arbeitsaufwandes zu investieren, wobei der Doktorvater häufig schon große Vorleistungen erbracht hat. Trotzdem kann man sich nicht darauf verlassen, dass der Doktorvater schon alles ausreichend vorbereitet und abgeklärt hat, denn die Arbeit ist eine selbstständige wissenschaftliche Leistung, und das Risiko für Versäumnisse trägt letztlich der Doktorand.

Zunächst muss man sich in die Thematik einarbeiten und mit der zu untersuchenden **Fragestellung** vertraut machen. Man muss sich damit beschäftigen, warum gerade diese Frage wichtig ist, und sich orientieren, welche anderen Arbeitsgruppen international auf diesem Gebiet arbeiten und was deren Forschungsansatz, Methodik und Ergebnisse sind.

Meistens ist der Doktorvater gut informiert, aber eine **Literaturrecherche** wie im Kapitel 21 beschrieben, lohnt trotzdem und ist unverzichtbarer Bestandteil eigener wissenschaftlicher Forschungstätigkeit. Die relevante Literatur wird überwiegend englischsprachig veröffentlicht. Dies ist auch für Leser mit nur mäßigen Englischkenntnissen kein unüberwindliches Problem, sofern man konsequent alle unbekannten oder nicht genau bekannten Wörter in einem guten Lexikon nachschlägt, denn das jeweilige Fachvokabular ist sehr begrenzt.

Untersuchungsmethodik

Darüber hinaus muss man sich über die vorgesehene Untersuchungsmethodik Gedanken machen, also z. B. über die Labormethode oder bei retrospektiven

22.2 Die Durchführung der Arbeit

Untersuchungen darüber, welche Merkmale erfasst werden und wie die Fragebögen aussehen sollen. In Bezug auf die vorgesehene Methodik empfiehlt sich häufig eine *Vorstudie*, eine sog. *Pilotstudie*, an wenigen Fällen, um die Machbarkeit der Methodik zu testen und Schwächen aufzuspüren.

Gütekriterien jeder Messmethode sind die *Reliabilität* (Streuung der Ergebnisse bei Messwiederholung unter gleichen Bedingungen), die *Objektivität* (Unabhängigkeit des Ergebnisses vom Untersucher) und die *Validität* (Kriterium, ob auch tatsächlich das gemessen wird, was gemessen werden soll). Zum Beispiel wird beim Blutdruckmessen nach Riva-Rocci nur dann eine hohe Validität erreicht, wenn die Manschettenbreite dem Oberarmumfang angepasst wird, denn man will eigentlich den intraarteriellen Druck messen.

Zur Frage der Untersuchungsmethodik gehört auch die Auswahl des Untersuchungsgutes, z.B. die Rekrutierung des Patientengutes. Sollte sich später herausstellen, dass hier einseitig selektiert wurde, kann die Aussagekraft der gesamten Arbeit infrage gestellt sein. Gleichermaßen wichtig ist der Einfluss möglicher Störgrößen.

Versuchsplanung

Weiterhin ist die Versuchsplanung zu durchdenken: Handelt es sich lediglich um die *Deskription* des Datenmaterials oder um die *Ermittlung einer funktionalen Beziehung* zwischen zwei oder mehreren Größen oder um den *Vergleich zweier oder mehrerer Gruppen*? Näheres hierzu ist im Kapitel 12 *Versuchsplanung* zu finden. Bei der Ermittlung einer funktionalen Beziehung steht die Frage nach Ziel-, Einfluss- und Störgrößen im Vordergrund, beim Vergleich mehrerer Gruppen die Frage nach ihrer Struktur-, Behandlungs- und Beobachtungsgleichheit.

Eventuell muss entschieden werden, auf welche Weise eine repräsentative Stichprobe gezogen werden kann, ob randomisiert werden soll, ob eine Blockbildung oder die Matched-Pairs-Technik sinnvoll ist und ob eventuell eine Blind- oder Doppelblindstudie notwendig ist. Mehr hierzu ist im Kapitel 12 *Versuchsplanung* zu finden.

Schließlich muss überlegt werden, wie die Untersuchungen dokumentiert und später ausgewertet werden sollen. Auf welchem *Skalenniveau* (s. S. 26) liegen die Messwerte vor, welche statistischen *Testverfahren* sollen angewendet werden, wie lautet die *Nullhypothese*, wie die *Alternativhypothese*, wie groß soll der *Fehler 1. und 2. Art sein und wie groß schätzt man den Effekt*, der nachgewiesen werden soll?

Aus den daraus entwickelten Werten lässt sich die notwendige **Fallzahl** errechnen. Man kann auch anders vorgehen und die realisierbare Fallzahl zugrunde legen und dann errechnen: Wenn der nachzuweisende Effekt soundso groß ist, beträgt bei einem Fehler 1. Art von z.B. 5 Prozent der Fehler 2. Art beispielsweise 60 Prozent. Dieses Ergebnis würde bedeuten, dass selbst dann, wenn der nachzuweisende Effekt tatsächlich vorhanden ist, nur in 40 Prozent aller nach diesem Versuchsplan durchgeführten Promotionsarbeiten ein auf dem 5-Prozent-Niveau signifikantes Ergebnis zu erwarten ist! Man müsste also die Fallzahl erhöhen und/oder die Untersuchungstechnik verfeinern, um den Fehler 2. Art zu senken. Es ist einleuchtend, dass es wichtig ist, dies *vor* Beginn der Untersuchungen zu wissen.

Solche Fallzahlschätzungen sind sehr schwierig, sie werden in diesem Buch deshalb nicht behandelt. Man sollte sich bereits in der Vorbereitungsphase an einen Statistiker wenden, der möglicherweise noch weitere Tipps zum Thema Versuchsplanung und Dokumentation geben kann. Nur durch eine frühzeitige Beratung ist gewährleistet, dass die letzte Phase der Dissertation, die Auswertung und das Zusammenschreiben, reibungslos und schnell über die Bühne geht!

22.2.2 Die praktische Durchführung der Arbeit

Hierzu ist aus methodischer Sicht wenig zu sagen, meistens verläuft dieser Teil der Arbeit relativ zügig. Probleme kann es geben, wenn die vorgesehene Methode nicht funktioniert oder wenn die angestrebte Fallzahl nicht erreicht werden kann, weil bei der Planung der Arbeit von unrealistischen Voraussetzungen ausgegangen worden ist. Dies kann z.B. der Fall sein, wenn man geglaubt hat, dass von den 30 innerhalb eines Jahres wegen der Krankheit XYZ behandelten Patienten mindestens 20 Eingang in die Studie finden würden, nach drei Monaten aber erst zwei für die Teilnahme gewonnen werden konnten. Bei solchen Problemen sollte man frühzeitig reagieren, z.B. indem man den ersten Anlauf als Pilotstudie laufen lässt und unter neuem Vorzeichen von vorne beginnt. Wenn im späteren Verlauf einer laufenden Untersuchung Änderungen des Versuchsplanes notwendig sind, muss dies gründlich durchdacht werden, gerade auch im Hinblick auf die spätere Auswertbarkeit.

Ansonsten sollte man während der Durchführung der Arbeit immer schon einen Schritt weiter denken, nämlich an die Auswertung und das Zusammenschreiben des Textes. Die laufende **Dokumentation der Ergebnisse** erfolgt am besten auf einem Formular, das man selber entwirft und fotokopiert. Dieses Formular ist zugeschnitten auf die geplante Auswertung und so gestaltet, dass es sofort auffällt, wenn Angaben fehlen. Neben den Angaben zur Identifikation wie Patientenname, Krankenaktennummer, laufende Nummer der Versuchsmaus, Chargennummer eines Serums usw. besteht das Formular aus:

1. Angaben, die zur Auswertung unbedingt erforderlich sind;

2. Angaben, die für die Auswertung nicht vorgesehen sind, jetzt aber ohne Mehrarbeit erfasst werden können und später doch eventuell eine Rolle

22.2 Die Durchführung der Arbeit

spielen können, z.B. Gewicht, Größe, Alter, BSG-, Ery- und Hb-Wert eines Patienten, sofern diese Daten nicht bereits unter die Kategorie 1. fallen;

3. Platz für Freitext, um Besonderheiten, Zwischenfälle usw. zu notieren.

Die Anzahl der unter 1. und 2. erfassten Daten sollte möglichst klein sein, dafür ist *größter Wert auf Vollständigkeit* zu legen. Der typische Fehler bei Dissertationen besteht darin, dass viel zu viele Angaben dokumentiert werden, die nicht sinnvoll ausgewertet werden können, während die zur Auswertung erforderlichen Daten unvollständig sind.

Materialsammlung

Parallel zur laufenden Arbeit sollte man eine **Materialsammlung** anlegen, die Grundlage für das spätere Schreiben der Arbeit ist. Zu dieser Materialsammlung gehören neben Kopien von Veröffentlichungen in Fachzeitschriften Auszüge aus Lehr- und Handbüchern, Mitschriften von Vorträgen, „Waschzettel" der verwendeten Medikamente und Laborreagenzien, Gedächtnisprotokolle der Besprechungen mit dem Doktorvater und last, not least eigene Ideen und Gedankensplitter, denn gerade eigene Gedanken sind häufig sehr flüchtig und werden schnell wieder vergessen. Alles ist mit einem Datum zu versehen, um die spätere Nachvollziehbarkeit zu erleichtern. Bei allen Veröffentlichungen müssen die vollständigen bibliographischen Angaben vorhanden sein, beispielsweise müssen bei einer Fotokopie aus einem Lehrbuch alle Autorennamen, Verlag, Erscheinungsjahr usw. angegeben sein, z.B. indem man die Titel- und Impressumseite mitkopiert. Andernfalls beginnt bei der Erstellung des Literaturverzeichnisses eine langwierige und frustrierende Sucherei.

Man kann diese Materialien in einem großen Pappkarton sammeln oder unter thematischen Gesichtspunkten in verschiedenen Mappen ablegen bzw. in Ordnern abheften. Günstig ist auch eine Ordnung in der Reihenfolge, in der die Materialien in der späteren Arbeit Verwendung finden. Hierbei würde man eine Mappe für das Kapitel „Einleitung" eine zweite für das Kapitel „Material und Methode" bzw. „Patienten und Methode" eine dritte für „Ergebnisse" und eine vierte für das Kapitel „Diskussion" anlegen.

Wenn man – wie heute üblich – ein elektronisches Archiv anlegt, gelten für eine sinnvolle Ordnerstruktur ähnliche Gesichtspunkte. Inzwischen gibt es auch kleine Programme, um auf dem PC oder Laptop eine solche Materialsammlung anzulegen, die benötigten Daten sind dieselben. Material, das für mehrere Kapitel wichtig ist, wird dort eingeordnet, wo es das erste Mal benötigt wird. Dadurch entfallen die Probleme der thematischen Zuordnung, die entstehen, wenn eine Arbeit bei mehreren Themen eingeordnet werden könnte.

22.2.3 Auswertung und Gliederung

Die Auswertung beginnt zunächst mit der Darstellung der Ergebnisse in verbaler, tabellarischer und häufig auch grafischer Form. Der zweite Schritt besteht in der eigentlichen Auswertung, z. B. in der Errechnung der Korrelationskoeffizienten oder in der Durchführung von statistischen Tests. Ein statistischer Test gehört keineswegs obligatorisch zu einer wissenschaftlichen Arbeit, sondern lediglich dann, wenn die gefundenen Ergebnisse auch durch zufallsbedingte Abweichungen verursacht sein können. Man muss also nicht krampfhaft danach suchen, wo man einen statistischen Test durchführen könnte, damit die Arbeit auch das sog. Gütesiegel „statistisch signifikant" erhält.

Wenn die Versuchsplanung und Versuchsdurchführung die Belange der späteren Auswertung berücksichtigt haben und die Daten komplett vorliegen, ist die rein rechnerische Abwicklung der Auswertung kein Problem, gleichgültig, ob sie mit dem Taschenrechner, dem Personal Computer oder der Hochschulrechenanlage ausgeführt wird.

Schwieriger ist das Schreiben der Arbeit, denn kaum jemand hat Übung im Verfassen wissenschaftlicher Texte. Hilfreich ist die einheitliche Gliederung, nach der die meisten medizinischen Dissertationen und Veröffentlichungen in Fachzeitschriften aufgebaut sind:

- Einleitung;
- Material und Methode oder Patienten und Methode;
- Ergebnisse;
- Diskussion;
- Zusammenfassung;
- Literaturverzeichnis.

Zur Promotionsarbeit gehören zusätzlich das Inhaltsverzeichnis, eine Danksagung an die akademischen Lehrer, ein Lebenslauf und eventuell ein Anhang mit Daten, die im laufenden Text zu viel Platz beanspruchen würden. In der Regel ist im Dekanatsbüro eine Anleitung erhältlich, in der ausführlich die formalen Kriterien beschrieben sind, die am jeweiligen Fachbereich bzw. der Fakultät für das Abfassen einer Dissertation gelten. Neben Hinweisen zur Gliederung gibt es Vorschriften zum formalen Aufbau und zur Zitierweise von anderen Arbeiten.

Die **Einleitung** beschäftigt sich mit der wissenschaftlichen Fragestellung, die untersucht worden ist. Hier sollen das wissenschaftliche Umfeld, der Stand der Wissenschaft und die Bedeutung des untersuchten Problems dargestellt werden.

22.2 Die Durchführung der Arbeit

Man soll nicht bei Adam und Eva anfangen, aber doch so ausführlich schreiben, dass ein Mediziner, der sich im speziellen Fachgebiet nicht auskennt, dem Text folgen kann. Sicherlich befinden sich in der inzwischen angelegten Materialsammlung verschiedene Arbeiten, die eine Einleitung zum selben Thema aufweisen. Bevor man sich an die eigene Formulierung wagt, liest man diese Einleitungen erneut und unterstreicht die Argumente, die man für die eigene Arbeit übernehmen möchte. Schließlich gliedert man diese Punkte und überlegt, welche zusätzlichen Gesichtspunkte erwähnt werden sollten. Als letzter Arbeitsschritt wird das Ganze zu mehr oder weniger fließendem Text verarbeitet.

Dabei stellt sich immer die Frage, wie weit einzelne Formulierungen übernommen werden dürfen, oder ob dies bereits als Plagiat anzusehen ist. Gerade in der Wissenschaft ist das Vokabular beschränkt, insbesondere auch, weil eine präzise und nüchterne Sprache gefordert wird. Hieraus ergibt sich fast zwangsläufig, dass einzelne Formulierungen aus den als Vorbild dienenden Arbeiten übernommen werden müssen. Ganze Sätze oder sogar Absätze dürfen jedoch keinesfalls übernommen werden. Sollte dies doch einmal nötig sein – was aber wohl eher in den Geisteswissenschaften sinnvoll ist, weil es dort viel mehr als in den Naturwissenschaften auf die Nuancen ankommt –, ist unbedingt auf eine korrekte Zitierung des Autors zu achten.

In den Naturwissenschaften ist in Bezug auf Daten, Hypothesen, Ideen und andere inhaltliche Elemente streng auf die Quellenangabe zu achten, selbst wenn die Formulierungen nicht direkt abgeschrieben wurden. Keinem Wissenschaftler fällt ein Zacken aus der Krone, wenn er die Ideen und Anregungen seiner Kollegen aufgreift und weiterentwickelt, aber man muss mit offenen Karten spielen und darf sich nicht mit fremden Federn schmücken.

„Kurz, knapp, klar" sollte die stilistische Devise sein. Lange, verschachtelte Sätze sollte man vermeiden, ebenso den übermäßigen Gebrauch von Substantiven, also statt „das Serum wurde einer Analyse nach der Methode XYZ unterworfen" lieber „das Serum wurde nach der Methode XYZ analysiert".

Aber man sollte einzelne Formulierungen nicht zu sehr auf die Goldwaage legen; entscheidend ist, dass man zügig vorankommt. Stilistische Holprigkeiten können später immer noch ausgemerzt werden.

Im Kapitel **Material und Methode** bzw. **Patienten und Methode** wird alles beschrieben, was mit der Erstellung des Versuchsplans, der Auswahl des Untersuchungsmaterials bzw. Patientengutes, der angewandten Untersuchungsmethode und dem Verlauf der Untersuchungen zusammenhängt. Hier kann man sich wenig an anderen Arbeiten orientieren, weil die durchgeführte Untersuchung – hoffentlich – wissenschaftliches Neuland betreten hat. Aber man hat im Verlauf der Untersuchung wahrscheinlich allerlei Material und Notizen gesammelt, die jetzt zunächst in eine sinnvolle Reihenfolge und dann zu Papier gebracht werden müssen.

Auch beim Kapitel **Ergebnisse** muss man aus dem schöpfen, was man selber, eventuell in Zusammenarbeit mit dem Statistiker, erarbeitet hat. Hier werden häufig grafische Darstellungen notwendig sein, deren professionelle Anfertigung weiter unten beschrieben wird. In diesem Kapitel werden die Ergebnisse nur so weit kommentiert und bewertet, wie es für das Verständnis erforderlich ist, z. B. wird darauf eingegangen, wie weit die Ergebnisse aufgrund der Zusammensetzung der untersuchten Stichproben zu verallgemeinern sind. Es wird jedoch kein Vergleich mit den Arbeiten anderer Autoren vorgenommen.

Im Kapitel **Diskussion** stellt man die Beziehung zwischen den Ergebnissen der eigenen Arbeit und dem Stand der Wissenschaft her. Hier wird noch einmal kurz wiederholt, worin die durchgeführte Untersuchung besteht, worin sie sich von früheren, ähnlichen Untersuchungen unterscheidet, wieweit die Ergebnisse mit den Daten anderer Autoren übereinstimmen und worin sie sich unterscheiden. Darüber hinaus wird dargestellt, wieweit die Ergebnisse verallgemeinert werden können und welche Fragen offengeblieben sind.

Die **Zusammenfassung** dient der schnellen Orientierung und muss alle notwendigen Daten enthalten, um sich ein Bild von der Fragestellung, der Durchführung und den Ergebnissen der Arbeit zu machen. Auch in geraffter Form müssen die Angaben konkret sein, z. B. sollte man schreiben „die Heilungsraten bei Therapie A (n = 23) und B (n = 25) betragen 46 bzw. 32 Prozent" statt „Therapie A zeigte sich gegenüber Therapie B überlegen".

Ein **Literaturverzeichnis** ist Bestandteil jeder wissenschaftlichen Arbeit. Es sollte nur die Arbeiten umfassen, die auch im Text zitiert worden sind, und ist entweder nach der Reihenfolge der Zitate im Text oder alphabetisch nach Au-

---

Buch: Autor, Titel, Ort, Jahr

Buch mit mehreren Auflagen: Autor, Titel, Untertitel, Auflage, Ort, Verlag, Jahr (Serie)

Aufsatz in einem Buch/Zeitschrift: Autor, Titel, In: Werk, Seiten

Online-Dokument: Autor, Titel, Internetadresse, Zugriffsdatum

Bücher: Alle Autorennamen mit abgekürzten Vornamen, Titel, Auflage (nur, wenn mehrere erschienen), Verlag, Erscheinungsort, Jahr

Beiträge in Sammelwerken: Alle Autorennamen mit abgekürzten Vornamen, Titel des Beitrags, Alle Herausgebernamen mit abgekürzten Vornamen, Titel des Sammelwerks, Band (nur, wenn mehrere erschienen), Auflage (nur, wenn mehrere erschienen), Verlag, Erscheinungsort, Jahr, Seiten

Dissertationen: Autor mit abgekürzten Vornamen, Titel, Med. Diss. (bzw. Zahnmed. Diss.), Universitätsort, Jahr

Zeitschriftenaufsätze: Alle Autorennamen mit abgekürzten Vornamen, Titel des Beitrags, Abgekürzter Titel der Zeitschrift, Band, Jahrgang und Seiten

Vorträge: Autorenname(n) mit abgekürzten Vornamen, Titel des Vortrags, Bezeichnung der Veranstaltung mit Ort und Datum

Tabelle 22.1: Bibliographische Angaben nach DIN 1505

torennamen zu ordnen. Zur vollständigen Bibliographie gehören in Anlehnung an die DIN-Norm 1505 die In Tabelle 22.1 Angaben, die bereits bei der Zusammenstellung der Materialsammlung vollständig erfasst werden sollten. Bei Unklarheiten wende man sich an den Doktorvater, besorge sich die oben bereits erwähnte Promotionsordnung des Fachbereichs bzw. der Fakultät oder nehme eine kürzlich erschienene Dissertation im selben Fachbereich als Vorbild, auch im Hinblick auf die formale Gestaltung der Arbeit wie Zeilenabstand, Breite des Randes usw.

22.2.4 Die Endfassung

Häufig zieht sich das Verfassen des Textes sehr lange hin, und vom Abschluss der Versuche bis zur Abgabe der Arbeit vergehen viele Monate, manchmal Jahre. Der ursprüngliche Elan ist dahin, man verliert sich in der Vielschichtigkeit und Weitläufigkeit des Themas und kann sich mit dem, was man mühevoll zu Papier gebracht hat, nicht identifizieren. Dies liegt am Metier der Schriftstellerei, und ähnliche Erfahrungen gelten wohl auch für andere schöpferische Tätigkeiten: Man kann nur in einer bestimmten Gemütsverfassung arbeiten und fühlt sich hinterher ausgelaugt, obwohl man nur ein paar Seiten geschrieben hat, die einem am nächsten Tag sowieso nicht mehr gefallen.

Um diese Probleme zu vermeiden, kommt es darauf an, den Arbeitsprozess des Schreibens in möglichst viele kleine Schritte zu zerlegen, die mehr oder weniger mechanisch abgearbeitet werden können: Zunächst sammelt man alle Argumente, die im betreffenden Kapitel erwähnt werden sollen. Daraufhin gliedert man sie in eine sinnvolle Reihenfolge. Dies kann z.B. geschehen, indem man sie stichwortartig auf kleine Karteikarten schreibt, die man auf dem Schreibtisch so lange hin- und herschiebt, bis die Reihenfolge stimmt. Jetzt muss man sich nur noch von Karteikarte zu Karteikarte vorarbeiten, d.h. man muss nur noch einen Satz darüber verlieren, warum z.B. die Störgröße XYZ beim vorgesehenen Versuchsablauf keine Rolle spielt, und daraufhin widmet man sich dem nächsten Detailproblem, während man die „Gesamtproblematik" des Kapitels „Material und Methode" getrost vergessen kann.

Auch und gerade beim Schreiben ist die Arbeitsvorbereitung das A und O. Man stelle sich einen Maurer vor, der für jeden Stein vom Gerüst klettern muss. So wie der Maurer mechanisch Stein auf Stein fügt, werden beim Zusammenschreiben die Daten und Argumente, die in frühen Phasen der Arbeit zusammengetragen wurden, sprachlich aneinandergefügt. Schreibhemmungen beruhen oft darauf, dass das Material noch nicht abschließend aufbereitet wurde und man noch nicht weiß, was man schreiben will, vergleichbar damit, dass der Maurer die bereitliegenden Steine erst auf ihre Brauchbarkeit prüfen muss. Günstig ist es, wenn man den Text mit jemandem durchgeht, der ihn auf Verständlichkeit prüft, vielleicht auch einige stilistische oder inhaltliche Verbesserungsvorschläge macht. Die Scheu, sich bloßzustellen, indem man einen so „unfertigen" Entwurf vorlegt, der – wie man immer befürchtet – dem Vergleich mit den anderen wissenschaftlichen Veröffentlichungen nicht standhalten kann, ist völlig unangebracht. Niemand kann druckreife Manuskripte aus dem Ärmel schütteln, schließlich wäre sonst der Beruf des Verlagslektors überflüssig. Auch die Befürchtung, durch das mehr oder weniger intensive Korrekturlesen eines Freundes verlöre die Arbeit den Charakter einer selbstständigen wissenschaftlichen Leistung, ist unbegründet. Derartige Teamarbeit ist allgemein üblich, alles andere wäre Eigenbrötelei.

Empfehlenswert ist es, dem Doktorvater schon vorab einige Seiten des Textes vorzulegen, um prinzipielle Einwände rechtzeitig berücksichtigen zu können. Ansonsten ist es günstig, wenn der Doktorvater eine vom Äußeren her möglichst perfekt aussehende Fassung zur Durchsicht erhält.

In der Regel ist mit umfangreichen Änderungen zu rechnen, wobei es durchaus sein kann, dass der Doktorvater anfänglich eine Änderung von A nach B wünscht, später von B nach C und zum Schluss dann doch wieder von C nach A. Wissenschaft heißt Neuland betreten!

Das gilt für alle Beteiligte. Bei aller Verärgerung über die Korrekturwünsche wird man meistens am Ende doch einsehen, dass die Korrekturwünsche des Doktorvaters die Arbeit abrunden, weitere Perspektiven eröffnen und das Ganze ausreifen lassen. Gerade weil Änderungswünsche sowieso angemeldet werden, sollte man nicht warten, bis der erste Entwurf perfekt ist, sondern frühzeitig bereits erste Textteile vorlegen.

22.2.5 Grafische Darstellungen

Die grafischen Darstellungen sind ein zentraler Teil der Arbeit und stellen ihr Aushängeschild dar. Die Auswerteprogramme wie QtiPlot sind mit Modulen ausgestattet, die die Daten graphisch darstellen. Entweder sind solche Programme über das Rechenzentrum der Universität erhältlich, oder man kann sogar für den eigenen PC ein solches Programm erstehen.

Der Vorteil eines kombinierten Auswertungs- und Darstellungsprogramms besteht auch darin, dass die Daten nur einmal eingegeben werden müssen und dass sich bei der Eingabe in das Darstellungsprogramm keine neuen Fehler einschleichen können. Es erfordert meist eine gewisse Übung, sich mit den vielfältigen Funktionen vertraut zu machen, die diese Programme bieten, aber für eine bestimmte Arbeit wird nicht die gesamte Programmfülle genutzt, sondern es geht nur um spezielle Funktionen. Alle Abbildungen und Tabellen sind fortlaufend zu nummerieren und mit einer aussagekräftigen Legende zu versehen, damit sie auch losgelöst vom Text verständlich sind.

Kapitel 23
Mathematische Grundlagen

Es ist vielleicht etwas verwunderlich, dass das letzte Kapitel den mathematischen Grundlagen gewidmet ist. Schließlich haben die ersten 22 Kapitel gezeigt, dass Medizinische Statistik vor allem damit zu tun hat, was zur Erkrankung führt, also mit Risikofaktoren, mit Prävention, mit Epidemiologie und natürlich auch mit klinischen Versuchen. Die Mathematik spielte immer nur am Rande eine Rolle, meistens wurden Summen und Quotienten gebildet und bei den statistischen Testverfahren wurden Prüfgrößen errechnet.

Mathematische Gesetzmäßigkeiten fristen eine virtuelle Existenz: Sie wirken, ohne vorhanden zu sein. Zahlen und Rechenoperationen wie Addition, Multiplikation und Integration sind ein Produkt des menschlichen Geistes und so ist es auch mit statistischen Verfahren.

Mathematische Begriffe als Abstraktion der realen Welt

Betrachten wir die natürlichen Zahlen von eins bis unendlich. Die Zahlen sind als Begriff eine Schöpfung des Geistes. In der Natur existieren sie nicht, dort gibt es nur einen, zwei, drei oder auch noch mehr Bäume. Wenn es viele sind, ist es ein Wald.

Auch der Begriff Wald ist eine Abstraktion, diesmal sprachlicher Art. Diese Abstraktion hilft beim Denken und Kommunizieren. Denn Wald bedeutet im Gegensatz zu Baum einen größeren Lebensraum für Tiere, und für Menschen birgt ein Wald auch die Gefahr, sich zu verirren. So wird aus Quantität Qualität. Will man den Begriff weiter konkretisieren, spricht man vom Laubwald, Urwald oder Stadtwald und sofort werden neue Assoziationen in den Begriff eingebunden, die Affenhorde oder der Nachbar, der seinen Hund spazieren führt.

23.1 Relative Häufigkeiten

NNT und NNH

Seit jeher sind wir gewohnt, in absoluten und relativen Häufigkeiten zu denken. Auch die Begriffe Prozent und Promille sind in unserem Denken so verankert, dass wir ohne weiteres Nachdenken wissen, was gemeint ist.

Anders ist es bei den Begriffen NNT (Number Needed Treat) und NNH (Number Needed to Harm), die von der evidenzbasierten Medizin in den klinischen Sprachgebrauch eingeführt worden sind, um zu betonen, dass es immer der einzelne Patient ist, um dessen Wohl und Wehe sich der Arzt bemüht. Die Begriffe NNT und NNH haben den Vorteil, dass klar ist, was als Bezugsgröße dient. Wenn die neue Therapie 10 % besser ist als die alte, kann dies bedeuten, dass statt bisher 20 jetzt 30 % der Patienten geheilt werden können, es könnte aber auch bedeuten, dass die Heilungsrate von 20 auf 22 % gestiegen ist.

Die Abbildung 23.1 stellt die Begriffe relative Häufigkeit, Prozent, Promille und NNT gegenüber. Die ersten drei Größen unterscheiden sich nur durch eine Kommaverschiebung. Die NNT hingegen ist der Kehrwert der relativen Häufigkeit. Was für den Mathematiker eine einfache Transformation darstellt (Kehrwertbildung), muss man als Mediziner erst einmal verinnerlichen. In der realen Welt ist der neue Begriff dann wieder einleuchtend: Eine Verbesserung um 10 % (gemeint ist von 20 auf 30 %) bedeutet, dass jeder 10. Patient profitiert:

NNT = 1/ relative Häufigkeit = 1/10 % = 1/0,1 = 10.

In Abbildung 23.1 geschieht die Umrechnung zwischen relativer Häufigkeit und NNT auf zweierlei Weise. Die schwarze 45-Grad-Linie stellt die Verknüpfung zu den Größen auf der rechten Seite dar. Die Achsenskalierung für die NNT-Achse ist so verzerrt, dass die 45-Grad-Linie die richtige Zuordnung trifft. Die blaue Kurve bezieht sich auf die Ordinate auf der linken Seite, die linear unterteilt ist.

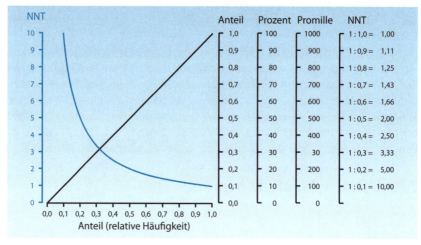

Abbildung 23.1: Relative Häufigkeiten, dargestellt als Anteil, als Prozent, als Promille und als NNT. Die rechte NNT-Achse ist so verzerrt, dass die 45-Grad-Gerade die Zuordnung zwischen dem relativen Anteil und der NNT herstellt. Die linke NNT-Achse ist linear unterteilt. Bei relativen Häufigkeiten unter 0,1 ergeben sich NNTs von über 10, die aufgrund des Maßstabs nicht mehr dargestellt werden können. NNTs unter 1 existieren nicht, denn bereits bei einem NNT von 1 wird jedem Patienten geholfen.

Odds

Die Odds stellen eine weitere Form dar, ein Risiko oder eine Prozentzahl in Zahlen zu fassen. Bei den Odds wird der Quotient aus den günstigen und den ungünstigen Fällen gebildet statt aus den günstigen und der Summe aus günstigen und ungünstigen Fällen.

Die Odds selbst haben im klinischen Alltag keine Bedeutung, aber die Auswertung einer Vierfeldertafel wird erleichtert und aussagekräftiger, wenn man die Odds Ratio bildet, also den Quotienten aus zwei Odds. Dieses wird ausführlich auf den Seiten 121 ff. erläutert. Die klinische Bedeutung wird im Zusammenhang mit den Metaanalysen auf den Seiten 448 ff. besprochen.

Die Beziehung zwischen einer Prozentzahl und den korrespondierenden Odds wird in Abbildung 23.2 dargestellt. Die Art der Darstellung ist ähnlich wie in Abbildung 23.1.

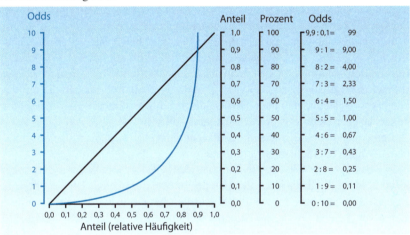

Abbildung 23.2: Relative Häufigkeiten, dargestellt als Anteil, als Prozent und als Odds. Die rechte Odds-Achse ist so verzerrt, dass die 45-Grad-Gerade die Zuordnung zwischen dem relativen Anteil und den Odds herstellt. Die linke Odds-Achse ist linear unterteilt. Bei relativen Häufigkeiten über 0,9 ergeben sich Odds von über 10, die aufgrund des Maßstabs nicht mehr dargestellt werden können.

23.2 Der Begriff der Information

Die Information, die ein Zeichen (ein Buchstabe, eine Zahl, ein mathematisches Symbol etc.) trägt, hängt von den zu diesem Zeichen gemachten Vereinbarungen ab. Information ist definiert als **Verminderung der Ungewissheit**. Die Einheit der Information ist das bit.

Ein bit liegt vor, wenn die Ungewissheit zwischen zwei gleich wahrscheinlichen Alternativen beseitigt wird. Dies ist zum Beispiel bei der Frage der Fall, ob der nächste Münzwurf Zahl oder Wappen ergeben wird.

Der Informationsgehalt einer Nachricht richtet sich nach der Wahrscheinlichkeit ihres Auftretens. Wenn man beispielsweise einen beliebigen Buchstaben aus einem deutschen Text herausgreift, ist die Wahrscheinlichkeit für ein „e" deutlich höher als für ein „q". Deshalb besitzt ein „q" einen höheren Informationsgehalt als ein „e".

Der Informationsgehalt einer Nachricht ist als negativer dualer Logarithmus ihrer Wahrscheinlichkeit p definiert:

$$\text{Informationsgehalt} = -\operatorname{ld} p = \operatorname{ld} 1/p = 3{,}322 \lg 1/p$$

Der Logarithmus dualis oder Logarithmus zur Basis 2 wird als ld abgekürzt, ist jedoch auf den üblichen Taschenrechnern nicht vertreten. Er lässt sich über den Faktor 3,322 aus dem dekadischen Logarithmus berechnen.

Bei unserem obigen Beispiel mit dem Münzwurf haben die beiden möglichen Ergebnisse „Zahl" und „Wappen" jeweils die Wahrscheinlichkeit $p = 0{,}5$. Der Informationsgehalt ergibt sich demnach als ld $1/0{,}5$ = ld $2 = 1$, denn der Logarithmus 2 zur Basis 2 ist 1, weil $2^1 = 2$. In diesem Fall erübrigt sich die Berechnung per Taschenrechner über den dekadischen Logarithmus, weil sich der Wert bereits aus der Definition des Logarithmus ableitet.

Betrachten wir eine Zeichenfolge aus Nullen und Einsen, die mit unterschiedlichen Wahrscheinlichkeiten vorkommen:

Für den Fall der Gleichverteilung hat jedes Zeichen die Wahrscheinlichkeit $p = 0{,}5$, sodass sich für jedes Zeichen der Informationsgehalt 1 bit ergibt. Eine Zeichenkette aus beispielsweise 100 Zeichen hat demnach den Informationsgehalt von 100 bit. Wenn die Nullen und Einsen jedoch ungleich verteilt sind, ergibt sich ein anderes Bild, welches wir im folgenden für vier Wahrscheinlichkeiten durchrechnen wollen:

$p = 0{,}01$	ld $(1/p)$	= 3,322 lg 100	= 6,644 bit
$p = 0{,}1$	ld $(1/p)$	= 3,322 lg 10	= 3,322 bit
$p = 0{,}9$	ld $(1/p)$	= 3,322 lg 1,111	= 0,1519 bit
$p = 0{,}99$	ld $(1/p)$	= 3,322 lg 1,0101	= 0,0145 bit

Eine Zeichenkette aus 99 Nullen und einer Eins hat demnach den Informationsgehalt von $99 \cdot 0{,}0145 + 6{,}644 = 8{,}08$ bit, also weit weniger als bei der Gleichverteilung von Einsen und Nullen. Strukturierte Informationen lassen sich einfacher übertragen als ungeordnete Daten. Auf diesem Prinzip beruhen auch die Kompressions- und Dekompressionsprogramme, mit denen z. B. Bilddateien vor und nach dem Versenden ge- und entpackt werden.

23.2 Der Begriff der Information

```
a  . -          j . - - -      t -           Ziffern
ä  . - . -      k - . -        u . . -       1 . - - - -
b  - . . .      l . - . .      ü . . - -     2 . . - - -
c  - . - .      m - -          v . . . -     3 . . . - -
ch - - - -      n - .          w . - -       4 . . . . -
d  - . .        o - - -        x - . . -     5 . . . . .
e  .            ö - - - .      y - . - -     6 - . . . .
f  . . - .      p . - - .      z - - . .     7 - - . . .
g  - - .        q - - . -      å . - - . -   8 - - - . .
h  . . . .      r . - .        é . . - . .   9 - - - - .
i  . .          s . . .                      0 - - - - -
```

Abbildung 23.3: Morsealphabet als Beispiel für die Verschlüsselung von Buchstaben und Zahlen durch Zeichen, die sich in einem vorhandenen Kanal übertragen lassen.

Auch die Betrachtung des Morsealphabets in Abbildung 23.3 zeigt, dass häufige Zeichen wie „e" oder „t" mit weniger Morsezeichen verschlüsselt werden als seltene Zeichen wie z. B. „z". Hier wurde im 19. Jahrhundert bereits aus Gründen der Arbeitsökonomie intuitiv vorweggenommen, was erst in der Mitte des 20. Jahrhunderts theoretisch hergeleitet wurde: Der Informationsgehalt eines Zeichens ist umso höher, je seltener es auftritt.

Byte, Bit und bit

Anders als im Morsealphabet werden in Textverarbeitungssystemen Ziffern und Zeichen in der Regel einheitlich mit 8 Bit verschlüsselt. Acht Bit werden als ein **Byte** bezeichnet. Die Kennzeichnung der Speichermedien von Computern bezieht sich auf die Einheit Byte: Eine 2-TB-Festplatte kann 2000 Milliarden Byte oder 2 Billionen Byte und damit auch 2 Billionen Schriftzeichen speichern.

Die **Informationseinheit bit** wird klein geschrieben und bedeutet „*basic indissoluble information unit*". **Bit als Codierungszeichen** wird groß geschrieben, es steht für „*binary digit*".

Informationsübertragung

Es gibt vielfältige Möglichkeiten, Informationen von einem Ort zum anderen zu übertragen. Die menschlichste Art der Informationsübertragung ist die Sprache. Auch im Tierreich sind viele Arten der Informationsübertragung üblich: Gebärden, Duftstoffe oder Lockrufe. Die Technik der Informationsübertragung begann mit Rauchzeichen und Trommelsignalen und entwickelte sich über den Morseapparat und das Telefon zum Smartphone. Das Gemeinsame dieser vielfältigen Beispiele ist folgendes Prinzip: Die zu übermittelnde Nachricht wird zunächst **codiert**, d. h. in solche Zeichen verschlüsselt, die im benutzten **Kanal** übertragen werden können. Der Kanal ist das eigentliche Medium der Informationsübertragung. Beim Sprechen sind die Schallwellen der Kanal, beim Telefonieren ist die Telefonleitung, beim Schriftwechsel das Briefpapier und der Postbote. Beim Empfänger wird die Nachricht wieder **decodiert**, d. h. entschlüsselt.

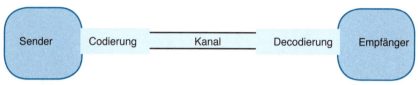

Abbildung 23.4: Allgemeines Schema der Informationsübertragung: Sender und Empfänger können unterschiedlich strukturiert sein, lediglich die Codierung und Decodierung auf einem gemeinsamen Kanal muss gewährleistet sein.

Ein typisches Beispiel für die Verschlüsselung ist das Morsealphabet, welches der Übermittlung von Buchstaben in einem Kanal dient, der nur zwei Signale übertragen kann: „kurz" oder „lang". Dieser Kanal kann eine elektrische Leitung sein, es kann sich aber auch um die Übermittlung von Lichtsignalen oder Klopfzeichen handeln.

Kanalkapazität

Unter der Kanalkapazität versteht man die maximal pro Zeiteinheit übertragbare Informationsmenge. Sie wird in **bit/Sekunde** gemessen.

Bei der Übertragung über VDSL und Kabel bis zu 200 Mbit/s übertragen werden, im Mobilfunk über GSM mit GPRS bis zu 60 kbit/s und über UMTS mit HSPA+ bis zu 21 Mbit/s. Diese Übertragungsraten haben die Welt schrumpfen lassen, sowohl in kultureller Hinsicht mit dem Streaming von Filmen und Musikdateien, als auch in Bezug auf die Organisation der Arbeitswelt. Heute sind Datenautobahnen wichtiger als Autobahnen.

Wellen können umso mehr Informationen übertragen, je höher ihre Frequenz ist. Auch DSL-Verbindungen laufen durch die normalen Telefondrähte aus Kupfer, bedienen sich jedoch hochfrequenter Wechselspannungen.

Licht hat eine wesentlich höhere Frequenz als Wechselstrom, so dass Licht ein ideales Medium zur Informationsübertragung ist. Die Glasfasertechnologie ist im Moment noch im Aufbau, es gibt jedoch Abschätzungen, nach denen in einer einzigen Glasfaser (in der ja verschiedene Frequenzen gleichzeitig gesendet werden können) etwa 150 bis 300 Terabit/s übertragbar sein können. Das wären mehr als zwei Milliarden Telefongespräche mit je 64 000 bit/s! Das Problem besteht vor allem in dem Ein- und Auskoppeln der Informationen am Anfang und Ende der Glasfaser und in der zwischenzeitlichen Verstärkung der optischen Signale.

23.2 Der Begriff der Information

Die menschliche Informationsaufnahme

Die Informationen, die der Mensch über seine Sinnesorgane empfängt, liegen im Bereich von 10^9 Baud. Es können jedoch nur etwa 10 bis 100 bit pro Sekunde bewusst wahrgenommen werden.

Wenn man für jeden Buchstaben fünf bit rechnet (s. u.), ergibt sich eine Lesegeschwindigkeit von maximal 20 Buchstaben pro Sekunde, also ca. 7000 Buchstaben pro Stunde. Viele Wörter werden jedoch ganzheitlich wahrgenommen und nicht Buchstabe für Buchstabe gelesen, sodass man eine deutlich höhere Lesegeschwindigkeit erreicht. Eine der wichtigsten Aufgaben des Gehirns besteht darin, aus der auf das Nervensystem einströmenden Informationsflut die relevanten Daten herauszufiltern und in das Bewusstsein vordringen zu lassen. Schmerz und Emotionen spielen hier eine wichtige Rolle, aber auch erworbene Kognitionsmuster. Beispielsweise kann ein bekanntes Gesicht im Bruchteil einer Sekunde identifiziert werden, während man einen Fremden lange betrachten muss, ehe man ihn beschreiben kann. Generell gilt: Man sieht nur, was man weiß.

Redundanz

Geht man von dreißig verschiedenen Schriftzeichen aus und ignoriert die Groß- und Kleinschreibung, so hätte bei Gleichverteilung aller Schriftzeichen jeder Buchstabe die Wahrscheinlichkeit von jeweils $p = 1/30$ und trüge damit die Information ld $30 = 3{,}322$ lg $30 = 4{,}9$ bit.

Geht man grob vereinfachend davon aus, dass eine Sprache aus 100 000 gleich wahrscheinlichen Wörtern besteht, so besitzt jedes Wort die Information ld $100\,000 = 3{,}322$ lg $100\,000 = 3{,}3222 \cdot 5 = 16{,}611$ bit. Wenn jedes Wort aus acht Buchstaben besteht, übermittelt jeder Buchstabe eine Information von 2,1 bit. Jeder Buchstabe könnte jedoch 4,9 bit übermitteln.

Es wäre möglich, mit nur vier Buchstaben ($4 \cdot 4{,}9 = 19{,}6$ bit) mehr als 100 000 verschiedene Wörter darzustellen. Von den durchschnittlich acht Buchstaben werden nur vier benötigt, um die eigentliche Information zu transportieren. Die restlichen vier erzeugen eine Redundanz der sprachlichen und schriftlichen Darstellung. Redundanz bedeutet Überfluss. Dabei wird die Information mehrfach übertragen. Die Sprache ist ein besonders redundantes Medium, weil sprachliche Kommunikation oft Störungen durch Geräuschkulissen und ähnliches ausgesetzt ist. Darüber hinaus erleichtert die Redundanz den Spracherwerb. Eine Sprache ohne Redundanz würde beim kleinsten Fehler sofort missverständlich werden. Jeder anders hinzugefügte, falsch verstandene oder fehlende Buchstabe hätte eine Bedeutungsänderung zur Folge. Das Erlernen einer Sprache durch „Learning by doing" setzt Fehlertoleranz und Redundanz voraus. Ohne Redundanz wäre es fast unmöglich, zu erkennen, was man falsch verstanden oder gesagt hat. Und nur wenn man einen Fehler erkannt hat, kann man aus ihm auch lernen.

Weiterführende Literatur

Andreß HJ, Hagenaars JA, Kühnel S: Analyse von Tabellen und kategorialen Daten. Springer-Verlag Berlin, Heidelberg, New York, 1997

Bärlocher F: Biostatistik, 2. Auflage. Georg Thieme Verlag, Stuttgart, New York, 2008

Bland M: An Introduction to Medical Statistics, 3. Auflage. Oxford University Press, Oxford, 2000

Bland M, Peacock J: Statistical Questions in Evidence-Based Medicine, Oxford University Press Oxford, 2000

Bortz J: Statistik für Human- und Sozialwissenschaftler, 6. Auflage. Springer-Verlag Berlin, Heidelberg, New York, 2005

Bortz J, Döring N: Forschungsmethoden und Evaluation für Human- und Sozialwissenschaftler, 4., überarbeitete Auflage. Springer Verlag, Berlin, Heidelberg, 2006

Bortz J, Lienert GA: Kurzgefasste Statistik für die klinische Forschung, 3. Auflage. Springer-Verlag, Berlin, Heidelberg, New York, 2008

CIBA-Geigy: Wissenschaftliche Tabellen Geigy, 8., erweiterte Auflage. CIBA-GEIGY AG Basel, 1985

Fahrmeir L, Kneib T, Lang S: Regression. Modelle, Methoden und Anwendungen, 2. Auflage, Verlag Hans Huber, Bern, Schweiz, 2007

Fahrmeir L, Künstler R, Pigeot I, Tutz G: Statistik. Der Weg zur Datenanalyse, 7., neu bearbeitete Auflage. Springer-Verlag Berlin, Heidelberg 2010

Fletcher RH, Fletcher SW: Klinische Epidemiologie. Grundlagen und Anwendung, 2. Auflage. Verlag Hans Huber, Bern, Schweiz, 2007

Gordis L: Epidemiology, 4th edition, Saunders, Philadelphia, 2009

Gray M: Evidence-Based Healthcare and Public Health: How to make decisions about health services and public health, 3rd edition, Churchill Livingstone, Edingurgh, London, New York, Oxford, Philadelphia, St Louis, Sydney, Toronto 2009

Greenhalgh T: Einführung in die Evidence-Based Medicine. Kritische Beurteilung klinischer Studien als Basis einer rationalen Medizin. Verlag Hans Huber, Bern, 2003

24.1 Literaturverzeichnis

Gaus W, Chase D: Klinische Studien: Regelwerke, Strukturen, Dokumente, Daten, 2. Auflage. Books on Demand GmbH, Norderstedt 2007

Hartung J, Elpelt B, Klösener KJ: Statistik. Lehr- und Handbuch der angewandten Statistik, 15. Auflage. Oldenbourg-Verlag, München, Wien, 2009

Haynes RB, Sackett DL, Guyatt GH, Tugwell P: Clinical Epidemiology, How to Do Clinical Practice Research, 3rd edition. Lippincott Williams and Wilkins, Philadelphia, Baltimore, New York, London, Buenos Aires, Hong Kong, Sydney, Tokyo, 2006

Jekel JF, Katz DL, Elmore JG, Wild DMG: Epidemiology, Biostatistics, and Preventive Medicine, 3rd edition, Saunders, Philadelphia, 2007

Kundt G, Krentz H, Glass Ä: Epidemiogie und Medizinische Biometrie, 5., überarbeitete Auflage, Shaker Verlag, Aachen, 2010

Nordness RJ: Epidemiology and Biostatistics Secrets. Mosby, Philadelphia, 2006

Raspe H, Ollenschläger G, Kunz, R: Lehrbuch Evidenzbasierte Medizin in Klinik und Praxis. Deutscher Ärzte-Verlag, 2007

Sachs L, Hedderich J: Angewandte Statistik, 12. Auflage. Springer-Verlag, Berlin, Heidelberg, New York, 2009

Schumacher M, Schulgen G: Methodik klinischer Studien. Methodische Grundlagen der Planung, Durchführung und Auswertung, 3. Auflage. Springer-Verlag Heidelberg, 2008

Stapff M: Arzneimittelstudien. Ein Handbuch zur Durchführung von klinischen Prüfungen für Ärzte und medizinisches Assistenzpersonal, 3. Auflage, W. Zuckschwerdt-Verlag, München, Wien, New York, 2004

Straus SE, Richardson WS, Glasziou P, Haynes RB: Evidence-Based Medicine: How to Practice and Teach EBM, 3. Auflage. Elsevier Churchill, Livingstone, 2005

Weiß C: Basiswissen Medizinische Statistik, 5., überarbeitete Auflage. Springer Medizin Verlag, Heidelberg, 2010

Weiß C, Bauer AW: Promotion. Die medizinische Doktorarbeit von der Themensuche bis zur Dissertation, 3. Auflage. Thieme-Verlag Stuttgart, 2008

Tabellarischer Anhang

Tabelle I: Wahrscheinlichkeitsdichte der Standardnormalverteilung

± u	,00	,05
0	0,39894	0,39844
0,1	0,39695	0,39448
0,2	0,39104	0,38667
0,3	0,38139	0,37524
0,4	0,36827	0,36053
0,5	0,35207	0,34294
0,6	0,33322	0,32297
0,7	0,31225	0,30114
0,8	0,28969	0,27798
0,9	0,26609	0,25406
1	0,24197	0,22988
1,1	0,21785	0,20594
1,2	0,19419	0,18265
1,3	0,17137	0,16038
1,4	0,14973	0,13943
1,5	0,12952	0,12001
1,6	0,11092	0,10226
1,7	0,09405	0,08628
1,8	0,07895	0,07206
1,9	0,06561	0,05959
2	0,05399	0,04879
2,1	0,04398	0,03955
2,2	0,03547	0,03174
2,3	0,02833	0,02522
2,4	0,02239	0,01984
2,5	0,01753	0,01545
2,6	0,01358	0,01191
2,7	0,01042	0,00909
2,8	0,00792	0,00687
2,9	0,00595	0,00514
3	0,00443	0,00381

$$f(x) = \frac{1}{\sigma\sqrt{2\pi}} \cdot e^{-\frac{1}{2}\left(\frac{x-\mu}{\sigma}\right)^2}$$

mit $\quad u = \dfrac{x-\mu}{\sigma}$

und $\quad f(x) = \dfrac{\varphi(u)}{\sigma}$

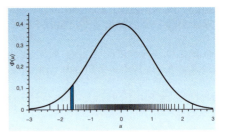

Tabelle II: Gaußsches Integral

u	,00	,05	u	,00	,05
-3,0	0,00135	0,00114	+0,0	0,50000	0,51994
-2,9	0,00187	0,00159	+0,1	0,53983	0,55962
-2,8	0,00256	0,00219	+0,2	0,57926	0,59871
-2,7	0,00347	0,00298	+0,3	0,61791	0,63683
-2,6	0,00466	0,00402	+0,4	0,65542	0,67364
-2,5	0,00621	0,00539	+0,5	0,69146	0,70884
-2,4	0,00820	0,00714	+0,6	0,72575	0,74215
-2,3	0,01072	0,00939	+0,7	0,75804	0,77337
-2,2	0,01390	0,01222	+0,8	0,78814	0,80234
-2,1	0,01786	0,01578	+0,9	0,81594	0,82894
-2,0	0,02275	0,02018	+1	0,84134	0,85314
-1,9	0,02872	0,02559	+1,1	0,86433	0,87493
-1,8	0,03593	0,03216	+1,2	0,88493	0,89435
-1,7	0,04457	0,04006	+1,3	0,90320	0,91149
-1,6	0,05480	0,04947	+1,4	0,91924	0,92647
-1,5	0,06681	0,06057	+1,5	0,93319	0,93943
-1,4	0,08076	0,07353	+1,6	0,94520	0,95053
-1,3	0,09680	0,08851	+1,7	0,95543	0,95994
-1,2	0,11507	0,10565	+1,8	0,96407	0,96784
-1,1	0,13567	0,12507	+1,9	0,97128	0,97441
-1,0	0,15866	0,14686	+2	0,97725	0,97982
-0,9	0,18406	0,17106	+2,1	0,98214	0,98422
-0,8	0,21186	0,19766	+2,2	0,98610	0,98778
-0,7	0,24196	0,22663	+2,3	0,98928	0,99061
-0,6	0,27425	0,25785	+2,4	0,99180	0,99286
-0,5	0,30854	0,29116	+2,5	0,99379	0,99461
-0,4	0,34458	0,32636	+2,6	0,99534	0,99598
-0,3	0,38209	0,36317	+2,7	0,99653	0,99702
-0,2	0,42074	0,40129	+2,8	0,99744	0,99781
-0,1	0,46017	0,44038	+2,9	0,99813	0,99841

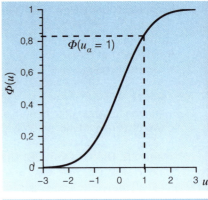

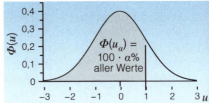

$\Phi(u_\alpha) = 100 \cdot \alpha\%$ aller Werte

24.2 Tabellen zu den statistischen Tests

Tabelle III: Student-t-Verteilung

f	α für zweiseitige Fragestellung						
	0,5	0,25	0,2	0,1	0,05	0,02	0,01	0,002
	α für einseitige Fragestellung						
	0,25	0,125	0,10	0,05	0,025	0,01	0,005	0,001
1	1,00	2,41	3,08	6,31	12,7	31,8	63,7	318
2	0,82	1,60	1,89	2,92	4,30	6,97	9,92	22,3
3	0,77	1,42	1,64	2,35	3,18	4,54	5,84	10,2
4	0,74	1,34	1,53	2,13	2,78	3,75	4,60	7,17
5	0,73	1,30	1,48	2,02	2,57	3,37	4,03	5,89
6	0,72	1,27	1,44	1,94	2,45	3,14	3,71	5,21
7	0,71	1,25	1,42	1,90	2,37	3,00	3,50	4,79
8	0,71	1,24	1,40	1,87	2,37	2,90	3,36	4,50
9	0,70	1,23	1,38	1,83	2,26	2,82	3,25	4,30
10	0,70	1,22	1,37	1,81	2,23	2,76	3,17	4,14
11	0,70	1,21	1,36	1,80	2,20	2,72	3,17	4,03
12	0,70	1,21	1,36	1,78	2,18	2,68	3,06	3,93
13	0,69	1,20	1,35	1,77	2,16	2,65	3,01	3,85
14	0,69	1,20	1,35	1,76	2,15	2,62	2,98	3,79
15	0,69	1,20	1,34	1,75	2,13	2,60	2,95	3,73
16	0,69	1,19	1,34	1,75	2,12	2,58	2,92	3,69
17	0,69	1,19	1,33	1,74	2,11	2,57	2,90	3,65
18	0,69	1,19	1,33	1,73	2,10	2,55	2,88	3,61
19	0,69	1,19	1,33	1,73	2,09	2,54	2,86	3,58
20	0,69	1,19	1,33	1,73	2,09	2,53	2,85	3,55
21	0,69	1,18	1,32	1,72	2,08	2,52	2,83	3,53
22	0,69	1,18	1,32	1,72	2,07	2,51	2,82	3,51
23	0,69	1,18	1,32	1,71	2,07	2,50	2,81	3,49
24	0,69	1,18	1,32	1,71	2,06	2,49	2,80	3,47
25	0,68	1,18	1,32	1,71	2,06	2,49	2,79	3,45
26	0,68	1,18	1,32	1,71	2,06	2,48	2,78	3,44
27	0,68	1,18	1,31	1,70	2,05	2,47	2,77	3,42
28	0,68	1,18	1,31	1,70	2,05	2,47	2,76	3,41
29	0,68	1,17	1,31	1,70	2,05	2,46	2,76	3,40
30	0,68	1,17	1,31	1,70	2,04	2,46	2,75	3,39
40	0,68	1,17	1,30	1,68	2,02	2,42	2,70	3,31
50	0,68	1,16	1,30	1,68	2,01	2,40	2,68	3,26
60	0,68	1,16	1,30	1,67	2,00	2,39	2,66	3,23
70	0,68	1,16	1,29	1,67	1,99	2,38	2,65	3,21
80	0,68	1,16	1,29	1,66	1,99	2,37	2,64	3,20
90	0,68	1,16	1,29	1,66	1,99	2,37	2,63	3,18
100	0,68	1,16	1,29	1,66	1,98	2,36	2,63	3,17
200	0,68	1,15	1,29	1,65	1,97	2,35	2,60	3,13
300	0,68	1,15	1,28	1,65	1,97	2,34	2,59	3,12
400	0,68	1,15	1,28	1,65	1,97	2,34	2,59	3,11
500	0,68	1,15	1,28	1,65	1,97	2,33	2,59	3,11
∞	0,67	1,15	1,28	1,65	1,96	2,33	2,58	3,09

Tabelle VI: χ^2-Verteilung

f	0,05	0,01	0,001
1	3,84	6,63	10,83
2	5,99	9,21	13,82
3	7,81	11,34	16,27
4	9,49	13,28	18,47
5	11,07	15,09	20,52
6	12,59	16,81	22,46
7	14,07	18,48	24,32
8	15,51	20,09	26,12
9	16,92	21,67	27,88
10	18,31	23,21	29,59
11	19,68	24,72	31,26
12	21,03	26,22	32,91
13	22,36	27,69	34,53
14	23,68	29,14	36,12
15	25,00	30,58	37,70
16	26,30	32,00	39,25
17	27,59	33,41	40,79
18	28,87	34,81	42,31
19	30,14	36,19	43,82
20	31,41	37,57	45,31
21	32,67	38,93	46,80
22	33,92	40,29	48,27
23	35,17	41,64	49,73
24	36,42	42,98	51,18
25	37,65	44,31	52,62
26	38,89	45,64	54,05
27	40,11	46,96	55,48
28	41,34	48,28	56,89
29	42,56	49,59	58,30
30	43,77	50,89	59,70
40	55,76	63,69	73,40
50	67,50	76,15	86,66
60	79,08	88,38	99,61
70	90,53	100,43	112,32
80	101,88	112,33	124,84
90	113,15	124,12	137,21
100	124,34	135,81	149,45
200	233,99	249,45	267,54
300	341,40	359,91	381,43
400	447,63	468,72	493,13
500	553,13	576,49	603,45

Tabelle IV: Kritische Werte von T für den Test von Wilcoxon

n	α für einseitige Fragestellung		
	0,05	0,01	0,005
	α für zweiseitige Fragestellung		
	0,10	0,02	0,01
5	0	-	-
6	2	-	-
7	3	0	-
8	5	2	0
9	8	3	2
10	10	5	3
11	13	7	5
12	17	10	7
13	21	13	10
14	25	16	13
15	30	20	16
16	35	24	20
17	41	28	23
18	47	33	28
19	53	38	32
20	60	43	38
21	67	49	43
22	75	56	49
23	83	62	55
24	91	69	61
25	100	77	68

Tabelle V befindet sich aus Formatgründen auf Seite 516

24. Kapitel: Anhang

Tabelle V: Kritische Werte für den U-Test von Mann und Whitney

für den einseitigen Test bei $\alpha = 0{,}05$ für den zweiseitigen Test bei $\alpha = 0{,}10$

m\n	1	2	3	4	5	6	7	8	9	10	11	12	13	14	15	16	17	18	19	20
1	-																			
2	-	-																		
3	-	-	0																	
4	-	-	0	1																
5	-	0	1	2	4															
6	-	0	2	3	5	7														
7	-	0	2	4	6	8	11													
8	-	1	3	5	8	10	13	15												
9	-	1	4	6	9	12	15	18	21											
10	-	1	4	7	11	14	17	20	24	27										
11	-	1	5	8	12	16	19	23	27	31	34									
12	-	2	5	9	13	17	21	26	30	34	38	42								
13	-	2	6	10	15	19	24	28	33	37	42	47	51							
14	-	3	7	11	16	21	26	31	36	42	46	51	56	61						
15	-	3	7	12	18	23	28	33	39	44	50	55	61	66	72					
16	-	3	8	14	19	25	30	36	42	48	54	60	65	71	77	83				
17	-	3	9	15	20	26	33	39	45	51	57	64	70	77	83	89	96			
18	-	4	9	16	22	28	35	41	48	55	61	68	75	82	88	95	102	109		
19	0	4	10	17	23	30	37	44	51	58	65	72	80	87	94	101	109	116	123	
20	0	4	11	18	25	32	39	47	54	62	69	77	84	92	100	107	115	123	130	138
21	0	5	11	19	26	34	41	49	57	65	73	81	89	97	105	113	121	130	138	146
22	0	5	12	20	28	36	44	52	60	68	77	85	94	102	111	119	128	136	145	154
23	0	5	13	21	29	37	46	54	63	72	81	90	98	107	116	125	134	143	152	161
24	0	6	13	22	30	39	48	57	66	75	85	94	103	113	122	131	141	150	160	169
25	0	6	14	23	32	41	50	60	69	79	89	98	108	118	128	137	147	157	167	177
26	0	6	15	24	33	43	53	62	72	82	92	103	113	123	133	143	154	164	174	185
27	0	7	15	25	35	45	55	65	75	86	96	107	117	128	139	149	160	171	182	192
28	0	7	16	26	36	46	57	68	78	89	100	111	122	133	144	156	167	178	189	200
29	0	7	17	27	38	48	59	70	82	93	104	116	127	138	150	162	173	185	196	208
30	0	7	17	28	39	50	61	73	85	96	108	120	132	144	156	168	180	192	204	216
31	0	8	18	29	40	52	64	76	88	100	112	124	136	149	161	174	186	199	211	224
32	0	8	19	30	42	54	66	68	91	103	116	128	141	154	167	180	193	206	218	231
33	0	8	19	31	43	56	68	81	94	107	120	133	146	159	172	186	199	212	226	239
34	0	9	20	32	45	57	70	84	97	110	124	137	151	164	178	192	206	219	233	247
35	0	9	21	33	46	59	73	86	100	114	128	141	156	170	184	198	212	226	241	255
36	0	9	21	34	48	61	75	89	103	117	131	146	160	175	189	204	219	233	248	263
37	0	10	22	35	49	63	77	91	106	121	135	150	165	180	195	210	225	240	255	271
38	0	10	23	36	50	65	79	94	109	124	139	154	170	185	201	216	232	247	263	278
39	1	10	23	38	52	67	82	97	112	128	143	159	175	190	206	222	238	254	270	286
40	1	10	24	39	53	68	84	99	115	131	147	163	179	196	212	228	245	261	278	294

Tabelle VI befindet sich aus Formatgründen auf Seite 515

Tabelle VII: F-Verteilung auf dem $\alpha = 5\%$ Signifikanzniveau

f_2	f_1 (für die größere Varianz)											
	1	2	3	4	5	6	7	8	9	10	20	50	100
1	161	200	216	225	230	234	237	239	241	242	248	252	253
2	18,51	19,00	19,16	19,25	19,30	19,33	19,36	19,37	19,38	19,39	19,44	19,47	19,49
3	10,13	9,55	9,28	9,12	9,01	8,94	8,88	8,84	8,81	8,78	8,66	8,58	8,56
4	7,71	6,94	6,59	6,39	6,26	6,16	6,09	6,04	6,00	5,96	5,80	5,70	5,66
5	6,61	5,79	5,41	5,19	5,05	4,95	4,88	4,82	4,78	4,74	4,56	4,44	4,40
6	5,99	5,14	4,76	4,53	4,39	4,28	4,21	4,15	4,10	4,06	3,87	3,75	3,71
7	5,59	4,74	4,35	4,12	3,97	3,87	3,79	3,73	3,68	3,63	3,44	3,32	3,28
8	5,32	4,46	4,07	3,84	3,69	3,58	3,50	3,44	3,39	3,34	3,15	3,03	2,98
9	5,12	4,26	3,86	3,63	3,48	3,37	3,29	3,23	3,18	3,13	2,93	2,80	2,76
10	4,96	4,10	3,71	3,48	3,33	3,22	3,14	3,07	3,02	2,97	2,77	2,64	2,59
20	4,35	3,49	3,10	2,87	2,71	2,60	2,52	2,45	2,40	2,35	2,12	1,96	1,90
25	4,24	3,38	2,99	2,76	2,60	2,49	2,41	2,34	2,28	2,24	2,00	1,84	1,77

24.2 Tabellen zu den statistischen Tests

Tabelle VIII: Kritische Werte für Binominaltest (Vorzeichentest)

$2\alpha = 0{,}05$ (Irrtumswahrscheinlichkeit bei zweiseitiger Fragestellung)

n	p 0,05	0,1	0,2	0,3	0,4	0,5
6	* - 3	* - 3	* - 4	* - 5	* - 6	0 - 6
7	* - 3	* - 4	* - 5	* - 6	* - 6	0 - 7
8	* - 3	* - 4	* - 5	* - 6	0 - 7	0 - 8
9	* - 3	* - 4	* - 5	* - 7	0 - 8	1 - 8
10	* - 3	* - 4	* - 6	* - 7	0 - 8	1 - 9
11	* - 3	* - 4	* - 6	0 - 7	0 - 9	1 - 10
12	* - 3	* - 5	* - 6	0 - 8	1 - 9	2 - 10
13	* - 3	* - 5	* - 7	0 - 8	1 - 10	2 - 11
14	* - 4	* - 5	* - 7	0 - 9	1 - 10	2 - 12
15	* - 4	* - 5	* - 7	0 - 9	1 - 11	3 - 12
16	* - 4	* - 5	* - 8	0 - 10	2 - 11	3 - 13
17	* - 4	* - 5	0 - 8	1 - 10	2 - 12	4 - 13
18	* - 4	* - 6	0 - 8	1 - 10	2 - 12	4 - 14
19	* - 4	* - 6	0 - 8	1 - 11	3 - 13	4 - 15
20	* - 4	* - 6	0 - 9	1 - 11	3 - 13	5 - 15
21	* - 4	* - 6	0 - 9	1 - 12	3 - 14	5 - 16
22	* - 4	* - 6	0 - 9	2 - 12	3 - 14	5 - 17
23	* - 5	* - 6	0 - 10	2 - 12	4 - 15	6 - 17
24	* - 5	* - 7	0 - 10	2 - 13	4 - 15	6 - 18
25	* - 5	* - 7	0 - 10	2 - 13	4 - 16	7 - 18
26	* - 5	* - 7	1 - 10	2 - 14	5 - 16	7 - 19
27	* - 5	* - 7	1 - 11	3 - 14	5 - 17	7 - 20
28	* - 5	* - 7	1 - 11	3 - 14	5 - 17	8 - 20
29	* - 5	* - 7	1 - 11	3 - 15	6 - 18	8 - 21
30	* - 5	* - 8	1 - 12	3 - 15	6 - 18	9 - 21
31	* - 5	* - 8	1 - 12	4 - 15	6 - 19	9 - 22
32	* - 5	* - 8	1 - 12	4 - 16	7 - 19	9 - 23
33	* - 5	* - 8	1 - 12	4 - 16	7 - 20	10 - 23
34	* - 6	* - 8	2 - 13	4 - 17	7 - 20	10 - 24
35	* - 6	* - 8	2 - 13	4 - 17	7 - 21	11 - 24
36	* - 6	0 - 8	2 - 13	5 - 17	8 - 21	11 - 25
37	* - 6	0 - 9	2 - 13	5 - 18	8 - 22	12 - 25
38	* - 6	0 - 9	2 - 14	5 - 18	8 - 22	12 - 26
39	* - 6	0 - 9	2 - 14	5 - 18	9 - 23	12 - 27
40	* - 6	0 - 9	2 - 14	6 - 19	9 - 23	13 - 27
45	* - 6	0 - 10	3 - 15	7 - 21	11 - 25	15 - 30
50	* - 7	0 - 10	4 - 17	8 - 23	12 - 28	17 - 33
60	* - 8	1 - 12	5 - 19	10 - 26	16 - 32	21 - 39
70	* - 8	2 - 13	7 - 22	13 - 30	19 - 37	26 - 44
80	0 - 9	2 - 15	8 - 24	15 - 33	23 - 42	30 - 50
90	0 - 10	3 - 16	10 - 27	18 - 37	26 - 46	35 - 55
100	0 - 11	4 - 17	11 - 29	20 - 40	30 - 51	39 - 61

n = Anzahl der durchgeführten Versuche (bearbeitete Fälle)
p = Wahrscheinlichkeit dafür, dass ein Einzelversuch ein Treffer wird (Elementarwahrscheinlichkeit)
H_0: Es gilt p. H_1: Das angenommene p ist falsch.
★ bedeutet, dass der untere Wert nicht angegeben werden kann.
Der Binominal- oder Vorzeichnistest ist signifikant, wenn die beobachtete Trefferzahl (beim Binominaltest der k-Wert und beim Vorzeichentest der x- bzw. y-Wert) gleich einem der beiden Tabellenwerte ist oder außerhalb des durch die Tabellenwerte gebildeten Intervalls liegt.

24. Kapitel: Anhang

Symbole

1. Weltkrieg 372
2. Weltkrkrieg 372
3. Kolmogoroffsches Axiom 68
30-Jahres-Risiko 293
α-Fehler 321, 323, 331, 337
α (Irrtumswahrscheinlichkeit) .....322, 333, 336, ... 337, 343, 345, 438
β-Fehler 321, 323
β (Irrtumswahrscheinlichkeit) 438
μ (Erwartungswert) 314, 315, 332
μ (Parameter) 313
μ (wahrer Wert) 451
ρ (Erwartungswert) 348
σ (Standardabweichung) 332
$\chi 2$ (Chi-Quadrat) 356

A

Aberglaube 89
abhängig 66
abhängig (Ereignis) .... 66, 80, 85, 87f.
Abhängigkeit 16, 192, 217, 345
Abhängigkeit, kausale 290
Abhängigkeit (Merkmale) .... 348f.
Abhängigkeit, statistische 348
abhängig (merkmale) 350
Aborte 409
Absterbeordnung 381f., 385f., 389
Abstoßungsreaktion 357
Abstract 486
Abtreibung 171
Abweichung 316
Abweichung, individuelle 347
Abweichung, mittlere 39, 40
Abweichungskomponenten 145
Abweichungsprodukt 190f., 198
Abweichungsquadrat 189ff., 198
Abweichungsquadrat, durchschnittliches 36
Abweichung, zufallsbedingte 238, 335
Achsenskalierung 506
ACP 486
ACP Journal Club 486
Additionssatz 66ff., 71
additiver Effekt 172
Adenoviren 427
Aderlass 267
Adipositas 289, 376
Adjuvantien .... 417f.
Aerosol, infektiöse 403
Afrikanisches Zeckenbissfieber 425
Agens, auslösendes .... 393f.

A(H1N1) .... 428f.
A(H2N2) 428
A(H5N1) 429
Aids 387, 393
Aktivimpfung 418
Akute Atemwegserkrankung 440
Akute Leukämische Leukämie 277
Akutes Abdomen 85, 108
Akzeleration 45
Akzeptanz 444
Alkohol .... 398f.
Alkoholabusus 376
Alkoholgenuss 399
Alkoholiker 399
Alkoholkonsum 171
Alkoholspiegel 399
Allergene 395
Allergie 395
ALL-Fälle 277
Allgemeinstatus 407
Allgemeinzustand 407
Altenheim 389
Alter 300
Alternativhypothese 321, 331, 333, 341, 497
Altersatrophie, physiologische 389
Altersaufbau 373, 391
Alterspyramide 288
Altersschwäche 389
Altersstandardisierung 391
Altersstruktur 376
Aluminiumhydroxid 417
Alzheimer 288, 387, 389
Amish People 412
Amöben 427
Analyse 351
Analysemethode 152
Analysen, genetische 429
Anamnese 109
Anamnese, Familienanamnese 109
Anästhesie 440
Anfangsstrategie 277
Angststörung 267, 288, 393
Anonymität 466
Anopheles-Mücke 394
Ansatz, prospektiver 296
Ansteckungsquellen 430
Antibabypille .... 370f.
Antibiotika 383, 415
Antibiotikatherapie 415
Antigen 410, 418
Antigendrift .... 428f.
Antigenshift 428
Antikörper 406

24.3 Stichwortverzeichnis

Antisepsis 17
AOK-Bundesverband 468
Aphasie 432
A-posteriori-Wahrscheinlichkeit 84f., 87, 94
Appendizitis .... 85ff.
Appetitlosigkeit 267
A-priori-Wahrscheinlichkeit 84, 87
Arbeitsg. der Wissenschaftlichen Medizinischen
  Fachgesellschaften (AWMF) ... 459, 464, 468
Arbeitsmethodik 494
Arbeitsunfälle 376, 383
Archiv 472, 499
arithmetischer Mittelwert 35
Arthritis 402
Arthritis Impact Measurement Scales 278
Arthroskop 278
Arzneimittel 484
Arzneimittelkommission 468
Ärztliches Zentr. für Qualität i. d. Medizin
  (ÄZQ) 459, 469
Asepsis 252
Aspekte, genetische 397
Assoziation 16, 89, 216, 219f., 293, 300
Assoziation, scheinbare 229
Assoziation (Stärke der A.) 229
asymptotisch 146
asymptotisch (a. verteilt) 145
Atemluft 413
Atemwege 440
Atemwegsinfektion 414
Ätiologie 117, 124, 301, 417, 442, 444
ätiologischer Faktor . 227, 243, 267, 291, 296, 297
Atombombenabwürfe 296
Auffassung, subjektive 275
Auffrischimpfung 419
Auftraggeber 455
Ausgangsniveau 278
Auslöser 393f., 415
Ausmaß, errechnetes 251
Ausprägung .... 340f., 348ff.
Ausreißer 32, 35f., 38, 40, 156, 188, 194
Aussagekraft 323
Aussagekraft (diagnostischer Verfahren) 250
Ausschlusskriterien 247, 272, 298, 454, 456
Auswahl (der Stichproben) 323
Auswahl des Testverfahrens .... 328f.
Auswaschphase 330
Auswertbarkeit 275, 498
Auswertung 234, 272f., 496
Auswirkung 317
Autismus 417
Autosuggestion 269
autosuggestive Effekte 17

AWMF 459, 464f., 468
ÄZQ .... 459, 468f.

B

Bakterien 392, 400
Bakterienflora, physiologische 405
Balken- oder Säulendiagramm 30
Basisreproduktionsrate .... 421ff.
Baud 510
Bayes, Satz von 14
Bayessche Formel 94, 100, 112, 250
Bayessches Gesetz 108
BCG-Impfung 403
Bedeutung, klinische 323
Befindlichkeitsstörung 107
Befund 312
Befunderhebung 312
Begleiterkrankung 267, 446
Begleitmedikation 272
Begleittherapie 456
Behandlung, individuelle 272
Behandlungserfolg 446
Behandlungsergebnis 442
Behandlungsgleichheit 237, 445f., 497
Behandlungsmaßnahmen 317
Behandlungsmethoden, effektive 277
Behring, Emil von 418
Belastungstest 279
Bell 298
Belohnungssystem 398
Beobachtervariabilität 446
Beobachtungsdauer 296
Beobachtungseinheit 24, 343
Beobachtungsfehler 317
Beobachtungsgleichheit 170, 237, 246, 442,
  .... 445f., 454, 497
Beobachtungsreihe 65
Beobachtungszeit 291, 352ff., 356
Beobachtungszeiträume 352
Bernoulli-Experiment 63
Bernoulli-Verteilung 132
Berufsgenossenschaft 383, 396, 399
Berufskrankheiten 383, 396
Berufsunfälle 381
beschreibende Statistik 312
Bestimmtheitsmaß 192
Bettwanzenplage 395
Beulenpest 404
Bevölkerung 302, 375
Bevölkerungswachstum 409

Beweglichkeit 278
Beweglichkeit, objektivierbar 278
Bewegungsmangel .227f., 288, 292, 376, 387, 392
Beweis 205, 318
Bewusstsein 511
Beziehung, funktionale 244
Beziehung, statistische 188
Beziehung, zeitliche 228
BfR 432
Bias 16, 168f., 229, 247, 275, 313, 378, 453
Bias, Information B. 170
Bias, Lead Time B. 171
bias, publication b. 322
Bias, Publication B. 173f., 439, 456, 461
Bias, Recall B. 170
Bias, Reporting B. 170
Bias, Selection B. 169
Bias, Surveillance 171
Bias, Wish B. 170
Bibel 385, 403
Bibliothekswesen 479
Bidets 410
Bindungen 190
Binom 136
Binomialkoeffizient 132ff., 136, 138, 141
Binomialtest ....340, 342f.
Binomialverteilung ....15, 65, 71, 132, 135ff., 141, ...145, 341
Biometrie ....272f.
Biometriker 248
Biotop ....414f.
Biowissenschaften 313, 316
bit 507, 509, 511
Bit 509
bivariate Verteilung 186
Blinddarmentzündung 85
Blindstudie 17, 497
Blindversuch 247
Block 238f., 342
Blockbildung 239f., 497
Blutbild 141
Blutdruck 196
Blutdruckwert 66, 153, 333
Blutfettwerte 292
Blutgerinnung 221
Blutkörperchen 138
Blutzuckerspiegel 398
BMBF 485
BMFT 465
BMI 153, 290, 398
Body Mass Index 153, 289f., 388
Bonferroni 454
Bonferroni-Abschätzung 323

Booster-Impfung 410
Borellieninfektion 402
Borreliae burgdorferi 402
Borrelien 402
Borreliose 401, 402
Botulismus 400
Boxplot 43
Box- und Whisker-Diagramm 36, 43, 44
Box- und Wiskers-Plot 453
Bradykardie 48
Brechdurchfall 426
Brillenträger ....85ff.
Brindle P 294
British Library 484
British Medical Association 468
British Medical Journal 208, 468
British Regional Heart Study 295
Bronchialkarzinom 107
Bronchoskopie 206
Brustkrebs ....171f.
Bruttogeburtenrate 373
Bundesärztekammer 469
Bundesgesundheitsbl 420
Bundesinstitut für Risikobewertung (BfR)
....432, 434
Bundesministerium für Forschung und
Technologie (BMFT) 465
Bundesversorgungsgesetz 419
Burgdorfer, Willy 402
Burkitt Lymphom 172
Burn-out 400
Byte 509

C

calor 218
Campylobacter 412
Carl Friedrich Gauß 154
Carlson 298
CC (Cochrane Collaboration) 439f., 467
CC MED 486
CDSR 486
Center for Disease Control (CDC) 118, 404
CENTRAL 486
Centre for Evidence based Medicine des
National Health Service 466
certainty 475
CFR (cohort fertility rate) 374, 375
Chancen (Odds) 123
CHD ....291ff.
Checkliste 445
Chiasmatheorie 230
Chirurgie 383

24.3 Stichwortverzeichnis

Chlorkalk 254
Cholera 230, 409, 426
Choleraepidemie 230, 408
Cholesterin 196, 292
Ciba Geigy 341
ClassicSerarch 484, 487
Clinical Reference Laboratory für E. coli 432
ClinicalTrials.gov 174
Clostridium tetani 401
Cochrane 444, 487
Cochrane Centrum 459
Cochrane Collaboration 19, 439ff., 444f., 459
Cochrane Colloquium 441
Cochrane Handbook for Systematic Reviews of Interventions 444
Cochrane-Library 439, 482, 487
Cochrane Reviews 444
Cochrane, Sir Archibald Leman 440
Cochrane Zentrum 441
codieren 510
codiert 473
Codierung 510
cohort fertility rate (CFR) ....374f.
Comparison 443
Compliance 206, 403, 415
Complier 170
Confounder 234, 236, 289
Confounding 171, 172
Contagan 263
controlled clinical trial 247
Controlled Trial 266
Coronary Heart Disease 291
Coronaviren 427
Cross-Over-Design 249, 330
Cross Sectional Study 290
Cut-Off-Point 14

D

Einzelwahrscheinlichkeit 63, 69, 132, 136
Ekel 410
Elementarbedürfnisse 288
Elementarereignis 62
Elsevier 482, 486
Emberson J 294
Emissionen 392
Empfänger 510
Empfängnisverhütung 171
EMS 301
Endemie 393
endemisch 410, 426
Endverzweigung 134

Enke 482
Enteritiden 426, 427
Enteritis 392
enterohämorrhagischen Escherichia coli (EHEC) 431
Enterokokken, vancomycin-resistent 415
Enterotoxin 412
Entropie 22
Entry Term 483
Entscheidung 102f., 111, 318f., 322, 341, 349
Entscheidung, diagnostische oder therapeutische 100
Entscheidungsbaum 14, 107, 109
Entscheidungsfindung 84, 94, 107
Entscheidungsprozess 109, 312
Entscheidungsverfahren 319
Entwicklung, demographische 375
Entwicklungsländer 441
Entzündung 218
Entzündungszeichen 218
Enzephalitis 420
Enzyme 16
Eosinophiles Myalgie Syndrom 301
Epidemie ....393, 395, 420, 422, 424, 429ff.
Epidemiologe 18
Epidemiologie 20f., 392f., 395f., 409
Epidemiologische Forschung 288
epidemiologische Längsschnitterhebung 17
epidemiologische Querschnitterhebung 17
Epidemiologische Studie 242, 288
Epidemisches Fleckfieber 425
epileptische Anfälle 432
Eppstein-Barr-Virus 172
Erbleiden 136
Ereignis 62, 133f., 351, 449
Ereignis, abhängiges 80, 85, 87
Ereigniskonstellation 85, 136
Ereigniskonstellationen 66, 80, 87f., 134
Ereignis, sicheres 64
Ereignis, unabhängiges 71, 85, 87, 89, 349
Ereignis, unmögliches 64
Ereignis, unvereinbares ....67f., 70f.
Ereignis, vereinbares ....67ff.
Erfolg 345
Erfolgskriterium 442, 451
Ergebnis ......207, 277, 317ff., 328, 344, 438f., 443, ...445, 453, 455
Ergebnis, gepooltes 453
Ergebnisgleichheit 343
Ergebnisqualität 178
Ergebnis, reproduzierendes 443
Ergebnis, signifikantes 320ff., 330f., 356
Ergebnis (statistisch signifikant) 318

Erhebungen 241
Erhebung, retrospektiv 242
Erhebung, rückblickend 242
Erkenntnisgewinnung 168
Erkenntnis, überprüfbar 275
Erklärungsmuster 17
Erkrankung 121
Erkrankungen, endemisch 394
Erkrankungscluster 435
Ermessensspielraum 312
Ernährungszustand 406
Ernährung, überkalorisch 227
Erreger .... 16, 394, 400f., 403, 405, 413ff.
Erreger, fäkal-oral übertragener 412
Erregermenge 413
Erreger (multiresistent) 415
Erregerreservoir 424f., 431
erschöpfend 473
Erwartungshaltung 247, 269f., 276
Erwartungstreue 313
Erwartungswert 141, 145f., 148, 152, 176,
.... 314ff., 321, 332f., 337, 341, 347ff., 355f.
Erwartungswert (arit. MW) 137
Erythem 402
Erythema migrans 402
Escherichia coli (ETEC) 412, 431
Essverhalten 398
Essverhalten, gestörtes 392
ETEC (Escherichia coli) 412
Ethikkommission 273
ethisch (Gründe) 323
Evidence Based Health Care (EBHC) 460
Evidence Based Medicine 89
Evidence Based Medicine (Zeitschrift) 468
Evidence Based Nursing 460
Evidence Based Teaching 460
Evidenz 89, 462
evidenzbasierte Medizin (EbM) 19, 21, 118, 227,
.... 387, 440, 458, 460f., 463 ff.
evidenzbasierte Therapie 119
Evidenzklassen .... 461f.
Evidenzlöcher 462
Evidenz-Recherche, formale 464
Evidenzstufen 461
Exanthem 420
Excel 199
Exikose 426
Existenzsicherung 398
Experiment 17, 244, 317
Experte 462f., 465
Expertengruppe 464
Expertenmeinung 462
Expertenwissen 465

explorative Datenanalyse 331
Exponierte 407
Exposition ...116, 121, 231, 243f., 249, 296ff., 344,
.... 444
Expositionsanamnese 296
Extrapolation 202
Extremwert 32, 44

F

Fachzeitschrift 463, 480
Fachzeitschriften 438
Fahey T 294
fäkal 411
Fäkalienentsorgungssystem 409
fäkal-oral 431
Faktor 318f., 347
Faktor, ätiologischer 227, 243, 288
Faktor (Einflussgröße) 235
Faktor, krankheitsbegünstigender 122
Faktor, krankheitsfördernd 219
Faktor, pathogener 221, 392
Faktor, prognostischer 276, 357
Faktor, protektiver 122, 219, 221, 229, 293
Faktor, schädigender 219
Faktorstufen 235
Fakultät 132
Falldefinition 430
Fallgruppe 243, 297f., 300
Fall-Kontroll-Studie 18, 171, 240, 243f., 289,
.... 296ff., 302
Fall-Kontrollstudien 433
Fall-Kontroll-Studien 296, 302
Fall-Kontroll-Studien, eingebettete 301
Fallzahl .... 247f., 272, 319f., 348, 356, 497f.
Fallzahl, Mindestf. 248
Fastfood 398
Fata Morgana 328
FDA 154
Fehldiagnose 179
Fehldiagnose (Vierfeldertafel) 81
Fehler 168
Fehler 1. Art (α-Fehler) 318f., 321, 323, 497
Fehler 2. Art (β-Fehler) 318f., 320f. 356, 438, 497f.
Fehlerabweichung 168
Fehlerbalken 44, 45
Fehler erster Art 81, 454
Fehler, grober 169, 179
Fehler, großer 180
Fehlerkomponente 197
Fehler, methodischer 461
Fehler, mittlerer .... 314f., 334ff.
Fehlermöglichkeiten 169, 192, 319

24.3 Stichwortverzeichnis

Fehlerquelle 16f., 445, 461
Fehler, gewünschter 300
Fehler, systematischer .. 168f., 180, 237, 247, 289, ... 313, 357, 378, 438
Fehler,systematischer 289
Fehlertoleranz 511
Fehler, zufällige 168, 175
Fehler zweiter Art 81
Feiung, stille 395
Feldbesetzung......................................451
Fett 288
Fettleibigkeit 288
Fettstoffwechselstörung 295, 396
Fieber 267, 420
Fieberkrämpfe 420
Fields and Networks-Gruppen 441
Fitnessgedanke 383
Fitnesswelle 293
Fleckfieber 425
Flohstich 404
Folgetestpläne 323
Follow-up-Untersuchung 242
Follow-up-Untersuchungen 272
Forest-Diagramm 125
Forest plot .... 445, 451ff., 461, 502, 506f.
Formaldehyd 417
Forschung, epidemiologische 2.............88
Forschung, klinische 288
Forschungsansätze 328
Forschungsdefizite 462
Forschungtätigkeit 328
Fortbildung 463
Fortschritte, therapeutische 277
Fragenkatalog 465
Fragestellung .....247, 313, 316, 320f., 330f., 333f., ...340, 442f.
Fragestellung (der Dissertation) 496
Fragestellung, einseitige 321f., 339
Fragestellung, untersuchte 272
Fragestellung, zweiseitig 322, 337, 339, 341
Fragestellung, zweiseitige 321
Fraktil .... 43.
Framinghamstudie .... 18, 153, 291, 293ff.
Freiheitsgrad ..316, 334f., 343, 345, 347, 350, 356
Fruchtbarkeitsziffer, allgemeine 373
Fruchtbarkeitsziffer, altersspezifische 374
Fruchtbarkeitsziffer, zusammengefasste 374
Fruchtlage 52
Frühsommer-Meningoenzephalitis 401
Frustrationstoleranz 400
FSME 401f., 418
Führungsgröße 217
Fukushima 222, 397
functio laesa 218
funktionale Beziehung 244
Funnel plot 454, 456, 461

G

Galilei, Galileo 231
Gallensteine 109
Garland, LH 106
Gastritis 299, 396
Gastroenteritis 435
Gastroenterologe 299
Gauß 154
Gaußkurve 148
gaußsche Glockenkurve 149
gaußsches Fehlerintegral 150
gaußsches Integral ....150f.
gaußsche Summenfunktion 150, 152
Gaußverteilung ... 15, 30, 38, 137, 144ff. 147, 148, ... 154ff., 158, 315
Gebärmutterkrebs 471
Geburten 303
Geburtenentwicklung 373
Geburtenrate ....370, 372f.
Geburtenzahlen 253, 255
Geburtenziffer 303
Geburtenziffer, allgemeine 373
Geburtenziffer, altersspezifisch 373
Geburtenziffer, kohortenspezifische 374
Geburtshelfer 254
Geburtsjahrgang 378
Gefährdungslage 418
Gelbfieber 418
Gemeinsamer Bundesausschuss 469, 471
gemeinsamer Nenner 435
Gemeinsamkeitskorrelation 195
Genauigkeit 315
Genauigkeit (Schätzwerte) 317
General Fertility Rate (GFR) 373
Generationensterbetafel ....378, 380f.
Generationentafel 379, 388
Generationentafeln 386
Generationenvertrag 375
Genetik 403
Genom 393, 428
Gensegmente 428
German Medical Science 468
Gesamtergebnis 453, 455
Gesamthäufigkeit 349
Gesamtmortalität 291
Gesamtsumme 23
Geschlecht 300
Geschlechterverhältnis 373

Geschlechterverhältnis, primäres 385
Geschlechterverhältnis, sekundäres 385
Geschlechterverhältnis, tertiäres 385
Geschlechtskrankheiten 393
Gesetz der großen Zahl 64
Gesetzgeber 271
Gesetzliche Krankenversicherung 471
Gestationsalter 295
Gestorbene 302
Gesundheitsämtern 419
gesundheitsbewussteres Verhalten 295
Gesundheitsbewusstsein 388
Gesundheitsinformationen 469
Gesundheitsreformen 470
Gesundheitsschäden 419
Gesundheitssystem..460
Gesundheitswesen 441
Gesundheitszustand 121
getriggert 270
GFR (general fertility rate) 373
Giardien 427
Gifte, organische 397
Glasfaser 510
Glasfasertechnologie 510
Gleichverteilung 64, 508
gleichzeitig (Therapeutika) 330
Gliederung 500
Glockenform 145
Glockenkurve ....145f.
Glücksspiele 399
Goldstandard 461
Good Clinical Practice 273
Google 439
Google Scholar 478f., 485
Gordis. Leon 271
Gosset 315
Granulozyten ....138, 140f.
Grenzwert 63f., 100f., 417
Grenzwertsatz, zentraler 145
Grippe 393, 413, 418, 427
Grippeepidemie 424
Grippemittel 323
Grippewelle 393, 427
Großbritannien 295
Größe (Effekt) 319
Grundgesamtheit 33, 37, 65, 70, 122, 125, 169,
...188, 194f., 200, 235, 237ff., 312f., 314, 315,
........................317ff., 329, 334, 336, 341, 355
Grundgesamtheit, symmetrische 337
Grundimmunisierung 401, 419
Grundleiden 225
Grundumsatz 202
Grundversorgung, verbesserte 387

Grüner Star 471
Gruppe 346f., 352
Gruppe, fiktive 379
Gruppendynamik 465
Gruppeneffekt 347
Gruppenvergleich 244
Gruppenzuweisung 462
Guidelines 464
Guidelines International Network 469
Gülle ....433f.

H

Haemophilus influenzae Typ B ....418f.
Hämagglutinin (H) 427
Hämatologie 277
Hämolysin 431
hämolytisch-urämisches Syndrom (HUS) .. 431f
hämorrhagisch (Fieber) 404
Handbücher 478
Händedesinfektion 415
Handlungsalternative 100
Handlungsanweisung, komplexe 465
Hapatitis B 419
Harnwegsinfekt 414
Harrisburg 222
Häufigkei 506
Häufigkeit 154, 331, 505, 507
Häufigkeit, absolute 80, 94, 154
Häufigkeiten 303
Häufigkeit (Randh.) 87
Häufigkeit, relative . 63f., 70, 80, 86ff., 94, 97, 125,
....154, 192, 340f.
Häufigkeitsfunktion 64, 150
Häufigkeitsfunktion, kumulative 40, 42
Häufigkeitsverteilung 65, 155f., 158, 329
Häufigkeit, unbekannte 99
Haug 482
Hauptwirkung 317
Hautflora 415
HDL 292
Health Technology Assessment (HTA) .471, 484
Hebamme 252
Heilung 449
Heilungserfolg 447
Heilungsrate 447ff., 460, 476, 506
Heilungsraten (Differenz der H.) 321
Heilungsverlauf 450
„Heilwasser" 322
Helicobacter pylori 231, 266, 396, 405
Hepatitis A 412, 418
Hepatitis B 405, 413, 418
Hepatitis C 413

24.3 Stichwortverzeichnis

Hepatitis D 413
Herdenimmunität .... 410f., 420ff.
Herpes 393
Herz-Kreislauferkrankung 376, 381
Heterogenität 238
Hierarchie (Datenqualität) 461
Hightech-Medizin 387
Hill 205f., 227, 229, 231, 242f., 291, 293, 296
hinlängliche Ursache 218
hinreichende Ursache 16
Hintergrundrisiko ....117f.
Hippokrates 482
Hiroshima 295
Histogramm .... 30f., 44, 154f.
historische Kontrolle 246
HIV 393, 405, 413f., 418, 424
Hochdruck 295
Holzschutzmittel 397
Honorierung 272
Horvath, WJ 104
Hosemann 154
HPV 419
HTA 471, 484
Hüllantigen 427
Humane Immundefizienz-Virus 414
Humane Papillomviren 418
Hungerattacke 398
HUSEC (HUS-assoziierte E. coli) 431
HUS (hämolytisch-urämisches Synd.) ..431, 433
Hygiene 409
Hygienefachkräfte 415
hygienische Bedingungen 412
hygienische Verhältnisse 411
Hypertonie 172, 292f., 398
Hypochonder 268
Hypothese 234, 312, 320f., 334f., 337, 341, 449

I

ICD ....226, 227, 474f.
Idealgewicht 153
Identifikationsgröße 472
IEDCYT 484
IGeL 471
IgG 421
IgM 421
IG-M-Globulin 405
Immediate Cause 225
Immigration 375
Immunantwort 416, 421, 427
immungeschwächt ....414f.
Immunisierung 422
Immunität 400, 411

Immunkompetenz 406
Immunreaktion 418
Immunstatus 405, 407
Immunsuppression 420
Immunsystem 395, 403
Impact Factor 481, 487
Impfempfehlung 419
Impfgegner 416
Impfkomplikation 416f., 419, 420
Impfmaterial 416
Impfprogramm 422
Impfreaktionen 416, 419
Impfschäden 419
Impfschutz 406
Impfstoff 418
Impfung .... 383, 395, 401, 416ff.
Impfung, passive 401
inapparent 401, 412
inapparent (Verlauf) 406
Index Medicus 483
indifferent (Zeiträume, Exposition) 249
Individualität 313
Individualität (genetisch bedingte) 313
Industrieländer 375, 383
Industrie, pharmazeutische 458
Industriestaat 375
Infektion 403, 415
Infektion, bakterielle 413
Infektion, fäkal-oral 421
Infektion, manifeste 402
Infektion, nosokomiale ....414f.
Infektionsbarrieren, natürliche 414
Infektionsgeschehen 414, 419
Infektionskrankheit ...16, 219, 227, 376, 380, 383,
....400, 421, 424
Infektionskreislauf 394
Infektionsprophylaxe 400
Infektionsquelle 432f., 435
Infektionsschutzgesetz 404, 435
Infektionsweg 288, 400, 409, 424
Infektionsweg, entero-oraler 178
Infektionsweg, fäkal-oraler 405, 408f., 426
Infektionsweg, hämatogen ....413f.
Infizierte 407
Influenza 419
Influenza, aviäre 429
Influenza-A-Viren 427
Influenza B 427
Influenzaviren, aviäre 427
Information 313, 507, 509, 511
Information Bias 171
Informationsaufnahme 511
Informationsgehalt 508

Informationsgewinnung 170, 289
Informationsübertragung 509
informed consent 246, 274
Inhomogenitätskorrelation 194
Inkubationszeit 400, 403, 405, 408
Innovationen 387
Innovationen, pharmazeutische 470
Institute for Scientific Information ...481
Institut für Med. Biometrie u. Med. Informatik
 der Universität Freiburg 441, 467
Institut für Qualität und Wirtschaftlichkeit im
 Gesundheitswesen (IQWiG) ...173, 459, 469
Insulintherapie 290
Intensivmedizin 383
Intensivstation 415
Intention to treat 276
Interaktion 395
Interaktion, familiäre 398
Interessenkonflikt 273
International Classification of Disease (ICD) .....
226
Interpolation ....315f.
Interpretation 168, 192, 312
Interpretierbarkeit 168
Intervall 150, 315
Intervalllänge ....149f.
Intervallskala ....26f.
intervallskalierte Größe 35
Intervention ....443f.
Intervention, arthroskopische 278
Intervention (diagnostische) 415
Intervention, therapeutische 442, 446, 448f,
Invasionsmöglichkeit 415
Inzidenz 302, 403
Inzidenzdichte 309
Inzidenz, kumulative 309
IQWiG .... 173, 459, 468ff.
Irrglaube 89
Irrtum 168
Irrtumswahrscheinlichkeit 81, 315f., 318f., 322,
 .... 323, 333, 336f., 339, 343, 345, 356
Irrtumswahrscheinlichkeit α ...322, 438
Irrtumswahrscheinlichkeit β 438
ISI 481

J

Jenner, Edward 416
Johns Hopkins Hospital 297, 298
Johns Hopkins Universität 271
Journal 479
Journals 463, 487
Jugendschutzgesetz 399

juveniler Diabetes 290

K

Kadaverteilchen 254
Kaffee 299
Kaffeekonsum 300
Kaiserschnitt 28ff., 40
Kaleidagraph 199, 331
Kalium 397
Kalorienbedarf 202
Kammerflimmern 293
Kanal 510
Kanalkapazität 510
„Kann"-Empfehlung 462
Kanzerogenität 329
Kaplan-Meier-Methode 47, 351, 353
Kardiologie 383
kardiovasculäre Erkrankung 294
Karenzzeit 330
Karger Verlag 485
Karies 52
Karl VIII. 424
Karnofsky-Index 26
Karzinom 203
Kaskade 221
Kaskadenstufe (der Kausalität) 225
Kassenärztliche Bundesvereinigung 469
Kasten- und (Katzen-)Schnurrhaardiag. 43
Katheter ....414f.
Kaufrausch 399
Kausalbeziehung ....216, 218f.
kausale Abhängigkeit 290
Kausalität 16, 120, 216ff., 225, 227
Kausalität, hinlängliche 218
Kausalitätsketten 226
Kausalkette 394
Kausalzusammenhang 120, 417
Kehrwert 200, 506
keimfrei 395
Keim, multiresistenter 415
Keimspektrum 415
Keimvermehrung 427
Kenngröße 65
Keuchhusten 413, 418, 421, 422, 435
Kilgore S. Trout Research & Education
 Centre 466
Kindbettfieber 252, 254
Kinderkrankheit 376, 380, 393, 416, 420
Kinderlähmung 410ff., 418
Kinderlosigkeit 288
Kindersterblichkeit 372, 375
Kinderzahl 372

24.3 Stichwortverzeichnis

Kinderzahl, mittlere endgültige 374
Kindheit 382
Kitasato, Shibasaburo 418
Klasse 348
Klassenbildung 25
Klassenbreite 25
Kleiderläuse 425
Kleinkind 410
Klima 394
klinische Forschung 288
klinischer Versuch 242, 245
Kniebeschwerden 278
Kniegelenkarthrose 279
Knieoperation 278
Koch, Robert 418
Kochsalz 278
Koexistenz 3 95
Kohlehydrate 398
Kohorte 208, 242, 291, 295f., 301, 378
Kohortensterbetafel 378
Kohortenstudie .... 18, 242, 244, 289, 291, 295f., ...301
Kohortenstudie, retrospektiv 296
Koinzidenz 17, 267
Kolletschka 254
Kolpitis 405
Kolumbus ....424f.
Komasaufen 399
Kombinationen (Merkmale) 349
Kommaverschiebung 506
Kompetenz, ärztliche 275
Komplikationen 272
Konfidenzintervall ....125, 195f., 314ff., 332f., ...341f., 451ff., 467
Konflikt 272
Kongresse 463
Konjunktur 217
Konsens 466
Konsensfindung 465
Konsensfindung, formale 464
Konsens, informell 464
Konsequenzen 322
Konsequenzen, soziologische 389
Konsequenzen, therapeutische 464
Konsiliarlabor HUS 432
Konsistenz 313
Konsumrausch 399
kontagiös 413, 424
Kontagiosität 400, 405, 407f., 421, 427
Kontagiositätsindex 405f., 421
Kontaktperson 421
Kontingenztafel ....120, 187, 188, 289, 328, 345, ...348ff.

Kontraindikationen 463
Kontrazeption 297
Kontrazeption, orale 171
Kontrollausdruck 181
Kontrolle 180
Kontrolle, historische 246
Kontrollgruppe ....243, 246f., 266, 271, 297ff.
Kontrollgruppe, optimale 298
Kontrollierte klinische Studie 247
Kontrollserum ....180f.
Konzeption 438
Koppelung, psychovegetative 267
koronare Herzkrankheit ....291ff.
Körpergefühl 267
Korrelation . 16, 186, 188, 192, 194, 203, 205, 328
Korrelation, formale 195
Korrelation, Gemeinsamkeitsk. 195
Korrelation, Inhomogenitätsk. .....194f.
Korrelation, partielle 196
Korrelationskoeffizient ...... 186, 188, 191f., 194ff., ... 202f., 220, 348
Korrelationskoeffizienten, partieller 194
Korrelationskoeffizient, Maßk. 188, 195
Korrelationskoeffizient, Produktmoment-K. 188
Korrelation, zufallsbedingt 194
Kortisonbehandlung 467
Kosten 459, 464
Kosteneffizienz 471
Kostenlawine 288
Kosten-Nutzen-Analyse 471
Kosten-Nutzen-Bewertung ....469f.
Kosten-Nutzen-Verhältnis 470
Kostensenkung 459
Kovarianz 198
Krankengut 442
Krankenhäuser 415
Krankenhaushygiene 395
Krankenhausinfektionen 395
Krankenhauskeime 415
Krankenkassen 376
Krankheit 94f., 100
Krankheit, chronische 288
Krankheitsbild 108, 279
Krankheitsdauer 302, 323, 335
Krankheitserreger 395f., 400
Krankheitsgewinn, sekundärer 269
Krankheitsstadien 241
Krankheitsverlauf 241, 442
Krankheitszeichen, obligatorische 83
Krankheitszeichen, parthognomische 83
Krebs 297
Krebsregister 475
Kreuzreaktion 417

kreuzreaktiv (Antigene) 403
Kriterien, harte 270
Kriterien, objektive 270
Kriterium 200, 351
Kriterium, diagnostisches 100
Kuhpocken 416, 417
Kumulation 454
kumuliertes Forest plot ....452ff.
Kumulierung 454
Kunstfehler 179
Kunstharzfarben 396
Kurvenschar 46
Kurve, s-förmig 156

L

Labor ....16f.
Laborversuch 249
Laborwert 24, 250
Lackierer 396
Lage (eines Wertes) 328
Lagemaße 34f., 43, 158
Lageunterschied 328, 330, 332
Lage (von Messwerten) 144
Lampe F 294
Langlebigkeit 288
Längsschnittbetrachtung 378
Längsschnitterhebung 241
Längsschnittsterbetafel 378
Längsschnittuntersuchung 206, 241, 291
Langzeitwirkung 397
Laplace-Experiment 63
Lärm 392, 398
Lassa 404
Latenzzeit 203, 234, 249, 291, 296
Läuse 395
Lavage ....278f.
ld 508
LDL 292
Lead Time Bias 171, 251
Lebendgeborene ....371ff.
Lebendimpfstoff 411, 418
Lebensalter 292, 380
Lebensbedingungen 393, 414
Lebensdauer 270
Lebenserwartung ....208, 379ff., 387f.
Lebenserwartung, fernere 382, 390
Lebensmittelvergiftung 424
Lebensphase 380
Lebensqualität 270
Lebensstil 154, 208, 288, 396
Lebensumstände 288, 387
Leeuwen 171

Lehrbücher 462, 478
Leibrente 376
Leidensdruck 417
Leistungsfähigkeit 270
Leitlinie 179, 458,ff. 468
Lepra ....402ff.
Letalität 110f., 302, 401, 406f., 425f., 429, 467
Leukämie, kindliche 277
Leukozyten 138
Levy 292
Libido 154
Liegezeit 273
Likelihood 14, 122, 125, 127
Likelihoodratio ....125ff.
Liliputaner 202
Literaturrecherche 478
Literaturrecherche (bei der Dissertation) 496
Literatur, relevante 443
Logarithmen 159
logarithmisch (Darstellung) 449
logarithmische Normalverteilung ....158f.
logarithmisch (Skala) 449
Logarithmus dualis 508
Logarithmus zur Basis 2 508
Lognormalverteilung ....65, 158f. , 336
Logranktest ....47, 351, 355ff.
Lokalisation 408
Lokalisationsmaß ....34ff.
Lokaltherapeutika 330
Longitudinalstudie 291
Loslassschmerz 86, 88
Loslassschmerz, kontralateral 85
Lostrommel 341
L-Tryptophan 301
Lues connata 425
Lues im Stadium III 425
Lungenkarzinom 107, 203, 205, 208
Lungenkrebs ...16, 119, 202f. 205f. 208, 218, 229f.
Lungenkrebssterblichkeit 203
Lungenpest 404, 413
Lungentuberkulose 106
Lusted, LB 106
Lyme 402
Lyme-Borreliose 402, 425
Lymphozyten 138f

M

MacMahon 295, 299
Magensaftsekretion 270
Magenulkus 231, 396
Main Heading 483
MAK 397

24.3 Stichwortverzeichnis

Malaria 394, 413, 418
Maler 396
Malignome 376, 397
Mammakarzinom 251
Manifestation 402, 407, 421
Manifestationsindex 406ff. 412, 418, 421
Manipulation 32
Mann 339
Marktforschung 169
Marshall, Barry 231
Masern ....406ff. 413, 418,ff. 421f.
Maßkorrelationskoeffizient 188f. 194
Maßstab 450
Maßstab, linear 449
Maßzahlen 32
Matched Pairs 300
Matched-Pairs-Technik 240, 305, 330, 497
Matching 300
Materialsammlung 499
Maximale Arbeitsplatz-Konzentr. (MAK) 397
Maximum 23
Mbit/s 510
McMaster University 466
McNemar-Test .... 342f.
Mediaid 251
Median 34f. 43,f. 158, 313
Median oder Modalwert 36
Medical Subject Headings 483
Medicare 251
Medikament (Erprobung) 245
Medipilot ....485f.
Medizinbetrieb 460
medizinische Statistik 21
Medizin, kurative 20
Medizinprodukt 484
Medline 439
MEDLINE 483, 487
Medline (Datenbank) 438
Meinungsbild 466
Meinungsspektrum 466
Meinungsumfrage ....340f.
Meldestatistiken 377
Meningitis 420
Meningoenzephalitis 401
Meningokokken 418
Menke TJ 279
Menopause 293
Mensch 394
Menschenbild 154, 459
Merkmal 340, 348, 350
Merkmal, dichotom ....340f.
Merkmal, diskretes ....25f.
Merkmale 16

Merkmale, stetige 25
Merkmal, klassiert 26
Merkmal, qualitativ 24, 26
Merkmal, quantitativ 24, 26
Merkmalsart 29
Merkmalsausprägung 24, 62
Merkmal, stetig 26
Merkmalsträger 24
MeSH 483
Messfehler 236, 317
Messfehler, zufällige 347
Messgenauigkeit 313
Messinstrument 169
Messmethode 169, 497
Messreihe ....158, 181, 315f.
Messwert ....144, 149, 152, 168, 181, 314, 316,ff.
.... 332, 334, 337, 351
Messwerte, normalverteilt 180
Messwiederholung 168
Metaanalyse 15, 89, 120, 125, 438, 443, 445f.,
.... 452ff., 458, 465, 467
Metaanalysen 19
Metastasen 475
Methicillin-resi. Staphylococcus aureus 415
Methoden, diagnostische 442
Methodik (eines Versuchs) 234
Methods Groups 441
Meyer C 420
Mikrobiologie 418
mikrobiologisch (Ursprung) 396
Mikroorganismen 392
mikrozirkulationsgeschwächt 414
Milzbrand 418
Milzbranderreger 418
Mindestfallzahl 248, 347
Mindestimmunität 422
Minimum 23
Minoritäten 292
Mittel, geometrisches 159
Mittelmeer-Fleckfieber 425
Mittel- oder Erwartungswert μ 65
Mittelschicht 375
Mittelwert ..23, 27, 32f., 145, 148, 151f., 158, 175,
.... 180f., 197f., 300, 313ff., 331f., 335,
.... 346,f. 382, 453, 455
Mittelwert, arithmetischer 34, 36, 39, 65, 137
Mittelwertbildung 168
Mittlerer Fehler 175
MMR-Impfung 420
Modalwert 34 f.,137, 155, 313
Modem 510
Mongolism 484
Monitoring 177

24. Kapitel: Anhang

Monografie 478
Monokausalität 217, 226
Mononukleose 172
Monozyten .... 138f.
Moralvorstellungen 370
Morbidität 302, 407
Morsealphabet 509
Morseapparat 509
Mortalität 207, 230f., 294, 302, 376f., 379ff.,
.... 385 ff. 407, 428
Mortalität, altersspezifische .... 377 f., 380
Mortalitätsrate 380, 382, 385
Mortalitätsstatistik 208, 255
Mortalitätsunterschied 252, 385
Mosely JB 279
Motschall, Edith 487
Mulrow CD 452
multicentrisch 272
Multikausalität 226
Multiorganversagen 389
Multiple Sklerose 417
multiples Testen 322, 331
Multiplikationssatz 66, 71, 87f., 95, 132, 349,
.... 352
multizentrisch (Studien) 456
Mumps 413, 418ff., 435
Münzwurf 64, 71
Murines Fleckfieber (Flecktyphus) 425
Mustererkennung 108
Mutationen 412
Mutmaßlichkeit 122
Mycobacterium leprae 403
Mykobakterien .... 402f.
Myokardinfarkt 452, 453

N

Nachbarschaftsmodell 299
Nachholimpfung 419
Nachricht 508
Nachuntersuchung 242, 279
Nagasaki 295
Napoleon 425
Narkose 278
National Center for Biotechnology 483
Nationales Referenzlabor für E. coli 432
Nationales Referenzzentrum für Krankenhaushygiene (NRZ) 432
National Library of Medicine 483
NCBI 483
Nebenwirkungen 245, 266f., 317, 340, 418,
.... 459,ff. 463
Nebenwirkungsprofil 418

necessary cause 218
negativer Vorhersagewert 99
Nenner, gemeinsamer 435
Nested Case-Control-Study 301
Neuerkrankung 302
Neugeborene 384
Neuinfektionen 414
Neuraminidase (N) 427
neurologisch (Schäden) 396
NHS CRD 486
Nichtgeimpften 422
Nichtraucher 291
Nikotinabusus 376
Nische, ökologische 395
NLM 483, 487
NNH .... 14, 21, 303, 505f.
NNH (Number needed to harm) 118f., 460
NNT .... 14, 21, 303, 505f.
NNT (Number needed to treat) 118f., 460
Nocebo 269
Nocebowirkung 269
Nodes 475
Nominalskala .... 26f.
Noncomplier 170
Nonresponder 170
„normal" 154
Normalbereich (=Normbereich) 153
Normalbevölkerung 376
Normalgewicht 153
normalverteilt 314
normalverteilt (Grundgesamtheit) 336
normalverteilt (Stichprobe) 333
normalverteilt (Überlebenszeiten) 351
normalverteilt (Werte) 346
normalverteilt (Werte, Heilungsdauer) 335
Normalverteilung .... 15f., 38, .65, 132, 137, 144,
.... 146f., 152, 154f., 158, 180, 313ff.,
.... 329, 334, 336f.
Normalverteilung, logarithmische 158
Norm- oder Normalbereich 153
Normvariante 154
Noroausscheider 178
Noroviren 427
Nosokomeion 414
notwendige Ursache 218
notwendige Voraussetzung 16
Noxe, chemische 396, 400
Noxen 218
Noxen, papthogene 396
Noxe, physikalische 396ff., 400
NRZ 432
Nullhypothese 318ff., 331, 333, 336, 341, 345,
.... 347, 355f., 438, 497

24.3 Stichwortverzeichnis

Number needed to harm (NNH) ...119, 460, 505
Number needed to treat (NNT) 119, 460, 505
Numbers 199

O

Oberer Intestinaltrakt 440
Objektivität 361, 497
Objektträger 138
obligates Krankheitszeichen 83
obligatorisches Symptom 83
Odds 14, 21, 122ff., 449, 451, 461, 507
Odds Ratio 15, 507
Odds Ratio (OR) .. 120, 123ff., 220, 250, 345, 443, ... 445, 448ff., 455f.,461, 465, 467
Ökosystem 395, 408
O'Mallery K 279
Onkologie 202, 274, 383
Open-Access 482
Operator-Annahme-Kennlinie (ROC) 106
Opiatausschüttung 270
Orchitis 420
Ordinalskala ....26,f.
ordinalskalierte Größe 35
OR (Oddsratio) 448
Orthomyxoviren 427
Orthopädie 277
Osteoarthritis 278
Outcome 443f
Ovid 485, 487

P

Paar 342
Paarbildung 305
Paardifferenzen 337, 339
Pandemie ....393, 424, 428f.
Pankreaskarzinom ....299f.
Pankreatitis 420
PAP 106
Papanicolaou 104
Parallelität der Krankheitsbilder 254
Parameter 169, 313, 316f., 336
Parameter, unbekannt 312
Parameter (Wahrscheinlichkeitsverteilung) ...65
parametrische Tests 329
Parasiten 392, 400
Paratyphus 426, 427
Parey 482
Parotitis 420
partielle Korrelation 196
Pascalsches Dreieck ....133f.
Passivimpfung 418
pasteurisiert 403

Pasteur, Louis 418
pathogene (fakultativ) 405
Pathogenese 408
pathogen (Faktor) 392
pathogen (fakultativ) 415
pathogen (Noxen) 396
pathogen (obligat) 424
pathognomisches Symptom 83
Pathophysiologie 153, 225, 392
pathophysiologisch 268, 300
Patient 415, 443
Patientenakten 170
Patientengut 247, 444, 497
Patientengut (homogenes) 247
Patientenkollektiv 23, 245, 346
Patientenorientierung 460
Patientenversorgung 469
Patientenwohl 277
Pausensnack 398
pawlowscher Hund 270
Pearl 297, 299
Pearl-Index 297, 303
Pearson ....188, 190,f.
Peer Review 480, 482, 487
Penicillin 266, 424
Performance 159
Periodensterbetafel 390
Periodentafel 378f., 383, 384
Pertussis 419
Perzentil 36, 42ff., 149ff., 156, 158
Perzentiltabelle 42
Pest 404, 408, 424
Petersen NJ 279
Pettenkofer, Max von 230
Pfeiffersches Drüsenfieber 172, 413
Pflegebedürftigkeit 288
Pflegeheime 389
Pflegekassen 376
Phagozytose 403
Pharmaindustrie 440, 461, 470
Pharmaka 17
Pharmakokinetik 245
pharmakokinetische Überlegungen 202
pharmakologisch 270
Pharmaunternehmen 470
Phase-III-Studie 245
Phase-II-Studie 245
Phase-I-Studie 245
Phase-IV-Studie 245
Physik 313
PICO-Schema ....443f.
Pille 370
Pille danach 373

Pillenknick 370, 372
Pilotstudie .... 320, 497f.
Pilze 395, 400
Placebo .... 247, 269, 277f., 317, 322f.
Placeboeffekt .... 17, 266ff., 277ff.
Placebogabe 270, 452
Placebowirkung 270
Plagiat 501
Plasmodium 394
Plausibilität, biologische 231
Play of Chance 175
Pneumokokken .... 418f.
Pocken 394, 406, 408, 416f., 421
Pockenepidemie 416
Poissonverteilung 65, 141, 329, 336
Polio 421
Polio-Epidemie 410f
Poliomyelitis 407, 410,ff., 414, 419, 424
Polio-Virus 411
Polygonzug 42
Population 45, 407, 420, 422, 448
Portiokarzinom .... 104f.
positiver Vorhersagewert 99
Potenzierung (der Wirkung) 172
Power 300, 319f., 356, 453
Prädiktor 200
Präferenz 272
Praktikabilität 276
Prävalenz 82, 84f., 94, 96ff., 107f., 121f., 125f.,
  250f., 290, 297f., 302, 317, 345, 414, 448, 451
Prävalenz, hohe 121
Prävalenz, niedrige 121
Prävention 383, 400, 430
Prävention, primäre 392
Prävention, sekundäre 392
Präventionsmöglichkeiten 393
Prävention, tertiäre 392
Praxisrelevanz 458
Präzision 168
Precision 120, 478
predictive value 303
Prevalence Study 290
Probability 63
Proband 169, 251, 289, 292
Problemstellung 340
Produkt 159
Produktmoment-Korrelationskoeffizient 188,
  .... 190,ff.
Prognose 276, 388, 463
Prognosefaktoren 246
Prognosen 387, 465
prognostisch (Datennutzung) 378
prognostischer Faktor 357
prognostisch (Zwecke; Generationentafeln) .379
Promille 505, 506
Promotion 492, 498
Promotionsarbeit 500
Promotionsthema 493
Propability 122
Prophylaxe 400, 419
prospektive Studie 242
Prostatakarzinom 251
Protektion 219
Protokollverletzung 272
Protozoen 427
Prozent .... 505f.
Prozentrang 152
Prozentrang (eines Wertes) 40
Prozessqualität 178
Prüfärzte 272
Prüfgröße .... 331, 337, 341ff.
Prüfgröße t 333
Prüfgröße U 339
Prüfmaß 331f., 345
PSA-Test 251
Psyche 267
psychosozial (Belastung) 396
psychovegetative Koppelung 267
psychovegetative Mechanismen 17
Pubertät 381
publication bias 322
Publication Bias .... 173, f., 455f.,461
Public Health 20, 376
Publikationen 480
Publikationspraxis 455
PubMed 483, 485, 487
Punktescores 293
Punktmutationen 428
Punktprävalenz 3 .... 04,f.
Punktwerte 293
Punktwolke 186,ff., 192, 197f., 201, 348
p-Wert 328, 331

Q

QtiPlot 158, 199, 331, 504
Qualität ("Eigenschaft") 177
Qualitätskontrolle 15, 179, 180
Qualitätskriterien 454
Qualitätsmanagement .... 16, 177f.
Qualitätsstandards 453
Quantil 43, 151, 156, 158
quantitativ (Werte) 329
quantitativ (Werte qu. erfasst) 342
Quarantänebemühungen 404
Quartil 43f., 151

24.3 Stichwortverzeichnis

Quartilsabstand 36, 40
Quecksilber 417
Quellenangabe 501
Querschittsbetrachtung 378
Querschnittserhebung 18, 289, 305
Querschnittsstudie 290
Querschnittsuntersuchung .... 241, 289f.
Quetelet, A. 153
Quotient .... 447ff.

R

radioaktive Strahlung 397
Radioaktivität 397
Radon 397
R. A. Fisher 347
Randbedingungen 298, 450, 454, 461
Randhäufigkeit 349
Randomisation .... 170, 272, 275f.
Randomisation, stratifiziert 276
Randomised Clinical Trial 235
Randomised (Controlled) Clinical Trial 246,
.... 266
Randomised Field Trial 266
Randomisieren 275
randomisiert 266, 442
Randomisierte Klinische Studie 235
randomisierte klinische Studie 248, 271, 277
randomisierte kontrollierter Studie 440
randomisierten Studie 445
randomisierte Studie .... 246, 277f.
randomisierte Therapiestudie 275
randomisierte Therapiezuteilung 271
Randomisierung 240, 244, 247f., 266, 276f.,
.... 442, 446, 450, 456
Randomisierungsverfahren 246
Randomisierungszentrale 248, 273f.,276
Randomisierung, telefonische 276
Rangdifferenz 189
range 36
Rangfolge 337
Rangkorrelationskoeff., s. Spearmanscher 188
Rang- oder Ordinalskala 26
Rangplatz 189f., 337, 339
Rangsumme 339
Rangsummentest .... 332, 336f.
Rangtest 339
rationalskaliert 39
Rationierung 459
Ratten 404
Rauchen 16, 227f., 288, 292f., 398
Raucher 291
Rauchgewohnheiten 291
RCCT 246, 266
RCT 235, 246, 266, 452
Reaktionsmuster 393
Recall 120, 478
Recall Bias 170
Receiver-Operating-Characteristic (ROC)
.... 84, 100, 105
Rechenschema 342
Recherche 478, 483
Redundanz 511
Referenzbereich 152, 314
Referenzzentrum 429
Reflex, bedingter 247, 270
Regelkreis .... 216f.
Regelkreis, vermascht 217
Regelstrecke 217
Regelwerk 273
Registrierung 273
Regression 16, 186, 197
Regressionsanalyse 186
Regressionsgerade 197ff., 204, 220
Regressionskoeffizient 200
Reichsimpfgesetz 416
Reihenfolge 329
Reinfektion 427
Reisediarrhö .... 412f.
Reiseimpfungen 419
Reiter S. 420
Rekrutierung 298, 497
Rekrutierungsmodelle 299
relative Häufigkeit 97
Relatives Risiko (RR) 446ff., 451
relevant 323
Relevanz, klinische 464
Reliabilität 361, 497
Remission eines Tumors 270
Rente 376
Rentenkassen 376
Reporting Bias 170
repräsentativ 169, 299
Reproduzierbarkeit 230
Reproduzierbarkeit der Ergebnisse 247
reproduzierende Ergebnisse 443
reproduzieren (Effekt) 318
Reservoir 416
Resistenz 401, 415
Resistenzbildung 403
Responder 170
Ressourcen 438
Reststichprobe 338
Resultate, falsch positiv 251
retrospektive Erhebung 242
retrospektive Untersuchung 242

Reversibilität 231
Review Group .... 440f.
Review Manager (RevMan) 445
Reviews 444f.
RevMan 445
Rezidiv 351, 357
RFC 266
Richtigkeit 378
Richtig negativ 82
Richtig positiv 82
Rickettsien 425
RIK 432
Rikettiosen 425
Risiken 377
Risiko .... 116, 231, 243, 291, 293, ff., 357
Risiko, 30-Jahres-R. 29
Risiko, absolutes .... 116ff., 121,f.
Risikobereitschaft 381, 385
Risikofaktor 16, 116f. 120f., 124, 126, 170, 218,
.... 242ff., 292,f., 295, 298, 301, 447, 454
Risikofaktor (Wirkung) 121
Risiko, Hintergrundr. 116, 121
Risiko, kumuliertes 118
Risiko, relatives 118, 121, 171, 295, 443
Risiko-Score 292
Risikoüberlegungen 14, 108
Risiko, zuschreibbares 116, 119
Risiko, zuschreibbares (attributable risk) 117
Risikozyklen 303
Risk Score 292
Riva-Rocci 497
RKI 435
RNA-Gensegment 428
Robert-Koch-Institut 401, 419, 429f., 434
Robert-Koch-Institut (RIK) 432
ROC-Kurve .... 14, 105f.
Rocky-Mountains-Fleckfieber 425
ROC (Receiver-Operating-Characteristic) 84,
....106
Rollenkonflikt 271
Rollenverständnis 460
Röntgenbilder 106
röntgenologische Diagnose 106
Röntgenreihenuntersuchungen 403
Röntgenstrahlung 295
Röntgenuntersuchung 206
Rotaviren 418, 427
Röteln 413, 418,ff., 435
Rötelnembryofetopathie 420
Roux, Émile 418
RR (Relatives Risiko) .... 446, f.
rubor 218
Rückenschmerzen 267

S

S 1-Leitlinien .... 464f.
S 2-Leitlinien .... 464f.
S 3-Leitlinien .... 464f.
Sabin .... 411f.
Sackett, David 466
Salk 411
Salmonella paratyphi 426
Salmonella typhi 408, 426
Salmonellen 178, 412, 426
Salmonellenausscheider 178
Salmonellen-Dauerausscheider 427
Salmonellen-Enteritis 408, 427
SAP 190f., 198
SAQx 190f., 198
SAQy .... 190f.
SAS 331
Satz von Bayes 94
Säuglingssterblichkeit 375f., 381ff., 409
Säurebarriere 413
Scatterdiagramm 186,., 220, 348
Scham 171
Scharlach 413
Schätzen 312
Schätzfehler 312
Schätzung 315,f., 333, 353, 356
Schätzung (des x-Wertes) 199
Schätzwert 94, 194, 201, 313, 316f., 341, 353,
....451, 454
Schätzwert, unverzerrt (unbiased) 313
Scheffé-Test 345
Scheinintervention 270
Scheinkorrelation 192
Scheinmedikament (Placebo) 247
Scheinoperation .... 270, 278f.
Schicht 238
Schichtzugehörigkeit 208
Schlachthaus 426
Schlaflosigkeit 398
Schleimhautflora 415
Schliessende Statistik 312
Schluckimpfung 411
Schlüsselreize 398
Schlussfolgerung 312, 443
Schmerz 278
Schmerzempfindung 270
Schmerzen 267, 278
Schmerzmittel 270
Schmerztherapie 270
Schmierinfektion 405, 413, 421
Schmierinfektionen 410
Schnittentbindung 33

24.3 Stichwortverzeichnis

Schnittmenge 69
Schnupfen 393
Schonung 267
Schreiben (Dissertation) 496
Schulnote .... 289f.
Schussverletzung 16
Schutzmaske 413
Schwangerschaft 303
Schwangerschaftsdauer 154f., 315, 332
Schwankungen, zufallsabhängige 216
Schwankungen, zufallsbedingte 216
Schweinegrippe 428
Schwelle 340
Schwellenwert 83
Schwerpunkt 197
Schwerpunkt (der Punktwolke) 198
Science Citation Index 481
ScienceDirect 486
scientific community 273
Score 292, 293
Screening 14, 104, 251
Sectio 28
Sektionsübung 254
Selbstheilung 267
Selbstheilungskräfte 17
Selbstverständnis 271
Selbstwahrnehmung 270
Selbstwertgefühl 400
Selection Bias 169
Selektion 169, 317, 320
Selektionsfehler 240
Semmelweis 17, 252, 254f., 415
Sender 510
Sensitivität 81f., 84, 94f. 97ff., 102,ff.,119, 125,
 .... 250, 303, 317, 345, 448, 453
Sensitivitätsanalyse 453
Sepsis 255, 404
sequenzieller Test 248, 323
Serotyp 432f., 435
Seuche 392, 424, 425
seuchenepidemiologisch 420
Sexualverhalten 154
Shigatoxin-bildende E. coli (EHEC) 432
Shigella dysenteriae 431
Shigellen 412
Sicherheitsbeauftragte 178
Sicherungssysteme 222
Signa 510
signifikant .... 319, 323, 453f.
signifikant (Ergebnis) 328, 356
signifikant (statistisch) 317f., 323, 438, 452
signifikant (Studien) 322
signifikant (Unterschiede) 355
Signifikanz 248, 339, 341
Signifikanzniveau 336
Signifikanzschranke 343, 454
Signifikanz, statistische 3 20
SilverPlatter 485
simulieren 268
Situation der Unsicherheit 319
Skalenniveau 25f., 497
Slum 409
SmartSearch 484, 487
Snow, John .... 408f.
„Soll"-Empfehlung 462
„Sollte"-Empfehlung 462
Somatogramm .... 45f.
Sozialmedizin 288
Spaltensumme 344
Spanische Grippe .... 395, 408, 428f.
Spannweite 36
Spätfolgen 242
Spearmanscher Rangkorrelationskoeffizient
 .... 188, 189, 192, 194
Spektrum (Wirkungs-) 275
Spekulation 159
Spezialisierung 480
Spezifität .... 81ff., 94, 97, ff., 102,ff., 119, 250, 303,
 .... 317, 345, 448
Spielsucht 288
Spirochäten .... 402, 424f.
Spirochäten-Infektion 402
Spontanheilung 269, 450
Spontanverlauf 267, 269
Sprachentwicklung 417
Springe 482
Springer Science 482
SPSS 331
Spülung 278
Spurensuche 430
Stabdiagramm 30f., 134
Staffelung der Werte 146
Stamm- und Blattdiagramm 29, 34
Standardabweichung 27, 32, 36ff., 137, 145f.,
 .... 148, 151f., 158, 176, 180f., 313ff., 332
Standardbevölkerung 391
Standardfehler 45, 175,f., 313ff., 332
Standardisierung 444, 448, 461
Standardnormalverteilung 146ff., 152, 156
Standardtherapie 246, 271, 322, 448, 456, 460
Ständige Impfkommission (STIKO) .... 418f.
Staphylococcus aureus-Keine, methicillin-
 resistent 415
Staphylokokkeninfektion 427
Statistik 317
Statistik, beschreibende 23, 312

Statistik, deskriptive 23
Statistik, schließende 312
statistischer Test 319
Statistisches Bundesamt ...226, 371, 379,ff., 386ff.
statistisches Programm 328
statistisches Testverfahren 317
statistisch signifikant .... 317f.
Status, sozio-ökonomischer 300
Staub 392
Stauchung 148
STEC (Shigatoxin-producing E. coli) 431
Steering Group 441
Stellgröße 217
Stents 266
Sterbehilfe 389
Sterbetafel 376ff.,
Sterbetafel, Generationens. 378
Sterbetafel, Kohortens. 378
Sterbetafel, Längsschnitts. 378
Sterbewahrscheinlichkeit 355
Sterbeziffern 254
Sterblichkeit 377ff., 382, 385
Stichprobe ....28, 33, 37, 65, 169, 195, .237, 238,
.... 248, 289, 312ff.,
.... 320ff., 329, 332ff., 343,ff. 355, 497
Stichprobe, einseitig selektiert 192
Stichprobenumfang 248, 339
Stichprobenumfang (n, kursiv) 315
Stichproben, verbundene 241
Stichprobe, paarige .... 329f., 333f., 342f.
Stichprobe, repräsentative 237, 238
Stichprobe, selektive 237
Stichprobe, unabhängige 329f., 334, 340, 344
Stichprobe, unverbundene 330, 334
Stichprobe, verbundene 330, 333, 340
Stichprobe, zufällige 238
STIKO (Ständige Impfkommission) ....418f.
Stille Feiung 406, 410, 417
stochastische 192
Stoffwechselerkrankungen 288
Störfaktor 229, 347
Störgröße 17, 230, 234,ff., 240, 244f., 289, 317,
.... 330, 497
Stradling, P 106
Strahlung, niedrigdosierte 397
Strahlung, radioaktive 397
Stratifikation 239, 240
Streptokinase 453
Streptokinasegabe 452
Streubereich 23
Streuung 139, 144ff., 180, 186, 194, 197f., 236,
.... 313,ff., 320, 346, 453
Streuung, individuelle 188, 347
Streuungsdiagramm 186, 187
Streuungskomponenten 156
Streuungsmaß ....36, ff., 43, 158
Streuung, zufällige 340
Streuung, zufallsabhängige 313, 318, 321
Streuung, zufallsbedingte ... 186, 197, 200, 317ff.,
.... 323, 328, 349
Strukturgleichheit .. 170, 237f., 240, 246, 276, 442
....445, 454, 497
Strukturgleichheit der Vergleichsgruppen 238
Strukturqualität 178
Student-t-Test .... 332, 335ff.
Student-t-Verteilung 315f., 336
Studie 16, 242, 445
Studie, einarmige 451
Studie, epidemiologische 18, 242, 376
Studie, Fall-Kontroll-S. 243
Studie, klinische ....272f.
Studie, kontrollierte klinische 247
Studie, multizentrisch 248, 272
Studienabbruch 247, 272
Studien, epidemiologische 288
Studienergebnisse 438
Studienmonitore 272
Studienplanung 445
Studienpopulation 289
Studienprotokoll 245, 247, 266, 272
Studienregister 273
Studien (signifikant) 322
Studie, Phase-III-S. 245
Studie, Phase-II-S. 245
Studie, Phase-I-S. 245
Studie, Phase-IV-S. 245
Studie, randomisiert 461
Studie, randomisierte 124, 246
Studie, therapeutische 323
Subheading 483
Suchalgorithmus 479
Suchterkrankungen ....392f.
Suchtverhalten ....398f.
sufficient cause 218
Suggestion 269
Summenhäufigkeit 45, 382
Summenhäufigkeitsfunktion 40, 43, 155f., 158
Summenhäufigkeitsfunktion ("auf den Kopf
gestellte") 47
Summenhäufigkeitsfunktion, umgekehrte 351
Surfactant-Faktor 467
Surveillance Bias 171
Symbiose 393, 395
Symptom 24, 86f., 94,., 99f., 107
Symptomatik 268, 442
Symptomatik, gefühlte (eingebildete) 268

24.3 Stichwortverzeichnis

Symptom (Bez. zu Diagnose) ...80
Symptom (Häufigkeit) ...96
Symptom, obligat ...83
Symptom, obligatorisches ...83
Symptom, pathognomisches ...83
Synergismus ...172
Syphilis ...424, 425
Syphilis im Stadium II ...402
systematic review ...441ff., 453, 467
Systematische Übersichtsarbeit ...467

T

Tabak ...399
Tabakabhängigkeit ...440
Tabakkonsum ... 16, 171, 202f., 206, 208, 229, 300
Tabakrauch ...396f.
Tagesdosis ...417
Taschenrechner ...39
Taubheit ...420
TBC ...403
TBE (tick-borne encephalitis) ...401
Telefoninterview ...299
tellurisch ...253
Teratogenität ...263
Terminolog ...484
Test ...248
Test, diagnostischer ...448
Test, einseitiger ...322, 335
Testen, multiples ...323, 345
Testentscheidung ...312, 318f., 333, 341, 438
Testen, wiederholtes ...454
Testergebnisse ...451
Testgröße ...323, 331, 334ff., 342, 347, 350
Testgröße t ...333
Testgröße U ...339
Test, nichtparametrisch ...336
Test, parameterfrei ...336
Test, parametrischer ...329, 336
Test, sequenzieller ...323
Teststärke ...319, 356
Test, statistischer ...319, 320f., 345
Tests, verteilungsfreie o. nichtparametrische 329
Testverfahren . 120, 250, 317f., 321, 323, 329, 331, ...448, 451
Testverfahren (Auswahl) ...328f.
Testverfahren, diagnostisches ...124
Testverfahren (Durchführung) ...328
Testverfahren, statistisches ...317, 320, 328
Tetanus ...400, 418f.
TFR (total fertility rate) ...374
therapeutische Fortschritte ...277
therapeutische Intervention ...17

Therapie ...268, 335, 450, 464
Therapie, angewandte ...447
Therapiearme ...272, 277
Therapiebeginn ...446
Therapieentscheidung ...271, 272, 459
Therapieerfolg ...247, 321, 447, 450
Therapiegruppen ...276
Therapie, kurative ...290
Therapie, maßgeschneidert ...276
Therapieplan ...272
Therapieprüfung (klinische) ...246
Therapiestudie ...442, 445
Therapie, supportive ...273
Therapieverfahren ...248, 277f., 346, 458, 459
Therapieverfahren, neue ...290
Therapieversuch ...317
Therapiewechsel ...276f.
Therapiezuteilung ...275f.
Therapiezuweisung ...275
Thesaurus ...483f.
Thesenkatalog ...465
Thieme ...482
Thiomersal ...417
Thrombophlebitis ...171
Thrombose ...171
tick-borne encephalitis (TBE) ...401
Tiere ...17
Tierexperimente ...203, 244, 254
Tierversuche ...397
ties ...190
TNM-Klassifikation ...475
Tod ...293, 351
Todesart ...226
Todesfall ...253, 255, 340, 354,f.
Todesfallstatistik ...252
Todesraten ...254
Todesursachen ...225
Todesursachenstatistiken ...475
Todeszeitpunkt ...171
Toilette ...410
Tollwut ...418
total fertility rate (TFR) ...374f.
Totimpfstoff ...411, 418
Toxine ...400f., 404, 412
Transformation ...148, 506
transversal ...304
transversale Studie ...290
Traumata ...295
Trend ...194, 323, 329, 465
Trennschärfe ...106
Treponema pallidum ...424
Treppenkurve ...42
TRIAS ...482

24. Kapitel: Anhang

Trinkwasser 410
Trisomy 21 483
Trombozytopenie 420
Tropenkrankheiten 393, 425
Tröpfcheninfektion 403, 405f., 413
Trostpflaster 268
Trugschluss 299
Tschernobyl 222, 397
t-Test 333f., 337, 351
Tuberkulose 297, 402f., 413, 418
Tuberkulose-Bakterium 418
Tukey 29, 36, 43
Tumor 295, 297, 381
Tumorerkrankung 227
Tumorgröße 475
tumor (kursiv) 218
t-Verteilung 316
Typhus .... 418, 426,f.
Typhus abdominalis 426

U

Überalterung 376, 389, 459
Überdiagnostik 107
Überflussgesellschaft 392
Übergewicht 227f., 292, 387, 392
Überlebensdaten 351
Überlebenskurve .... 353,f.
Überlebenswahrscheinlichkeit 353, 380
Überlebenszeit 171, 251, 329, 351f., 354
Überlebenszeitkurve .... 351f., 354f.
Überlegenheit 322
Überlegenheit (Medikament) 317
Überlegungen, pharmakokinetische 202
Überschreitungswahrscheinlichkeit 331
Übersichtsarbeit 443
Übersichtsarbeiten (systematic reviews) 441
Übertragbarkeit 320
Überträger 393f., 415
Überträger (asymptomatische) 400
Übertragung 317, 405
Übertragung, hämatogen 405
Übertragungsweg 400
Übertreibung 267
Überwachung 351
ubiquitär 401
UICC 475
U (Prüfgröße) 339
Ulkus 299
Umfassend 473
Umgebung 393
Umrechnung 155
Umwelt .... 393ff.

Umweltbedingungen 414
unabhängig 66, 71
unabhängige Ereignisse 85, 87
unabhängig (Ereignisse) 66
unabhängiges Ereignis 89
Unabhängigkeit (Merkmale) 348f
unbekannte Häufigkeit 99
Unfälle 227
Ungenauigkeit 315f
Ungewissheit 507, 508
Ungewissheit (Situation der U.) 312
Ungewissheit, vergleichbare 246, 275, 277
Ungewißheit, vergleichbare 271
Union internationale contre le cancer 475
United States National Library of Medicine .483
Unregelmäßigkeiten 276
Unschärfe 333
Unsicherheit 100, 106
Unsicherheit (Schätzung) 316
Unsicherheit, Situation der 319
Unterschied, erwarteter .... 321f.
Untersuchung, Follow-up-U. 242
Untersuchung, Längsschnitt. 241
Untersuchung, prospektive 17, 242
Untersuchung, Querschnitts. 241
Untersuchung, retrospektive 17, 242
Untersuchungsmethodik 497
Untersuchungsmethodik (b. d. Dissertation)
 496
Untersuchung, vorausschauend 242
Untertreibung 206
unvereinbar 66, 68, 70f
unvereinbar (Ereignisse) .... 66f.
Unverträglichkeit 276
Unwägbarkeiten .... 421f.
Unwohlsein 406
Urheberrecht 479
Urliste 186
Urnenbeispiel 64
Urnenzüge 71
Ursache, hinlänglich .... 218ff.
Ursachenforschung 288
Ursache, notwendig 218, 220
Ursache, notwendig .... 218f.
Ursache-Wirkungs-Beziehung 219
Ursache-Wirkungskette 225
Ursächlichkeit 295
US Food and Drug Administration 452
U-Test 337, 339, 351
u-Wert 155

24.3 Stichwortverzeichnis

V

vaccination 416
Validität 361, 497
Vancomycin-resistente Enterokokken 415
Variabilität 15, 89, 267, 277, 300, 328, 418, 443,
.... 446
Variabilität (der Daten) 300
Variabilität, natürliche 144, 175, 244
Variabilität (natürliche biologische) 168
Variabilitätskoeffizient 39
Variable 188, 195, 201, 235
Variable, abhängige 200
Variablen 194
Variable, normalverteilt 194
Variable, unabhängige 200
Varianz 27, 32f., 36,ff., 40, 65, 137, 141, 180,
.... 191f., 198, 267, 334ff., 347
Varianzanalyse .... 329, 345ff.
Varianzanalyse, einfaktoriell 347
Varianzanalyse, mehrfaktoriell 347
Varianzanalyse, zweifaktoriell 347
Variationsbreite 36
Variationskoeffizient .... 39f.
Varizellen 419
Vektor 394, 414
Verallgemeinerbarkeit der Ergebnisse 292
Verallgemeinerung 320
Verantwortlichkeit 272
Verband forschender Arzneimittelhersteller 173
Verbesserung (relative) 460
Verblindung 442, 445
vereinbar .... 66, 68ff.
Vereinbar (Ereignisse) .... 66f.
Vereinigungsmenge 67
Verfahren, diagnostische 250, 272
Vergiftungen 424
Vergleichbarkeit 275
Vergleichbarkeit (der Gruppen) 275
Vergleichsgruppe .. 170, 238ff., 246, 276, 445, 451
Vergleichstherapie 451
Vergleich (Stichproben) 329, 345
Vergleich (von Gruppen) 237
Verhaltensmuster 109
Verhältnisse 410
Verhältnisse, hygienische 410
Verhältnisskala 27, 39
Verhütumgsmethode 303
Verhütungsmittel 370
Verkehrslärm 398
Verkehrssicherheit 383
Verkehrstod 376
Verkehrsunfälle 381

Verkettung, kaskadenartig 221
Verkettung von Ursachen 221
Verlage 487
Verlängerung (Überlebenszeit) 251
Verlaufsbeurteilung 289
Vermeidung von Fehlern 168
Veröffentlichung 272
Veröffentlichungen 479
Verschlüsselung 473, 509
Versicherungswirtschaft 376
Versuch 17
Versuch, klinischer 242, 245, 249, 266
Versuchsanordnung 244
Versuchsanordnung, verbunden 330
Versuchsdurchführung 234
Versuchseinheit 239, 248
Versuchsobjekt 273
Versuchsplan .... 247f.
Versuchsplanung ... 17, 216, 219, 234f., 270, 320,
.... 323, 331, 438, 497
Versuchsplanung (Dissertation) 497
Versuchsreihe 318
Versuchstiere 137
Verteilung 64, 314
Verteilung, bivariate 186
Verteilung der Merkmale 290
Verteilung, diskrete 137, 149
Verteilung, nichtparametrisch 332
Verteilungsfunktion 42f., 47, 150f., 156, 158
Verteilungsfunktion, empirische 40
Verteilung, stetige 137, 149
Verteilung, Student-t-V. 316
Verteilungstyp 329
Verteilung, unsymmetrische 35
Verträglichkeit 418, 454
Verträglichkeit (der Impfung) 401
Verträglichkeit (von Therapien) 270
Vertrauensbereich 340, 342
Vertrauensgrenzen 341
Vertrauenswahrscheinlichkeit 315, 341
Verum 277
Verweigerer 170
Verzehrwarnungen 433
Verzerrung .... 170f.
Verzinsung 159
Vibrio cholerae 426
Victoria-Linie 427
Vierfeldertafel 15, 80f., 89, 94, 98, 116f., 119ff.,
.... 125, 127, 220, 289, 319, 340, 343ff., 348,
.... 445, 447, 449ff., 461
Vierfeldertest 344, 349
Viren 392, 400, 402
Virulenz 405f., 408, 417, 425, 432

24. Kapitel: Anhang

Viruserkrankungen 413
Vogelgrippe 395, 429
Volkskrankheit .... 227, 267, 387f.
Volksseuche 411, 424
Volkszählung .... 33, 377f.
Vollständigkeit 499
Voraussage .... , 348
Voraussagewert 125
Voraussetzung, notwendige 218
Vorbereitungsphase 496
Vorerkrankung 444
Vorerkrankungen 267, 300
Vorher-Nachher-Vergleich 330
Vorhersagewert ....81, 84, 97f., 100, 103, 105, 107, ... 119, 122, 250, 303, 345, 451
Vorhersagewert, negativer ... 98f., 102f., 117, 250, ... 448
Vorhersagewert, positiver .... 96, 98f.,102f., 117, ... 119, 122, 250, 448
Vorlaufszeit 171
Vorsorgeuntersuchung 171, 251
Vorstudie 497
Vorwissen 321
Vorzeichen 322, 338
Vorzeichentest .... 342f.
VUS 471

W

Wachstumsstörung 45
wahrer Wert μ 451
Wahrnehmung 270
Wahrscheinlichkeit .... 63,f., 67f., 87, 117, 125, ... 132, 133f., 136, 141, 149f., 155, 293, ... 318, 341, 349, 352f., 449, 508
Wahrscheinlichkeit, bedingte 66
Wahrscheinlichkeit (Odds) 123
Wahrscheinlichkeitsaussage 84
Wahrscheinlichkeitsbaum 109, 134
Wahrscheinlichkeitsdichte 146f., 149, 150
Wahrscheinlichkeitsnetz 155f. 158
Wahrscheinlichkeitspapier 150, 156, 158, 335
Wahrscheinlichkeitsrechnung 62, 66
Wahrscheinlichkeitsverteilung 43, 65
Wahrscheinlichkeit (Sterbetafeln) 376
Walker M 294
Wandel, demographischer 370
Wanzen 395
Warren, John Robin 231
Waschbecken 410
Wechselwirkungen 330, 347
Weltkriege 387
Weltwirtschaftskrise 372

Wendepunkte 145f., 148
Wert 347
Wertepaar .... 197, 334, 342, 348f.
Wertepaardifferenz 334
Wert, kritischer 331, 338, 343f., 347, 356
Wert, normal 100
Wertpapier 159
Wert, pathologisch 100
Wert, prädiktiver (=Vorhersagew.) 96
Wertschätzung 268
Whincup P 294
Whisker-Diagramm, s. Box- u. W. .... 36, 43f.
Whiskers 43
Whiskers-Plot, s. Box- u. W. 453
Whitney 339
WHO .... 402f,, 412, 426, 429, 473f.
WHO-Referenzlabor für E. coli 432
WHO-Trinklösung 426
Wiedervereinigung 375
Wiener Gebärhaus 252, 254
Wiener Medizinische Schule 254
Wikipedia 439
Wilcoxon 339
Wilcoxon-Rangsummentest 336
Wilcoxon-Test 337, 351
Wiley 482, 487
Wiley-Blackwell 468, 482
Wilson 292
Windpocken 413, 418, 435
Wirksamkeit 418, 471
Wirksamkeitskriterien 460
Wirksamkeitsunterschiede 246
Wirkung .... 218f., 248, 271, 459, 460f.
Wirkung, (scheinbare) 270
Wirkungsdauer 249
Wirkungskette 394
Wirkungslosigkeit 276
Wirkungsmechanismen 269
Wirkung, tatsächliche 270
Wirtschaftslage 159
Wirtsreservoir 400
Wish Bias 170
Wissenschaftlichkeit 272, 463
Wochenbettfieber 255
Wohlstandsgesellschaft 288
Wolters Kluwer .... 485ff.
Workaholic 399
workflow 178
Wundheilung 440
Wundinfektion 405, 414
Wundstarrkrampf 400, 418
Wurzel 159
www.framinghamheartstudy.org 293

24.3 Stichwortverzeichnis

X

x-Wert 155

Y

Yamagata-Linie 427
Yersinia pestis 404, 408
Yerushalmy, J 106

Z

Zahnschmerzen 270
ZB MED 485
Zecke .... 401f.
Zeckenbiss 402
Zecken-Enzephalitis 401
Zeckenstiche 402
ZEFQ 468
Zehnerpotenzen 417
Zeilensumme 344
Zeitablauf 378
Zeitfenster 108
Zeithorizont 289
Zeitperiode 378
Zeitpunkt 169, 378
Zeitpunkt (Ereignis) 351
Zeitschriften 79
Zeitschrift für Evidenz, Fortbildung und Qualität
  im Gesundheitswesen (ZEFQ) 468
Zeitspanne 330
Zelle 350
Zellenbesetzung 349
Zellen (Kontingenztafel) 349
zensierte Daten 351
Zentraler Grenzwertsatz 145
Zentralwert 34
Zertifizierung 177
Zielerkrankung 293
Zielgröße 17, 171f., 221, 234ff., 248, 278, 331, 497
Zielparameter 454
Zielscheibe 168
Zigarettenkonsum 203, 388
Zitierweise 500
Zivilbevölkerung 425
ZNS 425
Zucker 288
Zufall 89, 217, 317f., 323, 345, 350
zufälliges Ereignis 13
zufallsbedingt (Differenz) 332
zufallsbedingte Korrelation 194
zufallsbedingt (Lageunterschied) ... 328
zufallsbedingt (Messwertreihenfolge) .. 329
Zufallsexperiment 15, 340

Zufallsfehler 238
Zufallsschwankung 155
Zufallsstichprobe 237
Zufallsvariable 62, 145f., 150, 158
Zufallsverfahren 239, 246, 330
Zufallszahlen 299
Zufallszuteilung 238, 240, 271, 274f., 450
Zukunft 385
Zusammengießen 171
Zusammenhang, linearer 197
Zustand, tatsächlicher 86
Zustimmung (des Patienten) 246
Zuteilungsverfahren 276
Zuweisung (Rangplätze) 338
Zwangsimpfung 416
Zwecke, statistische 376
Zweierblöcke 241
zweiseitig 319
zweiseitig (Fragestellung) 316, 331, 333, 337,
  .... 339, 341
Zwischenauswertung 272, 323, 454
Zwischenergebnis 323, 454
Zytostatika 277

Leserumfrage

Die 8. Auflage dieses Buches ist vollkommen neu konzipiert und durch die Aufnahme neuer Themenbereiche wie *Epidemiologie* oder *Evidence Based Medicine* stark erweitert worden.

Viele Themen, die in den ersten sieben Auflagen nur kurz gestreift worden waren, sind zu einem eigenen Kapitel erweitert worden, z.B. *Entscheidungsfindung in der Medizin, Kausalität* oder *Fehler und ihre Vermeidung*.

Es ist deshalb nicht auszuschließen, dass der Fehlerteufel die Neuauflage zum Anlass genommen hat, sich erneut irgendwo einzuschleichen.

Aus diesen Gründen bitten wir um Ihre Rückmeldung, damit wir wissen, was Ihnen gefallen hat, was Sie für überflüssig halten und was wir besser machen können.

Bitte schicken Sie uns eine E-Mail an folgende Adresse

info@harms-verlag.de

Uns interessieren besonders fogende Fragen:

1.) Welche Kapitel sind besonders gut oder schwer verständlich dargestellt?

2. Welche Abschnitte sollten ausführlicher oder knapper behandelt werden?

3.) Welches haben Sie als das schwierigste Kapitel empfunden?

4.) Haben Sie Druck- oder Sachfehler gefunden? Welche?

5.) Anregungen und Bemerkungen

Vielen Dank für Ihre Mitarbeit!

24.4 Notizen

24.4 Notizen